張仁のまえがき

　1963年，中国の内モンゴル自治区の多倫旗のある遺跡にある新石器時代の遺跡から，磨製の石鍼が1つ出土した．この石鍼が，現在のステンレス鍼に変わるまでは，おそらく4千年から1万年の時間がかかったであろう．

　この石の誕生は，世界にも例のない鍼灸医学を作り上げた．そして20世紀の1950年代までは，鍼灸学は依然として閉鎖された伝統学科という環境の中で，ゆっくりと進展していた．だが1960年〜70年代になると現代科学，とりわけ現代医学の方法が改善されたり技術革新によって，ようやく鍼灸学も奥深く進歩し始めた．

　鍼灸学（特に鍼灸臨床）が本当の黄金時代を迎えたのは，70年代末から80年代の初頭で，それから20年になる．それは次のような状況として現れている．

① 鍼灸文献が急激に増えた．我々の統計では，1980〜1998年の初めで，印刷公開された鍼灸文献（ほとんどが臨床治療文献）が約2万5千余編，これは1900〜1979年に公開された文献の2倍以上である．

② さまざまな鍼灸の方法が次々と開発され，日に日に完成されている．

③ 多くの新たな病種について鍼灸治療が応用され，はっきりした効果が得られるようになった．

　本書は，この20年間の鍼灸成果をまとめた臨床鍼灸学である．これは以下の特徴を備えている．

1. 内容が新しい：本書では165種の疾患に対する鍼灸治療を紹介しているが，その約半数は，例えば腎症候性出血熱（流行性出血熱），ライム病，トゥレット症候群，骨折など80年代の後半になってから鍼灸治療が試みられたり，多量の報告や成果が得られるようになったものである．残りの半数は，例えば脳血管障害や気管支喘息など，早くから鍼灸適応症とされていたが，この10年余りで治療法はもちろん，治療効果でも大きく向上した疾患である．こうした疾患について，本書は新しい鍼灸方法を重点的に紹介している．

2. 実用性が高い：本書は，2つの面から実用性を強調している．まずピックアップした疾患だが，例えば心臓・脳血管の疾患，ウイルス性疾患，免疫性疾患，遺伝性疾患，老人性疾患など，現代の人々の健康に最も危害を加え，しかも現代の西洋医学では有効な治療法がない疾患を主にしている．また現代

人の「生命の質を高めたい」という欲求を考慮し，ニキビ，シミ，イボなど，さまざまな美容性疾患に対する鍼灸治療を最大限紹介している．また著者の30年以上に及ぶ臨床経験に基づき，1980年以降の鍼灸文献2万余編を選抜，総合，帰納し，最も優れた鍼灸処方を読者に提供している．これらの鍼灸処方は，さまざまな鍼灸家が集中的に大量追試したものなので，臨床的な実用価値が高い．

3. 情報量が多い：本書が選んだ165種の疾患は，各疾患について最初に報告されたときから1998年初めまで，ほとんど全部の関係する文献を調べ，文献計量学の立場から研究したものである．著者は，次の基準に基づいて疾患を選抜した．

①5編以上の追試報告があるか，100例以上の症例報告がある．

②80％以上の有効率（一部の稀な疾患，あるいは難病については，この基準を下回る）がある．したがって各処方には，複数の症例報告が含まれている．

本書は，鍼灸の臨床家を主な購読層としているが，また鍼灸の愛好家，中医や西洋医，および中西医の方々にも参考となる．

なお，本書で登場する奇穴・新穴は，すべて本文冒頭にまとめて収録した．また，本書で使われている寸は中国寸であり，インチである．1寸＝1インチ＝2.5cmとしているので，日本寸の1寸＝3cmでは刺入が深くなりすぎて危険な場合があることに注意されたい．

最新 鍼灸治療 165病

現代中国臨床の指南書

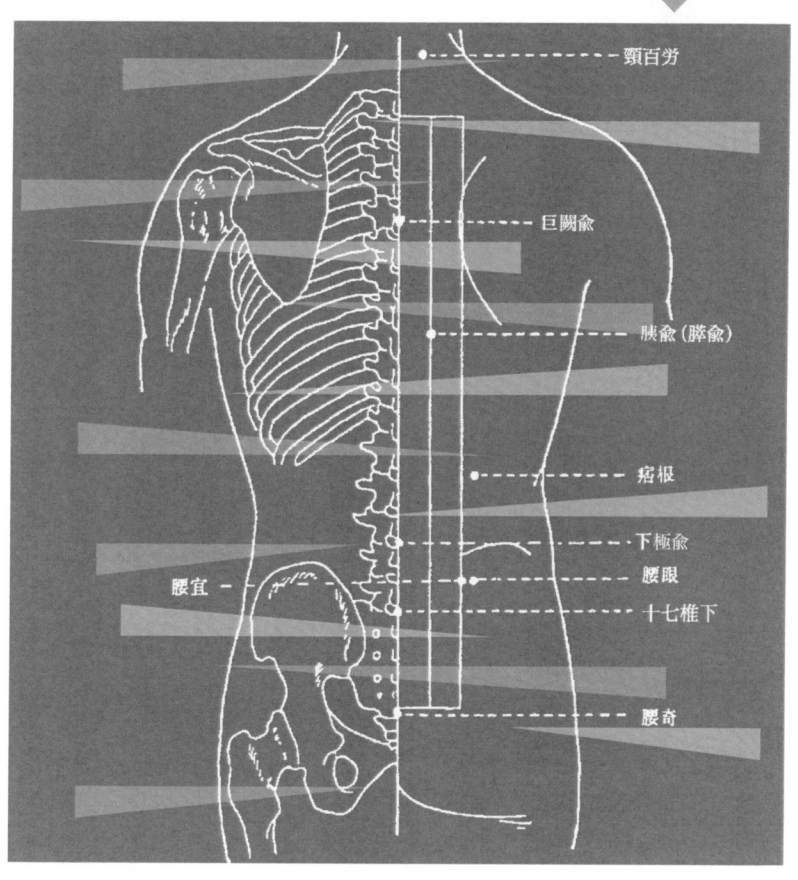

張　仁 編著
淺野　周 訳

最新鍼灸治療 165 病　目次

張仁のまえがき ……………………………………………………………… i

図 …………………………………………………………………………… xi

第 1 章　内科疾患

1. インフルエンザ ……………………………………………………… 3
2. 急性黄疸型肝炎 ……………………………………………………… 5
3. 慢性ウイルス性肝炎 ………………………………………………… 8
4. 急性細菌性赤痢 ……………………………………………………… 13
5. 細菌性食中毒 ………………………………………………………… 17
6. 伝染性下痢症 ………………………………………………………… 18
7. 腎症候性出血熱（流行性出血熱） ………………………………… 19
8. ライム病 ……………………………………………………………… 23
9. 慢性気管支炎 ………………………………………………………… 24
10. 気管支喘息 …………………………………………………………… 32
11. 気管支拡張症 ………………………………………………………… 38
12. シャックリ …………………………………………………………… 40
13. 慢性胃炎 ……………………………………………………………… 44
14. 消化性潰瘍 …………………………………………………………… 48
15. 胃下垂 ………………………………………………………………… 51
16. 急性胃軸捻 …………………………………………………………… 56
17. 慢性潰瘍性大腸炎 …………………………………………………… 57
18. 肝硬変 ………………………………………………………………… 63
19. 狭心症 ………………………………………………………………… 64
20. 急性の心筋梗塞 ……………………………………………………… 69
21. 不整脈 ………………………………………………………………… 71
22. リウマチ性心臓疾患 ………………………………………………… 74

23. 急性関節リウマチ（リウマチ熱）	77
24. 高血圧症	81
25. 閉塞性血栓性血管炎	85
26. 再生不良性貧血	91
27. 血小板減少性紫斑病	93
28. 関節リウマチ（類風湿性関節炎）	96
29. 重症筋無力症（眼型）	104
30. エイズ	106
31. 強皮症（進行性全身性硬化症）	110
32. エリテマトーデス	112
33. 肥満症	116
34. 痛風	121
35. 甲状腺機能亢進症（バセドウ病）	125
36. 糖尿病	130
37. 高リポ蛋白血症	136
38. 脳梗塞	140
39. 仮性球麻痺	146
40. 植物人間	149
41. 震顫麻痺	151
42. 遺伝性運動失調	155
43. 血管性片頭痛	158
44. 急性脊髄炎	163
45. ALS（筋萎縮性側索硬化症）	164
46. 痙性斜頸	165
47. 急性感染性多発性神経根炎	168
48. 顔面神経麻痺	169
49. 顔面痙攣（チック症）	177
50. 三叉神経痛	181
51. 坐骨神経痛	185
52. 大腿神経痛	190
53. レーノー病	191

- 54. 先端紅痛症 195
- 55. 不穏下肢症候群（レストレスレッグス症候群）................ 197
- 56. 幻肢痛 201
- 57. 老年性認知症 203
- 58. 統合失調症 206
- 59. 癲癇 210
- 60. ヒステリー 215
- 61. 神経衰弱 218
- 62. 慢性腎炎 220
- 63. 腎下垂 223
- 64. 陰萎 225
- 65. 機能性射精不全（遅漏）.................................. 229
- 66. 精液減少症 231
- 67. 悪性腫瘍 234
- 68. 放射線障害 240

第2章　外科疾患

- 69. 急性炎症 247
- 70. フルンケル（癤）.. 250
- 71. 丹毒 254
- 72. 急性リンパ管炎 256
- 73. 急性乳腺炎 258
- 74. 頸椎症 263
- 75. 骨折 268
- 76. 対麻痺 272
- 77. 肩関節周囲炎 275
- 78. 上腕骨外側上顆炎 279
- 79. 狭窄性腱鞘炎（弾撥指）.................................. 283
- 80. ガングリオン 287
- 81. 寝違い 290

- 82. ぎっくり腰 293
- 83. 潰瘍病の急性穿孔 298
- 84. 胆石症 300
- 85. 急性虫垂炎 303
- 86. 胆道回虫症 307
- 87. 泌尿器系結石 310
- 88. 直腸脱 314
- 89. 痔 316
- 90. 輸液輸血反応 320
- 91. リンパ結核 322
- 92. 乳腺房増殖 325
- 93. 慢性前立腺炎 329
- 94. 前立腺肥大 334
- 95. 下肢の静脈瘤 336
- 96. 毒蛇の咬傷 338

第3章　婦人科疾患

- 97. 無月経 343
- 98. 生理痛（月経困難症） 344
- 99. 急性機能性子宮出血 349
- 100. 子宮下垂・子宮脱 352
- 101. 子宮筋腫 355
- 102. 慢性子宮頸管炎 357
- 103. 慢性骨盤内炎症性疾患 358
- 104. 不妊症 363
- 105. 外陰白斑症 366
- 106. 逆児（胎位異常） 370
- 107. 習慣性流産 374
- 108. 人工妊娠中絶 376
- 109. 難産 378

110. 乏乳症 ……………………………………………………………… 380

第4章　小児科疾患

111. 乳児の下痢 ……………………………………………………… 387
112. ヒキツケ ………………………………………………………… 391
113. 水頭症 …………………………………………………………… 393
114. 小舞踏病 ………………………………………………………… 396
115. 汚言症（トゥレット症候群）………………………………… 398
116. 流行性耳下腺炎（おたふく風邪）…………………………… 401
117. 百日咳 …………………………………………………………… 405
118. 小児の脳炎後遺症 ……………………………………………… 408
119. 小児麻痺 ………………………………………………………… 414
120. 多動症候群（ADHD）………………………………………… 418
121. 遺尿症（オネショ）…………………………………………… 421

第5章　耳鼻咽喉・眼科疾患

122. 急性結膜炎 ……………………………………………………… 431
123. 麦粒腫 …………………………………………………………… 434
124. 斜視 ……………………………………………………………… 437
125. 青少年の近視 …………………………………………………… 441
126. 慢性単純緑内障 ………………………………………………… 445
127. 老人性白内障 …………………………………………………… 449
128. 中心性網膜炎 …………………………………………………… 453
129. 視神経萎縮 ……………………………………………………… 455
130. 皮質盲 …………………………………………………………… 459
131. 色覚異常 ………………………………………………………… 461
132. 網膜色素変性症 ………………………………………………… 465
133. 感音性難聴 ……………………………………………………… 468
134. 急性化膿性中耳炎 ……………………………………………… 473

135.	メニエル病	476
136.	萎縮性鼻炎	479
137.	アレルギー性鼻炎	481
138.	蓄膿症（慢性副鼻腔炎）	486
139.	急性扁桃炎	489
140.	慢性咽頭炎	492
141.	声帯の病変	495
142.	顎関節症	498
143.	アフタ性口内炎	503
144.	歯痛	507

第6章　皮膚科疾患

145.	円形脱毛症	513
146.	女子顔面黒皮症（黧黒斑）	517
147.	肝斑	519
148.	酒皶鼻	524
149.	ニキビ	526
150.	雀卵斑（ソバカス）	531
151.	イボ	533
152.	神経皮膚炎（アトピー性皮膚炎乾燥型）	539
153.	乾癬	544
154.	尋常性白斑（白なまず）	549
155.	ジンマシン	554
156.	ヘルペス（ヘルペス後遺症ではない）	557
157.	しもやけ（凍瘡）	562
158.	湿疹（アトピー性皮膚炎）	564
159.	うおのめ（鶏眼）	567

第 7 章　保健

- 160. 麻薬中毒 ……… 573
- 161. 禁煙 ……… 577
- 162. 禁酒 ……… 583
- 163. 老化防止 ……… 585
- 164. 抗疲労 ……… 589
- 165. あがり症 ……… 591

　　訳者あとがき ……… 595

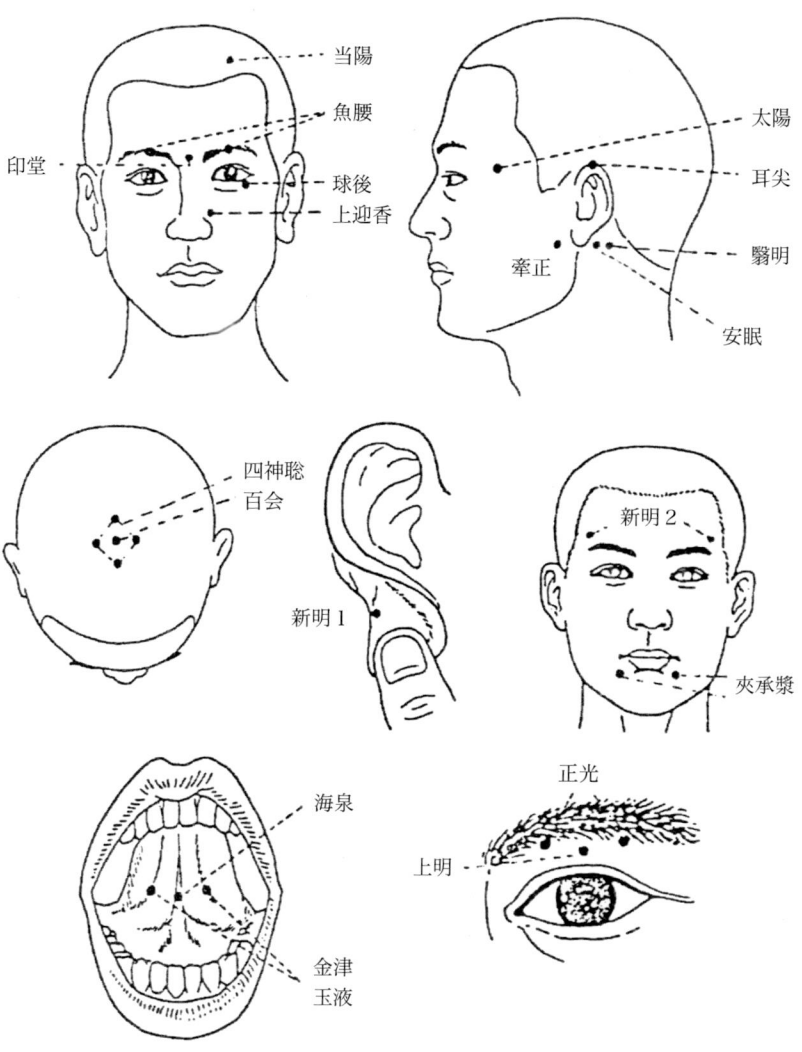

図 xi

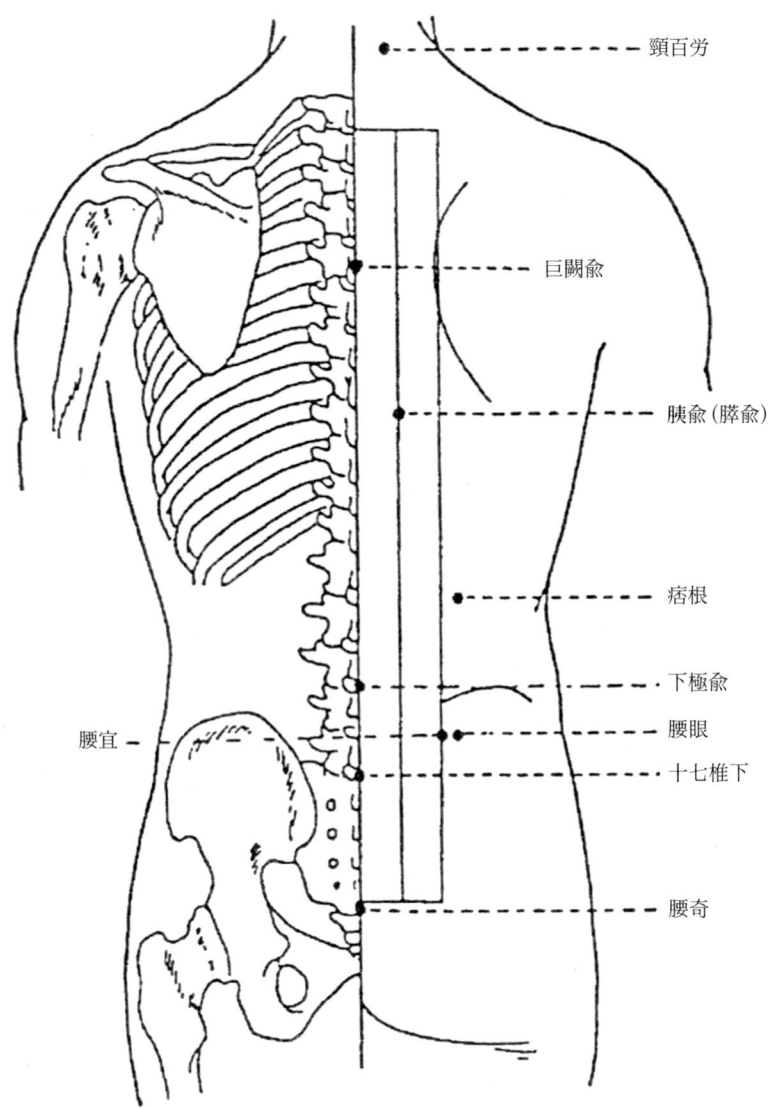

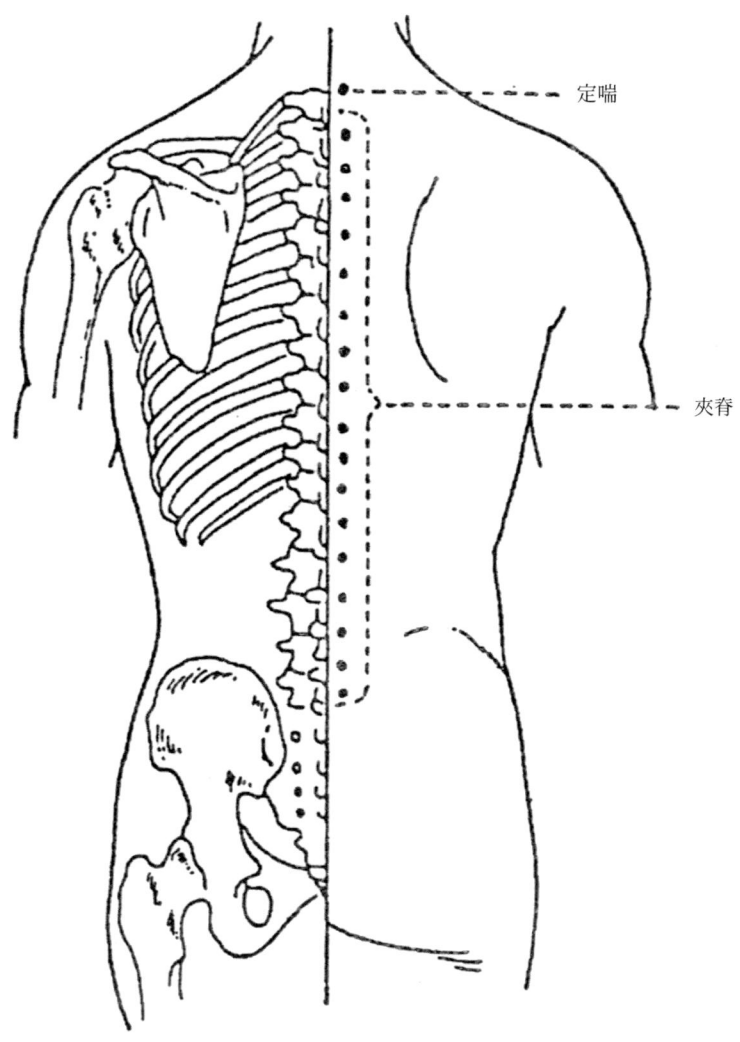

図 xiii

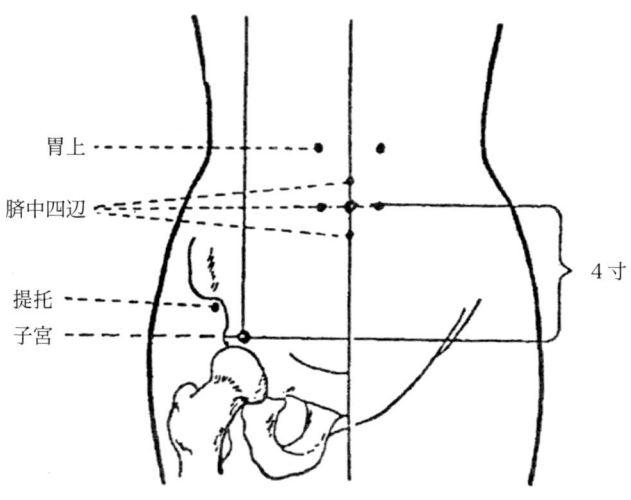
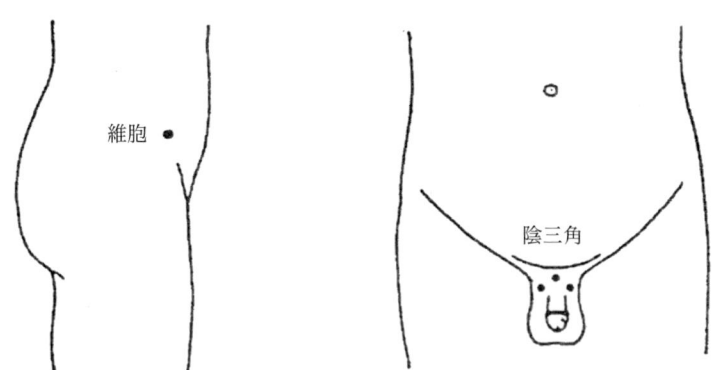

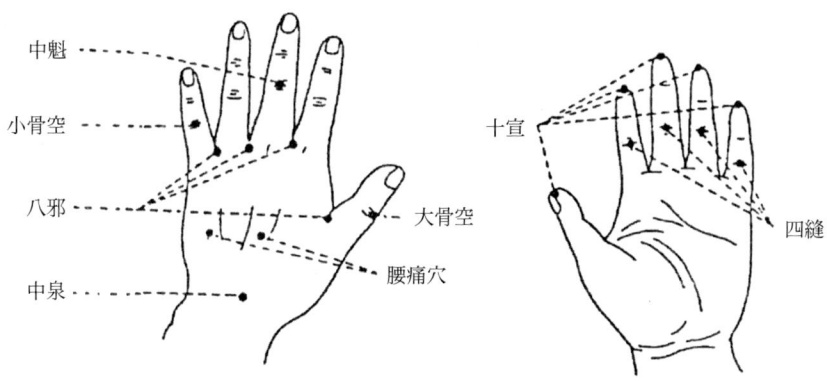
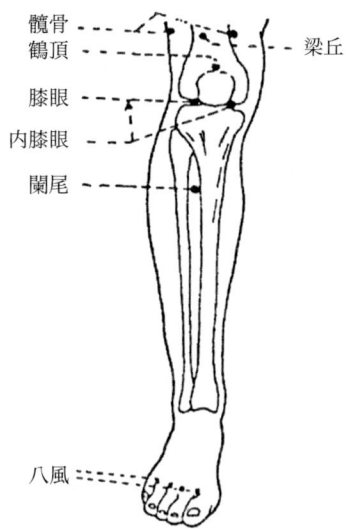

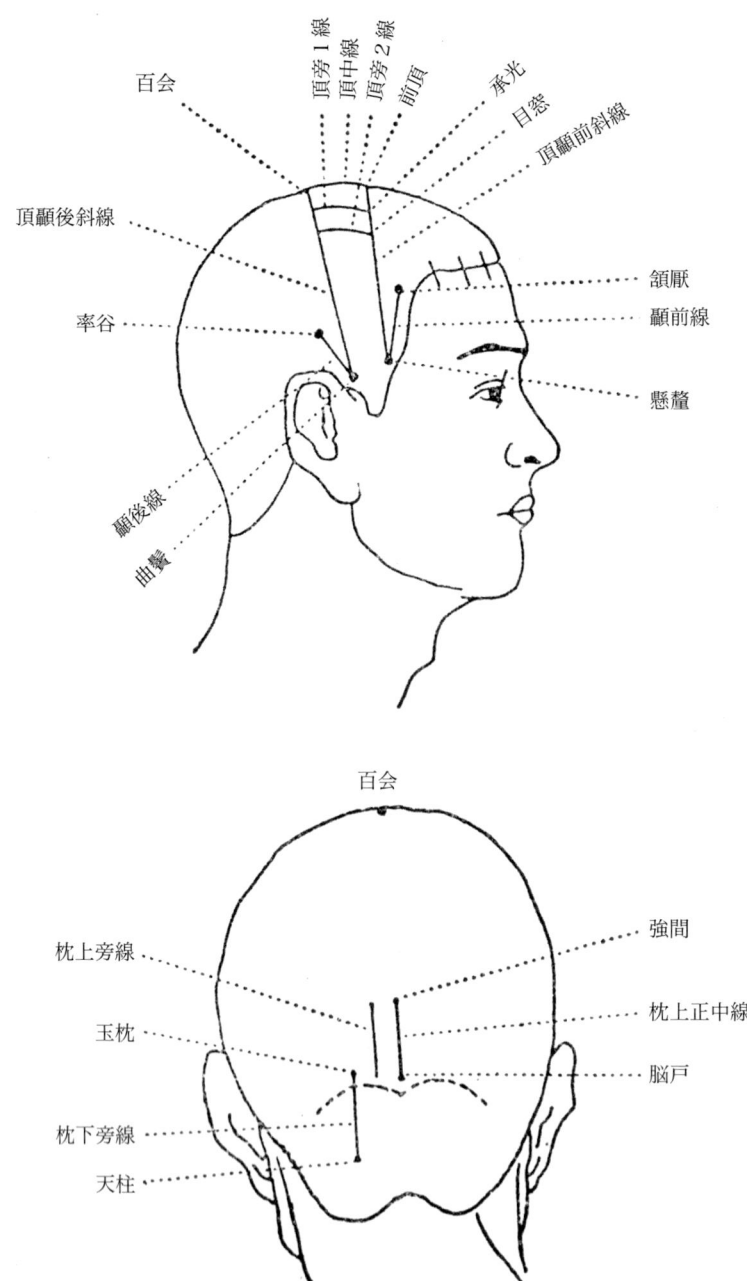

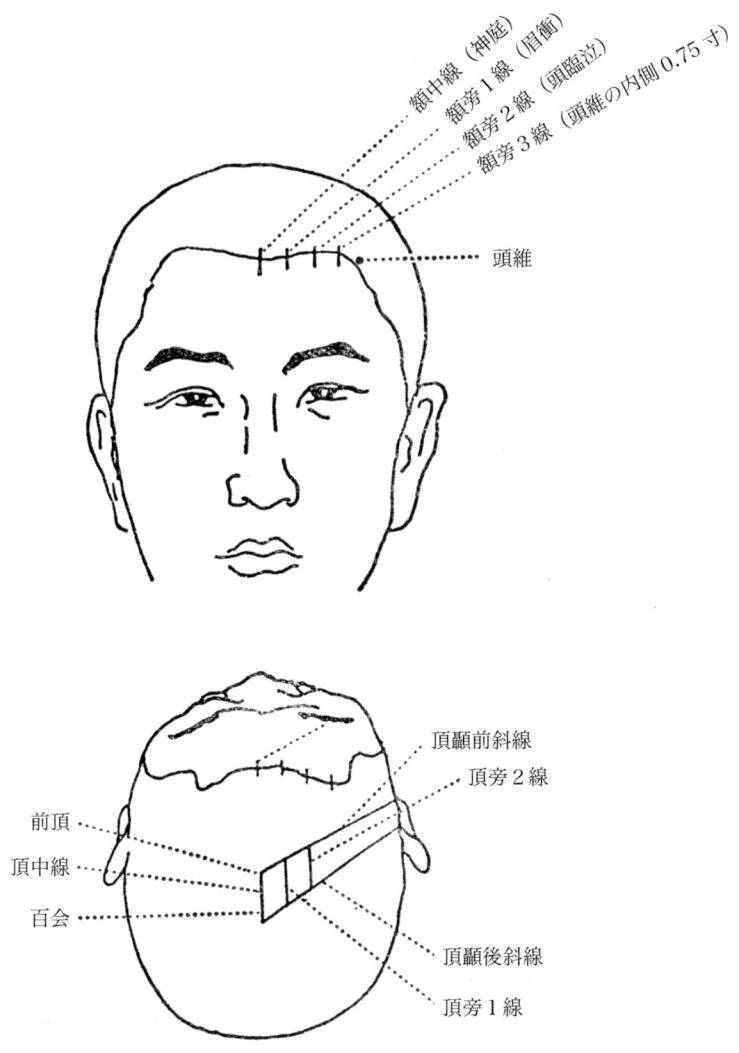

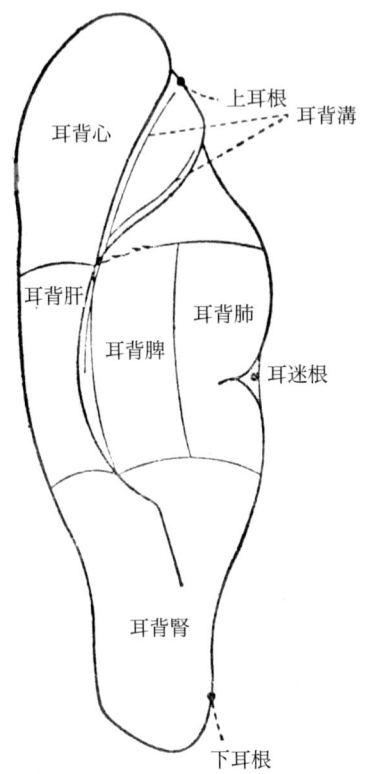

第1章

内科疾患

1. インフルエンザ

❖ **概論**

　インフルエンザは，ウイルスによる呼吸器系の伝染病である．その症状は急に発病し，クシャミ，鼻水，咽喉部の痒みや痛み，声が嗄れる，あるいは咳などの局部症状があり，全身症状が軽く，成人では発熱しなかったり，微熱程度だったりする．

　インフルエンザに対する鍼灸治療で，現代文献は1954年から見られるが，その後この疾患について多く報告されなかった．しかし80年代になると，穴位注射，施灸，穴位按摩，抜罐など，穴位刺激の方法が次々と多様化し，いずれも一定の効果が得られるようになった．また観察する臨床例も絶えず増え，穴位挑治（挫刺）では1000例に対して大規模な観察をおこない，治療効果も確定された．

　治療だけでなく，鍼灸にはインフルエンザを予防する作用もある．初期には維丁膠性鈣（ビタミンDコロイドカルシウム）や胎盤組織液などを穴位注射していたが，現在では簡便な施灸法を使うように主張されている．

❖ **治療**

棒灸--

　★取穴★　主穴：大椎，風門，肺兪．

　★予防方法★　毎回1～2穴取り，順番に使用する．棒灸を使い，皮膚から2.5cm離して雀啄灸し，焼けるような感じがしたら1壮とする．全部で10壮すえ，毎週1回おこなう．

　★治療効果★　灸法を使って1～8回予防し，1年後に追跡調査して，毎年2回以内の罹患を優，5回以内を良，6回以上を無効とした．

　63例を観察した結果は，優31例，良22例，無効10例だった．施灸回数が多いほど効果が顕著で，8回予防した患者の有効率は95.2％に達した．

挑治（挫刺）--

　★取穴★　主穴：太陽，風池，風府，曲池，手三里，八邪，犢鼻，足三里，八風．

　配穴：頭痛がひどければ百会，胸悶して吐きそうならば内関と天突，咳がひどかったり鼻水が出れば列缺と迎香，発熱がひどければ十二井を加える．

　八邪の位置：各指の間で表裏の境目．

八風の位置：各足指間で表裏の境目．

★治療方法★　主穴を主にし，症状によって配穴を加える．患者を坐位にし，まず術者は手で，任脈，督脈，胃経，膀胱経を強く擦って皮膚を赤くさせ，三稜鍼を使って経脈を上から下へ，頭部と四肢の穴位を挑治する．軽快に，深さ約0.1寸に挑治する．一般には1回だけ治療し，効果が劣っていれば2日後に再度おこなう．

★治療効果★　本法で1000例を治療し，治癒871例，著効85例，無効44例で，有効率は95.6%だった．

抜罐────────────────────────────────────

★取穴★　主穴：2つに分ける．①督脈経ライン（大椎→至陽），②膀胱経ライン（大杼→大腸兪）．

★治療方法★　上述した2つのうち1つを使う．症状が軽ければ①だけを取り，重症ならば両方とも取る．患者を坐位にさせ，頭を前傾姿勢にし，選択した経脈に薄い液状パラフィンを塗る．閃火法で大椎穴区に抜罐し，そのあと手で抜罐を支えながら，ゆっくりと下へ滑らせ，至陽まで来たら，再び大椎へ戻す．このようにして6～8回往復させ，局部の皮膚が紅潮したり，欝血状態になったら，最後に大椎へ戻す．全部の経ラインに抜罐するならば，最初は抜罐を留めないで，これと同じ方法で，背部両側にある4本の膀胱経ラインを往復したら，最後に大椎へ戻って5分ほど留罐し，それから外す．毎日あるいは隔日に1回おこなう．

★治療効果★　本法で267例を治療した．1～4回治療し，有効率は95.1～100%だった．

体鍼────────────────────────────────────

★取穴★　主穴：2つに分ける．①液門．②大椎，曲池，足三里．
配穴：風熱型には印堂，合谷，少商を加える．風寒型には外関と風池を加える．

★治療方法★　主穴は2つのうち1つを使う．配穴は②の主穴と組み合わせることが多い．液門は浅層静脈を避け，中手骨の間隙に沿わせて0.5～1寸し，左右に数回捻転する．一般に一側だけを取り，10分後に効果がなければ対側を加え，15～30分置鍼する．②の処方穴は，いずれも刺鍼して気が得られたら瀉法し，印堂と少商は点刺出血する．風寒は，抜鍼したあと大椎へ雀啄灸し，置鍼15分，灸5分とする．こうした方法は毎日1回おこなう．

★治療効果★　この方法による治療は，液門穴だけ使った治療が394例あり，

治癒と著効が365例, 有効20例, 無効9例で, 有効率が97.7%だった. ②を使った治療は31例で, 全員治癒した.

壮医薬線灸 --

★取穴★　主穴：太陽, 印堂, 大杼, 合谷.

配穴：発熱には大椎, 鼻水には鼻通, 頭痛には攢竹, 咳には肺兪を加える.

鼻通の位置：鼻唇溝の上端.

★治療方法★　主穴は全部取り, 症状に応じて配穴を加える. 親指と人差指で薬線を摘み, 線の端1～2cmほど出して点火する. 線の端が赤くなればよい. 手首と親指を使って, 火の着いた線の端をすばやく穴位に押しつける. 1回火が消えるごとに1壮とし, 各穴に1～2壮すえる.

★治療効果★　480例を治療した結果, 治癒161例, 著効209例, 有効107例, 無効3例で, 有効率は99.4%だった.

穴位注射 --

★取穴★　主穴：大椎.

★治療方法★　薬物は胎盤組織液とする. 5号の歯科注射針で, 皮膚と45度に1.5寸ほど斜刺し, 気が得られたら2ml注入する. 治療では毎週2回, 予防では週1で注射する.

★治療効果★　400例を予防治療し, 短期で214例を観察した. 治療した当日と翌日に症状が軽減したものは153例で, 71.5%を占めた. 長期で追跡調査（6カ月から5年）した126例では, 発病しなかったのは119例だった. 患者のうち33例は急病（体温38.5～40.4℃）であり, 治療して4～12時間で体温が正常に下降した.

2. 急性黄疸型肝炎

❖ **概論**

　急性黄疸型肝炎は急性ウイルス性肝炎の1つで, 肝炎ウイルスによる急性消化管伝染病である. 急に発病し, 食欲が減退し, 油っこいものを嫌い, 疲れやすくなり, 上腹部が不快で, 肝区がシクシク痛み, 悪心, 嘔吐して, 患者によっては悪寒発熱があり, 引き続き尿の色が濃くなって, 目の強膜や皮膚などに黄疸が現れる.

本病の現代鍼灸治療については，1958年から一定数の臨床例を観察した報告が続々と現れたが，広まっていなかった．70年代末から80年代初めにかけて，急性黄疸型肝炎に対する鍼灸治療は医学界に大変重視され，上海，湖北，江蘇などの10余りの省都で，臨床と実験研究が広く進められ，大きな成果が得られた．近年の臨床統計によると，本病に対する鍼灸治療は，短期効果や長期効果，成人や児童を問わず，その治癒率は85％前後となっている．再発率が低いだけでなく，漢方薬や現代薬と比較しても，食欲の回復や黄疸の消失，肝機能の改善などにおいて，鍼灸のほうが勝っている．

　そのため急性黄疸型肝炎は鍼灸治療の適応症である．一般型，激症型の患者に対する鍼灸治療は，総合療法の1つである．また一般型でも，最も優れた効果があるのは単純性のもので，併発症があるものはよろしくない．そのほか，急性でも黄疸症状のない肝炎の治療効果は，黄疸型の治療効果に及ばない．現在，中国が公認している鍼灸治療の適用基準は，以下である．①発病してから2週間以内．②上に述べたような典型的症状がある．③肝臓肥大があり，局部に圧痛や叩痛があり，黄疸症状がある．④肝機能検査で2項目以上が異常である．

　急性黄疸型肝炎に対する鍼灸治療の作用は，現在でもはっきり分かっていないが，実験観察した結果，刺鍼は胆嚢の排出作用によって黄疸を起こりにくくしているのではないかと考えられている．リンパ細胞幼若化試験で，刺鍼により身体の特異性免疫作用を高めることと関係していることが示された．

❖ **治療**

体鍼の1 --

　★取穴★　主穴：至陽，足三里，陽陵泉から陰陵泉に向けて（あるいは太衝から湧泉に向けて）透刺，胆兪．

　配穴：発熱に曲池，脇痛には期門と太衝，悪心嘔吐には内関，黄疸がひどければ陽綱，腹脹には天枢を加える．

　★治療方法★　主穴を主とし，2対の穴位は透穴したり交替で使用する．毎回1対を使い，配穴は症状により加える．患者が我慢できる程度の比較的強い刺激で，鍼で瀉法をする．20〜30分置鍼し，置鍼している間2〜3回運鍼する．毎日1〜2回治療して14日を1クールとする．

　★治療効果★　関係する報告451例では，治癒率が80〜100％である．

体鍼の2

★取穴★　主穴：大椎，鼠径リンパ節，肝兪，胆兪，脾兪．

配穴：腹脹して少食ならば足三里，尿が黄色ければ三陰交を加える．

★治療方法★　大椎は垂直に刺入したあと，皮下まで一度引き上げて，次は左右に向けて3～4cm斜刺し，鍼感を左右の肩部に伝わらせてから瀉法し，置鍼しない．気胸を起こさないように注意する．鼠径リンパ節への刺鍼法は，リンパ節を手で探り当てた後，左手の親指と人差指で固定し，すばやくリンパ節に鍼を刺入して，少し提挿捻転して鍼感をリンパ管に沿わせて伝導させたら抜鍼する．右側のリンパ節を主とするが，左右を交替で使ってもよい．肝兪，胆兪，脾兪の刺鍼法は，針先を45度角にして正中線へ向け，やや上方（横突起間に相当する）に刺入し，提挿捻転して肝区に揺れ動く感じが起こったら抜鍼する．上の刺鍼法は，すべての穴位で得気のあと提挿と小さな捻転を組み合わせて3～5回運鍼し，置鍼はしない．1日1回治療して，治療クールは定めない．

★治療効果★　以上の方法で400例を治療したところ，治癒率は98.5％で，治癒するまでの平均日数は32.4日だった．

電気鍼

★取穴★　主穴：足三里，太衝から湧泉に向けて透刺．

配穴：肝兪，胆兪，陽陵泉，至陽．

★治療方法★　一般に主穴のみを使う．刺鍼して，得気があったら，G6805パルス器の2つのコードを，それぞれ毫鍼に繋ぎ，疎密波を使って，患者に怠い，痺れる，腫れぼったいあるいは筋肉がピクピクするような感じを起こさせる．強さは我慢できる程度とする．効果がはっきりしなければ，配穴に改める．毎日1～2回治療する．

★治療効果★　電気鍼で111例を治療し，治癒率は85％前後だった．

耳穴圧丸

本法は，主に急性黄疸型肝炎に使う．

★取穴★　主穴は2組に分ける．a 肝，胰胆，脾，三焦．b ①三角窩三点：神門，子宮，下脚端．②珠間切痕（屏間切痕）四点：屏間，切迹前後，切迹下．③舟状窩一線：鎖骨，肩，肩関節．④耳輪脚下縁一線：口，食道，賁門，胃，脾．⑤耳根三点：上耳根，下耳根，耳迷根．

配穴：肝痛には神門と交感．悪心には胃，食道，神門．腹脹には大腸と三焦を

加える．

★治療方法★　主穴から1組を選び，症状に基づいて配穴を加える．a組はルーチンに王不留行の種一粒を7×7mmの絆創膏で穴区へ貼り付ける．b組は，点と線に分けて貼る．点の貼り方は前と同じ．線の貼り方は，幅7mmの絆創膏へ数珠のように王不留行の種を置く．種間は半粒ほど距離を空け，数珠のようにして耳穴の線上へ貼って固定する．そして患者に親指と人差指で耳を挟み，間欠的に按圧し，耳に腫れぼったい感じを発生させるよう指示する．強く押しすぎて皮膚を傷付けないよう注意する．毎回一側のみ取り，毎週2回貼り替えて，5回を1クールとする．

★治療効果★　104例を治療したところ，治癒102例，有効2例で，有効率100%だった．耳穴治療群は，治癒率と治癒までの時間が，漢方薬や現代薬の対照群より勝っていた．

3. 慢性ウイルス性肝炎

❖ 概論

　慢性ウイルス性肝炎は慢性肝炎とも呼ぶ．組織変化によって慢性遷延性肝炎と慢性活動性肝炎，慢性増殖性肝炎と肝硬変に分けられる．本節で論じるのは，前の2つの型である．慢性肝炎は疲れやすい，食欲不振，腹脹および肝臓部分の痛みなどの症状があり，大多数は肝臓が正常より大きくなっており，線維化し，あるいは顆粒状となったり，結節ができたりしている．

　現代の慢性肝炎の鍼灸治療は，1950年代が最初である．70年代になると関係する資料は徐々に多くなる．さまざまな慢性肝炎や，無症状のB型肝炎キャリアに対して鍼灸治療がおこなわれた．また早くから穴位注射がおこなわれ，注入する薬物と治療効果に関係のあることが分かった．同じ穴位に異なる薬物を注入した結果，イノシン酸ナトリウムの治療効果はビタミンB_1やビタミンB_{12}より優れていた．80年代に入ってから，穴位注射以外にも，灸治療，耳穴の円皮鍼，穴位埋線など多くの穴位刺激法が現れ，それぞれ異なる効果があった．また至陽穴に刺鍼した群と垂盆草製剤を服用した群では，治療効果が似ており，治療期間もほとんど差がなかった．鍼治療前後のHBs抗原の陰性転移率が高くなった．これは肝炎ウイルスの指標において，鍼灸治療が薬物治療対照群より勝っている

ことを表している．

　外国でも慢性肝炎に対する鍼灸治療が注目されている．鍼灸による診断では，慢性肝炎患者の特定穴に特異な変化が現れることが判明している．272例の慢性肝炎患者を観察したところ，大部分の患者は右側の曲泉穴をつまむと痛むことが分かった．そして曲泉，合谷，曲池，天宗の皮膚温とpH値が左右異なっていた．また鍼灸と漢方薬を併用すると，患者の症状や病態が効果的に改善する．

　なぜ鍼灸が肝炎に効果があるのかについては，すでに動物実験されている．ネズミを使った実験では，鍼灸は四塩化炭素による肝臓破壊を防止し，刺激に対応しなければならない環境で（縛ったり，寒熱刺激など），肝臓内のクエン酸とブドウ糖代謝の不良反応を軽減させ，人工的に造られた初期の肝硬変を回復させる．

　上の事項はすでに実証されており，慢性肝炎に対する鍼灸治療の効果は確実である．

❖ 治療

灸--

　★取穴★　主穴は2組に分ける．①肝兪，脾兪，大椎，至陽，足三里．②期門，章門，中脘，膻中，石子頭．

　石子頭の位置：太淵穴の上3寸．古人は黄疸治療の経験穴とした．

　★治療方法★　麦粒灸か薬餅灸のどちらを使うか決め，どちらかの群の穴位を選択し，交替で使用する．麦粒灸は，モグサで麦粒大の艾炷を作る．そして施灸部位に少量のワセリンかニンニクの汁を塗り付け，それがまだ乾かないうちに艾炷をその上に置き，点火する．艾炷が半分ぐらい燃え，患者が熱いと感じたら，残った艾炷を取り去って新しいものに替える．局部が赤くなるまですえるが，一般には5〜7壮である．

　薬餅灸は，附子灸する．附子を3〜6mmにスライスするか，粉にしてお酒と混ぜて厚さ3〜6mmの台座を作る．施灸時には2gの艾炷を載せ，下に附子と脱脂綿を敷いて火を点け，患者が熱くて耐えられなくなったときは少し移動させるか，新しい艾炷に交換する．毎回それぞれの穴位に3〜5壮すえ，皮膚が赤くなればよい．隔日1回治療し，3カ月を1クールとする．一般に1クール治療するが，効果がなかったときは1週間置いて，さらに灸を続ける．

　★治療効果★　以上の方法で24例を観察し，3カ月治療を続けた後，患者の症状改善を調べると，消化道の諸症状が最も改善され，病態面では肝臓区の叩打

痛がはっきり軽減していた．肝脾の肥大が肋骨の下2cmを超えているものは，灸治療の後でもはっきりとは縮まなかった．施灸後は血清のGPTやプレアルブミン，血清 α_1-酸性糖蛋白質（α_1-AG），血清 γ-GT などの肝機能を示す指標に影響を与える．

体鍼

★取穴★　主穴は2組に分ける．①至陽，肝兪，陽陵泉．②大椎，気海．
配穴：足三里，丘墟．

★治療方法★　慢性肝炎には①，無症状キャリアには②を使う．配穴は症状によって使う．

①組の操作法：至陽穴は上に向けて斜刺で1寸刺入する．肝兪は脊柱に向けて斜刺，陽陵泉と足三里は直刺で1.5寸刺入し，得気があったら10分置鍼する．

②組の操作法：大椎に刺鍼して得気があったら，小刻みな捻転を1〜2分続け，鍼感を下に伝わらせる．置鍼はしない．気海穴は直刺し，局部に腫れぼったい怠さが起こったら30分置鍼する．これと足三里を組み合わせるならば30分置鍼し，10分置きに捻転する．鍼の後は棒灸で5〜10分温和灸する．丘墟は直刺して，得気があったら平補平瀉する．2組の穴位は，どちらも1週間に3回刺鍼して，3週間を1クールとし，各クール間は3〜5日刺鍼を中止する．

★治療効果★　慢性肝炎を21例治療した結果，刺鍼効果と垂盆草製剤を服用した効果はほとんど同じで，いずれもHBs抗原の滴定量が低下し，B肝e抗原の陰性転移が促進されたが，効果は鍼灸治療のほうがはっきりしていた．

無症状のB型肝炎キャリアは32例観察し，短期での有効率は75.0％だった．そのうちHBs抗原有効率は71.9％（陰性転移率25％），B肝e抗原の陰性転移率は33.3％で，抗HBe抗体の陽性転移率は25.0％，抗HBc抗体陰性転移率は25.0％，B肝ウイルス–DNAの陰性転移率は28.6％だった．長期の有効率（1年経過した後）は72.7％だった．中国で4069人を調査したところ，鍼灸経験者のHBs抗原の陽性率が2.5％だったのに対し，まったく鍼灸を経験したことのない者のHBs抗原の陽性率は8.0％と高かった．これは統計学では有意である（$P<0.01$）．刺鍼によってHBs抗体の陽性率が低下するのは，全身を健康にして抵抗力を強めることと関係がある．当然治療をするときはきちんと消毒して，鍼から感染することのないようにしなければならない．

耳鍼

★取穴★　主穴：肝，脾，腎，角窩中（三角窩中），三焦．

配穴：不眠で夢をよく見れば神門と皮質下を加える．食が細いものには胃を加える．便秘には大腸を加える．口が乾いたり苦いものは胰胆，腹を加える．

★治療方法★　主穴から3～4穴取り，症状によって配穴を加える．耳の敏感点を探し出して円皮鍼を刺し，絆創膏で固定する．または380ガウスぐらいの磁石粒を7mm四方の絆創膏に載せ，敏感点に貼りつける．毎日患者に自分で3～4回，3～5分ずつ按圧させる．毎週2回鍼や磁石粒を貼り替え，7～10回を1クールとし，各クール間は5～7日空ける．

★治療効果★　100例の慢性肝炎患者に耳鍼治療したところ，治癒50例（50%），著効12例（12%），有効25例（25%），無効13例（13%），有効率87%だった．

腕踝鍼

★取穴★　主穴：上$_1$，下$_1$．

★治療方法★　前記した穴は両側とも取り，30号か32号1.5寸の毫鍼を皮膚と30度角で切皮し，針先が皮膚に入ったら鍼体を皮膚に密着させて1.5寸刺入する．このとき酸麻脹などの得気があってはならない．そのあと提插も捻転もせずに30分置鍼する．1～2日に1回治療し，10回を1クールとする．

★治療効果★　77例を治療した結果，治癒15例，好転46例，無効16例で，有効率79.2%だった．HBs抗原が陽性の61例では，13例が陰性となった．

穴位注射と冷灸（天灸）

★取穴★　主穴：足三里，陽陵泉，三陰交．

配穴：大椎，肝兪，脾兪，至陰．

★治療方法★　薬剤：注射用蒸留水2ml．

主穴は毎回一側を取り，穴位注射する．針を刺入して得気があれば，シリンダー内に血が逆流しないことを確かめて，各穴へ0.5～1mlずつ注入する．毎週2回治療し，両側を交互に使う．

配穴には冷灸する．

貼り付ける薬物：ツチハンミョウ，丹参，赤芍を各20g，白芥子，地鱉虫を各10g，玄参，連翹を各12g．以上を粉末にし，適量のワセリンで膏薬にする．

毎回2穴を取り，各穴へ1gずつ載せて，消毒ガーゼで覆う．6～12時間後

に自然と水疱となる．液を出す必要はなく，自然に吸収される．毎週1回治療する．

★治療効果★　66例を治療した結果，著効33例，有効17例，無効16例で，有効率76％だった．

穴位注射 --

★取穴★　主穴：足三里，脾兪，肝兪，三陰交，陰廉．

配穴：期門，中都，胃兪，地機．

★治療方法★　薬液：丹参注射液，HBsAg-iRNA（HBs抗原-メッセンジャーRNA），ビタミンB_1にビタミンB_{12}を加えたもの，ビタミンK_1から1つを選ぶ．

主穴を使い，効果がはっきりしなければ，配穴を加えるか配穴に改める．治療ではHBsAg-iRNAが陰廉だけを取るが，他の薬物では2対の穴位を使う．各穴ごとの注入量は，丹参注射液では1ml，HBsAg-iRNA 2mg，ビタミンK_1 5mg，ビタミンB_1 2ml（100mg含む）とビタミンB_{12} 1ml（100μg含む）の混合液，これを四穴に分けて注入する．注入するときには5号の歯科用の長い注射針を使って，皮膚を消毒した後すばやく切皮し，ゆっくり刺入して，怠い，腫れぼったいなどのはっきりした得気が起こったら，普通の速度で薬液を注入する．第1クールは1日1回治療し，第2クールになって症状が改善していたら隔日1回に改める．肝臓の各項目が正常になり，症状がなくなったら薬の用量を半分に減らし，再発しないために，さらに1〜2クール治療する．15回を1クールとする．

★治療効果★　治癒-治療後，症状がなくなり，肝臓機能を表す各基準も正常範囲になり，肝臓肥大も回復した．著効-症状がはっきりと減少したり，ほとんどなくなった．肝臓機能の基準も正常に近くなったり，ほとんどの項目で正常になったりし，肝臓肥大も改善した．有効-症状や病態がある程度改善した．無効-症状，病態とも改善が見られなかったり，かえって悪化した．

205例を治療し，以上の基準に当てはめると，大部分に程度の差はあれ効果があった．そのうち65例は，治療後にHBs抗原の陰性転移率61.5％，抗HBe抗体の陽性転移率42.9％，HVB-DNA（B肝ウイルスDNA）の陰性転移率は53.2％だった．

4. 急性細菌性赤痢

❖ **概論**

　本病は赤痢杆菌によって起きた急性の腸内感染である．急性細菌性赤痢は，急に発病して腹痛を起こし，下痢とともに下腹がもたれたような感じがあり，毎日数回から10回以上，粘液，膿，血が混じった便が出る．発熱して左下腹部に圧痛があり，悪心嘔吐し，食欲不振を伴う．なかでも中毒型細菌性赤痢では，発病が特に急激で，2～7歳の児童に多く起こり，急に高熱や傾眠，ヒキツケ，意識不明，呼吸や循環不全を起こすので，すぐに手当てしなければならない．

　本病の鍼灸治療について，現代の報告は1950年代の初めにあり，50年代の末になると鍼灸や電気鍼，穴位注射などの多くの方法が使われ，多くの臨床例が観察された．特筆すべきは，当時は穴位刮療法が開発されて中毒型の細菌性赤痢に使われ，熱を下げ，痙攣を止めて呼吸や循環機能を回復させるなど優れた効果があった．

　80年代から，膨大な資料によって鍼灸治療は本病に対し確実な効果があることが実証された．ある人が統計をとったところ2199例の臨床例があり，治癒率は92.5％に達した．対照群と比べた結果，急性の細菌性赤痢に対する鍼灸治療の群では，症状が消失するまでの時間や便の細菌の陰性転移率でも，現代薬よりも優れていた．細菌の違いによる赤痢では，フレクスナー赤痢菌に対する鍼灸効果が最も優れていた．

　急性細菌性赤痢に対する鍼灸治療の作用についても多くの研究がされている．現在でもはっきりと分かってはいないが，多くの実験によって，鍼灸は患者の免疫能力を強くし，体液性免疫機能（特異性と非特異性を含む）を増強する作用が最もはっきりしており，さらに細菌性赤痢患者の亢進した腸の蠕動運動を抑制し，腸血管を拡張させ，腸の血流量を増加させることが確かめられた．最近では21項目の客観的基準を分析し，鍼灸治療は細菌性赤痢に対して抗炎症，殺菌，防毒，解毒作用があり，身体の免疫機能を増加させ，生理機能の乱れと物質代謝障害を改善することが証明された．

　現在使われている治療方法には，体鍼，刺血抜罐，穴位注射，耳鍼，棒灸，頭鍼などがある．

❖ **治療**

体鍼--

★取穴★　主穴：天枢，上巨虚，足三里．

配穴：高熱には大椎，曲池．嘔吐には内関，中脘．裏急後重には関元，長強．痙攣やヒキツケには水溝，十宣，印堂．呼吸不全には素髎，内関，湧泉，太衝．循環不全には百会，水溝，十宣，素髎を加える．

★治療方法★　主穴は2穴を取り，上巨虚と足三里を交替で使う．配穴は症状に応じて選択する．

一般型の治療法：瀉法を主とする．少し深く刺鍼して，得気があれば緊提慢按(強く引き上げて，ゆっくり押し込む提挿操作）と捻転を組み合わせた瀉法を繰り返し，刺激を適度に強める．30〜60分置鍼し，置鍼中は間欠的に何回も運鍼して鍼感を強める．重症ならば8時間に1回刺鍼し，軽症ならば1日に1〜2回治療する．症状が緩解したら毎日1回の治療に改めて，治癒するまで治療を続ける．本病の刺鍼治療による回復は速いので，治療クールは決めない．次も同じ．

中毒型の治療法：上の方法のほか，熱を下げることと痙攣を止めることに要点がある．熱を下げるには大椎と曲池を三稜鍼で点刺出血するが，一般に熱の上がり始めならば大椎を使い，熱が長く続いていれば曲池を使う．痙攣を止めるにも刺血をする．

★治療効果★　急性の細菌性下痢に対する鍼灸治療の評価基準は，①自覚症状がまったくなくなり，大便も形ができている．②大便の顕微鏡検査で3回とも陰性．③細菌培養も陰性．

本病の鍼灸治療は，治癒率が90〜100％である．

耳鍼--

★取穴★　主穴：大腸，小腸，直腸下段．

配穴：皮質下，交感．

★治療方法★　主穴を主とし，効果がはっきりしなければ配穴を加える．毎回2〜3穴（一側）を使う．敏感点を探しだし，毫鍼を刺入してすばやく捻転し，患者が耐えられる限りの強刺激をしたあと15〜45分置鍼し，患者の便意や腹痛がはっきりと軽くなるか消えるまで断続的に運鍼する．症状がひどいものは1日2〜3回治療し，制御できるようになったら1日1回に改める．また耳穴にビタミンB_1注射液をそれぞれ0.1mlずつ1日1回，左右交替で注射してもよい．

また両側同時に順番で使ってもよい．

★治療効果★　110例の患者を治療し，治癒率は90％前後だった．

灸

★取穴★　主穴は2組に分ける．①神闕．②関元，気海．

配穴：阿是穴．

阿是穴の位置：気海穴の両側四寸．

★治療方法★　主穴は毎回1組を取り，①には配穴を加える．神闕は隔塩灸する．塩を臍に5mmの厚さに敷くか，臍に満たし，その上に2gのモグサを載せて2〜4壮施灸する．②組には洗ったニンニクを2.5〜4mmの厚さに4枚切り，ニンニクスライスを穴位に載せ，そこから棒灸を5〜10cm離して雀啄灸で温める．主穴は約8分，配穴には2〜4分施灸して発赤させる．毎日3〜6回施灸する．

★治療効果★　本法にて36例を治療し，22例が治癒し，14例は漢方薬を併用して治癒した．

頭鍼

★取穴★　主穴：額旁2線．

額旁2線の位置：頭臨泣から下へ向けて1寸のライン．

★治療方法★　28号1.5〜2寸の毫鍼を使い，15度角で刺入する．病状が激しくて発病して間がなく，1日5回以上下痢していれば瀉法する．患者に深く息を吸わせたときに切皮し，針先が疎性結合組織のような層に達したら，すばやく捻転して刺入し，得気があれば力を込めて後退させる．こうした操作を3〜5回繰り返しながら2〜3時間置鍼する．病状が穏やかで，病歴が長く，下痢が4回以内ならば平補平瀉する．患者を安静にさせて吸気時に切皮し，針先が疎性結合組織のような層に達したら，ゆっくりと捻転しながら刺入し，得気があれば，こうした操作を何度か繰り返しながら1〜4時間置鍼する．こうした方法は隔日に1回治療し，10回を1クールとする．

★治療効果★　114例を治療した結果，治癒93例，有効19例，無効2例で，有効率98.2％だった．

総合療法

★取穴★　主穴：天枢，気海，足三里．

配穴：神闕，曲池，長強，承山，大椎．

★治療方法★　主穴を主とし，考慮して配穴を加える．まずは刺鍼法だが，28号の毫鍼を使ってすばやく切皮し，提挿捻転の強刺激して置鍼しない．もし効果がはっきりしなければ神闕に抜罐し，他の穴位には20〜30分置鍼して，5〜10Hzの連続波，電流の強さは患者が耐えられる程度でパルス電気を通電する．一般に毎日1回，重症なら毎日2回治療し，5〜10回を1クールとする．

★治療効果★　1383例を治療し，1クールで1264例が治癒して91.5％を占めた．残りの119例は薬物治療した．

刺血 --

★取穴★　主穴：阿是穴．

阿是穴の位置：臍の周り1cmのところ．

★治療方法★　患者を仰臥位にし，三稜鍼で皮膚を2〜3mmの深さへ対角線に刺すが，出血したほうがよい．そして口径4cmのガラス抜罐を閃火法で穴位に吸着させ，15〜20分留罐する．毎日1回治療し，治療クールは計算しない．

★治療効果★　135例を治療し，全員が4回以内に治癒した．

穴位注射 --

★取穴★　主穴：天枢，上巨虚．

配穴：足三里，関元，気海．

★治療方法★　薬液：次の薬物のうち，どれか1つを選ぶ．ビタミンB_1注射液，25％ブドウ糖注射液，当帰注射液，注射用蒸留水．

毎回2〜3穴を選び，片側のみ取穴する．穴位注射では，穴位に刺入して得気があれば，少し提挿操作して鍼感を強め，血液が注射器に逆流してこないことを確かめてから注入する．それぞれの穴位へ薬物注入量に基づいて0.5〜1mlずつ注入する．もし注射用蒸留水ならば，初回は各穴へ0.5mlずつ注入し，1時間後に再び1〜2ml注入する．それ以降は，すべて毎日1回注射するが，重症ならば1日2回注射してもよい．左右を交互に使う．

★治療効果★　108例を治療し，治癒率が100％に達した．平均治療日数は8.2日だった．

5. 細菌性食中毒

❖ **概論**

　細菌性の食中毒は，細菌や毒素に汚染された食品を摂取したことによって起きた急性感染性中毒性疾患である．比較的よく見られるサルモネラ菌の感染による急性胃腸炎，ブドウ球菌による食中毒，ボツリヌス菌中毒，アメーバ赤痢による食中毒およびビブリオ菌による食中毒の5種類がある．

　鍼灸は各型の食中毒に一定の効果があり，1950年代から報告され始めた．しかし多くの症例を使った報告が現れるのは80年代からである．資料からすると鍼灸は，ブドウ球菌の食中毒と好塩菌（ビブリオ菌）による食中毒へ多用され，刺血法が多く，はっきりした治療効果があり，有効率は99～100％である．ほとんど刺鍼して十数分から数十分のうちに緩解するので，それらを中心に検討する．ブドウ球菌の食中毒は，ブドウ球菌のエンテロトキシンによる症状で，食後短時間のうちに突然発症し，胃腸症状が激しく，特に嘔吐がひどく，脱水や虚脱，筋肉痙攣などが起こる．好塩菌の食中毒はビブリオ菌に汚染された漬物などを食べて起こるもので，急に発病して腹痛がひどく，黄色い水様性や糊のような下痢（約1/4は典型的な血水や肉を洗ったような水様便）を主症状とする．青壮年に多い．上に述べた2つの疾病は，集団発生する．

　現在の臨床治療で，鍼灸はこの2つの急性食物中毒に対する救急治療の1つである．

❖ **治療**

ブドウ球菌食中毒

刺血の1 --

　★取穴★　主穴：金津，玉液，委中．

　配穴：大椎，足三里，神闕．

　金津，玉液の位置：舌の裏側にある両側の静脈．舌を巻いて取穴する（左が金津で右が玉液）．

　★治療方法★　主穴の三穴は三稜鍼で点刺出血する．寒証（顔が白くて手足が冷たく，腹痛は暖めると喜ぶ）には足三里を加えて熱補法し，神闕にはショウガ灸（あるいは塩灸かニンニク灸）を三壮すえる．熱証（顔が赤くて喉が渇き，腹

痛して汗をかかない）には大椎を加えて瀉法し，足三里は涼瀉法して，神闕には前と同じように灸をすえる．

★治療効果★　301例を治療した．5例は他の疾患もあったために転院したが，残りは全員治癒した．ほとんどの患者は鍼灸のあと15〜30分以内で緩解し，一般に3時間後に症状が消失した．

ビブリオ菌（好塩菌）の食中毒
刺血の2 --

★取穴★　主穴：中衝，少商．
　配穴：神闕，水分，陰交，肓兪，足三里．
★治療方法★　まず三稜鍼で両側の中衝と少商を点刺出血し，血の色が暗紫色から淡い赤に変わるまで出血させる．重症のものには水分と陰交および両側の肓兪に0.25〜1cm（0.1〜0.4寸）刺鍼し，そのあと臍を含む四穴に大きい抜罐を1つ吸い着かせ，神闕が紅桃色に充血し，四穴から糸のように血が流れ出たら抜罐をはずす．ショックがあれば，足三里に直径0.7〜0.9mmの太い毫鍼を1.25〜2.5cm（0.5〜1寸）の深さに刺入するか，アトロピンを0.5〜1.0mg筋肉注射し，腰腹部に温湿布する．

★治療効果★　以上の方法で752例を治療した結果，治癒725例（96.41％），有効24例（3.19％），無効3例（0.4％）で，有効率は99.6％だった．現代薬群と比較対照すると，全体の治癒率および有効率では，刺鍼のほうが明らかに高かった（$P < 0.01$）．

6. 伝染性下痢症

❖ **概論**

伝染性下痢症は，病因のはっきりしない急性胃腸伝染病である．その臨床症状は，嘔吐，腹痛，腸鳴があり，続いて水様便を下痢し，すぐに脱水症状や腓腹筋痙攣が表れる．

1980年代の中期から本疾患に対する鍼灸治療が始まり，優れた効果を得られた．だから報告は多くないものの，注目に値する．艾敷穴注法や鍼灸法などが常用される．

❖ 治療

総合治療 --

★取穴★　主穴：足三里，神闕．

★治療方法★　まず注射器に5％ブドウ糖注射液を2ml吸入させ，足三里穴へ1mlずつ注入する．続いて少量のモグサを小さな金属容器に取り，アルコールランプで加熱したあと10滴の水を入れ，均一に攪拌しながら1〜2分ほど引き続いて加温し，モグサを取り出す（すでにモグサは湿った状態になっている）．握っても水滴が垂れず，手も火傷しないようならば，患者の臍に入れて，絆創膏で固定し，24時間後に取り外す．取り外したとき，皮膚に火傷などの異常がなければ，再び同じ方法で施灸する．

★治療効果★　200例を治療し，4回治療しても排便回数や自覚症状の改善されないものを無効とした．結果は治癒183例（91.5％），有効14例（7％），無効3例（1.5％）で，有効率が98.5％だった．

鍼灸 --

★取穴★　主穴：天枢，内関，三陰交．

★治療方法★　すべて両側を取り，補法を使って30分置鍼する．刺鍼したあと，棒灸を使って皮膚が赤くなるまで雀啄法にて温灸する．毎日1回，重症なら2回おこなう．

★治療効果★　60例を治療し，治癒52例，有効5例，無効3例で，有効率は95％だった．

7.　腎症候性出血熱（流行性出血熱）

❖ 概論

腎症候性出血熱は，急性伝染病の1つである．世界中で流行し，死亡率が高い．ハンタウイルスが体内へ侵入し，小血管や毛細血管を広範に損傷して，発熱と毒血症を起こす．そのため高熱，低血圧，出血現象，腎臓損傷，電解質平衡異常などが主な臨床症状となる．病気経過は，一般に発熱期，低血圧期，乏尿期，多尿期，回復期と5段階に分かれる．

本疾患に対する鍼灸治療の報告は1984年が最初で，耳鍼と体穴の穴位注射を使い，乏尿期の患者に一定の効果があった．ただし本疾患の治療で大きな進歩が

あったのは1985年以降で，安徽省の学者がモグサを使った灸法，および火鍼代灸を使った治療法で，西洋医学の対症療法を併用して大きな成功を得た．この方法は本疾患の5期に至る進行を効果的に防止し，治療期間を短縮させ，治癒率や著効率が向上している．近年では体鍼，穴位注射，耳穴圧丸などの方法を使って，出血熱回復期の症状のいくつか，あるいは併発症を治療し，非常に顕著な効果があった．

　腎症候性出血熱に対する鍼灸治療のメカニズム研究も同じように進歩した．安徽中医学院経絡研究所は，腎症候性出血熱に感染したラットの施灸によってメカニズムを研究し，施灸は腎症候性出血熱に対して，赤血球の免疫活性と抗体産生を増強し，感染の作用を取り除く作用があると考えた．さらに施灸は，肺や腎臓組織の5-HT（5-ヒドロキシトリプタミン．セロトニン）および5-HIAA（5-ヒドロキシ-インドール酢酸）の濃度を明らかに下降させ，正常に近い状態へと向かわせることを実証したが，それは腎症候性出血熱のウイルス感染による病理反応を緩解させ，体液因子の分泌と代謝の乱れをある程度是正し，体内環境の改善と安定を促す．

❖ 治療
施灸--

　★取穴★　主穴：阿是穴．

　配穴：出血熱の初期には大椎，腰痛があって乏尿がはっきりしていれば陰交を加える．腹が脹ったり，悪心嘔吐があれば，上脘，中脘，下脘を加える．意識が朦朧としていれば百会，低血圧には巨闕か至陽を加える．口渇や口苦には内関，復溜，陽陵泉を加える．鼻血，歯茎からの出血，内臓出血には膈兪と血愁を加える．上部からの出血には尺沢と魚際，下部の出血には血海と三陰交を加える．小便短少（乏尿）や尿血には列缺と照海を加える．

　阿是穴の位置：背部で，最もはっきりした圧痛点．

　血愁穴の位置：第2腰椎棘突起上．

　★治療方法★　毎回必ず主穴を取る．一般に1穴の点を取り，2カ所までとする．配穴は症状や進行段階に基づいて加える．

　主穴の操作は，熏灸法（棒灸フードを使った施灸）をする．棒灸フードに棒灸を入れて，穴位を熏灸するが，1回の施灸時間は1.5〜2時間ぐらいとする．

配穴は，火鍼代灸法を使う．火鍼代灸法は伝統的な火鍼操作と異なり，表皮と真皮を刺すのみで，灸瘡が小さくて浅い．これには次の3つがある．①1度は約1〜1.5mm，2度が2〜3mm，3度が5mm前後の深さに刺入する．②適度な力の強さで，軽やかで正確に点刺する．手法は，快，中，慢に分けられる．快刺は軽く，触れたら離す．慢刺は少し留めておく時間が長く，力も入れる．中刺は中間の手法である．③壮数の計算．1回点刺して1壮，2回点刺すれば2壮とする．配穴の壮数は，大椎5壮，陰交4壮，上脘，中脘，下脘が5壮ずつ，百会5壮，内関，復溜，陽陵泉が3壮ずつ．巨闕と至陽は熏灸法を使う．また局部が赤く腫れて青紫になったり，皮膚が硬くなって腫痛があれば，やはり火鍼代灸法を使うとよい．

熏灸と火鍼代灸は併用してもよいし，交互に使用してもよい．熏灸は毎回1穴を基準とし，火鍼は1穴で5壮を超えない．毎日1〜2回の灸治療で，治療クールは関係なく治るまでとする．治療効果が劣っていれば，刺鍼や三稜鍼による刺血を併用してもよい．

★治療効果★　79例を治療し，治癒56例，著効21例，無効2例で，有効率は97.5％だった．また106例の腎症候性出血熱に対する灸治療の観察でも，灸法は解熱や抗ショック，そして腎機能の損傷を予防や治療する効果が，いずれもルーチンな西洋医学の治療法より優れていた．

電気鍼

★取穴★　主穴：腎兪，膀胱兪，中極，関元，三陰交，太谿．
配穴：煩躁不安には労宮と湧泉，悪心嘔吐には内関と太衝を加える．

★治療方法★　主穴を主にし，症状に基づいて配穴を加える．身体の前後で穴位を交互に使用してもよい．まず各穴へ刺鍼したあと，腎兪と三陰交へはパルス刺激を加える．連続波か疎密波で，周波数20〜32回/分，患者の耐えられる範囲で通電し，30分置鍼する．毎日1回治療し，治療クールは関係ない．治療期間は利尿の薬物を併用する．

★治療効果★　本法は主に出血熱で尿の出ない患者に使う．13例を観察し，1〜15回治療したところ，24時間尿量が全員2400mlを上回り，多尿の段階に達してしまった．そのうち5例は，1〜6回治療しただけで無尿症状が消えてしまった．

体鍼

★取穴★　主穴：神庭，風池．

配穴：眼窩痛には陽白，片頭痛には太陽を加える．

★治療方法★　主穴は全部取り，症状に合わせて配穴を加える．28号1.5寸の鍼を使い，神庭穴は上に向けて0.5〜0.8寸平刺（横刺）する．風池は両側を取り，針先を対側の眼球に向けて1寸ほど斜刺する．両側の太陽穴は1寸に斜刺する．陽白は下へ向けて0.5寸平刺する．風池穴は，前頭部かモミアゲに鍼感が現れるようにし，他の穴は酸，脹，重などの得気感が必要である．そのあと平補平瀉で1〜2分ほど運鍼し，30分置鍼して，5分ごとに運鍼する．毎日1回治療する．

★治療効果★　本法は，腎症候性出血熱の回復期に現れる頭痛や頭暈の治療に用いられる．40例を観察し，2回の治療にて治癒36例，有効4例で，有効率は100％だった．

耳穴圧丸

★取穴★　主穴：腎，膀胱，腎上腺，皮質下，内分泌，交感．

配穴：心，肺，脾，大腸，三焦，縁中．

★治療方法★　耳穴を正確に選んだら75％アルコールで消毒し，耳穴に王不留行の種を7×7mmの絆創膏で貼りつける．そして2時間ごとに10分ぐらいずつ各耳穴を指圧する．両耳を交互に使い，隔日に1回貼り替え，3回を1クールとする．

★治療効果★　腎症候性出血熱による急性腎不全患者24例を治療し，24時間ほど耳穴へ貼りつけて指圧した患者では尿量が500ml以上に達したもの13例で54.2％，48時間貼りつけた患者では1日の尿量が500ml以上に達したもの22例で91.7％だった．14〜21日入院したあと，全員治癒して退院した．

耳鍼と穴位注射の併用

★取穴★　主穴は2つに分ける．①腎，膀胱，肺，神門，腎上腺，皮質下，阿是穴（すべて耳穴）．②腰椎2の夾脊，次髎，足三里，三陰交，陰陵泉．

配穴も2つに分ける．①頭痛には耳穴の太陽を，消化不良には脾と胃を加える．②関元，中極．

阿是穴の位置：耳介の圧痛点．

★治療方法★　主穴を主にし，症状によって配穴を加える．主穴と配穴の①は，

すべて耳穴である．操作方法は，毎回3〜4穴を取り，耳介を消毒したあと28号0.5寸の毫鍼を刺入する．いつも一側を取り，気が得られたら30分置鍼する．抜鍼したら，もう一側の耳穴へ円皮鍼を入れる．②の体穴は穴位注射を使う．薬液は，それぞれビタミンB_1注射液（濃度50mg/ml），ビタミンB_{12}注射液（濃度100μg/ml），ビタミンB_6注射液（濃度25mg/ml）である．これら3種の薬物を順番に使用して，毎回4〜6穴を取る．5号の歯科注射針を穴位に刺入し，はっきりした鍼感があれば薬物を各穴に0.5〜1mlずつ注入する．3種の薬物は順番に使用したほうがよい．

耳鍼は毎日1回，穴位は順番に使用する．穴位注射は状態を考慮して使う．

★治療効果★　本法は，腎症候性出血熱の乏尿期患者に使う．32例を観察し，満足できる利尿効果を得られた．症例によっては，刺鍼して数分から数時間後に尿があり，尿量は100〜400ml前後である．

穴位注射 --------

★取穴★　主穴：内関．

★治療方法★　薬液：メトクロプラミド注射液8〜10ml．

両側を使う．5〜6号の針でメトクロプラミドを取り，穴位を消毒したのち直刺し，患者に酸，麻，脹などの感覚が発生したら薬物を注入する．薬物を注入し終わったら針を抜き，針孔を圧迫して出血を防ぐ．毎日2回治療する．

★治療効果★　本法は腎症候性出血熱による嘔吐患者167例に使用した．治療して24時間以内に悪心や嘔吐症状が明らかに軽減したり消失したもの152例で，すべての症例で36時間以内に症状が完全に消失した．

8. ライム病

❖ **概論**

ライム病は，マダニがスピロヘータを媒介して発生する感染性疾患である．中国では1985年（日本では1986年）に，黒龍江省の森林地帯で最初に症例が発見されたが，それは神経系の障害を主な症状としていた．その神経障害は，脳膜炎，脳炎，脳神経炎，運動と知覚神経炎が最も多く見られる．そして感染初期の1期ライム病にだけ抗生物質の効果があるが，2期や3期になると抗生物質も役に立たず，特に神経系の損傷に対しては効果的な治療法がない．

本疾患に対する鍼灸治療は90年代になってから登場し，現在でも1編の報告しかないが，2期や3期の治療において満足すべき効果があるので，特別に紹介する．

❖ **治療**

電気鍼--

　★取穴★　主穴は3つに分ける．①扶突，曲池，内関，少海．②環跳（または承扶），委中，衝門，陽陵泉，馬尾神経点，脊髄点．③翳風，聴会，頬車，地倉．
　馬尾神経点の位置：仙椎と尾椎の間．
　脊髄点の位置：麻痺した肢体の支配神経と対応する脊髄分節の棘突起間．

　★治療方法★　①は上肢麻痺に使い，②は下肢麻痺に使い，③は顔面麻痺に使う．症状に基づいて穴位を取り，2つの穴位をペアにして1対の電極に繋ぐ．28号鍼を使い，刺鍼して感電したような伝導感を出現させる．そのうち馬尾神経点は，針先を上へ向けて6～8cmに平刺する．脊髄点は4～6cmに直刺して，針先を硬膜外へ到達させる．刺鍼が終わったらBT-701A型電鍼儀に接続し，プラス波25V以上，マイナス波45V以上で，7～15分通電する．毎日1回治療し，治療クールは関係なく，神経機能が回復するか，それ以上改善が見られなくなるまで続ける．一般に半年以上は治療しなければならない．

　★治療効果★　21例の患者を治療し，治癒7例（筋力が5級に達した），有効率は90.5％であった．

9. 慢性気管支炎

❖ **概論**

　慢性気管支炎は，痰と咳嗽と喘息発作を繰り返しながら慢性となるもので，咳，痰，喘，炎症が特徴である．大気汚染，喫煙，感染，アレルギーや気候変化と関係があるが，まだはっきりしていない．

　1950年代には，すでに鍼灸が慢性気管支炎の治療法の1つとなっている．それ以前にイタリアのA・Vinaj教授が鍼治療を取り入れ，1930年代に多くの喘息性気管支炎を治療して効果をあげた．70年代から中国で大規模な慢性気管支炎治療が始まり，本病に対する鍼灸治療は急速に広まって進歩した．鍼，ショウ

ガ灸，直接灸，梅花鍼，電気鍼，胸の指圧，穴位注射，膏薬，埋線，割治，挑治，抜罐，磁石，超音波鍼，マイクロウエーブ，レーザー，冷凍鍼など，ほとんど試され，また同じ抜罐でも，水罐，火罐，鍼薬罐なども試みられ，穴位注射でも漢方薬から現代薬まで十数種類試された．その結果，急性発作期の寒証，熱証，慢性肺虚による咳痰，脾虚による痰滞，腎虚による呼吸切迫および緩解期に対しても，鍼灸はかなりの効果があることが分かった．

ある人が1971～1980年までの統計をとったところ，18400例の鍼灸治療があり，有効率は70～97％だったとしている．患者によっては臨床的に治癒したり制御され，多数の患者で症状が改善された．つまり本病に対する鍼灸の効果は確実である．

本病については動物実験も多くおこなわれ，鍼灸，耳鍼，薬物穴位敷貼などの刺激療法は，気管の損傷部分の修復を促進し，円柱上皮細胞の病理的損傷を軽減することが分かった．また鍼灸は，患者のマクロファージの食菌能力とリンパ球幼若化率を高め，血清γ-グロブリンの比率と血漿ヒドロコルチゾンの濃度を上昇させ，好酸球の数を減らして身体の細胞免疫と体液免疫機能を改善し，患者の抵抗力を増強する．このほかに爪床微小血液循環を観察すると，患者には軽度な循環障害があり，これを鍼治療で緩解できる．こうした効果によって慢性気管支炎を治療することができる．

❖ 治療
電気鍼--

　　★取穴★　主穴：大椎，陶道．

　　★治療方法★　28号の毫鍼を使い，患者を正坐位にして頭を下げさせ，針先を約45度角で斜めに頭のほうへ向けて1.8～2寸ぐらいの深さに刺入し，怠い，腫れぼったいなどの得気があればよく，身体全体に鍼感を放散させてはならない．そのあとパルスを繋ぎ，患者の胸部に電気の感覚がくるようにする．胸部に達しなかったら，鍼の角度や深さを調整する．パルス間隔は80回/分，電流の強さは3～20mAで，患者が耐えられる限度の強さとする．疎密波を使ってもよい．どちらも20分置鍼し，隔日に1回治療し，10日を1クールとする．各クール間は3～5日空けて，次のクールを続ける．妊婦や出血傾向のあるものにはおこなわない．

★治療効果★　短期制御－咳嗽，痰，喘息症状および肺の陽性徴候が消え，再発していない．著効－症状がはっきりと好転し，陽性徴候もなくなったが，時折り発作が起こる．有効－症状や陽性徴候は好転したが，再発しやすい．無効－陽性徴候や症状に改善が見られなかったり，かえってひどくなった．

　1493例を治療し，上の基準に当てはめたところ，短期制御793例（53.1％），著効382例（25.6％），有効245例（16.4％），無効73例（4.9％）で，有効率95.2％だった．そのうち入院患者は80例で，その有効率は98.7％だった．これは現代薬（スルファメトキサゾール，テトラサイクリン，ペントキシベリン）に比べて，かなり優れた方法である．

穴位敷貼の1 --
　★取穴★　主穴は2組に分ける．①肺兪，心兪，膈兪，肝兪，脾兪．②天突，神闕，膻中，命門，霊台．

　配穴：喘息には大椎，定喘．脾虚には足三里，豊隆．腎虚には腎兪，膏肓を加える．

　定喘穴の位置：大椎の傍ら0.5寸．

　★治療方法★　①参龍白芥散：白芥子，細辛，甘遂，呉茱萸，蒼朮，青木香，川芎，雄黄，丁香，肉桂，皂角を同量，紅参1/10量，10gごとに薬用海龍（タツノオトシゴ）1匹を加え，粉にして密封保存する．使うときに適量の麝香と冰片を加え，ショウガ汁を加えてペースト状にし，直径1cmくらいの円い餅を作る．

　②白芥子，細辛，白芷，甘遂，軽粉を等量粉にして，ハチミツを加えて空豆大の薬餅にする．

　治療時には毎回1組の穴位を取り，2組の穴位を交替で使い，症状に基づいて配穴を加える．薬物も1組を選ぶ．参龍白芥散を使うときは，各穴に5～10分抜罐する（7歳以下では神闕のみに抜罐し，他は薬を貼るだけ）．そのあと円い餅を載せて絆創膏で固定し，20時間したら取り除くが，ひどく痒ければ3時間で取り去る．毎年夏の盛りになったら10日ごとに貼り替え，全部で3回貼り替える．冬になったら9日に1回，3回貼り替える．1年夏冬で6回の治療を1クールとして，2クール以上続けて治療する．

　②組の薬は日常使う．1回に1穴（両側）取り，先に5～10分抜罐し，その後ショウガを穴位に塗り付けて温かくなったら，その上に円い餅を載せて絆創膏で固定する．24～48時間貼り付け，3～4日に1回貼って10回を1クールとする．治療間隔は7～10日空ける．

★治療効果★　治癒－2年以上観察を続け，咳嗽，痰，喘息，炎症などの症状が再発せず，日常や少し風邪をひいたくらいではラ音や喘鳴音がなく，対症療法の薬を飲まなくて体力が回復し，正常に仕事を続けているもの．著効－咳嗽，痰，喘息，炎症などの程度や発作回数が，2年経ったのちでも治療前の2/3以上軽くなり，ほとんど対症療法の薬を使わなくなり，発作が始まっても5〜10日対症療法をすれば治療前の状態に戻るもの．有効－咳嗽，痰，喘息，炎症の程度，発作回数や時間などが2年以上にわたって1/3〜1/2程度に好転し，薬の使用量も半分程度となり，最後の1年は著効以上になったもの．無効－病状の好転，発作回数や持続時間，薬の使用量の減少ともに1/3に満たなかったもの，軽くなったりひどくなったりしながら，最後の1年に2カ月以上発作が続いたもの．

922例を治療し，有効率は76.3〜95.7％だった．そのうち503例が参龍白芥散を敷いたもので，それを上の評価基準に当てはめると，治癒312例（62.0％），著効82例（16.3％），有効65例（12.9％），無効44例（8.8％）で，有効率91.2％だった．本法は単純性慢性気管支炎に対して効果があり，喘息性慢性気管支炎に対してはあまり効果がなかった．そして肺虚，脾虚では効果があり，腎虚には効果があまりなかった．

穴位敷貼の2 --

　　★取穴★　主穴：風門，肺兪，膏肓．

　　配穴：定喘，心兪，腎兪，天突，膻中，足三里．

　　★治療方法★　貼り付ける薬物

　　①：白芥子，細辛，甘遂，洋金花を等量，それに0.6％の麝香を加える．

　　②：白芥子2g，延胡索2g，生甘遂1g，生川烏1g，牙皂1g，桂枝1g，公丁香0.2g．以上を焙って乾かし，粉末にして細いフルイにかける．

　　①か②のうち，どちらか1種を用い，使うときにショウガ汁かゴマ油でペースト状にする．

　　毎年夏の盛り，10日ごとに貼る．毎回両側の穴位を2〜4穴選ぶ．坐位にして穴位を消毒し，まず毫鍼を直刺する．背兪穴では背骨に向けて斜刺し，局部に酸麻脹の感覚が発生したら，置鍼せずに抜鍼する．そのあと2〜3gの薬を取り，絆創膏の中心に置いて穴位に貼り付ける．刺鍼せずに薬だけを貼ってもよい．2時間すると局部に焼けるような感覚や蟻走感があるので，そのとき薬を剥がす．もし局部が赤くなっていたり，少し水疱ができていればよいが，変化がなければ

適当に貼り付ける時間を延長する．しかし24時間以内とする．

★治療効果★　4556例を治療し，治癒1348例，著効2277例，有効352例，無効559例で，有効率87.7％だった．

灸の1（化膿灸）--

★取穴★　主穴は3組に分ける．①肺兪，霊台，天突．②風門，大椎．③定喘，身柱，膻中．

配穴：膏肓．

★治療方法★　7月7日から9月8日までの間に施灸する．毎年1組に灸をすえ，①②③と連続3年施灸する．1年目は両側の肺兪に各7壮，霊台，天突に各4壮．2年目は両側の風門に各7壮，大椎に4壮．3年目には両側の定喘に各7壮，身柱，膻中に各4壮すえる．身体の弱いものは，3年目に両側の膏肓にそれぞれ4壮加える．灸の前にニンニク汁を穴位に塗り，その上に大豆ぐらいのモグサを載せて点火する．施灸時に，患者の苦痛を和らげるため，穴位の周りを手の平で叩く．燃え尽きたらさらにすえるが，体質や病状を見て壮数を増やす．灸が終わったら消毒綿か生理食塩水を染み込ませた綿花で灰を拭き取り，淡膏薬か抜毒膏を貼る．1週間ぐらいで局部は無菌性の壊死を起こすが，何ともなっていなかったら灸を続けて痕が残るようにし，拭いて消毒ガーゼを被せると，1カ月ぐらいで癒合する．

★治療効果★　以上の方法で1087例を観察した結果，短期治癒300例（27.6％），著効393例（36.2％），有効276例（25.4％），無効118例（10.8％）で，有効率89.2％だった．

灸の2（ショウガ灸）--

★取穴★　主穴は4組に分ける．①大椎，肺兪，天突．②陶道，定喘，璇璣．③身柱，華蓋，風門．④神道，厥陰兪，膻中．

配穴：尺沢，豊隆，足三里．

★治療方法★　主穴にはショウガ灸を使い，毎回1組の穴位を使って，4組を順番で使用する．配穴は棒灸をするが，症状によって選択する．主穴は抜罐（天突は使わない）を5～10分おこなう．そして新鮮なショウガを0.1寸の厚さに切り，麦粒大のモグサを載せ，穴位に置いて点火する．火が消えたら取り替えて4～5壮すえる．配穴は棒灸を使って雀啄灸を10～15分おこない，局部が赤くなればよい．3日に1度施灸し，4回を1クールとし，各クール間は5～7日

空けて施灸を続ける．

　★治療効果★　以上の方法で332例を治療し，短期治癒107例（32.2％），著効130例（39.1％），有効65例（19.6％），無効30例（9.0％）で，有効率91.0％だった．

穴位冷凍 --------

　★取穴★　主穴：中府，膻中，気舎，肺兪，定喘．

　★治療方法★　毎回一側から2穴を取り，順番に使うか，症状に基づいて選ぶ．電子冷凍増熱鍼灸治療機を使い，鍼柄温度-10℃で20分置鍼する．毎日1回治療し，1週間を1クールとする．

　★治療効果★　以上の方法で，慢性気管支喘息60例を治療したところ，止咳著効率92％，祛痰著効率77％，定喘著効率73％だった．多くは2回の治療から効果が現れる．しかし冷凍鍼灸は，近年登場した穴位刺激法なので，その確実な治療効果や適応症の型などについては，さらなる観察が必要である．

穴位埋植 --------

　★取穴★　主穴：膻中，肺兪，天突．

　配穴：定喘，豊隆，足三里，身柱．

　★治療方法★　主穴から毎回1〜2穴を選び，症状に合わせて配穴から2〜3穴選ぶ．主穴にはウサギの脳下垂体を埋め，配穴には羊腸線を埋める．体重2kg以上のウサギの脳下垂体（または脳組織）を取り，無菌液の中に漬けておく．羊腸線は0〜1号のものを1cmぐらいに切り取り，75％アルコールの中に漬けておく．患者を寝かせて1％プロカインで浸潤麻酔し，主穴の横1cmから背骨の方向に沿って，縦に皮膚を約1cm切開し，筋層に達したら組織を分離する．その後メスの柄か止血鉗子を使って深部を按摩し，患者に痺れる，腫れぼったい感覚を起こさせる．そして準備した脳下垂体か脳組織を穴位の深部に入れて縫合し，切り口を消毒したあと無菌ガーゼで覆う．一般に埋植は3回治療し，1回目と2回目の間隔は50日空け，2回目と3回目の間隔は5カ月空ける．配穴はスタイレットの付いた12号の腰椎穿刺針に羊腸線を入れて注入する．

　埋線だけの方法もある．毎回2〜4穴を選び，消毒して局所麻酔をした後，穴位の下0.6寸から埋線鍼を刺入して1〜2号の羊腸線を押し入れる．糸の端を露出させないようにし，鍼孔をガーゼで包んでおく．20日に1回治療し，3回を1クールとする．

★治療効果★　以上の方法で1803例の慢性気管支炎を治療した．そのうちウサギの脳下垂体と羊腸線を組み合わせたものは1203例で，短期治癒475例（39.5％），著効512例（43.4％），有効206例（17.1％），有効率100％だった．羊腸線のみを使った方法500例では，短期治癒174例（34.8％），著効182例（36.4％），有効124例（24.8％），無効20例（4.0％）で，有効率94％だった．ウサギの脳組織だけを使ったものは100例で，全員が喘息型気管支炎だった．そのうち単純性喘息型気管支炎の有効率は95％，肺気腫を併発したものでは92％と，効果はだいたい似たようなものだった．

耳鍼--

★取穴★　主穴：咽喉，気管，肺，大腸，腎，内分泌，腎上腺．
　配穴：急性発作には聴宮から内鼻への透刺，咳嗽がひどいものには迷根と縁中，呼吸困難のひどいものには対屏尖（平喘），痰が多いものには脾を加える．

★治療方法★　主穴は毎回4～5穴使い，配穴は症状に合わせて取る．聴宮から内鼻の透刺以外は，王不留行の種や磁石（300～400ガウス）を貼り付ける．7mm四方の絆創膏の中央に，王不留行の種か磁石を1粒置き，敏感点を探索して貼り付けたあと，耳が赤く熱くなるまで按圧する．耳の裏側の同じ部位にも貼り付ければ，刺激を強くできる．患者は自分で毎日2～3回，1回に各穴を3～5分按圧する（磁石を貼ったものは何もしなくてよい）．1回に片側の耳だけを使い，両耳を交替で使う．聴宮から内鼻への透刺には1寸の毫鍼を使う．方法は親指と人差指で耳珠を摘み，人差指の先で耳珠の後ろにある弧形の溝の中央部を圧迫すると，耳の付け根が痛んだり，耳の中が腫れぼったくなったり，鼓膜が外に膨らむなどの感覚がする部位がある．この点に0.2～0.3寸刺入した後，斜め下に向け，耳珠の腎上腺穴の下方で軟骨膜の内側にある内鼻に向けて刺入し，患者が耐えられる程度に針で刺したような痛みを持続させた後，10～15分置鍼する．毎回片方にのみ刺鍼する．耳穴圧丸と刺鍼は，1週間に2～3回治療し，10回を1クールする．

★治療効果★　以上の方法で452例を治療し，有効率は90.2～97.1％だった．耳穴圧丸は簡便で痛みもなく，長期に使用できて，患者も受け入れやすい．ハッキリと症状を改善するだけでなく，患者の免疫機能や抗感染能力を高める．聴宮から内鼻への透刺は，急性発作に効果があり，刺鍼すると，すぐに呼吸が通り，喘咳が軽減する．

穴位貼敷と体鍼の併用

★取穴★　主穴：肺兪，心兪，膈兪，璇璣，膻中．
配穴：腎兪．

★治療方法★　敷薬の作成

1号処方：白芥子，地龍，細辛を30gずつ，玄胡，甘遂を20gずつ，冰片，
　　　　樟脳を10gずつ，麝香1g，附子60g．
2号処方：上の処方に，天竺黄60gを加えて附子を取り去る．

どちらも粉末にし，ショウガ汁でペースト状にしておく．

主穴を主にし，毎回両側の穴位を3～4対取る．高齢で身体が弱っていれば，腎兪を加える．まず刺鍼して，得気したら抜鍼する．そのあと薬を2gずつ絆創膏で各穴へ貼る．寒証ならば1号処方，熱証ならば2号処方を使う．混合型なら璇璣と膻中には2号処方を貼り，残りの穴位は1号処方を貼る．24時間したら取り去るが，痛みがあったり痛痒さがあれば取り去る時間を早めてもよい．毎年大暑になったら治療を始め，10日ごとに貼って，年に3回貼り，これを3年続ける．

★治療効果★　以上の方法により1280例を治療した結果，治癒429例，著効549例，有効98例，無効204例で，有効率84.1％だった．

抜罐と穴位注射の併用

★取穴★　主穴：大椎，肺兪，腎兪．

★治療方法★　毎回2つの穴位を取るが，肺兪と腎兪は交互に使用する．患者を腹臥位にし，まず閃火法で抜罐し，10～15分留罐する．抜罐を外したら4mlの核酪注射液（アミノ酸混合物）を取り，各穴へ2mlずつ注入する．隔日に1回治療し，10回を1クールとして，各クール間は1週間空ける．

★治療効果★　本法は主に慢性気管支炎の急性発作の治療に使う．90例を治療した結果，治癒63例，著効23例，有効3例，無効1例で，有効率98.89％だった．

穴位注射

★取穴★　主穴：風門，肺兪，大杼，膻中，中府．
配穴：大椎，内関，足三里．

★治療方法★　当帰注射液，魚腥草注射液，核酪注射液，プロピオン酸テストステロン，混合注射液（ビタミンB_1 50mg/ml，ビタミンB_{12} 100μg/mlと10％ブドウ糖注射液5mlの3薬を混合したもの．注射時に混合する）．

魚腥草注射液は慢性気管支炎の急性発作時に，混合注射液は慢性喘息型気管支炎に使う．他の薬物はどれも慢性の気管支炎に使う．毎回主穴から１〜２穴選び，配穴は症状に合わせて加える．胸背部の穴位を使うときは陽性の結節を探すが，これは肺兪および中府付近に多く現れ，結節状や紐状のものとなっている．陽性物あるいは圧して怠い，痺れるなどの感覚がある部分に針先を入れ，得気があってから注射する．急性発作のときは比較的速く注入するが，一般的にはゆっくりと注入する．薬の量は，当帰注射液は各穴に2ml，核酪注射液は1ml，魚腥草注射液は0.5〜1ml，混合注射液では2mlずつ注入する．上の薬物を使うとき，隔日に1回治療して，5〜10回を1クールとし，各クール間は3〜5日空ける．プロピオン酸テストステロンは1穴に12.5mg注入するが，膻中穴のみに使い，1週間に1回，10回を1クールとし，冬季と夏季に1クールずつ注射する．

　★治療効果★　穴位注射は393例で，短期治癒113例（28.5％），著効111例（28.3％），有効132例（33.6％），無効37例（9.4％）で，有効率90.6％だった．

10. 気管支喘息

❖ 概論

　気管支喘息は，急な発作性呼吸困難，呼気が長くて力がいる．胸部を締めつけられるような感じがあり，患者は正坐位となり，両手で前胸部を支え，両肩を上げて汗をかいてもがき，喘鳴や咳嗽，痰などの症状がある．最もはっきりした症状は呼吸困難である．喘息の多くは発作を繰り返し，1回の発作は数時間以上に及ぶ．

　喘息の鍼灸治療は，現代では非常に多くなった．20年来，化膿灸，磁気治療，穴位敷薬，穴位注射，穴位埋線，穴位結紮，挑治，割治など，多くの有効な方法が絶えず開発され続けた．治療効果は各治療法とも似たり寄ったりで，有効率は80〜90％である．近年では治療効果に対する評価が進歩し，対照群を設けた治療により，化膿灸の緩解期に対する効果は，明らかに発作期より優れていることが分かった．

　喘息に対する鍼灸治療の作用原理は，かなり効果的に研究されている．いくつかの実験研究で，鍼灸は喘息患者の異常な白血球の数値を正常にし，リンパ球幼若化率とロゼット形成試験の値が正常より低かったものを正常にした．また化膿

灸のあとで，実験動物の臓器の間質を調べると，リンパ球を主とした細胞が増殖し，炎症性の白血球は上昇しなかった．こうした結果は，鍼灸に喘息患者の免疫力を強くする効果があることを示している．そのほかにも鍼灸で気管支の痙攣を緩解することもできる．現在では，鍼灸は関係する経絡や神経，体液系統を通して，身体の防衛作用を刺激し，アレルギー反応を抑制して気管支平滑筋の張力を弱め，喘息を鎮めると考えられている．

❖ 治療

耳鍼--

　　★取穴★　主穴：肺，腎上腺，気管，対屏尖（平喘），交感．
　　配穴：脾，腎，三焦，大腸，耳迷根，神門．
　　★治療方法★　急性発作期では主穴を主とし，緩解期で治療効果を安定させたいときには配穴を多く加える．発作時には毫鍼を使って，患者が耐えられる強さの強刺激で1～2分捻転したあと1～2時間置鍼し，その間は5～10分に1回運鍼する．毎回一側の耳を使って4～5穴を取り，毎日1～2回治療する．安定したら毎日か隔日1回に改め，中の強刺激を使う．両耳を交替で使う．
　　★治療効果★　耳鍼を使って喘息患者191人を治療したところ，有効率は95％前後だった．

体鍼--

　　★取穴★　主穴：魚際，肺兪，大椎，定喘，列缺．
　　配穴：風門，膻中，内関，過敏点．
　　定喘の位置：第7頸椎棘突起の横0.5～1寸のところ．
　　過敏点の位置：押すとはっきりした腫れぼったい感じのある点．まず体幹部が多く，次に上肢にあり，下肢にあることは比較的少ない．多くは経絡上にあるが，穴位にあるとは限らない．
　　★治療方法★　常に主穴を主とし，配穴を加える．まず魚際に刺鍼し，引き続いてそのほかの穴位に刺鍼する．魚際は常に一側のみを取り，針先を手の平に向けて1寸斜刺し，強刺激で瀉法をした後20～30分置鍼して，その間は5分に1回運鍼する．肺兪は0.5寸直刺し，大椎は1～1.3寸直刺して平補平瀉の提挿捻転をおこない，15分置鍼したあとで抜鍼し，棒灸で温めるか抜罐を加える．そのほかの穴位には中強刺激で瀉法をし，置鍼も魚際と同じようにおこなう（敏

感点の刺鍼法も体穴と同じ）．発作期には1日1～2回治療し，喘息が治まったら毎日か隔日に1回治療して治療効果を安定させる．

★治療効果★　本法は主に喘息の急性発作期に使われ，発作を止める．534例を観察したところ，有効率は69～98.5％だった．ある人の治療経験では，肺兪と大椎には刺鍼後に灸を加えたほうが，刺鍼後に抜罐するよりも効果が優れていた．

穴位割治 --

本法は喘息の予防や治療に使う．

★取穴★　主穴：膻中，肺兪，定喘．

★治療方法★　毎回1穴を取り，順番に割治する．

操作：正確に取穴し，マニュアル通り消毒したあと，局部を浸潤麻酔する．手術用のメスを使って，約5～8mmの長さに皮下まで縦に切る（深すぎないようにする）．止血鉗子で切り口を分け，脂肪組織を露出させたら，大豆か空豆大の皮下脂肪を取り除く．そのあと血管鉗子を切り口に深く入れて摩擦刺激し，患者にはっきりした怠く腫れぼったいとか，重い感じが起こったら，取り出して縫合せずに消毒ガーゼを被せる．割治間隔は7～10日空けて，3回を1クールとする．

★治療効果★　456例を治療し，緩解396例，有効45例，無効15例で，有効率96.7％だった．

穴位敷貼 --

★取穴★　主穴は2組に分ける．①大杼，肺兪，心兪，天突．②風門，厥陰兪，督兪，膻中．

督兪の位置：第6胸椎棘突起下から横へ1.5寸．

★治療方法★　薬物の調合は，①消喘膏：白芥子30％，甘遂30％，細辛10％，乾姜10％，麻黄10％，元胡10％を粉にし，新鮮なショウガ汁でペースト状にして，円いハトロン紙の上に広げる．ハトロン紙の面積は10cm²ぐらいである．②新鮮な毛茛と天文草の葉を各3～5枚取り，つついてペースト状にして調え，直径2.5cmの薬餅を作る．

操作：一般に消喘膏を使うが，簡単に手に入るなら後者を使ってもよい．まず①組の穴位を正確に取穴したあと，薬餅を貼り付け，周りに綿花を敷いて消毒ガーゼを被せ，絆創膏で留める．貼ってから2～3時間すると，灼熱感や少し痛みが

出てくるので，薬餅を取りはずして，水疱ができていたらゲンチアナバイオレットを塗って感染を防止する．9日後に②組に貼り付ける．本法は主に喘息の急性発作の予防に使い，3回貼って1クールとし，毎年1クールずつ治療する．冬季に喘息発作が起こるものは三伏（大暑の日から10日ごとに3回）に，一伏に1回貼る．夏季に喘息の起こるものは，三九（大暑の日から9日ごと）に，9日に1回貼る．貼り付けたところは搔破しないように指示し，感染を予防する．ワセリンガーゼを使わないようにする．

★治療効果★　4434例を観察し，発作予防の有効率は83.7～98％だった．

熱鍼--

★取穴★　主穴：定喘，風門，肺兪．

配穴：外感風寒には合谷と列欠，呼吸切迫には天突と孔最，痰が多ければ足三里と豊隆，咳嗽には尺沢と太淵を加える．

★治療方法★　主穴は必ず取り，症状に合わせて配穴を加える．GZH型熱鍼儀を使って治療する．熱鍼の長さは1.5～2寸，40～70℃の温度に調節する．熱鍼は主穴に使うが，そのうち風門から肺兪は透刺する．配穴には普通の毫鍼を刺し，得気すれば平補平瀉で提插捻転したあと20分置鍼する．毎日1回治療する．

★治療効果★　以上の方法により64例を治療し，著効38例，有効24例，無効2例で，有効率96.9％だった．これにはある程度の長期効果もある．

化膿灸--

★取穴★　主穴は3組に分ける．①天突，霊台，肺兪．②風門，大椎．③大杼，膻中．

配穴：身柱，膏肓，気海．

★治療方法★　本法の目的は発作を鎮めることでなく，発作が起こらないように予防することにあるので，一般に夏と冬の季節に1クールの灸治療をする．一般に主穴だけを使い，虚弱体質ならば配穴を加える．治療時は，患者は坐位になり頭を低くし，背中を露出する．同身寸により正確に取穴し，古いモグサに少量の麝香を加え（加えずともよい），圧縮して大豆大にした艾炷を穴位に置いて点火する．施灸時に艾炷が皮膚を焼き始めたら，両手で患者の灸をすえている周りの皮膚を軽くパンパン叩いて痛みを軽減させる（あらかじめ1％のプロカインを0.3ml皮下注射し，局所麻酔してもよい）．4～5分するとモグサが燃え尽きるので，ガーゼに無菌の蒸留水を含ませたものでモグサの灰を拭き取り，2壮目を

すえる．施灸壮数は，腹背部が各9壮，胸部が各7壮，頸部が各5壮である．灸が終わったら灸の薬か，絆創膏を貼り付ける．毎日1回取り替える．一般に毎日1穴に灸をすえ，4～5日を1クールとする．

★治療効果★　治癒－灸のあと症状が消え，身体が回復して3年経っても再発していない．著効－灸のあと2年以内は，時たま発作が起こるが，症状は明らかに軽くなっている．有効－灸のあとで咳嗽や喘息が以前より軽減し，発作回数も減った．無効－灸の前後で病状に変化がなかった．

以上の方法により喘息発作を1788例予防したところ，有効率は66.9～94.4％だった．穴位が化膿したものは，満足できる治療効果があった．

抜罐

★取穴★　主穴：定喘，風門，肺兪．

配穴：膻中，中脘，腎兪，膏肓．

★治療方法★　一般に主穴のみを取り，病歴が長かったり効果が劣っていれば，考慮して配穴を加える．まず刺鍼する．すばやく切皮したあと，ゆっくりと軽く捻転しながら刺入する．成人の背兪穴なら0.5～0.7寸入れ，子供なら0.2～0.3寸で留める．定喘穴へ刺入するときは，針先を脊柱へ向けて斜刺し，得気したら架火法で抜罐する．架火法とは，鍼柄に95％アルコール綿花を縛り付け，点火したあと抜罐を被せる方法である．あるいは真空ポンプで抜罐する．そして15分留罐する．別のやり方として，まず20分ほど置鍼し，その間に1～2回，捻転手法で平補平瀉して，抜鍼したあと閃火法にて風門と肺兪穴の間に抜罐し，10～15分留罐してもよい．注意すべきは，小児では置鍼抜罐をしてはならず，一般に点刺のみして置鍼せず，そのあと中か小の抜罐を吸着させる．留罐する時間は，皮膚が発赤する程度とする．こうした方法は毎日1回おこない，穴位を取り替えながら10回を1クールとする．

★治療効果★　以上の方法にて63例を治療した．そのうち置鍼抜罐併用は9例で，臨床治癒5例，有効3例，無効1例だった．点刺抜罐併用は54例あり，著効19例，有効28例，無効9例で，有効率84.1％だった．治療を続けている患者が，効果が優れていた．

耳鍼

★取穴★　主穴：肺，気管，対屏尖，腎上腺，風渓．

配穴：脾，腎，大腸，耳迷根，神門．

風溪穴の位置：指と腕の間．

★治療方法★　毎回主穴を3～4個取り，考慮して配穴を加える．耳毫鍼（鍼体5mmほどの短い鍼）をすばやく刺入し，捻転法の強刺激をしたあと30～60分置鍼する．両側の耳穴を取ってもよいし，一側の耳を交互に使ってもよい．穴位は順番に使用する．毎日1回治療して10回を1クールとする．また耳穴圧丸法を使ってもよい．王不留行の種を7mm²に切った傷湿膏の上（なければ絆創膏でもよい）に載せ，穴位に貼る．毎回一側の耳を取り，週に2回貼り替えて，両方の耳を交互に使う．そして毎日少なくとも穴位を3～4回，1回5～10分按圧するが，ひどい喘息発作ならば30分按圧してもよい．これは毎日1回治療して，5回を1クールとする．

★治療効果★　291例の患者を治療した．そのうち耳鍼法は191例で，著効88例，有効94例，無効9例で，有効率96.9%だった．耳穴圧丸法では100例を治療した結果，臨床治癒12例，著効50例，有効31例，無効7例で，有効率93%だった．単純性喘息で，病歴が短く，ホルモンを使ったことのない患者には効果があった．

穴位注射の1 --------

★取穴★　主穴：肺俞．

★治療方法★　薬液：魚腥草注射液．

魚腥草注射液4mlを各穴に2mlずつ注入する．鍼を穴内の皮下組織にすばやく刺入し，ゆっくりと背骨に向けて斜刺し，怠くて腫れぼったい得気感があれば，ピストンを引いてもシリンダー内に血が逆流してこないことを確かめて，薬液を注入する．隔日1回治療し，10回を1クールとし，全部で3クール治療する．

★治療効果★　30例治療した結果，臨床治癒12例（40%），著効8例（27%），好転6例（20%），無効4例（13%）だった．

穴位注射の2 --------

★取穴★　主穴：阿是穴．

阿是穴の位置：背部の肩甲骨間．硬い，腫れぼったい，冷たい，痛むなど異常な感覚があり，触ると筋緊張度が高い，皮膚温が低い，シコリ状あるいはヒモ状の区域．圧すると酸，脹，痛，麻の感覚がある．

★治療方法★　薬液：2%プロカイン注射液2ml，アミノフィリン0.125mg，デキサメタゾン2.5mg，スコポラミン0.1～0.2mg（または654-2注射液5

mg）の4種を混合したもの．

　毎回，数カ所の阿是穴を選び，針を入れて痺れるような腫れぼったさがあれば，すばやく薬液を各穴へ0.1〜1mlずつ注入する．一般に喘息発作時におこなう．

　★治療効果★　本法は主に喘息状態が続いているときに用いる．14例を治療し，症状が直ちに完全に緩解したのは12例，明らかに緩解したのが2例だった．

11. 気管支拡張症

❖ **概論**

　気管支拡張症は気管支の慢性的な化膿性疾患である．本病の主な症状は慢性的な咳嗽，多量の膿痰，絶え間ない喀血である．気管支－肺系統の感染と，気管支の閉塞が影響を及ぼしあい，気管支壁が破壊され，気管壁が拡張するために起こる．子供や青年に多い．

　現代鍼灸の気管支拡張症の治療は，1950年代の中頃から天突を補って豊隆を瀉す方法が提唱された．80年代からは穴位注射や穴位敷貼などを使い，気管支拡張症の喀血を治療して，優れた効果をあげている．現代でも本病に対する鍼灸治療のデータは十分とは言えないので，さらなる進歩が望まれる．我々は長年，穴位注射と鍼を併用して，信頼できる成果をあげている．

❖ **治療**

穴位敷貼 --

　本法は主に気管支拡張症の喀血に使う．

　　★取穴★　主穴：湧泉．

　　★治療方法★　敷薬製作：肉桂2，硫黄2，冰片1の割合で，粉にして瓶に入れる．

　使用するときは，ニンニクの皮を剥き，つついてペースト状にし，その液で適量の薬粉を溶いて，直径1.5cmの薬餅を2つ作る．次に足を洗って拭き取り，薬餅を両側の湧泉穴へ貼り，ラップで覆ったら，包帯で固定する．毎日1回交換する．喀血が止まったら湿布を剥がす．患者によっては湿布した部位が，灼熱感があったり，充血したり，水疱となったりするが，一般に処置する必要はない．水疱が大きければ，注射器で水を吸い出し，ゲンチアナバイオレットを塗って感

染しないようにする．敷貼治療と同時に，ルーチンな支持療法と対症治療も併用する．

★治療効果★　これで30例(気管支拡張症による喀血20例を含む)を治療し，治癒22例，著効5例，有効2例，無効1例で，有効率96.7%だった．

穴位注射 --

★取穴★　主穴：孔最，肺兪．

配穴：豊隆，風門，足三里．

★治療方法★　薬液：魚腥草注射液，核酪注射液，アトロピン（アトロピン0.5mgに生理食塩水を加えて3mlにする）．毎回1種類の薬液を選ぶ．喀血期にはアトロピンと魚腥草注射液，緩解期には核酪注射液を使う．

主穴は1対のみ取り，症状に基づいて順番に配穴する．薬液のうち，アトロピンは肺兪穴だけに使い，各穴へ1.5mlずつ注入する．ほかの穴は2mlずつ注入する．

ゆっくり刺入して得気があったら注入する．注射針を抜いたあと，患者に腫れぼったい，怠いなどの感覚がはっきりあればよい．緩解期になったら足三里に15分ほど，局部が赤くなる程度に棒灸をする．喀血期になったら症状が止まるまで穴位注射を毎日1回続ける．治療クールは考えず，症状が改善するまで続ける．平常時は隔日1回か1週間に2回治療し，15回を1クールとして，各クール間は1週間空ける．

★治療効果★　本法は主に気管支拡張症の喀血に用いる．筆者らの体験では，長期にわたって核酪の穴位注射を続ければ，気管支拡張症の喀痰や喀血の予防に優れた効果があった．孔最穴の魚腥草注射液だけを使って気管支拡張症を治療した394例では，短期治癒342例，著効26例，有効10例，無効16例で，有効率95.9%（治療1日目で喀血が止まったのは138例，2日目で止まったのは171例）だった．そして両側の孔最穴を取った治療は，一側のみよりも優れていた．またアトロピンで治療した77例は，著効49例，有効22例，無効6例で，有効率92%だった．

12. シャックリ

❖ 概論

　シャックリは横隔膜痙攣とも呼び，横隔膜の不随意間欠性収縮運動によって起きる症状である．正常人でもシャックリの起きることがあるが，それは生理的な現象である．しかしシャックリが持続性で，それが食事と無関係ならば病理的である．シャックリの病因は反射性，中枢性，代謝障害性，精神性の4つに分けられるが，他の病気に伴って発生することが多い．

　鍼灸は主に難治の病理的シャックリの治療に使われる．現代で鍼灸を使ったシャックリ治療が最初に報告されたのは1957年だった．シャックリは伝統的な鍼灸治療の適応症の1つなので，それから40年で，本症の鍼灸治療において十分な臨床データが集まった．しかし本症の治療に対し，鍼灸が日毎に進歩するのは80年代の後半からである．処方穴では辨証処方を含め，辨病選穴や経験穴の応用など多量に観察され，多くの有効穴が選び出された．穴位刺激方法でも，体鍼，鍼灸，指鍼（指圧），耳鍼，眼鍼などがあり，いずれも満足できる効果があった．また多くの重症で難治なシャックリを鍼灸で治癒した個別の報告もあるが，それも重視する価値がある．

　また本疾患に対する鍼灸治療のメカニズムを研究した文献は，やはり滅多にない．

❖ 治療

鍼灸 ------

　★取穴★　主穴：中魁．

　中魁穴の位置：中指背側で，近位指節間関節横紋の中央．

　★治療方法★　中魁1穴を取り，刺鍼しても施灸してもよい．刺鍼法：患者を仰向けに寝かせ，ズボンを緩めて指を消毒したあと，28号0.5～1寸の毫鍼を使って，それぞれ左右の中魁穴へ同時に直刺し，約0.2mm刺入したら捻転手法で強刺激する．刺入するとき，患者に鼻から深く吸気させ，できるだけ息を止めさせる．運鍼中は続けて3～5回息を止めればよい．シャックリが止まったら，患者に腹式深呼吸させて30分置鍼し，5分ごとに運鍼する．あるいはパルス器に繋ぎ，患者の耐えられる刺激量で30分通電する．灸法は重症のシャックリに使う．中魁穴に少量のワセリンを塗り，そこへ麦粒大のモグサで5～7壮すえる．

毎日1～2回治療する．もし灸瘢に液が滲出したら，ゲンチアナバイオレットを塗って消毒ガーゼで覆う．

　★治療効果★　以上の方法で55例を治療した．50例は刺鍼治療で，治癒49例，無効1例（原発性肝臓癌による）で，有効率98％だった．5例は灸法で，末期の肝臓癌患者に使用し，1例は灸で治癒したあと再発したが，再び施灸すると有効だった．残りは全員が有効だった．

電気鍼--

　★取穴★　主穴：鳩尾，天鼎，膻中．

　配穴：天突，列缺，足三里，内関．

　★治療方法★　主穴から毎回1穴を選び，配穴は1～2穴を取って組み合わせる．鳩尾穴は5～6寸の毫鍼を25度角で切皮し，鍼を寝かせて建里か下脘へ透刺したあと30分置鍼する．もし効果がなければ，2寸の毫鍼を天突へ0.2～0.3寸に切皮し，鍼を下へ向けて，胸骨柄後壁に沿わせて1～1.5寸刺入（天突は針先が左や右にぶれないよう特に注意する）し，捻転や提挿をしない．そのあとパルス器に繋ぎ，－極を鳩尾に，＋極を天突に繋ぎ，最初は高頻度の連続波（3000～5000回/分），強電流（患者が耐えられる程度）で1分通電する．そのあと患者が心地よく感じる程度に電流の強さと周波数を調整し，30分通電を続ける．天鼎穴は患者を仰臥位にし，28号2寸の毫鍼で，まず穴位に0.2寸ぐらい切皮し，そのあと天突へ向けて透刺する．毫鍼を一定の深さまで刺入し，横隔神経に接触（このとき患者には反射性の横隔膜収縮現象が起きる）したらパルス器に接続する（両側の天鼎穴）．最初は連続波，高頻度の強い電流（患者が耐えられる程度）で1分刺激し，そのあと患者が心地よく感じる程度に周波数と電流の強さを調整して30分通電する．膻中穴は，患者に口を開けて深くて長い呼吸をさせ，針先を上に向け，皮膚に沿わせて0.3～2寸刺入する．両側の列缺穴は，肘に向けて0.2～0.5寸の深さに斜刺し，まず強刺激したあと，前と同じ方法で通電する．内関と足三里はシャックリが止まったあと刺鍼し，得気したら平補平瀉し，前述と同じ方法で15分置鍼する．毎日1回治療し，3～5回を1クールとする．

　★治療効果★　129例を治療し，有効率88.3～97.4％だった．

耳鍼--

　★取穴★　主穴：耳中，胃．

　配穴：肝，脾，交感，神門，皮質下，腎上腺．

★治療方法★　主穴は必ず取り，毎回症状に基づいて配穴から2～3個を加える．耳中は0.5寸の毫鍼で浅刺して瀉法し，捻転するか鍼柄を爪で擦る運鍼を30秒ほど続けたあと，胃穴へ透刺して提挿し，得気したら絆創膏で鍼を固定する．症状に基づいて1～2日間，鍼を入れたままにしておく．配穴は刺鍼して得気があれば30分置鍼する．一般に両側の耳穴とも取る．

★治療効果★　以上の方法にて109例を治療した結果，治癒107例，無効2例で，有効率98.2%だった．

眼鍼 --

★取穴★　主穴：上焦，中焦，胆，胃．

★治療方法★　局部を消毒したあと，患者に目を閉じさせ，術者は左手で眼球を圧迫して眼窩内の皮膚を張り詰めさせ，右手に32号0.5寸の毫鍼を持ち，眼窩縁0.2寸の距離から穴位へ切皮し，皮膚に沿わせた軽い横刺で0.3～0.4寸刺入する．触電感があり，蟻が上下に這うような感じがし，酸，麻，熱，涼などの感覚が発生したら得気しているので，15～20分置鍼する．毎日1回治療し，重症には1日2回治療する．

★治療効果★　30例の難治性シャックリ患者（発病して3～10日）を治療し，全員治癒した．そのうち3回以内で治癒したものは26例だった．

体鍼と耳鍼 --

★取穴★　主穴：膈兪，耳穴の耳中穴．

★治療方法★　患者を側臥位にし，膈兪穴は両側とも取る．術者は4本の毫鍼を使い，膈兪の上下左右1.5cmから斜刺で刺入し，すべての鍼を膈兪穴へ当て，小刻みに捻転する．同時に0.5寸毫鍼を一側の耳中穴へ刺し，腫れぼったい痛みがあればよい．いずれも20分置鍼して抜く．毎日1回治療する．

★治療効果★　8例を治療し，1～2回治療すると全員が治癒した．半年ほど追跡調査しているが再発はない．

体鍼 --

★取穴★　主穴：陥谷．

★治療方法★　患者を仰臥位か坐位にし，両側とも取る．2寸の毫鍼を使い，足心方向へ1.5寸刺入し，大きく5分捻転すると同時に，患者には深く呼吸を吸わせて息を止めさせる．息を止める時間は長いほどよい．ゆっくりと吐き出して30分置鍼する．置鍼中は，こうした息を吸い込んで止める動作を繰り返し，5

分ごとに運鍼する．毎日1回治療して10回を1クールとする．

★治療効果★　200例の難治性シャックリ患者を治療し，1クール治療して，治癒196例，著効4例で，有効率100%だった．

指鍼--

★取穴★　　主穴：翳風，天鼎，攢竹，率谷．

配穴：内関，足三里．

★治療方法★　毎回1つの主穴だけを取り，効果がはっきりしなければ配穴を加える．翳風穴は親指の腹で，耳垂根部の後方にある陥凹を痛いぐらい強く按圧するか，あるいは下顎骨へ向けて按圧する．1分ほど指圧し，1回で治らなければ，さらに何回か按圧する．天鼎穴は親指か中指の腹で，穴位（一側か両側）を正確に1～3分点圧する．攢竹は両手親指で強く圧し，他の4指は率谷穴に密着させ，最初は軽く，徐々に強く5～10分按圧し，怠くて腫れぼったい感覚があればよい．まず足三里に0.5mlのアトロピンを穴位注射し，次に内関穴を親指の腹で，最初は軽く，徐々に強く5～10分按圧し，穴位に怠くて腫れぼったく，痺れるような感覚を発生させる．難治ならば何回も指圧する．

★治療効果★　82例を観察した結果，79例が治癒し，3例が無効，有効率96.3%だった．

穴位注射--

★取穴★　　主穴は2つに分ける．①天突，内関．②中脘，足三里．

★治療方法★　薬液：アトロピン，1%プロカイン注射液，ビタミンB_1とビタミンB_6注射液．いずれか一種を使う（ビタミンB_1とビタミンB_6は一緒に使う）．毎回1組の穴位を選び，交互に使う．また内関か足三里のみを取ってもよい．1%プロカインは各穴位に0.5mlずつ注入する．ビタミンB_1とビタミンB_6注射液は2mlずつ取り，混合したあと各穴へ2mlずつ注入する．アトロピンは一側のみを取り，各穴へ0.5mgずつ入れる．治療して3時間が経過して効果がなければ，さらに反対側の穴位にも注入する．毎日1回治療する．

★治療効果★　138例を治療し，有効率は95.8～100%だった．

13. 慢性胃炎

❖ **概論**

　慢性胃炎は，さまざまな原因によって引き起こされた胃粘膜の慢性炎症性病変である．多発する病の中では胃疾患トップの発病率である．年齢に伴って発病率が高くなる．臨床では慢性表在性胃炎，慢性萎縮性胃炎，慢性肥厚性胃炎および慢性びらん性胃炎に分けられるが，鍼灸で治療するのは主に最初の2つである．慢性胃炎の症状は中上腹部に不快な痛みがあり，食後に腹が膨れてゲップが出るなどだが，かなりの患者に症状が現れない．本病の原因は今でも解明されておらず，現代医学にも効果的な薬物はない．

　現代の慢性胃炎の鍼灸治療は，1954年に初めて報告されている．その後も有効な方法が模索できず，資料はとても少ない．70年代になると羊腸線を使った穴位埋植療法で本病を治療し，ある程度効果が得られた．慢性胃炎の鍼灸治療が盛んにおこなわれるようになったのは80年代になってからである．穴位注射や鍼治療，穴位埋植および耳鍼療法などが使われた．その中でも価値があったのは，耳穴の変化から慢性胃炎を診断できるようになったことである．慢性胃炎と診断された患者で，耳の電気抵抗を測り，併せて耳穴の形態を観察すると，慢性胃炎の患者の胃区に突起，充血および蒼白になるなどの変化が起きていることが観察され，それも右耳が左よりも多く現れていた．耳穴の電気抵抗低下点は，右耳の胃3区（胃洞，幽門部分）にのみ現れた．これは中国医学で，右の関脈が脾胃と対応することと関係があるかもしれない．耳穴で慢性胃炎をかなり診断できるといえる．現在，さまざまな穴位刺激法を使って，本病を治療したときの有効率は90％ぐらいである．それも単純性表在性胃炎の治療効果に優れている．

　正常，異常にかかわらず，また薬物によって人体や動物の胃液分泌機能を変化させていても，刺鍼すると人間や動物の胃液の分泌機能にはっきりと影響を及ぼし，胃液の分泌や消化系統の分泌を変化させ，病変を抑制して回復させる．

❖ **治療**

穴位注射 --

　★取穴★　主穴：肝兪，胃兪，足三里．
　　　　　配穴：胆嚢穴．

胆嚢穴の位置：陽陵泉の下1～2寸で圧痛のあるところ．

★治療方法★　薬液：黄耆注射液，複方当帰注射液，胎盤組織液，ビタミンB_{12}注射液，ビタミンC注射液，徐長卿注射液．これらの注射液のうち，どれか1つを選ぶか，交替で使用する．

一般に毎回2対の穴位を選ぶが，主穴を主とし，胆嚢炎を併発していれば胆嚢穴を加える．5ml注射器に5号歯科注射針を付けて薬液を吸入し，肝兪と胃兪は直刺か背骨に向けた斜刺で，足三里と胆嚢穴は直刺し，得気があったら少し提挿操作して鍼感を強めたあと薬液を注入する．黄耆注射液，当帰注射液，ビタミンC注射液は，各穴に1～1.5mlずつ注入する．ビタミンB_{12}（50μg含む）は，各穴に1mlずつ注入する．徐長卿注射液は2mlずつ注入する．隔日1回治療して，3カ月を1クールとし，各クール間は1週間休む．

★治療効果★　著効-症状が消失するかほとんどなくなり，状態がはっきりと好転して，萎縮性から表在性となった．有効-症状がはっきりと軽減し，状態が改善され，病変が軽くなった．無効-治療前後で症状，状態ともはっきり変化しない．

240例を治療し，著効131例(54.6%)，有効92例(38.3%)，無効17例(7.1%)で，有効率92.9%だった．

耳穴圧丸

★取穴★　主穴：胃，脾，皮質下，十二指腸，交感．
配穴：肝，神門．

★治療方法★　主穴から毎回3穴を取り，配穴を1～2個加える．治療するとき，先に穴区から敏感点を探し，マーキングしたあと耳介をアルコールで拭き，王不留行の種を絆創膏で正確に敏感点へ貼る．そして患者には毎日自分で5回，1回2～3分ずつ按圧するように指示する．隔日に1回貼り替え，毎回一側の耳を取り，両耳を交互に使って，10回を1クールとし，各クール間は5日空ける．

★治療効果★　前と類似した判定基準を使い，73例を治療した．短期治癒47例，著効14例，有効8例，無効4例で，有効率94.5%だった．

穴位埋植

★取穴★　主穴：阿是穴．

配穴：中脘から上脘への透刺，左梁門から右梁門への透刺，脾兪から胃兪への透刺，足三里，上巨虚．

阿是穴の位置：親指で腰背部の督脈，膀胱経，上腹部の胃経，腎経を上から下まで按圧する．均等に圧力をかけ，圧痛が最もはっきりしている部位が阿是穴である．一般に背部では胃兪，脾兪，肝兪，胆兪，至陽，胃倉などの穴位部分に多く，腹部では中脘，上脘，巨闕，梁門などの穴位部分が多い．

★治療方法★　まず阿是穴を探し出す．もし阿是穴が見つからなければ配穴を使う．治療時には腹背部から1～2対，下肢から1対を取穴する．腹背部の穴位は縫合針を使って羊腸線を埋植する．埋植部分を消毒して麻酔した後，1号の羊腸線を通した大きな角針で（羊腸線は2つ折りにして，端を揃える）阿是穴から糸を通したら，何回か糸を引っ張って局部に怠い，腫れぼったい，痺れるなどの感覚を生じさせ，糸を針孔に密着させたあと，表皮の外に出ている糸を切り落とす．下肢の阿是穴には12号腰椎穿刺針を使い，2cmぐらいの羊腸線を注入する．針孔は消毒ガーゼで覆っておく．一般に20～30日前後で1回埋植し，5回を1クールとして，各クール間は1カ月空ける．

★治療効果★　短期治癒−症状と病態が消え，X線や胃カメラで胃内の異常が消え，1年経っても再発していない．著効−主要な症状が消え，胃内の異常も明らかに改善したり，症状や病態がなくなった．1年以内に再発したが，症状は以前よりはっきりと軽くなった．有効−症状や胃内がいくらか改善し，発作回数も少なくなり，程度も軽くなった．無効−症状や病態が治療の前後で変化しなかった．

273例を治療し，短期治癒125例（45.8%），著効79例（28.9%），有効53例（19.4%），無効16例（5.9%）で，有効率94.1%だった．そのうち53例は1～5年間観察を続け，再発のなかった者15例，小さな発作があった者34例だった．これは長期的にも効果があることを示している．

体鍼--

★取穴★　主穴：足三里．
配穴
○脾胃不和型：腹が脹れ，痛みが両脇まで及び，ゲップが出て胃液が込み上げたり，悪心嘔吐，よく眠れない，舌苔が薄黄，脈が沈弦ならば期門，内関を加える．
○脾胃虚弱型：胃がシクシク痛み，それが長期間続き，押さえると和らぎ，食べると腹が脹り，食が細く疲れやすい．顔色が蒼白で，便は初め水分がないが後ではベトベトになる．舌苔は薄白，舌辺に歯痕があり，脈が沈細ならば脾兪，胃

兪を加える．

○胃陰不足型：胃にシクシクと焼けるような痛みがあり，口が乾いたようで水を飲みたがり，顔色に艶がなく大便が乾燥している．舌は赤く舌苔が少ない．脈が細数ならば幽門，三陰交，章門を加える．

○脾胃虚寒型：熱を加えると痛みが減り，暖かいのを好んで寒さを嫌うところが違うが，ほかは脾胃虚弱型とほぼ同じで，使う穴位も同じである．

★治療方法★　主穴は毎回必ず使い，配穴は型に応じて選ぶ．脾胃不和には捻転提挿で平補平瀉し，15～20分置鍼する．脾胃虚弱型には，緊按慢提の補法をしたあと，鍼柄に2cmぐらいの棒灸を挿し，点火して30分置鍼する．脾胃虚寒には補法の焼山火（三進一退を使い，ゆっくり刺入し，すばやく抜鍼する．何回も繰り返し，熱感を生じさせる．提挿操作は緊按慢提）したあと15分置鍼し，さらに3～7壮ショウガ灸をすえる．胃陰不足では平補平瀉のあと30分置鍼する．毎日1回か隔日1回治療し，10回を1クールとして，各クール間は5～7日空ける．

★治療効果★　腹部の疼痛，腹の脹れ，上腹部の圧痛，食欲不振，ゲップなど5項目の症状を主とし，胃酸が込み上げる，嘈雑（空腹時のような胃の痛み），悪心，嘔吐などの症状も参考にした．症状消失－主症と参考症状がなくなり3カ月経っても再発していない．著効－主症が2/3減ったか，5項目の主症のうち3項目以上なくなり，参考症状も消えた．有効－主症が1/3～1/2軽減したか，5項目の主症のうち1～2項目がなくなり，参考症状もある程度軽減した．無効－主症に変化がなかったり，治療観察中に再発した．

106例を治療し，そのうち86例を上の評価基準に当てはめると，症状消失16例（18.6％），著効36例（41.9％），有効29例（33.7％），無効5例（5.8％）で，有効率94.2％だった．別の20例は前の基準によって評価すると，有効率100％となった．老人に対する治療効果は劣る．得気が伝導して，それが病気のある部分に達した者の効果が優れていた．

電熱鍼

★取穴★　主穴：足三里，内関．

配穴：三陰交，合谷．

★治療方法★　主穴を主にし，考慮して配穴を加える．穴位を選択して消毒したあと，6号の電熱鍼を足三里へ1～1.5寸，内関へ0.5～1寸直刺し，電

熱鍼器に接続して電流量60～80mA，患者が心地よく感じる熱と腫れぼったい感覚になるよう鍼を温める．配穴は毫鍼でマニュアル通り刺鍼し，提挿補法して10分ごとに運鍼する．いずれも40分置鍼する．毎日1回治療して，30回を1クールとし，各クール間は3～5日休み，全部で3クール治療する．

★治療効果★　32例の患者を治療し，有効率97%だった．胃カメラにより効果が確認されたのは90.6%だった．この効果は毫鍼群や現代薬治療群に比較して明らかに高かった．

薬液抜罐 --

★取穴★　主穴：中脘，胃兪．

配穴：足三里，脾兪．

★治療方法★　毎回2穴を取る．主穴を主にし，効果がはっきりしなければ配穴に改める．まず穴位と患者の体型に基づいて，適当な大きさの双孔抽気玻璃罐（2つ孔のあるポンプ式ガラス抜罐）を選び，穴位に吸着させる．次に注射器で，穴位注射で使った薬液20～40mlを取り，罐の孔から罐内に注ぎ入れる．そして排気孔にゴム帽を被せ，さらに注射器で空気を30～50ml抜き，そのまま20～40分留罐する．毎日1回治療して，10回を1クールとする．

★治療効果★　慢性胃炎患者45例を治療し，基本的に治癒17例，有効28例で，有効率100%だった．

14. 消化性潰瘍

❖ **概論**

　消化性潰瘍は，胃腸管と胃液の接触部分にのみ発生する慢性潰瘍である．その発生と進行が，胃液中の胃酸とペプシンの消化作用に関係するので，消化性潰瘍と呼ぶ．また主な潰瘍部分が胃と十二指腸であることから「胃十二指腸潰瘍」とも呼ばれている．臨床では周期的な疼痛発作，上腹部の律動性疼痛が特徴で，常に胃液の逆流やゲップ，悪心嘔吐などを伴う．本疾患は年齢に関係なく発生するが，青壮年に多い．潰瘍病で適切な治療をしなければ，幽門閉塞，大出血，胃穿孔などの重大な併発症が発生するかもしれない．

　現代鍼灸の消化性潰瘍治療の臨床報告は，50年代初頭にいくつもあった．近代に出版された初期の鍼灸著作，例えば『中国針灸学』などでもテーマを立てて

論述している．治療方法は，50～60年代では刺鍼が主であったが，70年代になると穴位埋線や結紮，穴位注射，耳穴，穴位イオン透入など，さまざまな穴位刺激法が使われるようになり，さらに効果が高くなった．そして鍼灸が深化する80年代後半になると，本疾患への鍼灸治療の効果が，大量の臨床治療によって確実なものとなった．例えばシメチジンの内服と穴位注射を使って，胃十二指腸潰瘍に対する治療効果を比較したところ，穴位注射群が内服群より明らかに効果があり，しかも穴位注射では用量が少なく，治療期間も短く，副作用も少なかった．

本疾患に対する鍼灸治療のメカニズムについても，すでに多くの研究がされている．動物実験では，足三里へ刺鍼すると胃の分泌作用が調整されたり強まることが分かった．潰瘍患者の観察でも，刺鍼が胃酸の分泌量を抑制し，胃の運動にも明らかな調節作用のあることが示された．また刺鍼が潰瘍の癒合を促進する作用のあることが判明した．そのメカニズムは自律神経を調整することによるもので，胃腸蠕動と幽門括約筋の収縮と弛緩を増強させ，血液循環を促進して細胞内のcAMP濃度を低下させるが，それが胃酸分泌を減少させることと関係している．特に近年の研究では，鍼灸がラットのストレス性胃潰瘍の発生を防止することが証明された．

❖ 治療

穴位埋線 --

★取穴★　主穴：中脘から上脘，胃兪から脾兪，足三里．
配穴：下脘から鳩尾，胃倉から肝兪，両側の梁門の透穴．

★治療方法★　主穴を主にし，効果がはっきりしなければ配穴を加えたり，配穴に変更する．皮膚を消毒したら0.5～1％の塩酸プロカインで局所麻酔し，術者は両手を消毒した後1～3号の消毒したクロミック腸線（クロム処理した羊腸線）を縫物針の角針に通し，2つの穴位に糸を通したら，鋏で糸の端を切って筋層内に切れ端を埋め，無菌ガーゼで3～5日覆う．次の埋線まで30日空ける．フラドリゾン錠（0.1g），プロバンサイン錠（15mg）を服用してもよい．最初の3日は1日3回，1回3錠飲み，あとの4日は1日3回，1回2錠飲む．全部で7日飲み，埋線は2～3日を1クールとする．

★治療効果★　1713例を治療し，そのうち147例は内服薬を併用したが，ほかは埋線療法のみを使った．その有効率は85.1～95.2％，治癒率は28.7～

83.8％だった．そのうち治癒した318例を2年にわたり追跡調査したところ，再発は23例で，一定の長期効果のあることが分かった．

体鍼

★取穴★　主穴：中脘，章門，脾兪，胃兪，内関，足三里．

配穴：公孫，三陰交，梁丘，期門，陽陵泉．

★治療方法★　主穴を主にし，配穴を加えて，毎回4～5穴取る．刺鍼して得気があれば，一般に提挿捻転の平補平瀉を使い，30分置鍼する．毎日1回治療して，10回を1クールとし，各クールは3日空ける．一般に3～6クール必要である．

★治療効果★　91例を治療し，その結果は治癒22例，著効23例，有効25例，無効10例で，有効率88.9％だった．

穴位磁場療法

★取穴★　主穴：中脘．

配穴：足三里．

★治療方法★　主穴と配穴を一緒に使う．中脘に旋磁法（S極のパルス磁場）を使う．磁場の強度750ガウスで30分，毎日1回治療する．足三里には磁石粒（表面磁場1000～1500ガウス，直径1.5cm）を貼りつけ，5日に1度貼り替える．どちらも10回治療を続けて1クールとする．各クールは3～5日空け，一般に3クール治療を続けなければならない．

★治療効果★　消化性潰瘍患者15例を治療し，治癒14例，有効1例で，有効率は100％だった．

穴位注射

★取穴★　主穴：足三里，中脘，胃倉，脾兪．

配穴：腹脹は陽陵泉，悪心には肩井，嘔吐には内関を加える．

★治療方法★　薬液：ビタミンB_1，ビタミンB_{12}．

主穴を主にし，症状によって配穴を加えて，毎回3～5穴取る．5ml注射器にビタミンB_1を100mg，ビタミンB_{12}を250μg入れ，十分に混合したら，4号針で選んだ穴位へ刺入し，気が得られたら薬液を各穴へ0.5mlずつ徐々に注入する．1日1回治療して，10回を1クールとし，各クールは1週間空ける．

★治療効果★　90例を治療し，1～4カ月治療して，治癒66例，著効16例，有効6例，無効2例で，有効率は97.8％だった．

15. 胃下垂

❖ 概論

　胃下垂は，腹の膨満感（食後にひどくなり，仰向けになると軽くなる），悪心，ゲップおよび胃痛（周期や規則性がなく，痛みの性質や程度もさまざま）などを症状とする胃の位置異常の病気である．原因は先天的な無力体質や後天的に腹壁が緩んだり，腹圧が低下することと関係がある．30～50歳に多く，女性が男性より多い．

　現代鍼灸で最初に胃下垂の治療を挙げているのは，1955年に出版された承淡安の『中国針灸学』である．それは胸背部の穴位に温鍼や，温鍼に灸を加えた治療を続けることを推奨していた．それから60年代まで臨床報告が続々と現れたが，鍼の手法や漢方薬を併用することを強調していた．70年代に入ると鍼灸を使った胃下垂の治療は大変多くなり，芒鍼を使った透刺，穴位埋植，穴位注射および電気鍼などを応用し，治療効果が徐々に向上した．80年代からは臨床例の増加に伴って，いくつかの治療法則が分かった．現在では穴位が選別され，複雑だった配穴が単純になっている．今ではそれほど多くの穴位を使わなくなり，穴の組み合わせ変化も少なくなった．主穴と配穴を組み合わせ，穴位を群に分け，効果があるまで治療する．鍼の手法も刺激量が大きく，刺鍼深度が深い透穴が多くなった．また鍼灸と薬物，鍼に共鳴電気火花を加えた穴位刺激，刺鍼と腰椎ブロック，耳鍼と穴位注射を組み合わせたりするような総合療法が強調され，治療効果も安定している．各地の報告によると胃下垂に対する鍼灸の有効率は85％以上ある．

　鍼灸の胃下垂に対する影響の研究は，すでに始まっており，特定の穴位に刺鍼して運鍼すると，胃筋電図の周波数と振幅を増加させ，胃の運動を促進して緊張度を高めることが分かっている．鍼灸は胃の平滑筋張力を増強するので，胃下垂をかなり改善できる．鍼灸のこうした作用は，主に迷走神経や交感神経中枢および胃腸道のADUD系統を通じておこなわれる．ウサギの足三里に刺鍼すると胃の運動を増強するが，軽く麻酔したり，頸部の迷走神経の一部を切断しても，やはりこの作用は起こる．しかし深く麻酔するとこうした現象はなくなる．そのため鍼灸の作用は，神経系統と下位中枢が関係していると推測される．

❖ **治療**

芒鍼--

★取穴★　主穴：巨闕，剣状突起の下1寸．

配穴：右承満，鳩尾．

★治療方法★　主穴の2つだけを使い，効果がなければ配穴に改める．患者を仰向けに寝かせ，足を曲げて腹筋を緩めさせ，呼吸を調える．1回に1穴のみ取り，28～32号7～8寸の長さの芒鍼を使う．巨闕はすばやく切皮し，鍼体を皮膚に沿わせて一直線に左側の肓兪穴まで刺入したあと，鍼柄と皮膚を45度角に保ち，ゆっくりと引き上げる．術者は針先が重く感じ，患者は臍の周囲と下腹部が上に引っ張り上げられる感覚があればよい．もしこうした鍼感がなければ抜鍼して，もう一度刺入しなおすか，剣状突起の下1寸のところから刺入する．鍼を引き出す速度は遅いほうがよく，最初は20分かけて抜鍼する．それからは3分ぐらい短くてもよい．剣状突起の下1寸の刺入方法は，28号8寸の毫鍼を使ってすばやく切皮し，皮膚と30度角で皮膚に沿わせ，臍の左側0.5寸まで刺入する．そして前述したような鍼感が現れたら，皮膚と15度角にして，捻転せずにゆっくりと40分ほどかけて鍼を引き上げ，抜鍼前に10～15回鍼柄を震わせる．抜鍼後は，普通2時間ぐらいそのまま休む．

右承満穴の刺法：28号7寸の芒鍼を45度角で皮下に刺入し，一直線に左側の天枢穴まで透刺する．重く腫れぼったい感覚が起こったら，大きく7～8回捻転したあと，同一方向に回転させて鍼に巻き付け，押したり引っ張ったりする．すると患者は上腹部に空虚な感じを覚えたり，胃が上に向かって蠕動しているように感じる．このとき術者は，下腹部を圧迫して胃の下部を上に向かって押し上げる．ゆっくり抜鍼したほうがよいので，5分隔で巻き付けた鍼を緩め，全体の1/3まで引き上げたら，そこで再び鍼を同じ方向へ回転させて巻き付ける．これを3回繰り返すので抜鍼するのに15分かかることになる．最後に鍼柄を90度に起こし，7～8回振動させたあと抜鍼する．そして絆創膏で骨盤と背骨の繋がった部分を前後に固定し，患者に仰臥位で30分，さらに右側臥位で20分，最後に元の体位で2～3時間横たわるように指示する．1週間に1回治療し，全部で3回治療するが，一般に10回の治療を超えてはならない．

鳩尾穴の刺法：患者を硬いベッドの上に横たえ，臍の左下方で胃の下弯部に当たるところから，はっきりした圧痛点を見つけだして到達点とする．32号8寸

の芒鍼を鳩尾穴から刺入し，皮膚に沿わせて捻鍼しながら到達点まで入れる．そのあと鍼を持った右手で，時計と反対回りに回転させ，鍼柄が重くて動きにくくなってきたら，ゆっくりと抜き始めるが，このとき鍼下は常に一定の緊張度を保っているようにしなければならない．それと同時に左手を広げ，親指と人差指の間を胃の下部に当て，力を込めてゆっくりと上に押すと，患者は胃が上ってくるような感じがする．鍼を皮下から2cmまで引き上げたら，再び時計と逆方向に回し，左手親指で針先部分を押さえ，右手で鍼を垂直にして3～5回震動させたあと抜鍼する．抜鍼には約10～15分かかる．抜鍼後は仰向けで3時間休憩させる．20日に1回治療し，3回を1クールとする．

★治療効果★　治癒－症状はなくなり，バリウム検査でも胃の下部は正常な位置まで戻っている．著効－症状がはっきり軽くなり，バリウム検査でも治療前に比べて3cm以上胃の下部が上がったもの．有効－症状が好転し，胃の下部が以前に比べていくらか上がったもの．無効－治療前と比べて症状などの変化がなかったもの．

1147例を治療し，上に述べた基準や類似した基準で評価すると，治癒402例（35.0％），著効231例（20.1％），有効428例（37.3％），無効86例（7.2％）で，有効率92.8％だった．

頭鍼--

★取穴★　主穴：胃区．
配穴：体穴の足三里と中脘．

★治療方法★　主穴は毎回必ず取り，28号1.5寸の毫鍼を髪際に切皮し，皮下あるいは筋層に沿わせて捻転しながら，2cm刺入する．そして200回/分の速さで3分捻転を続けたら，15～30分置鍼し，5～10分ごとに同じ手法で運鍼する．毎日1回刺鍼する．配穴は隔日に1回治療し，2穴とも取り，刺鍼して得気したら補法する．12日を1クールとし，各クールは3～5日空ける．

★治療効果★　158例を治療し，治癒136例，有効17例，無効5例で，有効率96.8％だった．

体鍼--

★取穴★　主穴：建里，中脘，天枢，気海，足三里，胃上，提胃．
配穴：上脘，内関，梁門，公孫，脾兪，胃兪．
胃上穴の位置：下脘の外方1寸．

提胃穴の位置：中脘の外方4寸.

★治療方法★　主穴から毎回1～2穴，配穴から2～3穴を取る．腹部の穴位を使うときは仰臥位にする．建里穴は両側同時に切皮し，得気があるまで刺入する．天枢穴は4寸の毫鍼を使い，15度角で臍下の気海穴方向へ捻転しながら斜刺する．腹部の穴位はすべて，浅層から深層に至る三刺の法を使う．一刺の法とは針先を0.5寸くらい刺入し，雀啄して経気の流動を促し，鍼下に得気があれば鍼を0.8寸の深さへ刺入する．そこで再び同じ手法を使い，怠くて腫れぼったい感じを強くするとともに，その感覚を上下腹部に拡散させる．その後さらに刺入して必要な深さに達したら（一般に1.2～1.5寸）前と同じ手法を使い，患者の胃に怠くて腫れぼったい緊縮感が起こったら，左または右の同一方向に3～4回廻し，30秒ほど置いたあと，さらに1回捻転して鍼感が強まったら抜鍼する．背部に刺鍼するときは患者を腹臥位にし，針先を椎間孔の方向へ斜めに1～1.5寸刺入し，補法したあと30分置鍼する．四肢の穴位は直刺して補法し，やはり20～30分置鍼する．毎日か隔日1回治療し，治療の後は仰臥位で1～2時間休憩させる．10回を1クールとし，各クール間は5～7日空ける．

★治療効果★　体鍼は485例の治療例があり，治癒181例（37.4％），著効149例（30.7％），有効133例（27.4％），無効22例（4.5％）で，有効率95.5％だった．

穴位埋植 --

★取穴★　主穴は2組に分ける．①左肩井，脾兪，胃兪．②右肩井，胃上から神闕への透刺．

配穴：気海，足三里，関元．

★治療方法★　普通は主穴のみを使う．1回に1組の穴位を使い，2つの組を交替使用する．治療効果がはっきりしないときには配穴を加える．0/2か0号の羊腸線を2～2.5cmの長さに切り，12号腰椎穿刺針に挿入する．穴位に針を刺入して，得気があったら羊腸線を注入する．透穴するとき羊腸線の長さが足りなければ，羊腸線をリレーさせるか，縫合針を使って入れる．線の注入が終わったら，針孔を消毒ガーゼで覆う．10～15日に1回おこなう．

注意：肩井穴に深く刺しすぎると，肺尖を傷付けて気胸を起こす．

★治療効果★　98例を治療し，治癒29例，著効28例，有効37例，無効4例で，有効率95.9％だった．

電気鍼--

　★取穴★　主穴：中脘，胃上，提胃，気海．
　配穴：足三里，内関，脾兪．

　★治療方法★　主穴を主として毎回2～3穴を選ぶ．老人や衰弱したものでは足三里，脾兪を加える．悪心嘔吐があれば内関を加える．気海穴は1～1.5寸直刺し，中脘，胃上，提胃は全部45度の斜刺で下に向けて1.5～2寸刺入する．そして間動電療機を使い，陰極は中脘に繋ぎ，陽極は5つに分けて，それぞれ両側の胃上，両側の提胃そして気海に接続して疎密波を流す．もし間動電療機がなければ，普通のパルス器を使い，断続波か疎密波にする．電流は患者の腹筋が収縮し，患者が耐えられる電流で20～30分連続刺激する．治療効果を増強するために，ビタミンB_{12} 100μg（1ml）かデュラボリン1/3本（25mg/ml）を足三里に1mlずつ穴位注射する．電気鍼は1日1回治療し，隔日1回穴位注射する．電気鍼は12回を1クールとし（穴位注射は6回が1クール），各クール間は3～7日空ける．

　★治療効果★　治癒－症状消失，バリウム検査で胃角が正常に回復している．著効－症状が明らかに軽減し，胃角も2cm以上治療前に比べて上がった．有効－症状が軽減し，胃角も治療前に比べると上昇したが2cm以内のもの．無効－治療前と比べ変化がなかったもの．

　251例を治療し，治癒75例(29.9%)，著効86例(34.3%)，有効46例(18.3%)，無効44例（17.5%）で，有効率82.5%だった．

穴位注射--

　★取穴★　主穴：脾兪，腎兪，足三里，中脘．
　配穴：提胃．

　★治療方法★　薬液：ビタミンB_1，ブドウ糖，胎盤組織液．

　2～4cmの胃下垂は，主穴を選んでビタミン$B_1$100mgに10%ブドウ糖を加えて7mlにし，各穴（主穴は両側とも取る）へ1mlずつ注入する．4.5～6cmの胃下垂は，ビタミン$B_1$100mgに胎盤組織液を加えて9mlにし，主穴に配穴（いずれも両側）を加えて1mlずつ注入する．すばやく切皮して，得気したらすぐ薬物を注入する．毎日1回治療し，10回を1クールとし，各クール間は3～5日空ける．

　★治療効果★　46例治療し，著効38例，有効5例，無効3例で，有効率

93.5％だった．

16. 急性胃軸捻

❖ 概論

　胃軸捻は大変珍しい病気である．急性胃軸捻は解剖学的な異常と深い関係があり，突然発症する．上腹部に激しい痛みがあり，それが背部から下胸部に及び，頻繁に嘔吐し，嘔吐物には胆汁がなく，上腹部は膨隆するが下腹部は平坦である．

　本病の最初の鍼灸治療は1976年にあり，その後は各地に続々と関連した文章が現れた．本病は急病なので現代医学では手術するが，鍼灸を試してみるのも意義がある．収録した文献を見ると刺鍼，電気鍼，穴位埋線そして耳鍼に顛簸法（上下に揺らす）を加えたものがあり，みな優れた効果をあげている．さらに刺鍼して得気が胃部に到達し，胃の跳動感や攣縮感が起きると，さらに効果があがる．現在の症例数はあまり多くなく，報告されているものも1例だけの治療例が多いが，何回も検証されていて，近年では多量の症例を使ったデータもある．鍼灸は本病に対する有望な非手術療法であると考えるので掲載した．ここでの方法は，まだ完全なものではないので，さらに改善されることが望ましい．

❖ 治療

体鍼の1 --------

　★取穴★　主穴：内関，足三里，筋縮，脾兪，胃兪，中脘．
　配穴：関元，三陰交，天枢，下脘，合谷．

　★治療方法★　鍼灸は標準的治療をしたうえでする．主穴を主とし，適当に配穴を加える．中脘と胃兪は組み合わせて使う．また足三里のみを取ってもよい．足三里は28号1.5寸の毫鍼を直刺する．一般に怠い腫れぼったさが足背に拡散するが，時には触電感が足背へ達する．足三里のみを取るときは，硫酸バリウム懸濁液500mlを服用する．そのほかの穴位でも「気至病所」の手法を使い，気を激発して鍼感を病巣部に到達させる．すべて瀉法を使い，提挿捻転手法で20～30分運鍼し，最初は弱い刺激で徐々に強くする．背部の穴位はパルス器をつないでもよい．疎密波で患者が耐えられる最大の強さにして30分通電する．刺鍼のあとは棒灸を使って，腹部の穴位と三陰交に雀啄灸を15分ずつおこない，

皮膚が紅潮して暖気が腹に入るようにする．あるいは赤外線を腹部の穴位に15分照射してもよい．毎日1〜2回鍼灸する．

★治療効果★　鍼灸を主として140例を治療し，全部治癒した．

体鍼の2 --

★取穴★　主穴：梁丘，地機，温溜，養老．

★治療方法★　取穴したら消毒し，30号の毫鍼を刺鍼し，得気したら10〜30分置鍼して，置鍼中は4分ごとに捻転瀉法する．捻転刺激を弱から強へと上げてゆくと同時に，患者は下腹を収縮させて胸を突き出す動きをし，また3〜5回ほど仰臥位から上体を起こす運動をする．毎日1回治療して，3〜5回を1クールとする．

★治療効果★　治癒−症状が消え，X線バリウム検査で胃が正常位置になっている．著効−ほぼ症状が消えたが，バリウム検査では胃が完全な正常位置でない．無効−症状が治療前と変わらず，バリウム検査でもよじれが改善されていない．

26例を治療した結果，治癒20例，著効4例，無効2例で，有効率92.3％だった．

電気鍼と穴位注射---

★取穴★　主穴：上脘から中脘の透刺，承満，足三里．

配穴：下腹部痛には三陰交，脾胃虚弱には脾兪と胃兪，不眠には太陽と安眠を加える．

★治療方法★　主穴は全部取り，症状に基づいて配穴を加える．まず毫鍼を穴位に刺入し，平補平瀉で提挿捻転したあとパルス器に繋ぎ，14〜16回/分の疎密波にし，患者が耐えられる強さで通電する．抜鍼したあと1〜2穴を選んで穴位注射する．各穴へ2mlずつ注入し，毎日1回治療して，10回を1クールとする．

★治療効果★　42例を治療した結果，治癒38例，無効4例で，有効率90.5％だった．

17. 慢性潰瘍性大腸炎

❖ 概論

慢性潰瘍性大腸炎は，結腸粘膜下層に炎症性病変を起こし，びらん性の潰瘍となるが，原因は不明である．腹痛，下痢，血便，膿や粘液が便に混じるなどの症

状があり，必ず裏急後重を伴い，排便後に腹痛はしばらく和らぐ．病気が長引いて発作を繰り返すと，貧血，消痩，発熱などが起こる．検査をしても大腸炎の原因となる病原体は発見されず，免疫や遺伝，感染および精神的な原因で起こると思われる．青壮年に多く，男が女より少し多い．本病は以前にヨーロッパやアメリカで多かったが，最近はいろいろな国で増えている．

現代鍼灸の慢性潰瘍性大腸炎に対する治療は，1980年代になってから登場した．しかし50年代にも慢性腸炎や慢性下痢に対する鍼灸治療はあった．現在では灸法がよく使われている．伝統的な直接灸もあるが，灸治療器の照射もされている．また体鍼，耳鍼，埋線および粗鍼療法などもおこなわれている．Kequena・Yは鍼灸と現代薬で比較した結果，ホルモン剤に副作用があり，灸を使って治療したもの（一部は鍼も併用）は薬物療法を中止しても，腹痛や下痢を速やかに緩解させると認めている．中国でも埋線療法と現代薬を比較した結果，埋線療法の効果は明らかに薬物治療より優れていることが分かった．穴位刺激療法による本病への治療効果は，ほぼ90％程度だが再発率も高い．再発した症例でも，やはり鍼灸は有効なので，本病に対する主要な治療法の1つとなる．

❖ 治療

灸--

★取穴★　主穴を2組に分ける．①中脘，天枢，関元．②上巨虚．
配穴：脾兪，腎兪，大腸兪，足三里，太谿，太衝，三陰交，中膂内兪．

★治療方法★　主穴から1組を選んで，それで効果がなければもう1つの組を使うか，両方とも使う．配穴は症状によって2〜3穴取る．すべてモグサを使うが方法が異なる．

①組主穴の灸：温灸器に棒灸を入れて点火する．患者の腹部を露出させ，温灸器を中脘，天枢，関元に載せる．灸をしている部分の温度は徐々に上昇するが，熱すぎれば棒灸を離す．30分ほどで温度を徐々に弱め，40分ほど灸をする．

②組主穴の灸：両側の上巨虚を2％プロカイン注射で麻酔し，ニンニク汁を塗ったあと大豆大のモグサを使って連続施灸する．一般に21〜25壮すえて，穴位に8mm〜1cm，厚さ5mm以上の痕を残す．5〜7日経つと痂皮が出来るが，清潔にしていれば3〜5週間で癒合する．

配穴の灸：棒灸を使って15〜20分雀啄灸し，穴位の皮膚を発赤させる．

毎日1回か隔日1回治療し，15〜20回を1クールとする．

効果を増強するため捏脊法を併用する．大椎から長強，大杼から白環兪，附分から秩辺までの5つのラインを使う．患者を腹臥位にし，両手の親指と人差指の腹で，長強穴から皮膚をつまみ上げたり押したりしながら大椎穴まで按摩する．これを3〜5回繰り返す．腰兪，腎兪，脾兪を按摩するときは，必ず皮膚を何回か力を入れて引っ張り上げる．同じ方法で他のラインもおこなう．

★治療効果★　治癒−症状が消え，大便検査も正常で，腸鏡検査でも粘膜の病変は正常に回復しているか，瘢痕が残っている程度．著効−症状がほとんど消え，大便検査は正常で，腸鏡やバリウム検査でも腸粘膜に軽い炎症がある程度．有効−症状が明らかに軽くなり，腸鏡やバリウム検査でも病変が軽くなっている．無効−治療前後で症状，腸鏡，バリウム検査でまったく改善が見られなかったもの．

本病の灸治療の有効率は65〜98％である．50例を上の方法で施灸して評価すると，治癒37例(74％)，著効10例(20％)，有効2例(4％)，無効1例(2％)で，有効率98％だった．別の50例を観察したところ有効率は92.0％で，1年後の再調査で再発していたのは30％だった．再び足三里に化膿灸をすえると，すべてに有効だった．

体鍼

★取穴★　主穴：天枢，関元，気海，大腸兪，長強．

配穴：足三里，三陰交．

★治療方法★　天枢，気海，関元は1〜2寸刺入し，得気があったら，すばやく小刻みな提挿に捻転を加えた補法を使い，鍼感を腹部と外生殖器に放散させる．大腸兪は，針先を脊柱に向け1.5〜2寸刺入する．長強，足三里，三陰交は1〜1.5寸の深さに直刺し，得気があったら平補平瀉する．15〜20分置鍼し，5分ごとに運鍼する．また得気したあとに灸頭鍼してもよい．毎日か隔日1回治療し，10回を1クールとして，各クール間は5〜7日空ける．

★治療効果★　15例治療し，治癒14例，有効1例だった．治療回数が最も多かったのは21回，最少3回だった．長期効果も優れていた．

穴位埋植

★取穴★　主穴は2組に分ける．①巨闕兪から神道（または神道から霊台）への透刺，脾兪から胃兪への透刺（両側）．②上脘から中脘への透刺，天枢．

配穴：裏急後重や膿血粘液便ならば両側大腸兪と腎兪．身体が弱ったり，慢性

消化不良ならば足三里．

　巨闕兪穴の位置：第4第5胸椎棘突起の間．

　★治療方法★　2組の主穴のうち，どちらか1つを選ぶ．毎回3～5穴を使い，主穴だけ取るか，配穴と組み合わせて注線法を用いる．その方法は12号腰椎穿刺針に01号の羊腸線を1.5～3cmに切って挿入する．穴位を消毒したあと，左手の親指と人差指で皮膚を固定し，右手で穿刺針を持ち，すばやく皮下に刺入し，必要な深さに達したら，穿刺針を引き上げると同時にスタイレットを押し込んで羊腸線を穴位に埋める．後は消毒ガーゼで被って固定する．10～15日に1回埋める．穴位は交替で使用してもよい．

　★治療効果★　本法で慢性大腸炎を1623例治療した結果，治癒1275例（78.5％），著効237（14.6％），有効71例（4.4％），無効40例（2.5％）で，有効率97.5％だった．現代薬を使った群と比較すると顕著な差があり（$P < 0.005$），穴位埋植療法が優れていた．穴位埋植をした32例について3年後に再調査すると，再発率14.5％だった．

耳鍼--

　★取穴★　主穴：大腸，小腸，交感．

　配穴：脾，直腸下段，三焦，内分泌．

　★治療方法★　主穴を全部使い，症状に合わせて配穴を加える．第1クールでは毫鍼を使い，パルス刺激を併用する．疎密波を使って患者が耐えられる程度の電流を流し，1日1回治療する．第2クールから，症状が改善していれば耳穴磁石圧迫法を使う．難治の患者には，点火した線香で耳穴に施灸するが，患者が熱く感じ，少し焼けるような痛みがあればよい．各穴に2～3分施灸し，全体で10～15分灸をする．耳穴の磁石は1～2日で貼り替え，片方の耳だけに貼り，両側を交替で使う．耳の灸は隔日1回治療し，一般に10回を1クールとする．

　★治療効果★　耳鍼を応用した潰瘍性大腸炎の治療は一定の効果があり，再発しても再度治療できる．治療効果をあげるため，異なる穴位刺激法を組み合わせるとよい．

鍼灸--

　★取穴★　主穴は2組に分ける．①中脘，気海．②神闕，天枢．

　配穴も2組に分ける．①足三里，三陰交，公孫．②大腸兪，胃兪，脾兪．

　★治療方法★　主穴と配穴の①組に刺鍼し，②組は灸治療する．主穴を主とし，

配穴を組み合わせる．

刺鍼法：得気があったら平補平瀉して15分置鍼する．

灸法：灸治療器を照射する．まず穴位の上にモグサ油を塗り，そのあと灸治療器の先端を穴位に向けて固定し，スイッチを入れる．先端が明るくなって，患者が温熱を感じればよい．それぞれの穴位に15～30分照射する．鍼と灸は交替で使ってもいいし，一緒に使ってもよい．1日1回で12回を1クールとし，各クール間は3～5日空ける．

★治療効果★　治癒－症状がなくなり，大便も形があり，排便回数も正常になった．顕微鏡検査は陰性が続き，結腸検査でも腸壁は滑らかで，バリウムを浣腸しても停留しない．有効－症状がはっきりと好転し，鏡検では少しの上皮細胞や膿球があり，腸鏡検査では腸粘膜に軽い充血がある．潰瘍はなくなったか浅くなっている．バリウムを浣腸すると少しザラザラしている．無効－治療の前後で症状や状態が変わらないもの．

82例治療し，治癒62例(75.6%)，有効20例(24.4%)で，有効率100%だった．

鍼灸の2 --

★取穴★　主穴は2組に分ける．①天枢，足三里，上巨虚，関元，阿是穴．②脾兪，胃兪，大腸兪，上髎，次髎．

配穴：腹の脹満，腹痛して下痢する，下痢したあと痛みが軽減すれば合谷と太衝．赤白下痢で，赤（血）が多くて白（膿．気とも言う）が少なければ三陰交と血海．脾胃虚弱ならば中脘．腎陽虚ならば腎兪を加える．

阿是穴の位置：腹部で最も痛む部位．

★治療方法★　主穴は①組だけを取ってもよいし，2つの組を交互に使ってもよい．配穴は症状に基づいて加える．穴位を消毒し，28号1.5～2寸の毫鍼で切皮し，すばやく捻転しながら刺入して，得気して鍼感が下腹部へ放散したら30分置鍼して，5分ごとに捻転する．関元と足三里は補法，天枢と上巨虚は瀉法，他の穴位は平補平瀉し，抜鍼したら鍼孔を按圧する．そのあと遠赤外線治療器（神灯）を関元穴に照射する．なければ棒灸で，神闕，上髎，次髎へ30分ずつ雀啄灸する．温度は患者が耐えられる程度とする．毎日1回治療して，7～10回を1クールとし，3日空けて2クール目の治療を始める．

★治療効果★　143例を治療し，短期治癒100例，好転36例，無効7例で，有効率95.1%だった．

隔餅灸--

　　★取穴★　　主穴は2組に分ける．①中脘, 気海, 足三里．②大腸兪, 天枢, 上巨虚．
　　配穴：脾胃虚弱には脾兪, 湿熱蘊結には水分, 脾虚肝鬱には脾兪と肝兪, 脾腎陽虚には関元, 便秘には中注, 膿血が多ければ隠白を加える．
　　★治療方法★　薬餅作成：附子, 肉桂, 丹参, 紅花, 木香, 黄連を粉末にし, 密封して保存する．湿熱蘊結には黄連, 丹参, 紅花, 木香を主薬とする．他の型は附子を主薬とし, 適量の肉桂, 紅花, 木香, 丹参などを加える．薬粉を毎回2.5g取り, 3gの黄酒（紹興酒：米酒）で粘土状にし, 直径2.3cm, 厚さ5mmの薬餅を作る．
　　主穴はすべて取る．毎回1組を取り, 配穴は症状によって加える．薬餅を穴位に置き, その上に底面直径2.1cm, 高さ2cmのモグサを載せる．重さ約2gの艾炷で施灸する．脾胃虚弱型は各3壮, 湿熱蘊結型には各2壮すえる．そのうち足三里と上巨虚には4〜7壮ずつすえ, 強い反応が必要である．脾虚肝鬱は全部3壮．脾腎陽虚の主穴は3壮で, 配穴に4壮．便秘には中注に2壮で, 天枢には少なくすえるか施灸しない．膿血が多ければ隠白へ4〜7壮施灸する．
　　★治療効果★　前述した評価基準と類似した基準で判断する．42例治療し, 治癒24例, 著効12例, 有効6例で, 有効率100%だった．

化膿灸--

　　★取穴★　　主穴：天枢, 足三里, 脾兪, 章門．
　　配穴：腎虚には腎兪と命門を加える．
　　★治療方法★　主穴は毎回2つ取り, 症状に基づいて配穴を加える．3年保存した古いモグサを使い, 少量の人工合成麝香を加え, 7×7mmのモグサで直接灸する．各穴へ3〜5壮すえ, 施灸が終われば小さな膏薬を灸穴へ貼って化膿させる．これは灸の瘢痕が癒合するまで貼る．
　　これと別に漢方薬を内服してもよい：広木香5g（沖：湯に溶かす）, 檳榔10g, 青皮と陳皮10gずつ, 呉萸炒黄連5g, 呉萸炒黄柏10g, 炒枳殻10g, 製大黄10g, 焦楂25g．
　　腹痛には紅藤と元胡．膿血便には白頭翁, 血楡, 赤芍．粘液便には蒼朮, 生ショウガ, 半夏．腹が冷えて暖めるのを好んだり, 冷たいものを食べると症状が悪化すれば呉萸と炮姜を加える．毎日1剤を煎じて服用する．
　　★治療効果★　56例を治療し, 治癒37例（66.1%）, 著効11例（19.6%）,

有効6例（10.7%），無効2例（3.6%）で，有効率96.4%だった．

18. 肝硬変

❖ 概論

　肝硬変は慢性, 進行性, 糜漫性の肝臓病で, 主にウイルス性肝炎によって起こる．食欲減退，疲れやすい，体重減少，腹痛，腹脹，下痢および脾臓肥大，腹水，肝臓実質が硬くなり，先に大きくなって後で小さくなるなどが主な特徴である．現在，有効な治療法はない．

　現代になると，20世紀の初めに腹水（単腹鼓脹）を鍼治療した記載はあったが，はっきり肝硬変に対して鍼灸治療したのは50年代の中期からである．現在，肝硬変に対して臨床観察や実験がされているが症例は少なく，初期の肝硬変のみに治療している．穴位刺激方法も少なく，90年代になって鍼灸を主とした治療に穴位敷貼が加わったのみである．だから鍼灸治療の原則を示すことは難しいが，参考として載せる．

❖ 治療

鍼灸 --

　★取穴★主穴：三陰交，曲池，肝兪，脾兪，中脘，章門，足三里．

　配穴：心臓がドキドキしたり不眠には内関と神門を加える．尿が少なければ陰陵泉と関元を加える．食欲がないものには胃兪を加える．腹水には腎兪と水分，三陰交を加える．

　★治療方法★　治療では，主穴から3～4穴取り，症状によって配穴を加える．背部の穴位は，刺鍼して得気があったら軽刺激の補法を1分おこなったあと抜鍼する．腹部の穴位は平補平瀉をしたあと15～20分置鍼する．四肢の穴位はやや強めの刺激で平補平瀉を2分おこない，20～25分置鍼する．置鍼の間は5分置きに1回運鍼をする．気海，関元，肝兪は抜鍼後，棒灸か太乙針を使って30分ぐらい，局部が赤くなるまで温める．隔日1回治療し，15回を1クールとし，各クール間は5～7日中止した後，さらに1クールを続ける．

　★治療効果★　32例の初期の肝硬変と2例の肝硬変による腹水患者を治療し，それなりの効果をあげた．有効率は85％ぐらい．

穴位敷貼

★取穴★　主穴：期門，神闕．

★治療方法★　敷薬作成：黄耆，当帰，生地，熟地，柴胡，桃仁，三稜などを粉末にし，膏薬にしたら，その膏薬を8cm²の吸水性のない和紙に広げる．もし腹水があれば，膏薬を広げた上に甘遂粉末1gを加える．

主穴は患側のみを取り，膏薬を期門と神闕へ貼る．患者は自分で毎日膏薬を取り替えるようにする．3カ月を1クールとする．

★治療効果★　34例の肝炎による肝硬変患者を治療した結果，患者の主要な徴候と症状が治療前より明らかに改善した．肝機能の指標も治療の前後で著しく違っていた（$P < 0.05$）．

灸

★取穴★　主穴：神闕．

★治療方法★　健脾軟肝膏（党参，白朮，桃仁，鬱金，薄荷，鶏内金などを粉末にし，膏薬とした）を臍に詰める．腹と水平になるように入れ，上はガーゼか膚疾寧で覆う．そのあと棒灸で膏薬を貼った上から15分ほど温めて熏灸する．毎日3回施灸し，48時間ごとに膏薬を貼り替える．一般に3カ月治療する．

★治療効果★　著効－自覚症状が消え，肝機能も正常に回復し，A/G比が正常まで上昇し，肝臓や脾臓の肥大も小さくなった．有効－自覚症状が改善するか部分的に好転し，ほぼ肝機能も正常になり，A/G比が1～1.3に上昇し，肝臓や脾臓の肥大も少し小さくなった（鎖骨中線肋骨下で2cm以内に縮んだ）．無効－症状，徴候，臨床検査などで改善が見られないか，かえって悪化したもの．

34例を治療し，著効13例，有効16例，無効5例で，有効率85.3％だった．

19. 狭心症

❖ **概論**

狭心症の痛みは，冠状動脈の血液供給不足のため，心筋に急激で一過性の虚血による酸素欠乏が起きたものである．急に胸骨の後ろと左前胸部に発作的な痛みが起こり，圧迫性あるいは窒息性の痛みが左肩，あるいは左腕から薬指や小指にまで放散する．普通1～5分持続するが，10～15分続くものもある．休憩したりニトログリセリンを飲むと緩解する．心臓の痛みは過労，飽食，感情刺激な

どによって誘発され，発作が起こると患者の顔が蒼白となり，苦悶の表情を浮かべ，ひどければ冷や汗が出る．

心臓の痛みに対する鍼灸治療は，1958年9月27日に『健康報』で報告されてから，人々の関心を集めた．しかし50〜60年代では関係する資料が少ない．70年代後半から，初めて徐々に臨床と実験観察の重要課題となっていった．最近の患者2000例の統計では，心臓の痛みに対する鍼灸治療は有効率が66〜98%，著効率21〜75%，ニトログリセリンを使わなくなったり減らしたものは82.7〜96.3%，心臓痛があるもので心電図が改善したものは52〜66.89%だった．確実な治療効果はあるが，特に辨証治療の効果が優れていた．さらに狭心症の痛みは1クールで緩解するものが多く，長期効果もあった．また資料によると，刺鍼は冠動脈による突然死を予防する可能性がある．

現在の穴位刺激方法では，体鍼，灸，耳鍼，電気鍼，穴位注射，穴位湿布などの方法が使われているが，やはり体鍼が中心である．

狭心症に対する鍼灸の作用メカニズムに関する研究では，鍼灸は冠動脈患者の冠状動脈の血液循環と，左心機能を改善することが分かっている．また動物実験によって，刺鍼は心臓の動きを減少させ，心筋の虚血によるダメージを減弱する能力を高め，それにより心臓の痛みを緩解させることも分かっている．

❖ 治療

体鍼の1 --

★取穴★　主穴は2組に分ける．①心兪（あるいは第5胸椎棘突起傍らの夾脊穴），内関．②厥陰兪（あるいは第4胸椎棘突起傍らの夾脊穴），膻中．

配穴：通里，間使，足三里，神門，巨闕．

★治療方法★　主穴の2組みは交互に使い，症状に合わせて1〜2穴を配穴する．背部穴では脊柱椎体に向けて斜めに深刺し，提插捻転して怠い，痺れる感覚を前胸部に伝わらせたら，鍼柄を爪で上下に2分擦って振動させる．内関と間使は「気を病の所に至らせる法」を使って激発し，鍼感を上に向けて伝導させる．もし鍼感が側胸部か前胸部に伝われば最良で，そのあと2分ほど平補平瀉する．そのほかの穴位は瀉法する．すべて15〜20分置鍼し，その間は5分に1回，2分ずつ運鍼する．1日1回治療するが，発作が頻発するものは1日2〜3回治療してもよい．

★治療効果★　761例を治療し，有効率は84.62～89.2%だった．狭心症の心臓痛があるもので心電図が改善したのは，53.2～55.08%だった．

体鍼の2

★取穴★　主穴：神門，労宮，後谿．

配穴：心兪，通里，郄門，内関，大陵，厥陰兪，膻中，至陽，湧泉，素髎．

★治療方法★　主穴は必ず取り，病状に基づいて配穴から3～5個選ぶ．毫鍼を使って平補平瀉するが，急性期には瀉法する．毎日1回治療し，15回を1クールとする．治療期間は一般に，血管を拡張させる薬物の服用を停止する．

★治療効果★　著効－症状が完全に消え，徴候も正常に回復し，心電図も正常になった．有効－症状が改善するか，徴候が明らかに好転し，心電図も好転した．無効－症状と徴候が改善されず，心電図でも好転しないもの．

1300例を治療し，著効798例，有効430例，無効92例で，有効率94.48%だった．

耳鍼

★取穴★　主穴は2組に分ける．①心．②小腸，交感，内分泌．

配穴：皮質下，腎，胸，神門，縁中．

★治療方法★　一般に主穴のみを取り，2組同時に取穴してもよく，1組だけ使ってもよい．必要があれば配穴を加える．毎回3～5穴を取る．症状がひどければ心と小腸などの主穴に，2本ずつ刺鍼してもよい．

穴区から敏感点を探しだし，毫鍼を刺入して中刺激で捻転を繰り返した後，1時間置鍼し，その間5～10分に1回運鍼する．またパルス電流で疎密波か密波にし，患者が耐えられる強さで1時間刺激してもよい．また耳鍼と同時に体鍼治療を併用すれば効果を強めることができる．体鍼の取穴と操作は，本章の体鍼と同じである．

★治療効果★　86例を観察した．電気鍼だけを使った患者の有効率は83.7%，心電図の有効率は50%．電気鍼と体鍼を併用したもので，心臓痛がはっきり軽減したものは64.3%で，有効率は96.4%だった．

灸

★取穴★　主穴：心兪，厥陰兪（または至陽），膻中，内関．

配穴：心気虚には足三里，気陰両虚には三陰交と太谿，気滞血瘀には膈兪と三陰交を加える．

★治療方法★　温灸器と棒灸を含む．温灸器を使う灸法は，主穴を毎回２～３穴取り，配穴は症状に基づいて取る．胸背部の穴位は棒灸フードを固定し，四肢には円錐式温灸器（テルミーのようなもの）を使って灸治療する．一般に補法を使い，本虚標実ならば瀉法する．具体的な操作方法は以下である．

補法では点火した棒灸を棒灸フードへ入れ，棒灸と穴位を３～５cm離し，そのまま燃えるに任せる（もし箱灸であれば蓋をする）．柔らかな火力で，20～30分施灸し，局部の皮膚が発赤すればよい．灸を終えたら，患者が怠い腫れぼったさを感じる程度に，指で施灸部位を按圧する．

瀉法では施灸時に棒灸と穴位を２～３cmに近づけ，箱灸ならば蓋を取り，息を吹きかけて燃焼を速くし，５～10分施灸して，局部の皮膚が赤くなって湿り，少し焼けるような感じにする．灸を終えても按圧しない．毎日か隔日に１回治療し，10回を１クールとする．

棒灸は一般に主穴のみを取り，効果がはっきりしなければ配穴を加える．患者を仰臥位にし，穴位を露出させる．そして市販の薬条灸（なければ純艾灸でもよい）に点火し，まず一側の内関穴は1.5～３cmほど離し，患者が局部に温熱感があり，焼けるような痛みのないように温和灸する．そのあと反対側の内関，さらに膻中，心兪および至陽などへ４分ずつ順番に施灸し，局部を発赤させる．毎日１回施灸して６回を１クールとし，１日だけ施灸を休んで２クール目を始める．

★治療効果★　温灸器を使った治療は44例あり，結果は著効13例，有効21例，無効10例で，有効率77.3％だった．棒灸を使った76例は，純艾条が14例あり，著効８例，有効５例，無効１例で，有効率92.9％だった．薬条灸は，症状改善の有効率が86.2％，心電図改善率が63～67.74％，降圧の有効率が82.4％，血清脂質が低下したのは88.5～88.7％だった．

穴位敷貼 --

★取穴★　主穴は３つに分ける．①心兪，巨闕，内関，上巨虚．②厥陰兪，中脘，間使，足三里．③神闕，至陽．

配穴：気滞には肺兪と気海，血瘀には膻中と膈兪，痰濁には豊隆と太白，寒凝には関元と命門を加える．

★治療方法★　主穴を主にし，①と②は交互に使用し，考慮して配穴を加える．丹参などの薬物を粟粒ぐらいの丸薬にし，７×７mmの絆創膏に載せて穴位に貼りつける．正確に取穴し，貼って圧迫すると局部に酸（怠さ），脹（腫れぼっ

たさ），麻（痺れ感），痛などの感覚があり，それが上や下へ向かって伝導するとよい．毎回6～12穴へ貼りつける．

③には寧心膏（丹参，当帰，川芎，紅花，羌活を10，丁香5，蘇合香0.5，ラウロカプラム1の割合で調剤し，適量のハチミツで膏薬にしたもの）を5g取り，穴位に直径2～4cm，厚さ3～5mmに塗る．毎回1穴に塗る．すべて隔日に1回貼り替えて，30日を1クールとする．

★治療効果★　608例を治療した．そのうち重度や中程度の狭心症患者は418例だった．心痛への治療効果は，著効326例，有効206例，無効73例で，有効率88.1％だった．心電図の治療効果は，変化したものが465例あり，治療して正常に回復したのは192例，改善92例，改善なし181例で，有効率61.1％だった．

穴位埋線 --

★取穴★　主穴：両側の心兪，左天池，巨闕．
配穴：慢性気管支炎があれば膻中を加える．

★治療方法★　皮膚を消毒し，穴位の上下1.5cmに2％プロカインを注射して丘疹にし，縫合用の大きな角針に2号羊腸線を通し，一方の丘疹に入れて，もう一方の丘疹から出す．止血鉗子で羊腸線の端を挟み，片手に止血鉗子，片手に持針器を持って，羊腸線を左右に何度か摩擦したあと，止血鉗子を緩めて羊腸線の端を皮下に引き入れ，皮膚に出ている羊腸線を切断して外部から見えなくする．次に両手で穴位をつまみ上げて転がし，羊腸線の切れ端を完全に皮下へ入れ，無菌で包帯する．

★治療効果★　97例を治療し，半月以内に心痛が消えたもの42例，不整脈が消えたもの5例，心不全が起きなくなったもの5例で，有効率54％だった．心電図で虚血性病変が緩解したものは35例で，総数の36％を占めた．

腕踝鍼 --

★取穴★　主穴：上2．
配穴：神門．

★治療方法★　主穴配穴とも左側を取って，いずれも腕踝鍼の刺法を使う．刺鍼点を消毒し，右手に鍼を持ち，左手の親指と人差指で皮膚を引っ張り，鍼体と皮膚が30度角となるようにすばやく切皮したあと，鍼体を皮膚に密着させて，真皮層へ刺入する．深すぎてはならず，迅速に切皮し，ゆっくりと表層へ緩

やかに刺入して，いかなる鍼感も起こさないようにする．病状に基づいて75〜125mm刺入し，60〜120分置鍼する．毎日1回治療し，10回を1クールとする．続けて10クール刺鍼してもよい．

★治療効果★　著効－症状が消え，安静時は心電図が正常に回復するか，ほぼ正常となり，他の項目も相応に改善している．有効－ほぼ症状が消え，心痛の回数も減り，ニトログリセリンの使用量も半分以下に減り，ほとんどニトログリセリンを使わなくなって，安静時の心電図はST部分が0.05mV以上高くなったが正常に及ばず，胸部誘導で逆になっているT波が浅くなるか，あるいはT波が平坦から直立へと変わる．無効－10クール治療したが，症状や心電図が治療の前後で，ほとんど変わらない．

588例を治療した．そのうち陳旧性心筋梗塞106例では，著効38例，有効56例，無効12例．潜在性冠性心疾患57例，著効22例，有効29例，無効6例．狭心症274例，著効183例，有効85例，無効6例．総有効率91.54％だった．

20. 急性の心筋梗塞

❖ 概論

　急性の心筋梗塞は，冠状動脈が突然閉塞し，血流が途切れて一部の心筋にひどい虚血状態が続き，局部が壊死するものである．突然発病し，激しい心臓の痛みが持続し，悪心や嘔吐があって，珠のような大汗をかき，発熱，ショック，白血球の増加，赤血球の沈降速度の増加，血清酵素活性が高くなって心電図に変化が現れる．

　急性心筋梗塞のような，生命の危険がある急性症状で刺鍼治療がおこなわれるようになったのは，ここ10年のことである．現在の状況では，刺鍼は心筋梗塞の激しい痛みを緩解させるのに著効がある．中医と現代医学のマニュアル治療で，急性の心筋梗塞患者を刺鍼群と非刺鍼群に分け，左心機能，球結膜の微小循環および血漿のcAMP（アデノシン環状リン酸）とcGMP（グアノシン3・5環状リン酸）を測定したところ，刺鍼群は非刺鍼群より，すべてにおいて効果が優れていることが判明した．

　急性心筋梗塞に対する刺鍼治療のメカニズムだが，刺鍼は患者の血液微小循環を改善し，心筋の収縮前後の負荷を軽減して酸素消費量を低下させる．動物実験

でも，刺鍼は実験性心筋梗塞による壊死範囲を縮小し，心筋壊死の程度を軽減することができる．

　注目すべきは，近年になって急性心筋梗塞患者で，大勢の耳穴の心区に，充血した赤い斑があり，病状の好転に伴って，その斑が小さく，色が薄く，あるいは黒っぽく変わることが発見された．耳穴心区の電気抵抗も，病状が好転するにつれて増える．

　当然，急性心筋梗塞の鍼灸治療は，始まったばかりなので，現代医療と一緒になった総合治療の1つとして，さらなる探求が待たれる．

❖ 治療

体鍼の1 --

　★取穴★　主穴：内関．

　配穴は2つに分ける．①巨闕，心平．②膻中，三陰交．

　心平穴の位置：心経のラインに沿って，肘窩横紋の下3寸のところ．

　★治療方法★　内関は毎回必ず使い，配穴は両組を交替で使う．内関の効果が劣っていれば，配穴を使ったり，配穴を併用する．内関は刺鍼したあと，すばやく提插捻転し，120回/分の速さで2分運鍼したあと15分置鍼する．刺激は強すぎないように注意し，鍼感を前胸部に伝導させる．また，この方法で，すばやく捻転したあと10分置鍼し，さらに捻鍼して，鍼感が最も強くなったとき抜鍼してもよい．そのほかの穴位は中強刺激をして20分置鍼し，置鍼中は間欠的に運鍼する．

　★治療効果★　全部で80例の観察がある．ある報告では14例の患者に刺鍼して，胸痛の緩解率は100％に達した．また別の50例は，刺鍼して40分後に，胸痛が完全に消えたもの8例，ほぼ消えたもの21例だった．これは対照群（西洋薬だけを使った治療）と比較して明らかに優れていた（$P < 0.005$）．刺鍼によりΣＳＴの振幅は明らかに減弱するので，心筋の酸素消費量を低下させ，梗塞による被害面積を縮小し，ひどい併発症の発生を予防する．このほか刺鍼は，きわめて多くの患者のcAMP濃度を下降させ，cGMP濃度を上昇させるので，これも心筋梗塞患者の回復と改善，そして予後に一定の作用を及ぼす．

体鍼の2 --

　★取穴★　主穴は2つに分ける．①巨闕，心平，足三里．②膻中，内関，三陰交．

★治療方法★　毎回1組の主穴を取り，2つの組を交互に使う．刺鍼して得気したら，中強刺激を使ったあと20分置鍼する．毎日1回治療し，12回を1クールとし，各クール間は1～2日空け，次のクールを開始する．

★治療効果★　45例を治療し，左心機能がはっきり改善して，微小循環も改善したもの36例だった．患者によって血液流動学が明らかに改善し，環状ヌクレオチドのうちcGMPが顕著に向上した．

体鍼の3 --------

★取穴★　主穴：内関．

配穴：室性不整脈には三陰交と神門．徐脈性不整脈には三陰交，人中，郄門．頻脈性不整脈には膻中，極泉，大陵を加える．

★治療方法★　主穴は必ず取り，症状に合わせて配穴を加える．内関穴は針先を体幹へ向けて斜刺し，中度の提挿に捻転を加えて1～2分運鍼する．配穴は，室性不整脈には平補平瀉，徐脈性不整脈には補法で弱刺激を続ける．頻脈性不整脈には強刺激の瀉法をする．30分置鍼する．毎日1回治療する．

★治療効果★　心筋梗塞と不整脈の併発症患者34例を治療した．治療前，治療5分後，2時間後，24時間後，48時間後，72時間後，1週間後，2週間後，3週間後，4週間後の心電図をモニター観察した結果，治癒15例（44.1％），著効7例（20.6％），有効6例（17.6％），無効6例（17.6％）で，有効率82.4％だった．

21．不整脈

❖ **概論**

不整脈は心臓拍動が起こる部分，心拍率とリズムおよび刺激伝導系のいずれかに異常が起きたものである．一般に洞房系と房室系の2つに分けられる．不整脈の原因によって症状はいくらか異なるが，共通するのは心臓がドキドキする，胸苦しい，息切れ，めまいなどで，ひどいものは心臓区に痛みがある．

鍼灸を使った不整脈治療は1950年代に始まり，60年代には集中的に観察した資料が現れた．大きく飛躍したのは70年代末から20年で，文献が増えただけでなく，観察する症例数も多くなり，客観的な基準に基づいて観察するようになった．臨床治療と治療メカニズムにおいても，ある程度収穫が得られた．現在，

不整脈に対する鍼灸治療の有効率は70〜90％前後，心電図の有効率は46％である．しかし不整脈の原因によって治療効果も異なっている．一般的に洞房系に問題がある患者の治療効果は，房室系の伝達障害による患者より治療効果が優れている．刺鍼は室性の早期収縮と房性の早期収縮を減らしたりなくしたりする作用があり，房性による発作性頻脈を抑え，心房細動に対しても一定の回復作用があり，薬物や電気ショックを使う方法よりも安全で簡単である．

　刺鍼によって不整脈を治療するメカニズムは現在でもよく分かっていないが，おそらく経絡や自律神経系あるいは体壁−内臓反射によって調整されていると考えられる．

❖ **治療**
耳鍼--
　　★取穴★　主穴：内分泌，心，交感，神門，枕．
　　配穴：皮質下，小腸，腎．頻脈には耳中，心房細動には心臓点を加える．
　　心臓点の位置：前切痕の少し前の凹みで後下縁．
　　★治療方法★　一般に不整脈では主穴を3〜4穴取り，配穴を1〜2穴加える．中強刺激して1時間置鍼する．発作性頻脈ならば耳中を主穴とし，主穴から2〜3穴を加え，30分〜1時間置鍼する．心房細動には心臓点を主穴とし，他から2〜3穴を選び，30分置鍼する．軽い操作で暈鍼を防止する．置鍼中は2〜3回運鍼する．毎日1回治療するが，重症ならば1日2回治療してもよい．
　　★治療効果★　70例のさまざまな不整脈を治療し，平均有効率は58〜100％だった．

耳穴圧丸--
　　★取穴★　主穴：心，小腸，口，神門，三焦．
　　★治療方法★　毎回3〜4穴取る．まずツボ探索器（耳部信息探測儀）を使い，耳穴区から陽性反応点を探し，7mm四方のサロンパス（傷湿止痛膏）の中心に王不留行の種を載せ，耳穴へ貼り付けて，局部が発熱するほど5分按圧する．毎日3〜4回按圧し，3〜4日で貼り替える．
　　★治療効果★　34例の頻脈患者を治療し，著効21例，有効10例，無効3例で，有効率91.2％だった．

体鍼の1--
　　★取穴★　主穴は2つの組に分ける．①心兪，内関．②厥陰兪，神門．

配穴：早期収縮は三陰交，頻脈性不整脈には足三里，徐脈性不整脈には素髎，心房細動には膻中と曲池を加える．

★治療方法★　主穴は毎回1組を取り，症状に応じて配穴を加える．患者を仰臥位にし，背兪穴は穴位の外方0.2寸から，45度角で背骨へ向けて1〜1.5寸の深さに斜刺し，得気があったら提插捻転して鍼感を前胸部に放散させ，補法か平補平瀉法で3〜5分刺激したあと抜鍼する．四肢と胸部の穴位は，深刺して中刺激で平補平瀉し，20分置鍼するとともに，5分ごとに運鍼する．徐脈性不整脈には5〜10分置鍼する．毎日1〜2回治療する．

★治療効果★　著効 – 自覚症状が消失するか，ほぼ消失し，脈拍，心臓の聴診，心電図なども正常か，ほぼ正常である．有効 – 自覚症状，脈拍，心臓の聴診，心電図がすべて改善した．無効 – 自覚症状，脈拍，心臓の聴診，心電図などに変化がなかった．

各種不整脈322例を治療した．そのうち洞房系の異常による患者の著効率40.6〜57.6%，有効率64.1〜84%だった．房室系障害の患者では，著効0〜10.6%で，有効率19〜26.5%だった．

体鍼の2 --

★取穴★　主穴は3つに分ける．①魚腰．②内関．③迎香．

魚腰穴の位置：眉下の中点．

★治療方法★　患者を仰臥位にし，心電図モニターに接続する．3穴のうち1穴を選び，両側とも取る．迎香穴は2寸鍼で外側へ向け，鼻唇溝に沿わせて1.5寸に斜刺し，何回か提插捻転する．それから2分ごとに提插捻転を繰り返す．内関はすばやく切皮し，中〜強刺激する．迎香も内関も20分置鍼する．魚腰穴は1.5寸の鍼で皮下へ0.5寸に平刺（横刺）し，得気したら3分置鍼して，置鍼中に中刺激で1回運鍼する．もし効果がなければ薬物療法に変更する．

★治療効果★　本法は頻脈性不整脈（心房細動，心室性頻脈，心房性頻脈を含む）を102例治療し，著効52例，有効28例，無効22例で，有効率78.4%だった．

電気鍼 --

★取穴★　主穴：内関，間使，郄門，三陰交．

配穴：足三里，心兪，膻中，腎兪．

★治療方法★　主穴は交替で2穴ずつ取る．効果がはっきりしなかったら配穴を加える．刺鍼して得気があれば，G6805パルス器を使って，120回/分の連続波，

患者が耐えられる強さで15〜30分通電する．毎日1〜2回治療する．
　★治療効果★　60例を観察し，有効率は71.7%だった．

22. リウマチ性心臓疾患

❖ 概論

　リウマチ性心臓疾患は中国に最も多い心臓病で，心臓の弁膜に病変を起こすことから，リウマチ性弁膜疾患とも呼ばれる．軽ければほとんど症状がないが，重症では，疲労すると心臓がドキドキしたり，咳嗽を伴う呼吸切迫，喀血やピンク色の痰が出たりする．症状は損傷された弁膜によって異なる．僧帽弁の損傷が最も多く，両頬が赤紫になったり，心尖区に雑音があったりする．現代医学では心臓機能を回復させることを主眼としており，心房細動を抑えたり，手術する．

　はっきりとリウマチ性心臓疾患に対する鍼灸治療が現れたのは1957年からである．心臓と関係する穴位をかなり使い，鍼だけを使って効果をあげていた．60年代に入っても細々と試されていたが，70年代になると体鍼以外に，耳鍼，電気鍼，穴位埋植そして挑治療法などで慢性うっ血性心不全を治療し，患者の症状を改善させた．薬物を併用すると，一部の患者では心臓機能が回復した．80年代以降は70年代ほど盛んにおこなわれなくなったが，取穴は少数の優れたものだけを使うようになった．エコーや心電図，X線だけでなく，cGMP，cAMP，ヒドロコルチゾン量の変化など多くの指標が使われるようになり，細かく観察されるようになった．そして内関穴は心臓機能の改善には効果があるが，リウマチ性心臓疾患に対する不整脈にはあまり効果がなく，中医弁証の気滞血瘀型に対して最も効果があることが分かった．

　鍼灸はリウマチ性心臓疾患に対する総合治療の1つに過ぎず，これで治るわけではない．しかし心臓機能を調整する作用については，多くの臨床例や動物実験によって証明されており，患者の症状を改善することは疑いもない．

❖ 治療

体鍼--

　★取穴★　主穴は2つに分ける．①内関，足三里．②心兪，三陰交．
　配穴：胸悶心悸は神門，通里，膻中，心臓点を加える．下肢の浮腫には陽陵泉

を加える．呼吸困難には肺兪, 列缺を加える．肝臓肥大には肝兪, 太衝を加える．浮腫には水分, 腎兪, 復溜を加える．腹脹には天枢, 気海を加える．喀血には肺兪, 孔最を加える．食欲不振には脾兪, 膏肓を加える．

心臓点の位置：少海穴の下5寸．

★治療方法★　主穴は1組ずつ選び，2つの組を交替で使う．配穴は症状に基づいて1～2穴選択する．内関は両側を同時に切皮し，針先をやや肩に向けて提挿しながら鍼感を探し，上に向けて放散させると同時に中刺激で捻鍼する．捻転角度120～180度，80～100回/分の速さで2分捻転し，そのあと置鍼する．心兪は取穴したあと，穴位の外方0.3～0.5寸から脊椎へ向けて，45度角で1.5～2寸の深さに刺入する．針先が何か（横突起根部）に当たったら0.1～0.2寸引き上げ，少し提挿捻転して背中から胸に向けて痺れる，腫れぼったい感覚を伝わらせ，圧迫感や心臓を摑まれるような感じが発生したら軽く刺激する．そのほかの穴位は，捻転と小さな提挿を併用して平補平瀉したあと15分置鍼する．置鍼中は，爪先で軽く鍼柄を下に擦る刮法をする．初めは毎日か隔日1回治療し，12回を1クールとして，最初の1クールが終わったら隔日1回か1週間に2回に改める．各クール間は5日空ける．

★治療効果★　治療基準：胸の不快感，呼吸切迫，動悸が一段階よくなったものをそれぞれ1点，不眠，脇の張り，胸痛，浮腫の消失をそれぞれ1点，肝臓肥大が1cm以上縮小したものを1点，心臓機能が一段階好転したものを1点とした．著効－点数が4点以上．有効－点数が1～3点の間．無効－1点もよくならなかったり死亡した．

174例を治療し，上の基準に照らすと，著効63例（36.2％），有効93例（53.4％），無効18例（10.4％）で，有効率89.6％だった．治療効果がはっきりしているものは，X線で見ると右上肺静脈の拡張が以前より軽減しており，心エコー図はEF下降速度が以前より速くなっており，左心室拡張期の内径が縮小し，PEP/LVET比率が減少して，cAMPが増加しcGMPも少し上昇する．ヒドロコルチゾンの分泌が多かったものは減り，少なかったものは増える．そのほか腕踝鍼は，心臓病に併発する心房細動を治療できるが，リウマチ性心疾患によって起こった心房細動に対する治療効果はあまりよくなかった．

耳鍼--

★取穴★　主穴：心，神門，内分泌，皮質下．

配穴：腎上腺，小腸，風湿線，交感．

風湿線の位置：舟状窩の中にあり，鎖骨穴から肘穴に引いた線で，本穴は線状である．

★治療方法★　毎回主穴から2～3穴選び，配穴から1～2穴取る．最初は刺鍼を主にする．身体の頑健な者には両側を使い，弱ければ片側を使う．パルス器を繋ぎ，密波で通電するが，初めは軽刺激で，だんだんと刺激を強くする．その時間は45分くらいだが，症状がよくなれば置鍼時間を延長する．病状が安定したら磁石（380ガウス）と刺鍼を併用する．つまり片側の耳に刺鍼し，抜鍼後もう片側の耳に磁石を貼り付ける．方法は磁石を7mm四方の絆創膏の上に載せ，敏感点を選んで貼り付け，圧迫する．この処方に対して，心穴の位置より，やや内上方や内下方を取るべきだとか，耳甲介腔の最も凹んだところを使うという見解もあるので，正確に測定する必要がある．耳鍼は心臓が弱ったときや治療の初期には毎日1回治療し，症状が改善したら隔日1回か1週間に2回おこなう．穴位は症状の変化によって変え，3カ月を1クールとし，7日休んで次のクールを続ける．

★治療効果★　115例を治療した．治療前の心不全は2度と3度が全部で88例，1度が27例だった．治療後には心不全の2度と3度がわずか6例，1度は34例，死亡が6例となった．そのほかの69例は心機能が回復した．また同時に労働力も回復し，治療前では115例のうち全休が77例，半休28例で，1例も完全に仕事をしていたものはいなかったが，治療後は死亡した6例を除くと，全休5例，半休44例，完全に仕事をしているものは57例に達した．これは耳鍼にある程度効果があることを表している．

総合療法 --

★取穴★　主穴は2つに分ける．①内関，郄門．②間使，心兪，腎兪，脾兪．

配穴は2つに分ける．①耳穴の神門，心，交感，腎，肺，腎上腺．②陰陵泉，陽陵泉，曲池，外関，豊隆，神門，中脘，足三里，肺兪，三陰交，太衝．

★治療方法★　主穴には穴位注射する．本病の発作時に①組を選び，5％ブドウ糖液2mlに丹参注射液2mlを加えて交互に注射する．配穴①組の耳穴は毎回3～4穴を取って耳鍼治療する．症状が改善したら②組の主穴から2穴を取り，同じ薬物を使って穴位注射する．また配穴の2組から毎回2～3個の体穴と3～4個の耳穴を取って，体鍼と耳鍼治療するが，抗リウマチには陽陵泉と陰陵泉，

曲池．強心安眠には神門と三陰交のように辨証を使って選穴するとよい．そしてリウマチ活動期には複方当帰注射液2ml，心不全にはコエンザイムA100単位を使って穴位注射する．毎日か隔日に1回治療する．

★治療効果★　423例を治療し，著効54例，有効292例，無効77例で，10年以上追跡調査したところ有効率82.7％だった．

23．急性関節リウマチ（リウマチ熱）

❖ 概論

急性関節リウマチは，リウマチ熱の主な症状の1つである．その症状は，病変の多くが大関節に及び，赤くなる，腫れ，熱，痛みなどが現れ，それが遊走し，不規則な低熱があったりする．検査所見では，抗ストレプトリジンO価が陽性となり，赤沈が亢進する．多くは円形の紅斑，皮下結節，あるいはリウマチ性心内膜炎を伴う．

本疾患の鍼灸治療は，50年代の初頭に多量の報告があり，50～60年代には鍼灸の主な適応症の1つとされていた．また鍼灸だけでなく，穴位注射，電気鍼，蜂針，抜罐などの方法も応用され，一定のサンプルを使った臨床観察がおこなわれた．80年代からは，そうした基礎の上に，穴位刺激の面でも開発され，漢方薬イオンの穴位透入，穴位磁場療法などが展開された．治療効果の観察においても科学的になり，大量のサンプルという前提条件の下，比較対照群を設けるなどの方法で，より客観的な治療効果の評価ができるようになった．

❖ 治療

体鍼--

★取穴★　主穴は，肩肘関節－肩髃，肺兪，曲池．腕指関節－外関，合谷，中渚．股膝関節－環跳，陽陵泉，膝眼，大腸兪．足関節－懸鐘，崑崙，解谿．

配穴：阿是穴，膈兪，肩髎，陽池，秩辺，商丘．

★治療方法★　障害部位と症状に基づいて，毎回主穴から1～2穴，配穴から2穴選び，交替で選穴する．捻転法で刺入して得気があれば，病状が重かったり体質の強い患者には強刺激の瀉法，病状が軽かったり体質が弱ければ平補平瀉法を使い，15～20分置鍼する．刺鍼するときは，重症なら健側から刺鍼し，後

で患側へ刺鍼して，健側を主にする．軽症なら患側にのみ刺鍼する．この方法は，毎日あるいは隔日に1回おこない，6回を1クールとし，各クール間は1～3日空ける．

★治療効果★　以上の方法で120例を治療し，治癒74例，著効18例，有効25例，無効3例で，有効率は97.5％だった．

薬罐--

★取穴★　主穴：肩髃，肩髎，曲池，手三里，陽池，天宗，環跳，膝眼，風市，居髎，血海，陽陵泉，阿是穴．

配穴：肩貞，肩井，曲沢，腎兪，膈兪，秩辺，委中．

★治療方法★　直径が0.5，1，2，3，4，5，6cmの竹製抜罐を使う．1～2号が抜罐の長さ6cm，3～4号が長さ8cm，5～7号が長さ10cmである．

伸筋草，透骨草，鶏血藤，鈎藤，羌活，独活，艾葉を各20g，防風，威霊仙，木瓜，牛膝，当帰，川芎，没薬，乳香，穿山甲，紅花，川椒，附子，甘草，麻黄を各15g，忍冬藤40gを布袋へ入れて15分蒸し，さらに各大きさの竹罐と一緒に5分ほど煮沸して準備する．症状に基づいて3～4穴を取り，刺鍼して気が得られたら薬液の中から竹罐を取り出し，薬液を振り飛ばして鍼の上に置き，15分ほど留罐する．隔日に1回おこない，15回を1クールとする．

★治療効果★　1853例を治療し，治癒1268例，有効437例，無効148例で，有効率92％だった．

鍼罐--

★取穴★　主穴：阿是穴．

配穴：関節局部および近隣の穴位．

阿是穴の位置：圧痛の最もはっきりしたところ（以下同じ）．

★治療方法★　病変部位に基づいて，患者を腰掛けさせるか臥位にする．主穴は必ず取り，配穴は2～3穴取る．すばやく切皮したあと，ゆっくりと鍼を刺入し，得気したら捻転に細かな提插を加える手法を使い，気を病巣へ至らせる（つまり鍼感を病巣部へ伝わらせる）．5～10分置鍼し，その間1～2回運鍼する．そのあと配穴の毫鍼を抜き取り，主穴だけ置鍼する．続いて抜罐をするが，主穴には架火法を使うか，ポンプで抜罐を吸着させる．配穴の鍼孔には閃火法か抽吸法（ポンプ式）で抜罐し，局部の皮膚が暗赤色になるか欝血するまで15～20分留罐する．抜罐を外したら，主穴の鍼を再び1回運鍼し，続いて10分置鍼し

たあと抜き去る．毎日あるいは隔日に1回治療し，12回を1クールとして，各クールは5〜7日空ける．

★治療効果★　300例を治療した結果，治癒128例，著効81例，有効66例，無効25例で，有効率91.7％だった．鍼罐法を300例の刺鍼のみと比較したところ，後者の有効率は79％であり，鍼罐法の治療効果は，刺鍼法のみより有意に優れていた（$P < 0.001$）．

冷灸（天灸）

★取穴★　主穴：阿是穴，病変した関節周囲の局部穴．

★治療方法★　灸薬の製作：雄黄とツチハンミョウを各30g，粉にしたあと適量の蜂蜜を使ってペースト状に練り，さらに麝香10gを加えて均一に混ぜ，瓶に入れて準備する．

1回に局部穴と疼痛点を4〜8カ所選ぶ．全身の関節が痛くても20カ所を超えないようにする．1寸四方の絆創膏を取り，中心に米粒大の灸薬を載せ（多すぎると水疱が大きくなりすぎて痛い），穴点に貼りつける．貼ってから2〜4時間で熱感と刺痛感が起こり，8〜12時間で水疱ができる．水疱の直径が2cm以上になり，ひどく痛むようになったら水疱を破り，液を出したあとメチルバイオレットを塗る．7〜10日に1回治療する．

★治療効果★　498例を治療した結果，治癒127例，著効184例，有効167例，無効20例で，有効率は96％だった．

総合療法

★取穴★主穴：阿是穴．

配穴：肩肘関節－条口，肺兪，肩髎，巨骨，中府，曲池．腕指関節－外関，合谷，中渚，陽池，陽谿．腰背部－大椎，身柱，命門，腎兪，大腸兪，委中．股関節－八髎，環跳，風市，陰市．膝関節－犢鼻，陽陵泉，陽関．足や趾関節－解谿，崑崙，照海，八風．

阿是穴の位置：圧痛点，あるいは赤く腫れた部分（下も同じ）．

★治療方法★　阿是穴は必ず取り，ほかの穴は症状に基づいて2〜3穴取る．急性の症例ならば阿是穴を取り，まず刺鍼して得気したら，瀉法したあと抜鍼し，三稜鍼で叩刺して出血させ，抜罐する．また刺血しないで30分ほど抜罐し，局部が水疱となったら抜罐を外し，水疱の皮膚を消毒したあと，消毒した針で水疱を破って水を出し，ガーゼで覆う．翌日も同じように水を出し，水疱内に水がな

くなったら止める．配穴は刺鍼して 20 分置鍼する．慢性の症例では，阿是穴一帯を棒灸で 10 〜 20 分焙り，局部が赤くなったら止めて，配穴の刺鍼を併用する．こうした方法は毎日あるいは隔日に 1 回おこない，12 回を 1 クールとして，各クール間は 1 〜 2 週間空ける．

★治療効果★　以上の方法で 954 例を治療し，有効率は 88 〜 100% だった．

灸頭鍼

★取穴★主穴：膈兪，血海，腎兪，関元，足三里，商丘．

配穴：肩部には肩髎と阿是穴，肘部には曲池と合谷，腕関節は陽池と外関，膝部には犢鼻と陽陵泉，足関節は申脈と照海を加える．

★治療方法★　主穴は毎回 3 〜 4 穴取り，病巣部に基づいて配穴を加える．刺鍼して得気したら瀉法し，2 cm の長さに切った棒灸を鍼柄に挿して，その下の方から点火し，モグサが燃え尽きたら鍼を抜き去る．毎日 1 回治療し，10 回を 1 クールとする．

漢方薬も内服する：防風 18g，製附子（先に煎じる），地龍，当帰を各 12g，秦艽 20g，蒼朮，紅花，防已，徐長卿を各 10g，甘草 7g．毎日 1 剤，2 回に分けて煎じて服用する．

★治療効果★　124 例を治療し，治癒 83 例，有効 32 例，無効 9 例，有効率 92.7% だった．

隔物灸（襯墊灸）

★取穴★　主穴：大椎，膈兪，血海，足三里．

配穴：肩髃，肩髎，外関，膝眼，懸鐘，阿是穴．

★治療方法★　台座（襯墊）の製作：適量の乾姜，草烏を煎じた液で，小麦粉を練ってペースト状にし，数層の白木綿に塗り，それを貼り着けたら日干しして，小さな四角い座布団にして準備する．

主穴を毎回 2 〜 3 穴取り，部位に基づいて配穴を加えるが，総数は 4 〜 8 穴がよい．選んだ穴位に台座を置き，その上から棒灸を 4 〜 8 秒ほど押し当て，患者が熱くて耐えられなくなれば離すが，それを 1 壮とする．各穴へ 5 〜 7 壮すえる．毎日 1 〜 2 回治療して，7 回を 1 クールとし，各クールは 3 日空ける．

★治療効果★　500 例を治療した結果，治癒 265 例，著効 128 例，有効 69 例，無効 38 例で，有効率は 92.4% だった．

24. 高血圧症

❖ **概論**

　高血圧症は，体循環する動脈血圧の上昇（収縮期血圧が160mmHg以上，つまり≧21.3Kpa，そして拡張期血圧が95mmHg以上，つまり≧12.7Kpa）を主な特徴とする疾患であり，頭痛，頭が腫れぼったい，頭暈，不眠，心悸，健忘などの症状があって，末期には心臓や脳などの病変を引き起こす．本疾患は明確な病因は不明だが，一般に年齢，職業，遺伝など，さまざまな要因が関係していると考えられている．

　本疾患に対する鍼灸治療の現代報告は，1953年が最初である．50年代の中期や後期になると，刺鍼，施灸，皮膚鍼などを含む多くの症例を治療した臨床観察資料が登場した．60年代には，穴位注射法，穴位イオン透入法など，穴位刺激の方法も増え，例えば高血圧患者の手指容積に対する施灸の影響が検討されるなど，実験研究も展開した．この20年で，治療方法や効果が一層進歩し，穴位磁場療法を例に取れば，磁帯法，磁片法，電磁片法，旋磁法などがあり，またすべての磁場療法は，第1期高血圧症に効果のあることが発見された．それだけでなく「補南瀉北」法や子午流注学説を使った治療，それに基づく本疾患の研究など，伝統的な理論や方法も重視された．

❖ **治療**

体鍼---

　★取穴★　主穴：曲池，風池．
　配穴：合谷，太衝．

　★治療方法★　主穴を主にし，効果が劣っていれば配穴を加えるか，配穴に変更する．すべて両側を取る．曲池は少海へ向けて1.5～2寸深刺し，得気したら鍼感を上は肩，下は手首へ伝わらせ，捻転提挿手法を使って1分ほど運鍼したら置鍼する．風池に刺鍼するときは，患者を仰臥位にして枕を少し高くし，頸部を宙に浮かせて刺入しやすいようにして，鍼感を前頭部へ放散させ，やはり1分ほど運鍼したら置鍼する．合谷と太衝は，上下，左右の順序で刺鍼し，1分ほど運鍼したら置鍼する．置鍼は30分～1時間で，置鍼中は5～10分ごとに運鍼する．毎日か隔日に1回治療し，6回を1クールとし，各クール間は3日空ける．

★治療効果★　219例を治療し，著効142例，有効57例，無効20例で，有効率は90.9％だった．

電気鍼--

★取穴★　主穴は2つに分ける．①合谷，太衝．②曲池．

★治療方法★　毎回1組を取り，両組を交互に取る．すべて両側を取る．刺鍼して得気したら瀉法し，そのあとパルス器に接続して，連続波，周波数200回/分，刺激量は患者の耐えられる範囲とし，20分通電する．毎日あるいは隔日に1回治療し，10回を1クールとして，各クール間は3～5日空ける．

★治療効果★　105例を治療した結果，著効53例，有効40例，無効12例で，有効率は88.6％だった．

施灸--

★取穴★　主穴：百会，湧泉．

配穴：心，神門，肝，腎，内分泌（すべて耳穴）．

★治療方法★　一般には主穴のみを取る．百会穴は雀啄灸する．棒灸に点火したあと，遠くから穴位に接近させ，患者が熱いと感じたら1壮とする．そのあと棒灸を遠ざけ，再び百会穴へ接近させる．こうした操作を10回ほど繰り返したら終える．灸の壮と壮の間は，しばらく時間を置いて水疱ができないようにする．湧泉穴は温和灸するが，両側を同時に施灸してもよい．患者を仰臥位にし，棒灸を皮膚から2～3cm離し，患者は温熱を感じるが火傷するほどの熱さはない程度で，15～20分施灸する．こうした灸法は，毎日1回おこない，7～10回を1クールとする．効果がはっきりしなければ配穴を加える．これは王不留行の種を耳穴へ貼りつけ，4時間ごとに自分で各穴を1分指圧する．毎回片側の耳を使い，両耳を交互に使い，王不留行の種は毎週1回貼り替える．

★治療効果★　202例を治療した結果，百会穴の施灸だけで収縮期血圧が平均16.9mmHg，拡張期血圧が平均10.1mmHg低下した．湧泉穴の施灸のみでは収縮期血圧が平均18mmHg，拡張期血圧が平均11.6mmHg低下した．その効果は明らかである．百会穴の施灸に耳穴圧丸を併用した132例では，有効率が94％だった．

抜罐--

★取穴★　主穴：大椎．

★治療方法★　頭を垂らした姿勢で患者を腰掛けさせ，大椎穴へ毫鍼を1～

1.5寸刺入し，捻転しないで少し提挿を加え，下に走るような鍼感が現れたら，鍼柄に95％アルコールを含ませた綿花を置いて点火し，すぐにガラス抜罐を被せる．またはポンプ式抜罐を使ってもよい．20分ほど留罐し，抜罐を外したときに鍼も抜く．隔日に1回治療して10回を1クールとし，各クール間は5～7日空ける．一般に3クールは治療する．

★治療効果★　17例を治療し，治癒8例，有効5例，無効4例で，有効率は76.5％だった．

耳穴圧丸--

★取穴★　主穴：降圧溝，肝，心，交感，腎上腺，縁中．

配穴：枕，額，神門，皮質下．

★治療方法★　主穴から毎回3～4穴取り，状況に応じて配穴を加える．毎回4～5穴を取る．穴区から耳介の敏感点を選んだら消毒し，絆創膏で王不留行の種，あるいは磁石粒を貼り着け，患者に毎日各穴を4～8回指圧するように指示する．1回で各穴を5分指圧し，腫ればったい，痛い，熱いなどの感覚があり，患者が耐えられる強さで指圧させる．耳穴は左右の耳を交互に使い，3日に1度貼り替える．15～21日の治療を1クールとする．

★治療効果★　348例を治療し，有効率は91.48～97.8％だった．

刺血--

★取穴★　主穴は2組に分ける．①百会，太陽，印堂，和髎，天柱，大椎．②耳尖（耳穴）．

配穴：風府，風池，腰兪，湧泉．

★治療方法★　主穴は毎回1組を使い，交互に使用してもよい．体穴の穴区を消毒した後，三稜鍼で刺して2～3滴ほど出血させる．出血しなければ，親指と人差指で摘んで血を押し出してもよい．耳尖穴は両側を取り，よく揉んで充血させたあと消毒し，三稜鍼か6号注射針を使って耳尖穴を点刺し，各側から8～10滴ほど出血させる．点刺が終わったらヨードチンキで鍼孔を消毒し，15日後に血圧を再検査する．毎週2回治療し，10回を1クールとする．配穴は，患者に中指を使って，毎回1分ずつ，毎日1回按摩させる．治療クールは関係ない．

★治療効果★　390例（耳尖だけを使ったのは340例）を治療し，有効率は92～94.1％だった．そのうち306例で，拡張期血圧が2～2.9Kpa低下，収縮期血圧が2.5～5.5Kpa低下した患者が243例あり，79％を占めた．拡張期

血圧が0.5～2Kpa低下，収縮期血圧が1～2.5Kpa低下した患者が39例あり，13％を占めた．血圧が変化しなかったのは24例で，8％だった．治療の前後における血圧は有意差があった（$P < 0.001$）．

＊Kpaに7.5を掛けるとmmHgになる．

頭皮鍼（方氏の頭皮鍼体系）--

★取穴★　主穴：書写，呼循，思維，聴覚．

配穴：伏象頭部．

書写穴の位置：プレグマ（冠状縫合）を頂点とし，左右後方に向けて引いた線，それぞれ矢状縫合と45度の夾角を成している．この2本の線でプレグマから3cm離れた部位が本穴である．

呼循の位置：外後頭隆起の下5cmで，傍ら4cm．

思維穴の位置：眉間の盛り上がった部分から直上3cmのところ．

聴覚穴の位置：耳尖の上1.5cm．

伏象頭部の位置：プレグマの前で，上下に長さ2cm，左右の幅2cmの区域．

★治療方法★　主穴を主にし，効果が劣っていれば配穴を加える．刺鍼したら骨膜まで到達させ，30分置鍼して，置鍼中に1回，捻転と提挿を併用して運鍼する．毎日1回，連続して5回刺鍼したら2日休み，さらに5回治療して1クールとする．各治療クールは3～5日空ける．

★治療効果★　1372例の高血圧患者を治療した．治療前の平均血圧が172.37±12.5/103.57±11.3mmHgだったものが，治療後は平均して140.66±18.0/83.46±16.3mmHgに低下し，その降圧有効率は97.9～100％だった．1期（初期）の高血圧患者に対する効果が優れていた．

割治--

★取穴★　主穴：胸3～5の夾脊穴，心兪，肺兪，厥陰兪．

配穴：天宗，肩髎，曲池，足三里，合谷，太衝．

★治療方法★　まず主穴を上から下に取る．2クール治療して効果がなければ配穴を取るが，やはり上から下に取る．消毒したあと各穴の皮内に2％プロカインを0.1ml注射し，6号の注射針を皮下0.2mmへ刺入したら，上向きに方向を変え，皮膚に沿わせて0.5cmほど平刺する．そして皮膚を貫いて針先を出し，皮膚を持ち上げたらメスで針に沿って切り，縫合せずにガーゼで覆う．1回の選穴で10カ所以内とし，穴位は交替で使用する．隔日に1回治療して，4回を1クー

ルとし，各クールは 10 〜 30 日空け，一般に 3 〜 10 クール治療する．

★治療効果★　550 例を治療し，著効 433 例，有効 58 例，無効 59 例で，有効率は 89.3％だった．著効のあった 101 例を 2 〜 10 年追跡調査したところ，再発したのは 17 例だった．

穴位敷貼

★取穴★　主穴：神闕，湧泉．

★治療方法★　上述した 2 穴のうち 1 穴を選び，附子，川芎，三棱などで作った膏薬を神闕穴に入れ，桑紙か絆創膏で固定し，毎週 2 回貼り替える．あるいは呉茱萸を粉末にし，毎晩の睡眠前に 15 〜 30g を取り，酢で練って両側の湧泉穴に貼り，翌朝取り去ることを毎日 1 回繰り返す．いずれも 10 回を 1 クールとして治療する．

★治療効果★　124 例を治療した結果，著効 78 例で 62.9％，有効 36 例で 29.0％，無効 10 例で 8.1％を占め，有効率は 91.9％だった．そのうち神闕穴のみを使ったのは 94 例で，治療後は収縮期血圧が平均 4.50Kpa，拡張期血圧が平均 2.51Kpa 下がり，治療前の血圧と比較して有意差があった（$P < 0.01$）．湧泉穴のみを用いた 30 例も，やはり効果が優れていた．

25. 閉塞性血栓性血管炎

❖ 概論

閉塞性血栓性血管炎は，末梢血管が慢性的に閉塞する炎症性疾患である．これは中国の慢性末梢血管病のうち最も多い．病変は四肢の中小の動静脈に及び，下肢が主である．患肢の虚血，疼痛，間欠性跛行などの症状があり，損傷を受けた動脈の拍動が減弱したり，消えたりし，ひどいものは四肢末端に潰瘍ができたり壊死したりする．本病は中年男性に多く，寒冷期に発病することが多い．本病の原因は現在でも分かっておらず，現代医学では血管拡張剤や手術などで治療しているが，効果的な方法はない．

脱疽の鍼灸治療は古籍にははっきりした記載がない．本病に対する現代鍼灸の治療は 50 年代の後期から始まったが，60 年代に至っても個々の症例を報告したものに留まり，単純な鍼灸法を中心としたものだった．最近の 20 年来では，本病に関する資料が世界的に多くなってきた．穴位刺激法も伝統的な鍼灸術のほ

か，穴位埋植，磁石療法，群鍼法，巨刺法，耳鍼などが使われた．また治療効果でも，施灸群と漢方薬群を比較して，両者の止痛効果に差はないが，潰瘍の癒合では灸のほうが漢方薬よりも優れていた．巨刺と巨刺をしない群（前者は患部の対側から取穴し，後者は同側の同じ穴位に刺鍼した）を比較して，肢体に流れる血流を観察した結果，巨刺群による患肢の血流改善は巨刺を使わない群よりも反応が速いなどのように，いろいろな面から比較された．本文は750例余りの統計を使い，その有効率は90％以上である．

本病の鍼灸による治療作用の研究も，最近になっていろいろおこなわれている．ロイスザード–コボス（Ryszard–kobos）は温度測定，血管内容積の変化，動脈造影などによって観察し，鍼灸が交感神経に作用して血管を拡張させ，側副循環を促進して間欠性跛行を解消し，患肢の温度を徐々に高め，治療することを指摘した．

❖ 治療

体鍼の1 --

　　★取穴★　主穴：血海，経渠．
配穴は辨証して型に分ける．
寒湿証：顔色が悪く，暖められるのを好んで寒さを嫌う，患肢が重く痛んで痺れ，皮膚が蒼白となって，触ると氷のように冷たく，いつも間欠性跛行し，足背動脈の拍動が減弱したり消失している．舌苔は白膩，脈は沈細で遅．○配穴：陽陵泉，三陰交，足三里，下巨虚，太淵，上巨虚．
血瘀証：患肢は暗赤色で紫色になっている．下垂はさらにひどく，高く上げると蒼白となる．足背の汗毛は脱落し，皮膚の筋肉は萎縮する．舌は暗紫色か出血斑があり，沈細脈．○配穴：列缺，尺沢，膈兪，上巨虚，下巨虚．
熱毒証：患肢は暗赤色に腫れ，徐々に黒紫に変色し，破れてただれ，痛みがひどく，膝を曲げて座れない．発熱や口乾があり，便秘して尿が赤っぽい．舌苔は黄膩で舌質は紅絳色，洪数脈か弦数脈．○配穴：太谿，復溜，列缺，尺沢，魚際，陰陵泉．
気血両虚証：患肢の痛みは軽く，筋肉は萎縮して皮膚が乾燥する．潰瘍が長いこと癒合せず，肉芽は暗灰色．顔色はくすんだ黄色で，元気がなく，自汗，心臓がドキドキする，息切れなどの症状がある．舌質は色が淡く，脈は沈細で弱い．

○配穴：列缺，尺沢，陰陵泉，足三里，上巨虚，魚際．

腎虚証：寒湿や血瘀，また熱毒証を長く患った後に起こることが多く，顔色が黒っぽく精神疲労があり，上半身が熱く下半身が冷たい．味をあまり感じず咽喉は渇かず，目まいや腰痛があり，筋骨は萎えて力が入らない．排便してもすっきりしない．脈は細で無力．○配穴：膻中，膈兪，陰谷，三陰交，尺沢，太谿．

★治療方法★　主穴は毎回必ず使い，配穴は辨証によって選穴する．型によって刺灸方法は異なる．

寒湿証では，太淵に麦粒大の艾炷で無瘢痕灸を9壮すえ，他の穴位には鍼を刺入し，補法で捻転した後，灸頭鍼を40分する．1日2回治療する．

血瘀証では，鍼を刺入して得気があったら，平補平瀉して15分置鍼する．1日2回治療する．

熱毒証では，得気があったら，緊提慢按（すばやく引き上げゆっくり挿し入れる提挿操作）の瀉法をする．1日3回，1回20分治療する．

気血両虚では，刺入して得気があったら捻転補法をする．1日1回治療し，1回の治療は60分とする．

腎虚証では，刺入して得気があったら，捻転と小刻みな提挿を併用して補法する．刺激量は軽くし，毎回60分置鍼する．

★治療効果★　治癒－主な症状がなくなり，潰瘍は完全に癒合し，はっきりした血液循環障害もなくなり，普通の仕事ができるまで回復したか，元の仕事に復帰した．著効－症状が著しく軽減し，静止時の痛みはなくなり，皮膚の色や温度が以前に比べるとはっきりと好転した．潰瘍は完全に癒合したりほとんど治っているが，血液循環にはやはり軽度の障害がある．軽い作業ができる程度に回復した．好転－症状が軽減したり改善され，潰瘍も以前に比べると縮小した．血液循環もいくらか改善したが，軽い作業もできないので，やはり治療を継続しなければならない．無効－1～2カ月治療したが，症状や状態が改善されず，潰瘍もよくならない．悪化－治療をしても病状が引き続き悪化したり，足を切断した．

77例を治療し，上の基準で判定すると，治癒52例（67.5％），著効13例（16.9％），好転8例（10.4％），無効4例（5.2％）で，有効率94.8％だった．そのうち寒湿証と血瘀証の治癒率が最高だった．

体鍼の2 --

★取穴★　主穴：①下肢病：脈根，血海，陰包，環跳．②上肢病：合谷，後谿，

曲池，郄門，青霊．

配穴：下肢病の第1趾は，陰陵泉と地機を加える．第2趾と第3趾は，足三里と豊隆を加える．第4趾と脛の外側は，陽陵泉と絶骨を加える．第5趾とフクラハギは，承山と崑崙を加える．足底は，太谿と八風を加える．上肢病で親指と人差指に病気があれば手三里を加える．中指は内関を加える．薬指は外関を加える．小指には通里を加える．前腕および手掌は大陵を加える．

脈根穴の位置：第2仙骨棘突起の傍ら3寸で，下0.5寸の凹み．胞肓穴の下0.5寸に当たり，坐骨切痕の下縁に位置する．

★治療方法★　主穴は病変部位に基づいて2～3穴を選び，配穴から1～2穴を加える．脈根穴の刺法は，舒張押し手（皮膚を親指と人差指で引っ張る）を使って切皮し，坐骨孔内にゆっくりと3～5寸の深さに刺入する．その深度に達したら軽く提挿し，鍼感を膀胱経に沿わせて足底まで放散させる．もし病変部位が膀胱経上になければ，鍼感が患部に伝わるよう徐々に針先の方向を変える．鍼感を強くするため，親指，中指，人差指の3本を使って鍼体を固定し，3～5回小刻みな雀啄式で提挿したあと，さらに補瀉手法を施す．すべての穴位で鍼感を得たら，実熱証ならば鍼柄を爪先で10回擦り上げ（刮法），虚寒証ならば3～5回爪先で鍼柄を擦り下ろし，虚実が入り混じったものは平補平瀉のあと鍼柄を往復5～6回擦る．隔日1回治療し，15回を1クールとして，各クール間は3～5日空ける．

★治療効果★　224例を治療し，治癒111例（49.6%），著効70例（31.2%），好転38例（17.0%），無効5例（2.2%）で，有効率97.8%だった．

体鍼の3 --

本法は主に閉塞性血栓性血管炎で，足の痛みが激しい患者の治療に使う．

★取穴★　主穴：三陰交，公孫．

配穴：八風．

★治療方法★　主穴と配穴を全部取る．三陰交は1.5寸の直刺，公孫は1.2寸の直刺し，どちらも瀉法して15分置鍼する．八風は0.8寸斜刺して出血させる．刺鍼して血が流れ，それが黒ければ鍼孔を揺らせて広げ，瘀血が出尽くしたら置鍼せずに抜鍼する．毎日1回治療し，治療クールを計算しない．

★治療効果★　著効－激痛が消え，鎮痛効果も6時間以上続く．有効－激痛が1～6時間止まる．無効－激痛がはっきり止まらない．

60例を治療し，著効22例，有効34例，無効4例で，有効率93.4%だった．

鍼灸------

★取穴★　主穴は2組に分ける．①気海, 中脘, 膻中, 肝兪, 脾兪, 腎兪．②内関, 太淵, 足三里, 陽陵泉, 三陰交, 神門．

配穴も2組に分ける．①環跳, 委中, 承山, 血海．②衝陽, 照海, 申脈, 解谿, 太谿．

★治療方法★　主穴と配穴はそれぞれ1組ずつ使う．閉塞性血栓性血管炎の進行状態によって刺灸法が異なる．

初期ならば主穴の①組に大豆大の直接灸の無瘢痕灸を3壮すえるとともに，配穴の①組に刺鍼して得気があったら抜鍼する．主穴の第②組には刺鍼して熱補法したあと20分置鍼するとともに，配穴の②組に棒灸するが，施灸時間にこだわらず患者が心地よく感じればよい．上に述べた2つの組は交互に使ってもよく，隔日1回治療する．

中期ならば上の治療法をしたあと，委中を三稜鍼で点刺出血させ，背兪穴に15分抜罐する．

末期となったら，上の治療法に加えて，衝陽と太谿へニンニク灸する．小指の頭ほどの大きさの艾炷で5～7壮すえる．皮膚が破れてただれたところは，棒灸で温めたあと，煎じ薬で患部を洗う．鍼灸治療は1日1回し，煎じ薬で1日2回洗って，隔日1回に玉紅膏を貼り替える．

鍼灸は10回を1クールとし，各クール間は3～5日空ける．

★治療効果★　48例治療した．そのうち18例に鍼灸を併用し，治癒9例 (50.0%)，著効3例 (16.7%)，有効6例 (33.3%) だった．

残りの30例は灸のみを使い，5日以内にほぼ痛みが止まったもの24例 (80.0%)，3日以内に潰瘍が癒合したもの22例 (73.3%) で，その効果は漢方薬を服用した群より優れていた．

穴位レーザー照射------

★取穴★　主穴：少沢, 厲兌, 商陽, 至陰, 関衝, 大敦, 少衝, 隠白, 少商, 中衝, 竅陰, 湧泉．

配穴：阿是穴．

阿是穴の位置：皮膚の破れた潰瘍部分．

★治療方法★　前述した主穴は十二井穴である．治療では冷痛のある患趾や

患指の井穴を取る．仮に第1趾に病変があれば隠白と大敦を取り，第5趾の病変ならば至陰を取る．複数の足趾や手指ならば，複数の井穴を取ってもよいが，湧泉を加える．また潰瘍が壊死していれば阿是穴を加える．波長6328Å，出力8mW以上のヘリウム－ネオンレーザーで，各穴に10分照射する．毎日1回治療し，1カ月を1クールとする．

★治療効果★　83例を治療し，治癒55例，著効18例，有効10例で，有効率100％だった．

群鍼--

★取穴★　主穴：

下肢4組；①脛の上1/3の前面外側，脛骨腓骨間の全部の体表面積．②脛の下1/3の内側面，脛骨の後ろすべての体表面積．③内踝と外踝の前方，つまり両踝間の体表面積．④足背のリスフラン関節の線：足背部の中足骨と楔状骨，立方骨の接合部の体表面．

上肢4組；①前腕橈側上1/3の全部の体表面積．②前腕掌側面下1/3のすべての体表面積．③手背すべての腕関節部位の体表面積．④手根中手関節の線－手の中手指節関節から手根骨底に至るまで，つまり手背表面の中手骨と手根骨の間．

配穴：陽陵泉，曲池．

★治療方法★　主穴は群鍼法を使い，配穴は穴位注射する．発病している四肢が片側か両側かに関わらず，上肢が発病していれば両腕の主穴を曲池と組み合わせる．下肢が発病していれば両下肢の主穴を陽陵泉と組み合わせる．上下肢とも同時に発病していれば，全部使うか順番に選穴する．

皮膚を消毒したら，鍼を線や面に沿わせて1cm間隔で散刺する．方法は下肢の①組は，周囲に斜刺，中間は2～3寸の深さに直刺し，全部で50本ぐらい刺入する．②組は脛骨に向けて2寸の深さに，全部で50本ぐらい刺入する．③組は0.5寸の深さに直刺で，30本ぐらい刺入する．④組は1寸の深さに直刺し，20本ぐらい刺入する．

上肢の①組は直刺で2寸の深さに50本ぐらい刺入する．上肢の②組は尺骨の両側近くから斜刺，中央は1寸の深さに直刺し，全部で50本ぐらい刺入する．③組は直刺で0.2～0.5寸の深さに30本ぐらい刺入する．④組は1寸の深さに直刺で20本ぐらい刺入する．

※注意事項：刺鍼するときは，壊死を起こしかけたり潰瘍となった部分を避け

る．刺鍼するときは穴位にとらわれず，面や線に沿って刺鍼するほうがよい．すばやく刺入し，すべての鍼を20分以内に刺入し終える．1～4時間置鍼したらゆっくりと鍼を抜く．置鍼中は鍼柄に軽く1～3回刮法し，刺激を強める．

配穴：2%のプロカイン注射液を使って毎回1穴を選び，1～2寸の深さに刺入して，鍼感があったら6mlの薬液を注入する．3日に1回治療し，7～10回を1クールとし，10日空けた後，次のクールに入る．

★治療効果★　260例を治療し，治癒111例（46.7%），著効105例（36.4%），有効33例（12.7%），無効11例（4.2%）で，有効率95.8%だった．

26. 再生不良性貧血

❖ 概論

本病はさまざまな原因で赤色骨髄細胞が減少し，造血能力が衰えるため血液細胞が減少する病気である．進行性貧血，出血および感染が主な症状である．なかでも急性は症状がひどい．慢性が多くて80%を占め，ゆっくりと発病し，貧血，疲れやすい，心臓がドキドキする，目まい，顔面蒼白などの症状があり，感染，発熱，出血などの軽いものが鍼灸治療の主な対象である．本病の原因は分かっていないが，化学刺激，物理刺激，ウイルス感染，免疫および遺伝的要素などが関係していると思われる．

再生不良性貧血に対する鍼灸治療は1960年代から登場し，1症例のみの報告が主であった．70年代に入ってからも臨床観察する症例が徐々に増えていった．この20年で，本病に対する鍼灸治療の法則がある程度分かってきた．鍼灸の対象は慢性の患者であり，成人でも子供でも同じような効果がある．治療では普通の薬物療法をしながら総合穴位刺激を使う．例えば鍼と灸，あるいは鍼灸と穴位注射などを組み合わせる．鍼灸の効果を確かめるため，以前には薬物療法のみと，薬物と鍼灸の併用した方法を比較されたことがあり，結果は後者のほうが優れていた．また電気鍼を使って急性と慢性の再生不良性貧血の治療がされたこともあったが，慢性の患者にのみ効果があった．

本病に対する鍼灸の有効率は，各地の評価基準がバラバラのため格差が大きいが，ほぼ45～80%である．

❖ 治療

穴位注射 --

★取穴★ 主穴：足三里，膈兪，腎兪，膏肓．

配穴：発熱には大椎と曲池，出血には血海，肝臓肥大には肝兪，脾臓肥大には脾兪を加える．

★治療方法★ 薬液：50%胎盤組織液，当帰注射液，丹参注射液．

毎回主穴から2対を選び，順番に使う．配穴は症状によって加える．上の薬剤のうち1つを選んで，5号歯科注射針を使い，背部の穴位は背骨に向けて斜刺し，得気があったら中刺激で少し提挿したあと，薬剤を注入する．胎盤組織液は，各穴に2mlずつ，当帰液や丹参液は1mlずつ注入する．穴位注射には適度な刺入深度，少し速めの薬物注入速度，はっきりした鍼感が要求される．隔日1回穴位注射するが，その空いた日に刺鍼してもよい．10回を1クールとし，5日休んだ後2クール目を治療する．

★治療効果★ 完全緩解 – 症状が消え，すべての治療を止め，血液像（ヘモグラム）や骨髄像（ミエログラム）が正常かほぼ正常に回復し，正常に勉強や仕事ができ，2年以上その状態を維持している．ほぼ緩解 – ヘモグラムが完全に正常となっていなかったり，骨髄像検査してないが，仕事を続けられる．ほかは上と同じ．著効 – 症状がなくなり，輸血や治療も止めた．血液像も治療前の3倍以上改善し，病状も安定して，仕事を続けられる．好転 – 症状が軽くなったり消え，輸血の必要がなくなったり，輸血から輸血までの期間が長くなって，血液像が治療前の2倍改善されている．無効 – 2週間以上治療を続けているが，はっきりした効果が現れない．

一般の治療に穴位注射を加えた18例を上の評価基準に照らし合わせると，完全緩解4例（22.2%），ほぼ緩解4例（22.2%），著効4例（22.2%），好転4例（22.2%），無効2例（11.2%）で，有効率88.8%だった．2～8年経った後では，完全緩解9例，ほぼ緩解2例，著効1例，好転3例，生存2例，死亡1例だった．これは長期に渡って効果が続いていることを示している．

穴位埋殖 --

★取穴★ 主穴：腎兪．

★治療方法★ 人工妊娠中絶によって得られた，新鮮な4～6カ月の胎児から無菌状態で胸腺を取り出す．そして一側の腎兪穴（男左，女右）を消毒して局所

麻酔し，切口を開いて胸腺を入れ，縫合したあと無菌ガーゼで覆い，7～10日で抜糸する．状況により反対側の腎兪にも埋殖する．

★治療効果★　15例を治療した．治癒4例，緩解5例，有効4例，無効2例で，有効率86.7%だった．

電気鍼 --

★取穴★　主穴：大椎．

配穴は2組に分ける．①腎兪，足三里．②膏肓，合谷，血海．

★治療方法★　毎回主穴を取り，配穴は順番に使う．刺鍼して得気があったらパルス器に接続する．連続波と疎密波を交替で使用し，パルス間隔は60～200回/分，電流の強さは患者が耐えられる程度にして30分通電する．1日1回治療し，10回を1クールとし，各クール間は3～5日空ける．治療期間は支持療法を除き，すべての治療法を止める．

★治療効果★　治癒-症状消失，ヘモグロビンは男で12g，女で10gに達し，白血球は4000/mm³，血小板8万/mm³で，1年経っても再発していないもの．緩解-症状がなくなり，ヘモグロビンは男で12g，女で10gに達し，白血球は3500/mm³で，血小板も程度の差があるが回復し，治療後3カ月の病状が安定しているか引き続き好転しているもの．進歩-症状がはっきりと好転し，輸血もせず，ヘモグロビンも治療1カ月前よりも30%以上増え，それが3カ月経っても維持され続けているもの．無効-血液に何の変化も見られなかった．

11例を上の基準に当てはめたところ，治癒1例（9.1%），緩解2例（18.2%），進歩2例(18.2%)，無効6例(死亡した3例を含んで54.5%)，有効率45.5%だった．

27. 血小板減少性紫斑病

❖ 概論

血小板の減少によって出血するもので，皮膚の紫斑，粘膜や内臓の出血，血小板の減少や出血が止まらないなどの症状があり，原発性と続発性に分けられる．そして原発性も急性と慢性に分けられる．鍼灸の適応症は慢性型である．慢性型は比較的多く，女性は男性の3～4倍である．原発性血小板減少性紫斑病の原因や発生メカニズムは，現在でも分かっていない．おそらく免疫に関係する疾病だろうと考えられている．

血小板減少性紫斑病の鍼灸治療は1958年に初めて報告されたが，その後は目立った動きがない．80年代初頭から現在にかけて，こうした分野の治療が多くなり，症例観察が増えただけでなく，治療法も大きく変化した．刺鍼手技やさまざまな穴位刺激法，灸や王不留行などで，いくらかの効果を得ている．

　現状を率直にいうと，本病に対して鍼灸はまだ完成された治療法ではなく，治療メカニズムもはっきりしていないが，信頼できる効果がある．

❖ **治療**
体鍼--

　★取穴★　主穴は2組に分ける．①膈兪，脾兪，血海，三陰交．②大椎，足三里，三陰交．

　配穴も2組に分ける．①湧泉，夾脊胸11，夾脊胸7．②陰虚型は腎兪，気虚型は脾兪，瘀血型は膈兪を加える．

　★治療方法★　①は主穴のみを使って治療し，効果がはっきりしなければ配穴①を加える．②組の主穴は，患者の虚実に基づいて②組から配穴する．1回に3～4穴使う．まず膈兪と脾兪は，穴位の外側0.2～0.3寸から45度角で背骨へ向けて斜刺で刺入する．得気があれば提挿捻転で補法し，5分置鍼する．引き続き血海，三陰交に直刺で刺鍼し，得気があれば提挿捻転で補法したあと30分置鍼し，置鍼中は3回運鍼する．また先に夾脊胸11と夾脊胸7に置鍼し，得気後5～8分置鍼してもよい．引き続き他の穴位に刺鍼する．湧泉はすばやく刺入し，強刺激で捻転提挿して置鍼しない．上述した穴位にも補法する．毎日か隔日1回治療し，10～12回を1クールとする．

　★治療効果★　著効－出血症状が消え，血小板が10万/μl以上となり，それを3ヵ月以上維持した．有効－上の基準に達したものの，3ヵ月間維持できなかった．無効－治療前後で症状が改善しない．

　234例を鍼治療した．そのうち197例を当基準や類似した基準によって評価すると，著効86例（43.7％），有効71例（36.0％），無効40例（20.3％）で，有効率79.7％だった．

灸--

　★取穴★　主穴：八髎，腰陽関．

　★治療方法★　主穴はすべて取り，ショウガ灸をする．患者をベッドで腹臥位

にし，穴位を露出させたら，穴位の表面にパラフィンかワセリンを塗り，火傷を防ぐとともに粘着性を高める．次に厚さ0.25mmのショウガ片を7cm角の硬い紙の上に載せ，さらに高さ約4cm，底面直径6cmの円錐形モグサをショウガの上に置いて点火したあと穴位の上に載せ，施灸部分にはっきりした温熱が感じられるようにする．患者が熱すぎると感じたら少し移動させる．常に3つのモグサ，つまり八髎に2つ，腰陽関に1つのモグサが置いてある状態にし，45分すえる．1日1回で10回を1クールとし，各クール間は5～7日空ける．

★治療効果★　著効－治療前と比べて血小板の数が7万/μl以上増加した．有効－血小板の数が治療前に比べて3万/μl以上増加した．無効－治療前後ではっきりした改善が見られなかったり，血小板が依然として5万/μl未満．

25例治療し，上の基準に当てはめると，短期間の効果は，著効8例（32%），有効12例（48%），無効5例（20%）で，有効率80%だった．長期効果は再調査した15例のうち，著効9例（60.0%），有効5例（33.3%），無効1例（6.7%）で，有効率93.3%だった．これは短期効果だけでなく，長期に渡っても効果があることを示している．

耳穴圧丸

★取穴★　主穴：脾，肝，胃．

配穴：肺，皮質下，三焦．

★治療方法★　主穴を主とし，症状に応じて配穴を加える．耳を消毒した後，1分按圧して充血させておく．王不留行の種か380ガウスぐらいの磁石粒を7mm四方の絆創膏に貼り付けた後，敏感点を探してピンセットで穴位の上に貼り付ける．患者に毎日自分で3～5回，1穴あたり1分くらい按圧するよう指示する．治療では片方の耳を使い，両耳を交互に使って1週間に3回貼り替える．半月を1クールとし，各クール間は5日休む．症状や徴候がなくなっても，さらに1～2クール貼り，治療効果を強固にする．

★治療効果★　治癒－出血停止，皮膚の紫斑が消失，血小板数が正常に回復．著効－口腔粘膜などの出血停止，90%以上の皮膚の紫斑消失，血小板数の上昇．有効－口腔粘膜などの出血減少，皮膚の紫斑が大部分消失したが，治療を停止すると再発する．無効－治療の前後で状態が変わらないもの．

30例を治療し，上の評価基準に照らすと，治癒20例（66.7%），著効7例（23.3%），有効3例（10.0%）で，有効率100%だった．

穴位レーザー照射

★取穴★　主穴：血海，三陰交，腎兪，脾兪，肝兪，膈兪，湧泉．

★治療方法★　中国のLM-H型光-磁量子治療儀を使う．波長6328Åのヘリウムネオンレーザーを出力7mWで照射する．治療時にはハンドピースを皮膚に密着させ，毎日1回，毎回6〜8分照射し，10回を1クールとする．次のクールまで3日空ける．効果が劣っていれば，何クールも続けてよい．著効があれば1〜2クール治療して効果を安定させるが，それには隔日に1回照射すればよい．

★治療効果★　45例治療し，第2回中国血液学会学術会議で決めた評価基準に基づいて評価したところ，著効30例，有効6例，無効9例で，有効率80％だった．有効36例では，1クールで効果があった者20例，2クールで効果があった者10例，3クールで効果があった者6例だった．

これら複数の治療方法の評価基準はバラバラなので，有効率が高かったり低かったりする．最初の体鍼の評価基準が妥当だと思う．

28. 関節リウマチ（類風湿性関節炎）

❖ 概論

関節リウマチは，関節の病変を主とする慢性全身性の自己免疫疾患である．主な症状は対称性の多関節炎で，病変は必ず四肢末端の小関節から始まり，次々に他の関節に及ぶ．近位指節間関節が最も発病しやすい．最初は関節が紡錘状に腫れ，ついには関節が硬くなったり変形する．さらに病変は心，肺，血管などにも広がる．本病の症状は再発したり治ったりを繰り返す．青壮年に多く，男女比は1：3である．リウマチがなぜ起こるかについては現在でも解明されていないが，自己免疫と関係があると考えられている．現代医学も決め手がなく，総合治療によって病状を制御し，ある程度成果をあげている．

中医学でリウマチは「歴節病」に分類する．本病の鍼灸治療では，古典では『素問・痺論』が最初である．『備急千金要方』でも孫思邈が，痛むところに灸をすえて歴節病を治療する方法を述べており，『鍼灸資生経』と『普済方』も「歴節病」の項を設けて鍼灸治療を論じている．明代，清代の医書にも，こうした記載が多い．

現代鍼灸を応用したリウマチ治療の最も早い報告は1955年である．60年代から症例観察が大幅に増えただけでなく，穴位刺激法も広く模索された．体鍼，

耳鍼，灸頭鍼および穴位注射などはすべて試され，さらに漢方薬と組み合わせて治療がおこなわれた．それによってリウマチは治りにくい難病で，すべての方法が有効とは限らないことが分かった．例えば蜂毒を穴位注射してみたところ，リウマチ熱による関節炎には効果をあげたが，リウマチに対してはまったく効果がなかった．それ以外にも，診断や治療効果の評価基準の問題で，当時有効だと報告された例でも，後ではそれが証明できなかった．例えば本病を耳鍼で治療し，83.9％の有効率だったとの報告があったが，現在になっても，それを確認したものはない．80年代になって，慢性関節リウマチに対する鍼灸治療は大きく進歩し，ほぼ完成の方向に進んでいる．総合治療を重視し，また各種刺激法を併用し，鍼灸と漢方薬，現代薬を組み合わせて治療するようになった．穴位刺激では，灸頭鍼や鋪灸など伝統的な方法を使ってみたり，電熱灸や頭鍼などの方法を開拓したりして，治療効果がある程度高くなった．収録した2000例近い統計では，有効率が84.6〜96.7％だった．

❖ 治療
穴位注射 --

　★取穴★　主穴：①上肢組：曲池，外関，合谷．②下肢組：陽陵泉，絶骨，解谿．③腰背組：大椎，身柱，大杼，至陽，陽関，命門，またはこれらの穴位の夾脊穴．
　配穴：①上肢には八邪，陽谿，中渚，手三里を加える．②下肢には八風，復溜，丘墟，照海を加える．

　★治療方法★　薬液：追風速注射液（主要成分は鳳仙透骨草，骨砕補），または正清風痛寧（主成分は青風藤から抽出したシノメニン）．
　2つの薬物のうち1種を選ぶ．病変部位に基づき，主穴から毎回3〜6穴を選び，5号歯科注射針を付けて薬液を吸入させた後，選定した穴位にすばやく刺入し，得気があればゆっくりと薬液を注入する．各穴に0.5〜0.8mlずつ注入する．
　配穴は，関節に灼熱感があり，指の関節が腫れているが触っても熱はなく，舌苔は白で，脈が弦か滑，あるいは数の者に使う．毫鍼を使って，得気があったら瀉法か平補平瀉し，15〜20分置鍼する．置鍼中は間欠的に運鍼する．
　穴位注射と刺鍼は，毎日か隔日1回治療し，10回を1クールとする．3クール終えたのち，2〜4週間休憩して，さらに治療を続ける．

　★治療効果★　治癒－症状が消え，関節の運動制限が改善し，検査（リウマト

イド因子や抗核抗体）でも正常に回復し，職場に復帰して1年以上になる．著効－症状がはっきりと消え，検査でもはっきりと回復し，仕事を続けられる．有効－症状が改善し，関節の活動もよくなったが，検査ではぶりかえすこともある．無効－治療前後で症状，検査とも変化がない．

穴位注射は746例を治療し，上の基準に当てはめると，治癒95例（12.7％），著効244例（32.7％），有効384例（51.5％），無効23例（3.1％）で，有効率96.9％だった．治療効果は発病期間に関係があることが分かり，発病してから間がなくて，ホルモン剤などを使ったことのない患者は効果が優れ，そうでない患者は悪かった．

体鍼の1 --

★取穴★　主穴：水溝，極泉，委中．

配穴は3つに分ける．①上肢組：八邪，陽谿，曲池，陽谷，小海，天井，肩髃，肩髎，肩貞．②下肢組：八風，解谿，丘墟，照海，申脈，崑崙，陽陵泉，秩辺，環跳．③腰背組：華佗夾脊．

★治療方法★　主穴は全部取り，毫鍼を使う．

水溝は刺鍼したあと雀啄して局部の鍼感を強くする．極泉は上肢を頭の位置より上げて直刺し，提挿と小刻みな捻転を併用して，鍼感を指に伝わらせる．委中は，患者を仰臥位にし，腿を約60度の高さに上げ，直刺して提挿と小刻みな捻転を併用し，鍼感を足先に伝わらせる．1分ほど運鍼したら抜鍼し，置鍼しない．

配穴は病変部の状態によって，毎回8～10対の穴位を選び，午前中に灸頭鍼をおこなう．棒灸を5cmに切り，刺鍼して得気があれば棒灸を鍼柄に挿して点火し（下の端から点火する），モグサが燃え尽きたら抜鍼する．火傷防止のため，円い厚紙に切れ込みを入れ，鍼の下に挟む．

華佗夾脊穴は午後に刺鍼する．1.5寸28号の毫鍼を使い，針先を少し脊柱に向けて斜刺し，抵抗感のある部位まで深刺して，はっきりした得気があったら少しバックさせる．毎回15対の夾脊穴を選び，両側とも使って排刺（縦列に刺鍼）し，15分置鍼する．

この方法は1日1回治療し，配穴は交替で使用し，12回を1クールとする．3～5日空けてから第2クールを始めるが，症状が好転したら，隔日1回に改める．

★治療効果★　528例を治療し，前と類似した基準によって評価すると，治癒104例（19.7％），著効200例（37.8％），有効208例（39.2％），無効16

例（3.3％）で，有効率96.7％だった．

体鍼の2 --

　★取穴★　主穴：曲池，外関，陽陵泉，足三里，懸鐘．

　配穴：風池，合谷，血海，陰陵泉，太衝，八邪，八風．末期には大椎，至陽，筋縮，大杼，曲沢，委中を加える．

　★治療方法★　主穴は必ず取り，意気熱補法を使う．鍼を穴位へ刺入して得気したら，得気を守って失わないようにし，全神経を針先に注いで小刻みな緊提慢插を3〜5回おこなったら提插を終える．次に親指と人差指で鍼柄を摘み，自分の心臓方向へ180度回す．そのとき鍼柄をしっかり摑み，鍼体をまっすぐに保持して震わせず，針先に意識を注ぎ，気が病巣へ達したあと守気すれば，気が針先に集まって熱を発生する．八邪や八風は点刺出血する．曲沢や委中は刺絡出血する．残りの穴位は平補平瀉する．初期の患者には20分置鍼して毎日1回治療する．末期の患者は40分置鍼して隔日1回治療する．15回を1クールとする．

　★治療効果★　66例を治療し，治癒40例，著効8例，有効10例，無効8例で，有効率87.9％だった．

鋪灸 --

　★取穴★　主穴：大椎穴から腰兪穴までの督脈．

　★治療方法★　材料：斑蝥粉（麝香50％，ツチハンミョウ粉20％，丁香粉15％，肉桂粉15％）を1.0〜1.8gと，皮を取って砕いたペースト状のニンニク500g，モグサ200g．

　大暑を選んで灸をすえる．患者を腹臥位にし，背中を露出させて背骨の上を消毒する．灸穴の中央ラインに斑蝥粉を敷き，その上に幅5cm，厚さ2.5cmにペースト状のニンニクを塗り，再びその上に幅3cm，高さ2.5cmの断面が二等辺三角形になった土手のように長いモグサを載せる．そして土手の中央と両端にあたる3カ所から点火し，自然に燃えるに任せる．燃え尽きたら，さらに灸を2〜3壮すえる．灸が終わったらニンニクを取り去り，湿ったタオルで軽く拭き取る．灸の後に水疱ができていたら，自分では破らないように言い，3日目に消毒した鍼でつついて水を出し，消毒綿で拭いた後，龍胆紫薬水（ゲンチアナバイオレット）を塗る（隔日1回塗り付ける）．そのあと消毒ガーゼで覆い，痂皮がとれるまで絆創膏で固定する．灸のあと1カ月は，生，冷，辛い食品は食べないようにし，水浴びもやめる．

★治療効果★　治癒－関節の腫れが消え，動きが回復して，血沈およびリウマトイド因子が正常に回復し，薬を飲んでいない．著効－関節の腫痛は大部分なくなり，動きもはっきりと好転した．血沈は正常か明らかに下降し，リウマトイド因子も陰性で，薬も飲んでいない．有効－関節の腫痛および動きが改善し，血沈も下降したほかは治療前と同じ．症状が時々現れる．無効－改善が見られない．

102例を治療し，治癒25例（24.51%），著効29例（28.43%），有効32例（31.37%），無効16例（15.69%）で，有効率84.31%だった．

隔物灸

★取穴★　主穴は2つに分ける．①膻中，中脘，足三里．②膈兪，肝兪，脾兪，命門．

★治療方法★　隔附子餅灸か隔ショウガ灸を使う．附子餅には，附子，肉桂，細辛などの薬物を粉末にし，水飴とショウガ汁で混ぜて，厚さ8mm，直径3cmの餅にする．または大きな生ショウガを厚さ1cmに切る．治療では底面直径2cm，高さ2cmのモグサを使い，餅かショウガ片を穴位へ置いた上に艾炷を載せ，毎回4壮ずつすえる．2組の穴位は交互に使い，1回に1組の穴位を取る．50回を1クールとし，1クール終えたら10～15日治療を休んで，次の治療を始める．治療は2～3年続けなければならない．

★治療効果★　4例治療し，治療して1年後に全員が治癒した．すなわち症状が消え，血沈も正常範囲になり，リウマトイド因子も陰性となった．続けて1年治療して効果を固め，5年以上追跡調査したが，誰も再発しなかった．

総合療法

★取穴★　主穴：大椎，身柱，神道，至陽，筋縮，脾兪，腎兪，小腸兪，委中，陽陵泉，足三里，太谿，丘墟，阿是穴．

配穴：①上肢は天宗を加える．②下肢は秩辺を加える．③耳穴の腕，踝，肩，膝．

阿是穴の位置：関節が腫れて痛むところ．

四縫穴の位置：掌側で，近位指節間関節中央．第1指から第5指まで4穴．

★治療方法★　主穴はいつも8～10穴取る．刺鍼手法は以下のとおりである．大椎，神道，身柱，至陽，筋縮，小腸兪，委中は緊提慢挿の瀉法．脾兪，腎兪，太谿は浅刺して軽く捻転する補法．陽陵泉，丘墟は平補平瀉．足三里は補中有瀉の法．配穴は症状によって選ぶが，天宗穴は合谷刺（鶏爪刺）を使い，鍼感を肩に放散させる．秩辺は輸刺し，繰り返し提挿操作して，鍼感を下肢に放散させる．

阿是穴は，関節が腫れていれば梅花鍼で強く叩いて出血させる．指が腫れて屈伸しにくければ，四縫に三稜鍼を刺す．耳穴は王不留行の種を貼り付け，患者に毎日3回按圧させる．腕，足，肩，膝など大きな関節が腫れていれば，三稜鍼で点刺出血して抜罐する．

　上の方法は1週間に2回治療し，10回を1クールとして，各クール間は2週間空ける．

　★治療効果★　34例治療し，著効10例（29.4％），有効20例（58.8％），無効4例（11.8％）で，有効率88.2％だった．本法はまったく伝統的な鍼の取穴に従って治療しており，主に初期の関節リウマチ患者に適している．

抜罐--

　★取穴★　主穴：部位によって選穴する．①上肢前区：肩前部，上肢内側，手掌部では，主に手三陰経の穴位と患部を取る．②上肢後区：肩後部，上肢外側，手背部では，主に手三陽経の穴位と患部を取る．③下肢前区：大腿前部，膝関節前部，脛前部では，主に胃経，胆経，脾経の穴位と患部を取る．④下肢後区：股関節，大腿後部，膝窩と腓腹筋は，主に膀胱経の穴位と患部を取る．⑤足背区：足背部と内外踝は，主に胃経，脾経，腎経，膀胱経，胆経の穴位と患部を取る．

　★治療方法★　薬物は，防風，麻黄，川芎，透骨草，生地，蘄艾，杜仲，牛膝，木瓜，当帰，川椒，寄生を12gずつ．この薬物を煎じておく．

　長さ4～6cm，内径1～4cmの竹罐を数十個使う．また梅花鍼式の三稜鍼，そして叩刺する鍼柄の付いた鍼槌（梅花鍼）を使う．

　まず患者を適当な姿勢にするが，患者の罹患部に基づいて，前述した5区から治療穴区を選ぶ．

　1．刺法：皮膚を消毒し，左手に鍼柄を持ち，針先を皮膚に近づけ，右手で鍼槌近くの鍼柄前端を握って叩刺すればよい．針先を皮膚に刺入した瞬間に引き上げ，梅花鍼による弾刺のようにする．刺激量は2つある．重刺激は，叩刺すると直ちに出血する．頑健な体質で，症状が重く，筋肉の豊満な部分で使う．軽刺激は，叩刺しても出血せず，抜罐すると出血するもので，虚弱な体質で，症状が軽く，筋肉の薄い部分に使う．治療で叩刺する回数は，一般に病変部の大きさによって決める．重刺激が多くて，軽刺激は少ないが，平均して数十回程度で，1回に数mlから十数ml出血させる．

　2．抜罐法：まず前述した漢方薬を布で包み，冷水に浸したあと沸騰した湯に

入れて15分煮る．その中に竹罐を投入して10分煮れば使用できる．そして温度が65〜75℃ぐらいに下がったら吸着させる．温度が低すぎれば吸着しないし，高すぎれば火傷するので，部位や病状，罹患期間，患者の耐性などを考慮して温度を調節する．操作時は，煮えた竹罐を逆さにして液を出し，乾いたタオルで罐口を拭いたあと，すぐに刺絡した部位に吸着させ，15〜20分留罐すると，鍼孔から出血して局部が発赤する．罐を外したら消毒ガーゼで血を拭き取り，消毒して感染を防ぐ．毎回1つの区（両側）を取ればよい．一般に毎週2回治療し，10回を1クールとし，3クール治療したら2週間休む．もし頑健な体質で，病状が重かったり，多くの関節が受損していれば，毎週3回治療する．

★治療効果★　35例を治療した結果，治癒10例（症状が消え，関節の運動機能が回復），著効13例（関節の痛みや腫れがはっきりと少なくなり，機能障害も明らかに改善），有効8例（関節の痛みや腫れ，機能障害がある程度改善），無効4例（治療の前後で変化なし）で，有効率88.6％だった．

鍼灸

★取穴★　主穴：肩貞，肩髃，曲池，合谷，手三里，環跳，風市，足三里，陽陵泉，崑崙，丘墟．

配穴：太衝，血海．

★治療方法★　一般に主穴を取る．患者が頑健な体質で，発病してから間がなく，痛みが激しければ深く刺鍼し，瀉法を使って気を病巣部へ到達させる．虚弱な体質で，罹患してから長く，何度も発作を起こして治らなければ，深刺して平補平瀉する．毎日1回刺鍼し，20分置鍼し，15回を1クールとする．もし関節が痛み，局部が冷たくて，決まった場所が痛むようであれば寒痺なので，局部の皮膚が発赤し，温熱感があるように棒灸する．また関節が赤く腫れて熱痛があれば，熱痺なので，配穴を加えて瀉法する．

★治療効果★　リウマチ熱後関節炎（風湿性関節炎）と関節リウマチ（類風湿性関節炎）を268例治療し，治癒58例（21.6％），著効83例（31％），有効116例（43.3％），無効11例（4.1％）で，総有効率95.9％だった．

灸と抜罐

★取穴★　主穴：大椎，命門，腎兪，肝兪，脾兪，足三里．

★治療方法★　皮膚を消毒し，まずモグサで麦粒大の艾炷を作り，前述した穴位に5壮ずつすえる．そのあと梅花鍼で病変部位の関節を叩刺し，局部から血を

にじませ，さらに叩刺した部位に抜罐し，ポンプで空気を抜いて5分ほど留罐する．もし火罐を使うならば時間を延長して10〜15分留罐する．隔日に1回治療し，3カ月を1クールとする．

★治療効果★　120例を治療し，治癒21例（17.50％），著効55例（45.83％），有効31例（25.83％），無効13例（10.83％）で，有効率89.16％だった．

蜂針

★取穴★　主穴：上肢は天宗，肩髎，肩髃，曲池，手三里，尺沢，支溝，外関，陽池，陽谿，中渚，八邪．下肢は環跳，秩辺，居髎，血海，鶴頂，膝眼，足三里，陽陵泉，三陰交，解谿，太衝，束骨，八風．背部は大椎，肺兪，肝兪，脾兪，心兪，腎兪，命門．

鶴頂の位置：膝蓋骨上縁中央．

★治療方法★　まず皮膚試験する．患者の前腕内側の皮内に蜂毒皮膚試験液を注射し，30分以内に赤く腫れ，それが直径5cm以内で，24時間内に全身反応が現れなければ治療を開始する．患者の病変部位と症状の程度に基づいて選穴し，局部を消毒したら，生きた蜜蜂の胸をピンセットで挟み，尾の毒針を穴位に向けて皮膚に当てると，蜜蜂は毒針を刺入する．蜜蜂を移動させ，蜂針は皮内に15分留める．1匹の蜜蜂で1穴を刺すが，最初は蜂を2〜5匹以内にし，患者の耐性や病状を見ながら加減する．一般に1回の治療で10〜20匹使う．1〜2日に1回治療するが，週1回でもよい．10回を1クールとし，数クール治療を続ける．

蜂毒反応と処理：初めて治療する患者は，程度は違うが発熱，局部が赤くなって腫れる，痒いなどの状態となるので，そのときは患者に水を多量に飲むようにいう．反応が軽ければ処置しなくてもよいが，もし反応が強ければ蜂の量を減らし，治療間隔を空けるとともに，抗ヒスタミン剤などを服用する．

★治療効果★　290例を治療した結果，治癒29例，著効89例，有効148例，無効24例で，有効率91.7％だった．

刺血

★取穴★　主穴：大椎，腰兪，阿是穴．

配穴：足三里，合谷，血海．

阿是穴の位置：腫れた関節周囲にある怒張した血管か圧痛点．

★治療方法★　一般には主穴だけを取って刺血するが，効果が劣っていれば配

穴を加えて刺鍼する．まず太い毫鍼で大椎と腰兪に数鍼ほど浅刺し，10分抜罐する．阿是穴は三稜鍼で血絡を破り，血の色が薄く変わるまで出血させる．圧痛点は点刺したあと5分ほど抜罐する．1回の出血量は30mlぐらいとする．配穴には刺鍼し，提挿捻転補法したあと30分置鍼する．刺血は毎週1回おこない，4回を1クールとする．刺鍼は隔日1回で，15回を1クールとする．

★治療効果★　102例を治療した結果，有効率は89.3～95.6%だった．

29. 重症筋無力症（眼型）

❖ 概論

重症筋無力症は，神経－筋接合部の伝達機能を障害する自己免疫性疾患である．主な症状は障害された筋肉が極度に疲れやすく，休憩すると回復する．なかでも眼瞼下垂や複視など，眼筋を障害されたものが最も多く90%以上を占める．本病は10～35歳に多く，女性患者は男性患者より多い．重症筋無力症の原因や病理は今でもはっきり分かっておらず，現代医学でも効果的な治療法はない．

重症筋無力症も中医では痿証になる．その原因は脾と腎が弱っていることと関係がある．腎精が不足すれば肢体を灌漑できなくなり，脾気が虚弱となれば，肌膚を栄養できなくなる．健脾益気，補腎壮陽の方法を使って治療する．

痿証の鍼灸治療は古典にも記載されている．注目すべきことに『内経』の「軃」病が，重症筋無力症とかなり似ている．そして「その原因のあるところ，分肉の間を補う」と，鍼灸治療を『霊枢・口問』で挙げている．

重症筋無力症に対する現代の鍼灸治療は1950年代に始まったが，1958年8月13日の『健康報』に「不治の病を鍼灸で治す（重症筋無力症）」という題で掲載されたものは，医療従事者の関心を引いた．その後，眼筋の重症筋無力症を主として治療したものだったが，他の型でも初期の重症筋無力症に対する臨床観察例も続々と発表された．70年代には耳鍼と薬物療法を併用して本病を治癒させた症例報告がある．80年代からは，臨床治療の増加と病例の蓄積に伴い，本病に対する鍼灸治療の知識が深まった．一般的に鍼灸は，眼筋の重症筋無力症に対して効果があり，ほぼ治ると考えられている．その他，初期の症状の比較的軽い重症筋無力症にも効果があるが，薬物治療も併用しなければならない．本節では比較的完成された，眼筋の重症筋無力症に対する鍼灸治療を紹介する．

❖ **治療**
体鍼--

★取穴★　主穴：攢竹，陽白，魚腰，合谷，百会．

配穴：眼筋下垂には外関，光明，三陰交，足三里を加える．複視には睛明，風池を加える．

★治療方法★　主穴から3穴取り，配穴から症状によって1～2穴を選ぶ．眼周辺の穴位は1つの穴位に直刺してもよいし，陽白から魚腰への透刺，陽白から攢竹への透刺などしてもよい．睛明，攢竹は30号の毫鍼を使って直刺し，得気があったら，軽い雀啄法で30秒から1分運鍼する．そのほかの眼周辺の穴位は，捻転に少し提挿を加え，これも30秒から1分運鍼する．刺激は軽いほうがよく，置鍼しない．四肢の穴位では緊挿慢提で，最初に強くて後が軽い補法をおこない，得気があったら30～45分置鍼する．百会穴は米粒大のモグサで知熱灸を3壮すえるが，棒灸を15分おこなってもよい．1日1回治療して，7～10回を1クールとし，各クール間は3～5日空ける．

★治療効果★　治癒－眼筋の機能が正常に回復し，複視もなくなり，視力も正常になった．有効－眼筋の機能はほぼ回復したが，まだ複視がある．無効－治療前後で症状や状態の変化がなかった．

39例を治療した結果，治癒31例（79.5%），有効7例（17.9%），無効1例（2.6%）で，有効率97.4%だった．

耳鍼--

本法は主に眼筋の重症筋無力症に使う．

★取穴★　主穴：眼，皮質下，脾．

配穴：肝，内分泌，腎，縁中．

★治療方法★　最初は毫鍼を使う．主穴から常に2～3穴を選び，配穴から1～2穴を取る．両側の耳穴から敏感点を探し，そこにすばやく捻転しながら刺入して，運鍼する．そして脹れぼったい，熱感や痛みなどの感じがあれば30分置鍼し，5分ごとに捻転して刺激を強める．1日1回治療し，10回を1クールとする．第2クールになって症状が改善したら，耳穴に円皮鍼を入れるか，王不留行の種を貼り付ける．毎回3～5穴を使い，1週間に2回治療して，10回を1クールとする．

★治療効果★　6例を治療し，そのうち4例は眼筋の重症筋無力症に有効だったが，残り2例の眼筋型でない重症筋無力症は全員無効だった．

体鍼と皮膚鍼（梅花鍼）--

★取穴★　主穴：攢竹，絲竹空，陽白，魚腰，太衝，太谿，侠谿．
配穴：合谷，大都，脾兪，百会，足三里，中枢，陰陵泉，三陰交．

★治療方法★　主穴は毎回手足の経脈から各1対，配穴は1〜2個取る．刺鍼して得気したら補法し，20分置鍼する．抜鍼後，皮膚鍼で上から下へ，内から外へと患側頭部の足太陽と足少陽経脈，そして眼輪筋を3〜5往復往復させて弾刺し，局部を発赤させる．毎日1回治療し，10回を1クールとして，各クール間は3日空ける．

★治療効果★　眼型重症筋無力症患者365例を治療し，治癒311例，著効41例，有効11例，無効2例で，有効率99.5％だった．

眼鍼と穴位注射--

★取穴★　主穴は2つに分ける．①眼穴の脾区，腎区，上焦区．②攢竹，陽白から魚腰の透刺，絲竹空．
配穴：三陰交．

★治療方法★　主穴は毎回1組を選び，2組を交互に使う．①組は，32号0.5寸の毫鍼を眼穴へ0.1〜0.2寸の深さに直刺して，何の手法も施さない．配穴は刺鍼して得気があれば，三進一退の焼山火手法を使う．いずれも20分置鍼する．三陰交は両側を交互に使い，5分ほど棒灸する．②組は穴位注射する．毎回2穴を取り，ビタミンB_{12}を各穴へ0.25mgずつ注入する．隔日に1回治療し，12回を1クールとして，各クール間は3〜5日空ける．

★治療効果★　12例を治療した．3クール治療して，治癒7例，有効4例，無効1例で，有効率91.7％だった．

30. エイズ

❖ 概論

エイズ（AIDS）は後天性免疫不全症候群であり，新しく発見されたHIVウイルスの感染による免疫不全である．主に濃厚な接触や輸血によって，人々の間に広まった．持続的な発熱，寝汗，疲労，全身リンパ節の腫れ，食欲不振，下痢，

咳嗽,呼吸困難,咽喉の痛み,嚥下困難,出血(皮下粘膜,上消化道および便血,血尿),体重減少などの症状があり,カポジ肉腫を起こすこともある.本病は青壮年に多い.本病のウイルスに感染すれば,人体の免疫細胞はほとんど破壊され尽くし,死亡率がきわめて高く,完治させる治療法もないので「現代の癌」と呼ばれる.

エイズは新しい脅威であり,1981年にアメリカで第1例が報告されてから,すぐに世界中へ蔓延した.1989年10月には152カ国で本病が発見され,世界保健機構に182463人の患者が報告され,ウイルスを持つキャリアは500万人を超えていた.1997年の世界保健機構による統計では,エイズ感染者が3006万人,死者は1710万人に達する.だから本病の治療は世界中が注目している.最近になって中医の鍼灸治療の中に,新しい治療法を見いだそうとする人があり,ある程度の成果を得た.

本病の中医学治療によって,本病の病因と病機は正気不足,外感邪毒,房室不節,耗傷真陰と考えられるようになった.病理メカニズムでは,1つは衛気営血の異常を主とする外感疾病の進行プロセス,もう1つは臓腑の陰陽虚衰などに表れる内傷疾病の病理変化プロセスという2つの変化があると考えられている.初期には扶正祛邪が重要であり,後期では補腎健脾が原則となる.

本病が発見されてから現在まで20年余りしか経っていないので,本病に対する鍼灸治療は,いまだに模索中である.中国の鍼灸治療に携わっている者は,本病の臨床経験に乏しいが,鍼灸学の理論や方法から治療方法の試案を提供している.海外では,すでに多くの治療がおこなわれている.特にアメリカの鍼灸治療家の多くは,100例以上の患者を臨床観察し,貴重な臨床経験を積み上げている.現在の本病に対する鍼灸治療では,免疫機能を調整したり病気に対する抵抗力を高めたりする穴位が主として使われているが,すでに知られているもののほかに,こうした作用を持つ穴位がいくつか発見された.例えば日本の学者は築賓穴に毒を除く作用があると考えているが,エイズにも使える.穴位刺激法では,刺鍼のほかにも灸を重視する.灸法は身体の抵抗力を増強する.エイズは難病なので,漢方薬や現代薬を併用することを強調したい.既存の資料によると,鍼灸治療は症状の改善に役立つだけでなく延命効果もある.

❖ **治療**

総合療法

★取穴★　主穴：関元，気海，脾兪，腎兪，足三里，命門，三陰交，築賓，神闕，大椎．

配穴：外感発熱には曲池，合谷，肺兪，列欠を加える．衰弱には太白，太谿を加える．出血には膈兪，血海を加える．不眠には神門，内関を加える．痛みには耳穴の交感，神門，肺，肝，脾，腎（すべて耳穴）を加える．

★治療方法★　主穴から毎回3〜5穴を取る．本病は病状の変化が早く，個体差がかなりはっきりしているので，臓腑や経脈に現れた症状によって異なる取穴をする．配穴は症状に基づいて選ぶ．穴位は少なく，そして刺激を弱くし，患者を疲労させないよう置鍼時間も短くして，20分を超えないほうがよい．早期の患者では補中寓瀉を使うが，それ以外はすべて補法する．主穴には刺鍼後に棒灸を加え，患者には家で灸をすえ，自分でできない背中は家族に灸してもらうように指示する．回旋灸を局部が赤くなるまでおこなう．耳鍼は痛みを止めるために使うが，置鍼は少し延長して25分おこなう．衰弱していたり慢性の下痢があれば，灸を主体にする．衰弱していれば主穴（命門，膏肓，足三里，関元）に灸をすえ，配穴には刺鍼する．下痢ならば関元，神闕，三陰交，気海に灸をすえる．

感染防止を重視して操作をおこなう．消毒した手袋を付けて，使い捨ての鍼を使う．使い終えた鍼や手袋，消毒綿は容器に入れて密封し，別に処理する．

治療は毎週2回おこなう．

★治療効果★　エイズ患者350人を鍼灸治療した．治癒させる目的ではなかったが，鍼灸治療には次の効果がある．

①患者の心理状態を改善する−鍼灸治療をしたあと，多くは精神状態が安定し，元気が出てきた．②症状や状態を緩解させる−鍼灸治療をおこなった期間，患者の疲労や息切れ，心臓がドキドキするなどの症状が改善され，睡眠がよくなり，浮腫が軽くなって，下痢の回数が減り，体重が増加した．痛みがなくなったり，四肢末端の麻痺や無力が緩解したなど．2例には中度のカポジ肉腫があったが，鍼灸治療して初めの2カ月間だけ消えた．鍼灸は出血患者に良好な効果があった．③患者の薬物に対する副作用を抑えるのに効果がある−幾人かの鍼灸治療と併行して化学療法をおこなった患者には，ほとんど副作用が現れなかった．鍼灸はエイズ感染者に対して明らかに治療効果があり，危険度の高い人々の群でも，鍼灸には感染を防止する作用があった．

体鍼

★取穴★　主穴は3つに分ける．①足三里，関元，大椎，膏肓，合谷，風池．肺気虚の咳嗽には肺兪と列欠，脾虚の腹瀉には天枢と脾兪，鬱状態は肺兪と太衝，腎陰虚には腎兪と太谿を加える．②肺気陰両虚には肺兪，膏肓，足三里，関元，大椎，列欠，太淵．脾虚湿阻には足三里，脾兪，陽陵泉，天枢，中脘．肺鬱気滞には肺兪，太衝，神門，膻中，足三里，天枢．脾腎虧虚には脾兪，腎兪，関元，足三里．肝腎陰虚には太谿，太衝，腎兪，足三里，大椎．痰濁阻滞には天井，少海，足三里，大椎，腎兪，曲池．③瘀血痰阻には腎兪，足三里，大椎，豊隆，少海，期門．熱毒内蘊には大椎，足三里，曲池，合谷．痰蒙心神には神門，大陵，印堂，豊隆，水溝．腎陰陽両虚には腎兪，関元，足三里，太谿，命門．

配穴：全身が疲れていれば膈兪と腎兪．自汗や盗汗には陰郄と復溜．納差（食欲がない）や消痩，水様便には脾兪と中脘．皮疹や水疱には血海と三陰交などを加える．

★治療方法★　前述した3組の穴位だが，①組は初期に使い，扶正補虚，清熱解毒する．②組はエイズやエイズに関係する総合症状が現れた時期に使う．③組はエイズの併発症の段階で使う．使い捨て鍼で補法し，虚寒ならば灸を併用，熱毒には局部から点刺出血する．刺鍼して得気したら15～20分置鍼する．隔日に1回治療し，15回を1クールとする．

★治療効果★　エイズ患者，エイズに関連する症候群が現れた患者，HIV陽性患者162例を治療した結果，著効24例，有効81例，無効57例で，有効率75.5％だった．

鍼灸

★取穴★　主穴は中医弁証によって4つに分ける．
①肺胃陰虚：合谷，内関，太淵，偏歴，肺兪，膏肓，足三里．
②脾胃虚損：足三里，血海，上巨虚，三陰交，膏肓，神闕．
③脾腎両虧：足三里，内関，上巨虚，三陰交，血海，陽陵泉，腎兪，膏肓，湧泉．
④熱盛痰蒙：三陰交，曲泉，蠡溝，足三里，崑崙，内関．

★治療方法★　各型に基づいて毎回5～6穴を取る．脾胃虚損は神闕へ30分の施灸（隔塩灸）を加える．脾腎両虧は足三里と湧泉に20～30分，棒灸を使って温和灸する．他の穴位は毫鍼を刺して平補平瀉し，15～30分置鍼する．毎日1回治療し，10回を1クールとする．

★治療効果★　36例を治療した．治療前後の主な症状改善は，以下の如くである．発熱36例→消失17例．乏力34例→消失6例．消痩35例→治療後体重増加2例．盗汗33例→消失12例．咳嗽18例→消失5例．腹瀉26例→消失17例．納呆29例→消失4例．四肢の痛みや痺れ26例→消失19例．本法は臨床症状の改善に一定の効果がある．

31. 強皮症（進行性全身性硬化症）

❖ 概論

　強皮症は皮膚表面の限局性，あるいは広範囲の皮膚が硬くなって損傷を与える結合組織の疾病である．発病率はエリテマトーデスの次に多いが，これも限局性と全身性に分けられる．前者は斑点状あるいは点滴状に皮膚を損傷する．最初は薄紅色や赤紫の円形あるいは不規則な形の実質性水腫となり，それから淡黄色や象牙色の硬い塊となったあと，白や淡褐色の萎縮した瘢痕となる．全身性硬化症は，皮膚や筋肉および骨格も損傷し，消化器，心臓血管，呼吸器，泌尿器および神経まで犯される．本病の原因は不明で，現代医学では治療法がない．

　鍼灸で強皮症を治療した現代の文献は，1959年に毫鍼を使って印堂，水溝，承漿，足三里に刺激し，子供の強皮症を1例治療したのが最初である．そのあと20年余り，強皮症に関する報告はなかった．80年代になって，中医の刊行物に続々と現れるようになり，それぞれ異なる刺激方法を使って観察された．灸，穴位注射，毫鍼や皮内鍼などが使われ，耳鍼治療も主張された．現在になっても，この病気に関する鍼灸の臨床例が多いとは言えず，報告例も少ない．しかし現在の資料を見るかぎり，本病に対する鍼灸治療は，限局性であれ全身性であれ，すべてに効果がある．また鍼灸治療者は臨床の結果，強皮症患者の多くが陽虚に属すると考え，灸で効果をあげることが多い．

　強皮症に対する鍼灸治療のメカニズムは，爪床微小循環の変化を観察したところ，約36.9％で患者の爪先にうっ血があったが，灸治療によって21.78％に減少し，治療の前後を比較すると有意差があった．また正常値より低かったリンパ球幼若化率が，明らかに上昇した．これは鍼灸が，活血化瘀（血液循環の改善）と身体免疫機能を改善することによって治療することを示している．

❖ 治療

薬餅灸

★取穴★　主穴は4つに分ける．①大椎，腎兪．②命門，脾兪．③気海，血海．④膈兪，肺兪．

★治療方法★　薬餅の作成：白附子，乳香，没薬，丁香，細辛，小茴香，蒼朮，川烏，草烏を等量ずつ，粉にしてハチミツとネギ，水を適量加え，薬餅（台座）をこねあげる．薬餅は直径2.5cm，厚さ6mmとし，いくつかの小さな孔を開ける．

主穴は毎回1組使い，各組を順番に使う．薬餅を穴に置き，温灸用のモグサで底面直径2cmの艾炷を作り，薬餅に載せて点火する．灸が1壮燃え尽きたら，さらに1壮すえる．各穴に2壮ずつすえる．症状に基づいて週2〜4回治療し，3ヵ月を1クールとする．治療期間は肉桂散を併用してもよい．

★治療効果★　有効−全身性硬化症，レーノー現象が明らかに軽減し，硬くなっていた皮膚も柔らかくなって，あまり寒がらなくなり，関節の痛みも減って，循環障害も改善された．限局性硬化症では，局部のこわばって硬くなった皮膚が柔らかくなり，色も正常となって循環も改善した．無効−治療前後で，はっきりと改善しないもの．

21例に薬餅灸し，有効12例（全身性硬化症3例，限局性硬化症9例）で，有効率57.1％だった．

体鍼の1

★取穴★　主穴は3つに分ける．①前頭部の皮膚損傷：上星，陽白，頭維．②上肢の皮膚損傷：扶突，大椎．③腰背と下肢の皮膚損傷：腰陽関，環跳，秩辺．配穴も3つに分ける．①血海，三陰交．②印堂，太陽．③承山，三陰交．

★治療方法★　皮膚の損傷部位に基づいて穴位を選ぶ．主穴と配穴は対応させて取る．26号の太い毫鍼を刺入し，得気したら焼山火を使って運鍼する．つまり三進一退で，病変部位に温熱感を発生させたら30分置鍼する．置鍼中は焼山火で2〜3回運鍼する．毎日1回治療し，10回続けて1クールとし，各クール間は3〜5日空ける．

★治療効果★　限局性強皮症30例を1〜6クール治療した結果，臨床治癒14例，好転16例で，全員に有効だった．

体鍼の2

★取穴★　主穴は3つに分ける．①腰陽関，秩辺，扶突．②環跳，秩辺，血海．③承山，三陰交，秩辺．

配穴：血海，扶突，三陰交．

★治療方法★　主穴から毎回1組取り，3組を順番に使用する．配穴は考慮して加える．刺鍼して得気があれば15～20分置鍼する．毎日1回治療し，10回を1クールとする．各クール間は，パルス治療を1クール入れるが，疎波か疎密波を使い，患者が心地よく感じる電流で通電する．

★治療効果★　3例を治療し，全員が臨床治癒した．

総合療法 --

★取穴★　主穴：阿是穴，肺兪，腎兪．

配穴：曲池，外関，三陰交，関元，大椎．

阿是穴の位置：皮膚の損傷部分．

★治療方法★　本法は穴位注射，皮内鍼，灸および鍼治療などを使う．

薬液：温めた胎盤組織液．

主穴は毎回すべて使い，配穴から2～3穴を選び取る．

阿是穴は次の方法を使う：①梅花鍼で強く叩き，抜罐を加える．②棒灸を使って10～15分ほど雀啄灸する．③損傷した皮膚の両側から縦方向に，長さ4cmの皮内鍼を1本ずつ，損傷した皮膚の両側から横方向に1.5cmの皮内鍼を1本ずつ刺入する．針先がすべて中心に向かうようにして，外周を絆創膏で留める．

刺絡抜罐は隔日1回，棒灸は毎日1～2回，皮内鍼は毎週2回治療する．

肺兪と腎兪は穴位注射する．温めた胎盤組織液10mlを7号の注射針で，各穴位に2.5mlずつ注入する．1日1回治療する．

そのほかの穴位は毫鍼を刺鍼し，得気があれば，緊按慢提の補法で1分運鍼し，20分置鍼する．置鍼中は中刺激で間欠的に運鍼する．毎日1回治療する．

上の方法を総合し，1カ月を1クールとし，3～5日休んでから次のクールを続ける．2クール目からは，症状に基づいて適当に治療間隔を空ける．

★治療効果★　15例を治療し（すべて1例のみの治験），すべて効果があった．

32．エリテマトーデス

❖ 概論

エリテマトーデスは自己免疫疾患で，円板状エリテマトーデスと全身性エリテマトーデスに分けられる．前者では身体の露出している部位，特に鼻梁を中心と

して蝶のような形に，鮮やかな赤やピンク色の斑点状の皮疹が出る．全身性エリテマトーデスは，皮疹，関節痛，発熱，頭痛，食欲不振など全身症状が現れ，複数の器官や臓器を損傷する．本病の原因は分からず，現代医学では治療法がない．

中医学では「茱萸丹」，「馬瓔丹」，「陰陽毒」などが顔面の皮膚に紅斑性の損傷を起こす主な病気であるが，これは円板状エリテマトーデスにかなり似ている．全身性エリテマトーデスは，皮疹がなかったり症状のない者では，似た症状が記されたものはない．

本病に対する鍼灸治療は古籍の中にない．現代の最も早いもので1960年にある．70年代になると，粗鍼や耳鍼を使ってある程度効果をあげた．80年代以降は，さらに治療方法が進み，円板状エリテマトーデスの鍼灸治療を基礎とし，辨証論治を使って，全身性エリテマトーデスの治療もおこなった．それだけでなく，中枢性のエリテマトーデスで意識不明となった患者1例に鍼を主にして治療し，応急処置に成功している．現在，エリテマトーデスの鍼治療の有効率は80％ぐらいであるが，全身性エリテマトーデスに対する治癒率は，まだ低い．

❖ 治療

耳鍼--

本法は主に円板状エリテマトーデスに使う．

★取穴★　主穴：面頬，外鼻，肺，腎，陽性点．

配穴：不眠には神門と心，食欲不振には脾と胃，生理不順には内分泌を加える．

陽性点の位置：病変部分と対応する耳区を探し，敏感点や局部の形態や色が変化している部位．

★治療方法★　いつも主穴から3～4穴取り，症状に基づいて配穴から1～2穴を加える．両側全部を使う．0.5～1寸の毫鍼で敏感点にすばやく刺入するが，深さは反対側の皮膚に突き抜けない程度とし，30～45分置鍼して5～10分ごとに運鍼する．毎日か隔日1回治療し，10回を1クールとして，各クール間は3～4日空ける．症状が改善したら埋鍼治療に替える．毎回，片側の耳から3～4穴選んで円皮鍼を入れ，3～5日に1回貼り替える．両耳を交替で使う．

★治療効果★　治癒－皮膚の損傷が消え，色素の沈着が残っているだけである．自覚症状もなくなった．著効－皮膚の損傷は明らかに好転し，安定する．自覚症状もはっきりと減った．有効－皮膚の損傷および自覚症状が減った．無効－4クー

ル治療しても，皮膚の損傷および症状に改善が見られないか，逆に進行した．

15例を治療し，治癒10例（66.7%），著効3例（20.0%），無効2例（13.3%）で，有効率86.7%だった．有効だった症例で効果が最も早く現れたのは1クール，最も長かったのは6クール，発病してから間がないものほど効果が早かった．

体鍼と穴位注射----------

★取穴★　主穴は2つの組に分けるが，すべて辨証分類する．

4つの型に分類する（毫鍼組穴）．

①熱毒熾盛型：紅斑，発熱，関節痛，喉が渇いてよく水を飲む，全身の倦怠，舌が赤で舌苔が黄色，弦数脈．○大椎，委中，陥谷，大陵，陽陵泉．

②陰血虧虚型：微熱があるか熱がない，皮疹がピンク色，五心煩熱，頬が赤い，脱毛する，生理不順，舌は赤く舌苔が少ない，弦細脈．○曲池，合谷，迎香，風池，労宮，湧泉．

③陽気虚衰型：精神が疲労して寒そうな感じ，微熱，耳鳴り，顔色が紙のように白い，自汗，寒がる，食が細く便が水っぽい，皮疹ははっきりしないか黒っぽい紫色，舌は淡くて歯印がある，脈は濡細か沈細．○百会，曲池，合谷，足三里，命門，商丘．

④気滞血瘀型：皮疹は黒っぽく，腹脹してゲップが出，両脇が脹って痛む．顔色は黒っぽく，舌質は暗赤色，弦脈．○膻中，気海，合谷，太衝，章門，内関，印堂．

上と同じように4つの型に分類する（穴位注射組穴）．

①熱毒熾盛型：腎兪，太谿，三陰交．

②陰血虧虚型：膈兪，肝兪，腎兪，太衝，三陰交．

③陽気虚衰型：脾兪，腎兪，関元，天枢，中脘．

④気滞血瘀型：肝兪，膀胱兪，血海，三陰交および結節のある背兪穴．

★治療方法★　上の方法に従って辨証取穴をおこなう．

毫鍼刺鍼法：症状の型を分類して取穴し，刺鍼して得気があったら，捻転と提挿を組み合わせて平補平瀉したあと，30分置鍼する．隔日1回治療する．

穴位注射法：熱毒熾盛型にはスルファジアジン185mg，スルファメラジン130mg，スルファチアゾール185mg混合注射液を使う．陰血虧虚型は生脈注射液を使う．陽気虚衰型にはビタミンB_1にビタミンB_{12}を加えた注射液か，アデノシン三リン酸注射液を使う．気滞血瘀型には当帰注射液か紅花注射液を使う．

これらの薬液は、それぞれの型に1種類だけ使うが、交替で使ってもよい。薬液を注射器に吸入させた後、5号歯科注射針を使って穴位に刺入し、得気があったら雀啄法を使って鍼感を強くしたあと、薬液を注入する。毎回3～4穴を選び、各穴に0.3～0.5mlずつ薬液を注入する。隔日1回穴位注射してもよいし、刺鍼と交替で使ってもよい。

★治療効果★　治癒－発熱および紅斑が消え、ホルモン剤を使わない。各検査項目は正常で、LE細胞と抗核因子は陰性になり、普通に仕事ができる。有効－発熱が消え、紅斑もはっきり退いた。検査でも大部分が正常に近くなっており、ホルモン剤も使わないか量が減っている。自分で身の周りのことができる。無効－症状や検査で改善が見られず、やはりホルモン剤に頼らなければならない。

8例の全身性エリテマトーデス患者と、4例の円板状エリテマトーデス患者を治療した結果、治癒6例（50.0％），有効4例（33.3％），無効2例（16.7％）で、有効率83.3％だった。

穴位注射 --

★取穴★　主穴：合谷，百会，太衝から湧泉の透刺，陽陵泉から陰陵泉の透刺，風府，大椎，曲池，風池，血海，膈兪，身柱から霊台の透刺，腎兪から大腸兪の透刺，大腸兪から膀胱兪の透刺，関元から気海の透刺。

配穴：不眠や心悸には少海，神門から通里の透刺を加える。頭痛には頭臨泣，足臨泣，神庭から上星の透刺を加える。浮腫には照海と水分を加える。発熱には列欠と尺沢を加える。便秘には天枢と大横を加える。皮膚損傷には肺兪と列欠を加える。

★治療方法★　薬液：ビタミンB_1，ビタミンB_6，ビタミンB_{12}，魚腥草，複方柴胡，当帰，胎盤組織液などの注射液。いずれか1つを選び，交替で使用する。

★治療方法★　まず5mlの注射器に6号注射針を付け，穴位を消毒したあとすばやく穴位へ刺入し，ピストンを引いても血が逆流してこなければ，ゆっくりと薬液を注入する。透刺では針先を浅層へ引き上げ，さらに方向を変えて薬液を注入する。毎回12～16穴を取り，各穴へ0.3～2mlの薬液を注入する。隔日に1回治療し，15回を1クールとして，各クール間は3～4日休む。

★治療効果★　10例を3カ月から2年治療した。臨床治癒1例，著効7例，有効2例だった。

33. 肥満症

❖ **概論**

　肥満症は一般に単純性,続発性およびその他など,3つの肥満症に分けられる.単純性肥満とは,内分泌と代謝の因果関係がはっきりしないものであり,これには体質による肥満と獲得性肥満の2つがある.鍼灸治療の対象となるのは単純性肥満だが,特に獲得性肥満に対して効果が優れている.

　太りすぎは健康に悪い.体内に蓄積する脂肪が多ければ心臓に負担がかかり,心筋内に脂肪が沈着すれば心筋が疲労しやすくなる.肥満は内分泌を狂わせ,血中脂質を高め,動脈にアテローム変性を起こさせる.また身体の免疫力や抵抗力を低下させる.正常人と比べると,太った人の癌発生率は2倍,冠状動脈硬化は6倍,高血圧は9倍,糖尿病は8倍も高い.近年では物質が豊かになり,食生活が変化して労働の消費カロリーが減り,単純性肥満は日に日に多くなっている.肥満に対し現代医学は,食欲抑制剤と代謝刺激剤などを使って治療しているが,理想的な効果があるとは言えず,副作用もある.

　肥満に対する鍼灸治療は,中国古代の文献には見られない.現代鍼灸の肥満に対する治療は,ほぼ1970年代の初めにアメリカや日本から始まり,その後徐々に世界中へ広まっていった.中国で肥満に対する最初の鍼灸治療が始まったのは1974年である.80年代に入って,特にここ数年には,肥満の鍼灸治療に関する発表が,急激に増えてきた.穴位の刺激方法として,最もよく使われ,患者にも親しまれているのは耳鍼(耳穴圧丸などを含む)だが,体鍼や灸,電気鍼も使われている.すでに鍼灸の痩身効果は認められており,獲得性肥満症に対する有効率は70〜80%で,ひどい肥満ほど治療効果がはっきりしている.そのほかの型の肥満では効果が劣る.

　鍼灸によってなぜ痩身できるかについては,肥満予防の耳鍼によって味覚を変化させ,そのため食べる量の減ることが証明されている.耳鍼は塩辛さを感じる味覚を過敏にし,食欲を抑えることも分かった.体内の生理的物質とホルモンの量を測定することにより,食欲を減退させる特異穴の存在がはっきりした.それらの穴位はインシュリンやガストリンの分泌量を変化させる.さらに耳穴に刺鍼すると,その信号が迷走神経に沿って伝わると同時に,視床下部の空腹信号を遮断し,食物摂取を制限する.また鍼灸は体脂肪の使用と分解を促すので,最終的

に痩身の目的が達せられる．また分子生物学の角度からも，鍼灸で痩身できるメカニズムが研究されている．

❖ 治療

耳穴圧丸 --

★取穴★　主穴：外鼻（飢点），口，内分泌，縁中，胃．

配穴：肺，脾，神門，大腸，直腸下段．

★治療方法★　主穴から3〜4穴，配穴から1〜2穴を取る．王不留行の種1粒を7mm四方の絆創膏に貼り，耳穴の敏感点を探して貼り付け，親指と人差指で怠い重く痺れる感じや痛みが出るまで按圧する．患者には毎日3回食事前に，さっきの感じが起こるまで自分で按圧するように指示する．毎回片方の耳を取り，両耳を交替で使う．1週間に2回貼り替え，10回を1クールとし，各クール間は5〜7日空ける．

★治療効果★　著効−体重が5kg以上減った．有効−体重の減少が1〜5kg．無効−体重の減少が1kgに満たない，または軽くならない，かえって増えた．

2267例を治療し，そのうち767例を上の基準で評価すると，著効110例（14.3％），有効537例（70.0％），無効120例（15.7％）で，有効率84.3％だった．それ以外の1540例については，体重が2.5kg以上減った529例，0.5〜2.5kg減った645例，無効366例だった．

耳穴埋鍼 --

★取穴★　主穴：肺，内分泌，三焦，胃，神門．

配穴：大腸，心，脾，交感．

★治療方法★　主穴から1〜2穴を選んで順番に使う．もし主穴の効果が思わしくなかったら，配穴を加えるか配穴に切り替える．耳穴を選んで消毒したあと，円皮鍼を敏感点に刺入し，中刺激で押さえ，絆創膏を貼り付ける．3〜5日に1回貼り替え，5〜6回を1クールとする．

★治療効果★　著効−体重が15kg以上減少．有効−体重が3〜15kg減少．無効−体重の減少が3kgに満たない．

1273例を治療し，著効206例（16.2％），有効667例（52.4％），無効400例（31.4％）で，有効率68.6％だった．

体鍼

★取穴★ 主穴：関元，三陰交．

配穴：症状や状態に基づいて，辨証配穴する．

①脾虚湿滞：飲食が少なく，手足が怠く，息切れしやすく，便が水っぽく，身体は太っているが柔らかい．舌は色が淡くて胖，脈が濡緩で無力．○内関，水分，天枢，豊隆，列缺，脾兪．

②湿熱内盛：飲食の量が多く，便秘して尿が黄色，口臭がひどく，血圧が時に高くなる．身体は太って硬い．舌が赤く舌苔は膩，脈は滑数か弦数．○曲池，支溝，大横，四満，内庭，腹結．

③衝任失調：食欲睡眠とも普通で，大便も普通，頻尿で腰が怠く，生理不順，腹とお尻が水枕のように太り，舌は胖で色が淡く，脈は沈細か濡細．○支溝，中注，帯脈，血海，腎兪，太谿．

★治療方法★ 主穴は毎回必ず使い，症状や状態に基づいて配穴から3～4穴を加える．鍼を刺入して得気があれば，それぞれ異なる手法で運鍼する．①脾虚湿滞では三陰交と列缺が補法，そのほかの穴位は平補平瀉を使う．②湿熱内盛では内庭と腹結が瀉法，そのほかは平補平瀉を使う．③衝任失調では支溝と中注が平補平瀉，そのほかの穴位は補法を使う．手法は提插補瀉を主とし，少し小刻みな捻転を加えてから30分置鍼する．隔日1回治療し，15回を1クールとして，各クール間は5日空ける．

★治療効果★ 著効－1クール治療し，体重が4kg以上減った，または腹周りが10cm以上減少した．有効－1クール治療し，体重が2～4kg減った，または腹周りが5～10cm減少した．無効－改善しなかったり，有効の基準まで達しなかった．

380例治療し，有効率58.6～89.0%だった．そのうち300例を上の基準に当てはめると，著効75例（25.0%），有効192例（64.0%），無効33例（11.0%）で，有効率89.0%だった．

芒鍼

★取穴★ 主穴：肩髃から曲池への透刺，梁丘から髀関への透刺，梁門から帰来への透刺．

★治療方法★ 28号で長さ1～2尺の芒鍼を使って，上の穴位すべてに刺入する．局部を消毒し，右手で鍼を持って針先を穴位に当てる．次に左手と一緒に

鍼を押しながら捻鍼し，すばやく切皮したあと，もう一方の穴位にゆっくりと通す．そして160～360度の回転角で，捻転しながら運鍼し，鍼感を強くする．怠く，腫れぼったい感じがあれば30分置鍼する．6回を1クールとし，1日空けて，次のクールを始める．

★治療効果★　著効－体重が8kg以上減少した．有効－体重が4kg以上減少した．無効－体重の減少が4kgに満たなかった．

70例治療し，著効35例（50.0%），有効31例（44.3%），無効4例（5.7%）で，有効率94.3%だった．耳圧群と比較すると，本法を使った有効率が耳圧群よりも有意に高く（P＜0.01），効果が得られるまでの平均時間も短かった．

隔ショウガ灸

★取穴★　主穴：陽池，三焦兪．

配穴：地機，命門，三陰交，大椎．

★治療方法★　主穴と配穴から各1穴ずつ選び，ショウガ灸をすえる．艾炷は1cmの高さで，底面直径8mm．生ショウガの厚さは2mmで，直径は1cm．1日1回，5～6壮ずつすえる．30回を1クールとする．

★治療効果★　15例を治療し，有効5例だった．そのうち体重が最も減った者は4kgで，最も減りの少なかった者は1.5kgだった．

懸灸

★取穴★　主穴：足三里，中極，関元．

配穴：天枢，豊隆，太谿，脾兪．

★治療方法★　患者を半臥位にし，施灸する穴位を露出させ，棒灸に点火して間接灸する．穴位との距離は患者が耐えられる程度に離し，雀啄灸か回旋灸する．毎回2個以上の主穴と配穴を取り，各穴へ5～10分施灸して皮膚を発赤させる．毎日1～2回施灸し，10回を1クールとする．こうした操作は術者の指導の下に，自分で施灸してもよい．

★治療効果★　31例を治療した結果，著効2例，有効21例，無効8例で，有効率74.19%だった．

電気鍼

★取穴★　主穴：天枢，豊隆，支溝，三陰交．

配穴：痰湿壅盛型には中脘と脾兪．脾胃実熱型には内庭，曲池，上巨虚．気虚血瘀型には膈兪，足三里，気海．肝陽上亢型は侠谿と行間．高血圧を伴えば風池，

合谷，太衝．高脂血症があれば足三里，太白，陽陵泉．冠動脈性心疾患を伴えば内関，膻中，心兪，厥陰兪を加える．

★治療方法★　主穴は毎回2対取り，4対の穴位を交互に使用する．穴位を消毒したら26〜28号2〜2.5寸の毫鍼を刺入するが，一般人より少し深めに入れる．辨証分類に基づいて補瀉し，得気があればG6805パルス器に接続して，患者が耐えられる電流で20分通電する．他の穴位には20〜25分置鍼し，置鍼中に1〜2回，毎回1〜2分運鍼する．毎日1回刺鍼し，30日を1クールとする．一般に食事制限はしないが，高脂肪や糖分の高い飲食物を減らし，できるだけ患者が運動するように励ます．

★治療効果★　52例を治療した．治療前の患者の平均体重は74.68±12.45kgだった．刺鍼治療した後は，全員の体重が減り，最も減ったもので9.5kg，少ないもので2.5kg，平均体重は67.97±11.23kgになり，治療の前後を比較すると有意差があった．

耳鍼と体鍼 --

★取穴★　主穴：耳穴の胃，小腸，大腸．体穴の内庭，腕骨，足三里，曲池．

配穴：子供の頃から肥満ならば，耳穴の腎と内分泌，体穴の腎兪と三陰交を加える．出産して太ったならば耳穴の内分泌，体穴の石門と曲泉を加える．更年期で太ったならば耳穴の内分泌，体穴の気海と関元を加える．遺伝の肥満なら耳穴の腎，体穴の血海と三陰交を加える．病気して太ったなら耳穴の肺と脾，体穴の上巨虚と曲池を加える．高脂血症もあれば耳穴の内分泌，体穴の内関と豊隆を加える．高血糖や糖尿病ならば耳穴の膵と内分泌，体穴の陽池と三陰交，然谷を加える．胆嚢炎や胆石症があれば耳穴の胆と肝，体穴の胆兪と肝兪を加える．高血圧症もあれば耳穴の降圧溝と心，体穴の太衝と侠谿を加える．

★治療方法★　本法は耳鍼と体鍼を併用する．耳穴には円皮鍼を入れるか，王不留行の種を使い，絆創膏で固定して，毎日3回，1回に各穴を1〜2分ずつ按圧する．一側の耳穴を取り，両耳を交互に使って，5日で貼り替える．

体穴は28号の毫鍼を使って深刺し，1〜2分ほど大きく提挿して，はっきりした得気があれば20〜30分置鍼する．置鍼中は5〜10分ごとに運鍼し，患者に最良の得気感が維持されるようにする．隔日1回治療する．耳鍼も体鍼も1カ月を1クールとし，1クール治療したら治療効果を評価する．

★治療効果★　718例を1クール治療した．治癒153例（21.31％），著効

191例（26.60%），有効310例（43.18%），無効64例（8.91%）で，有効率91.09%だった．

34. 痛風

❖ 概論

　痛風はプリン代謝の乱れによる疾病である．男性が主で，高尿酸血症が特徴であり，そのため痛風性急性関節炎が繰り返し，尿酸塩結晶の沈着，痛風結節性の慢性関節炎と関節の変形が発生し，必ず腎臓を損傷して慢性間質性腎炎や尿酸による腎臓結石を起こすなど，一連の疾患を発生させる．原発性痛風で最も多いのが急性痛風性関節炎である．それは急に発病し，下肢の関節が好発部位で，数時間以内に痛みがピークに達し，関節と周囲の軟部組織に明らかな熱痛があり，夜中に発病するものが多い．痛みは数日から数週間続いて完全に緩解するが，痛みの発作を繰り返す．これも鍼灸治療の主な対象である．この疾病は，中国では少なかったが，近年は栄養状態が改善され，平均寿命が延び，発病症例数が増加する傾向にある．西洋医学では効果的な薬物があるものの，病因に対する治療法はなく，現在でも根治する方法がない．

　現代で鍼灸治療が本疾患に使われたのは1981年が最初である．その後はいっこうに報告がなかったが，1991年になると大量の臨床が各刊行物で見られるようになった．完全な統計ではないが20編近くある．治療方法は，体鍼だけでなく，梅花鍼や三稜鍼の刺血，火鍼法，抜罐，皮内鍼，耳鍼などがあり，また按摩，漢方薬の内服，湿布などを併用して治療した例もある．治療対象は急性痛風性関節炎患者が主だが，尿酸塩結晶の沈着を治療したものもあり，有効率は90%以上である．また多くの患者は，1年以上の追跡調査でも再発しておらず，優れた長期効果が示されていることから，本疾患への鍼灸治療は一定の応用価値がある．

❖ 治療

体鍼--

　★取穴★　主穴は2組に分ける．①足三里，陽陵泉，三陰交．②曲池．
　配穴も2組に分ける．①内踝側が太谿，太白，大敦．外踝側が崑崙，丘墟，足臨泣，束骨．②合谷．

★治療方法★　病変が下肢にあれば①組を使い，上肢にあれば②組を使う．主穴を主にし，部位によって配穴を加える．1～1.5寸28号の毫鍼を刺入し，得気したら捻転提挿補瀉手法を使って，急性期なら瀉法，回復期なら平補平瀉法を施し，いずれも30分置鍼して，10分ごとに運鍼する．毎日あるいは隔日に1回治療し，7～10回を1クールとして，各クールは3～5日空ける．

★治療効果★　臨床治癒－症状や徴候が消え，血中尿酸が正常に低下して，1～1.5年以内では再発が見られない．有効－症状や徴候が基本的に消え，血中尿酸も低下し，発作の間隔が明らかに長くなったもの．無効－症状や徴候，および血中尿酸を検査したが，いずれも改善しないもの．

痛風性関節炎患者82例を治療し，上記の基準に当てはめたところ，臨床治癒70例，有効9例，無効3例で，有効率は96.3％だった．

刺血--

★取穴★　主穴は2組に分ける．①阿是穴，太衝，内庭，対応点．②曲池，陽池，陽谿，太衝，丘墟，太谿，陽陵泉，血海．

阿是穴の位置：赤く腫れて，熱痛の最もはっきりした部位．

対応点の位置：健側手部で，阿是穴と対応する部位．

★治療方法★　毎回1組を取るが，①と②を交互に使ってもよく，1組だけ使ってもよい．①は1回で全部取るが，ほとんど患側だけを使う．②は毎回2～3穴を選び，交替で選穴する．そのなかで陽池と太谿，血海は患側を取るが，ほかはすべて両側を取る．①の刺法は，まず三稜鍼で阿是穴を点刺し，数滴の血を絞り出したあと，26号1.5寸の毫鍼を使って対応点に一鍼刺し，患側の太衝と内庭は15度角で斜刺し，さらに三鍼で阿是穴を囲刺する（この三鍼の針先は，三稜鍼で点刺した方向に刺入する）．瀉法したあと30分置鍼する．②は，選穴した部位を指で数回叩き，局部が充血したら消毒し，押手で穴位の両側を圧迫して皮膚を突っ張らせ，小さな三稜鍼を使って，すばやく穴位を点刺する．点刺する深さは経穴によって定める．点刺したあと押し出して出血させるが，一部の穴位では抜罐を加える．出血量は3～10mlがよい．局部を消毒したらガーゼで覆って固定する．この2法は，毎週1～2回治療し，3～7回を1クールとする．各クールの間隔は1週間とする．

★治療効果★　痛風性関節炎患者53例を治療し，前の基準に当てはめたところ，臨床治癒31例，有効22例で，有効率は100％だった．

火鍼法

★取穴★ 主穴：行間，太衝，内庭，陥谷．

配穴：丘墟，大都，太白，血海，膈兪，豊隆，脾兪，太谿，三陰交．

★治療方法★ 主穴は毎回2個取り，症状に基づいて配穴から1～2個取る．足の腧穴には太い火鍼，足関節から上の腧穴には細い火鍼を使う．足部の穴位に刺鍼するときは，患者を直立させるか坐位にし，両足を下に垂らして，足の下に何層かのワラ半紙を敷き，穴位をヨードチンキ，アルコールで丁寧に消毒し，火鍼をアルコールランプで白く光るまで焼き，穴位に向けて速刺速抜する．0.3～1寸ぐらいの深さで，各穴に1～3回刺す．抜鍼すると赤黒い血液が鍼孔から噴き出すので，それが10～30mlになったら止血する．一般に，最初の出血は赤黒いが，血の色が黒から赤に変われば自然に血が止まる．もし出血が止まらなければ，圧迫して止血する．足関節から上は坐位にし，各穴に1鍼刺す．痛風性関節炎の急性発作であれば，赤く腫れた局部に数鍼ほど散刺し，漿液性滲出物を出す．この方法は毎週1回治療し，患者に48時間以内は鍼孔を清潔に保つように指示する．

注意：血友病患者などには，この方法は使えない．

★治療効果★ 157例の患者を治療した結果，臨床治癒123例，有効25例，無効9例で，有効率は94.3％だった．この結果，足部の腧穴における火鍼の点刺出血では，出血量が多いこと（最高で30ml以内）が1回で治癒させるポイントだった．

刺血と抜罐

★取穴★ 主穴：阿是穴．

阿是穴の位置：最も赤く腫れている部分．

★治療方法★ 患者を臥位にし，阿是穴を消毒したら，七星鍼で皮膚を強く叩刺して出血させる．

注意：赤く腫れた部分を満遍なく叩刺したら，すぐに抜罐する．小さな関節には，小さな抜罐を使う．瘀血が出尽くしたら抜罐を取り去り，乾いた綿花で瘀血を拭き取る．1回で各部分から5～10mlの瘀血を出すとよい．1週間に2回治療し，4回を1クールとする．

★治療効果★ 39例を治療した結果，臨床治癒24例，有効15例で，有効率は100％だった．

体鍼と指圧

★取穴★　主穴：阿是穴．

阿是穴の位置：尿酸塩結晶の沈着した部位．尿酸塩結晶は隆起した結節にあり，小さければゴマぐらい，大きければ鶏卵ぐらいで，耳輪や足趾，手指，肘などに多い．

★治療方法★　阿是穴を探したあと，痛風結節の前後左右から基底部へ向けて4本刺入し，さらに痛風結節の中央から基底部へ向けて垂直に1本刺し，提挿捻転法を使って得気したら，20分置鍼する．抜鍼したあと親指を使った一指禅手法（指圧）で患部を指圧し，それと同時に按圧擠揉法（中心に向けて押し出す）を併用する．15分ほど治療する．隔日1回で，5回を1クールとする．

★治療効果★　痛風結節患者を10例治療したところ，全員が基本的に治癒した．

総合療法

★取穴★　主穴：阿是穴，三陰交，丘墟，太白，太衝，内庭．

配穴：足趾部では大都，足関節部では商丘，膝部では犢鼻を加える．

阿是穴の位置：赤く腫れた部分．

★治療方法★　主穴を主とし，毎回3～4穴を取り，発病部位に基づいて配穴を加える．阿是穴は梅花鍼で叩刺する．赤い腫れのひどいものは叩刺して出血させ，それほど局部が腫れていなければ紅潮するまで叩刺する．その他の穴位には28号1.5寸の毫鍼を使い，刺鍼して得気すれば，提挿捻転手法を施す．急性期なら瀉法を使い，回復期なら平補平瀉法をして，30分置鍼し，10分ごとに運鍼する．毎日1回治療する．

漢方薬も服用する：防已3g，生黄耆12g，白朮12g，桑枝15g，忍冬藤30g，牛膝12g，木瓜18g，地龍12g，赤芍15g，桑寄生18g，全蝎（サソリ）4匹，蜈蚣（ムカデ）2匹．全蝎と蜈蚣は，焙って乾燥させたあと粉末にし，2回に分けて湯に溶かして飲む．この薬物は毎日1剤とし，煎じたものを2回に分けて内服する．刺鍼と服薬は7日を1クールとする．一般に2クールの治療が必要である．

★治療効果★　69例(そのうち10例は，刺鍼と漢方薬の湿布)を治療した結果，臨床治癒34例，有効29例，無効6例で，有効率は91.3％だった．

35. 甲状腺機能亢進症（バセドウ病）

❖ **概論**

　甲状腺機能亢進症は，興奮しやすく，心臓がドキドキする，汗をかく，消痩，眼球突出，食欲旺盛で飢えやすい，甲状腺の慢性的肥大などが主な症状である．女性では月経量が少なくなったり，男性ではインポになったりする．本病の原因は分かっていない．女性に多く見られ，どの年齢でも起こるが20〜40代に最も多い．現在の医学では根本的な治療は望めず，主に代謝亢進による症状を抑えたり，免疫機能を正常化する治療をしている．

　現代で甲状腺機能亢進症を最初に治療したのは1934年である．それから30年間は中断し，60年代の中期になって，刺鍼に穴位注射を併用して本病を治療した症例がある．70年代になると臨床に関する文章が徐々に増え，80年代には鍼灸の臨床研究がさかんな分野となった．先人の鍼灸治療経験に基づいて，さまざまな基準を設けて観察し，多量の研究が繰り返された．そして徐々に甲状腺機能亢進症の鍼灸治療法則が作られていった．刺鍼は甲状腺の代謝亢進や頻脈症状に効果があるばかりでなく，内分泌異常による眼球突出も明らかに改善する．またはっきりしている短期効果ばかりでなく，比較的ゆっくりした長期効果もある．薬物群と比較すれば，治療期間の副作用はいうまでもないが，治療1年後の再発率など，すべてにおいて薬物治療群に勝っていた．また刺鍼治療と薬物療法を併用すれば，患者自身が最も理想的に調節できる．穴位刺激方法は刺鍼が主だが，電気鍼，レーザー鍼なども一定の効果がある．

　治療メカニズムについては，刺鍼の前後でさまざまなホルモン量，血液流動学，爪床循環，眼窩の血流などを観察し，刺鍼は身体全体の調整，特に内分泌系の作用によって治療することが分かっている．

❖ **治療**

体鍼の1 --

　★取穴★　主穴は2つに分ける．①平瘻，気瘻．②上天柱，風池．

　配穴も2つに分ける．①内関，間使，足三里，三陰交．②攢竹，絲竹空，陽白，魚腰．

　平瘻穴の位置：頸椎4〜5の間から，横に0.7寸．前頸部．

気癭穴の位置：天突穴に相当するが，甲状腺肥大の状態を見て，少し上下させる．
上天柱の位置：天柱穴の直上0.5寸．

★治療方法★　①組の主穴と配穴は，甲状腺機能亢進による頻脈，代謝亢進症状を主治し，②組の主穴と配穴は，内分泌異常による眼球突出を主治する．主穴を主とし，2～3穴の配穴を加える．平癭穴は，ゆっくり入れてゆっくり出す導気法を使う．0.5～1寸刺入して，得気があったらゆっくりと鍼を出し入れして，鍼感を咽喉仏の下に伝える．気癭穴は刺入後，親指を後退させる捻転瀉法を用いる．間使と内関は，刺鍼して得気があれば，親指を後退させる捻転瀉法と，重提軽按の提插瀉法を併用する．足三里と三陰交は，親指を前進させる捻転補法と，重按軽提の提插補法を併用する．上天柱と風池穴は，針先を鼻先に向け，内側へ75度に向けて1.3～1.5寸斜刺し，ゆっくりと鍼を出し入れして鍼感を眼に伝える．そのほかの攢竹，絲竹空，陽白は，三鍼とも魚腰に向けて透刺する．全部30分置鍼し，毎日か隔日1回治療し，50回を1クールとする．

★治療効果★　①甲状腺機能亢進について，制御－症状が消え，血中甲状腺ホルモン（T_4，T_3）量が正常に回復した．有効－症状がはっきりと改善し，T_4，T_3の量が治療前より30％下降した．無効－症状がいくらか改善したが，T_4，T_3の低下が30％に満たないか，かえって高くなったもの．

②眼球突出について，治癒－症状が消え，眼球後部の間隙が13mm以下になった．著効－症状がはっきりと好転し，眼球後部の間隙が2mm以上減少した．有効－症状がある程度改善し，眼球後部の間隙が1mm減少した．無効－治療の前後で症状の変化がなかった．

172例を治療した．そのうち125例の甲状腺機能亢進を治療し，制御71例（56.8％），有効41例（32.8％），無効13例（10.4％）で，有効率89.6％だった．残りの47例は小用量のチアマゾールを併用して1クール治療し，制御32例，著効13例，無効2例，有効率95.74％だった．眼球突出は109例で208眼治療し，そのなかの100眼を上の基準で評価すると，治癒22眼(22％)，著効14眼(14％)，有効34眼（34％），無効30眼（30％）で，有効率70.0％だった．

体鍼の2 --

★取穴★　主穴：人迎．

配穴：眼球突出には攢竹，睛明，絲竹空を加える．頻脈には内関を加える．代謝亢進症状には足三里，神門，三陰交を加える．

★治療方法★　人迎穴は甲状腺体の中心に当たるので，いつも必ず使う．配穴は症状によって追加する．人迎の刺鍼法：左手で甲状腺体を持ち上げ，右手で鍼を持ち，中心部に向けて25度角で刺入する．もし甲状腺体の局部が肥大して隆起していたら，肥大状況に基づいて，最もよい刺入点を選ぶ．少し下に向けたり，左や右にずらしてもよいが，どこから刺鍼するにしても，針先が肥大した甲状腺体か，結節の中心に達しなければならない．もし甲状腺体が石のように硬くなっていたら，指に力を込めて刺入する．鍼を刺入したら平補平瀉で提挿する．一般に刺入して6回ほど提挿したら抜鍼する．配穴は軽く浅刺し，平補平瀉する．強く刺入したり，置鍼したりしない．毎日か隔日1回治療し，10～15回を1クールとする．

★治療効果★　制御－代謝亢進，頻脈，眼球突出および甲状腺肥大などが検査ですべて正常．著効－代謝亢進や頻脈はほぼ消えたが，軽い眼球突出か甲状腺肥大は，まだ完全になくなっていない．検査ではほぼ正常．有効－上に挙げた症状や状態が明らかに好転し，検査も正常に近い．無効－症状，状態および検査に変化がない．

112例を治療して，治癒72例（64.3%），著効30例（26.8%），有効10例（8.9%）で，有効率100%だった．

電気治療

★取穴★　主穴：阿是穴．

配穴：太陽，内関，神門．

阿是穴の位置：肥大した甲状腺の外側．

★治療方法★　主穴，配穴はすべて使う．直流のパルス器を使い，出力25Vにし，鍼の代わりに電極板を使う．高周波か音声電流を使い，2つの電極板を阿是穴に載せ，強刺激をおこなう．また2組の低周波の電極板は，1組を太陽穴，1組を内関か神門に置き，中の強刺激をする．1回の治療で30～40分刺激し，1日1回治療し，18回を1クールとして，各クール間は7日空ける．

★治療効果★　83例を治療し，治癒42例（50.6%），著効18例（21.7%），有効14例（16.9%），無効9例（10.8%）で，有効率89.2%だった．

灸と火鍼

★取穴★　主穴：大杼，風門，肺兪，風府，大椎，身柱，風池．

配穴：内関，間使，太谿，照海，復溜，三陰交．

★治療方法★　毎回主穴から3～4穴，配穴から2～3穴を取る．穴位は順番に使う．操作方法は3つある．

①米粒大のモグサで直接灸（無瘢痕の知熱灸）を，それぞれ7壮すえる．
②直径7mmの棒灸に点火し，穴位の上に紙を7～8枚敷き，1回押しつけて1壮とし，それぞれ5～7壮すえる．
③小さい平頭火鍼をアルコールランプで焙り，すばやく穴位に1～2回接触させる．

3法を1人におこなってもよいし，別々，あるいは1つを選んで使ってもよい．1日1回治療し，10回を1クールとして，各クール間は3～5日空け，次の治療を始める．

★治療効果★　30例を治療し，治癒4例（13.3%），著効11例（36.7%），有効15例（50.0%）で，有効率100%だった．

挑治と埋植 --

★取穴★　主穴：阿是穴，喉$_2$，喉$_3$，喉$_4$，喉$_6$，喉$_7$，肝兪，鳩尾．

配穴：心悸には膻中と巨闕，消穀善飢には中脘を加える．

喉$_2$点の位置：頸部正中線上で，上甲状結節上の正中陥凹から胸骨頸切痕の直上1寸を繋ぎ，その線の上1/3点．

喉$_3$点の位置：頸部正中線上で，上甲状結節上の正中陥凹から胸骨頸切痕の直上1寸を繋ぎ，その線の下1/3点．

喉$_4$点の位置：胸骨頸切痕の直上1寸．

喉$_6$点の位置：人迎穴の直下で，喉$_2$点と水平．

喉$_7$点の位置：人迎穴の直下で，喉$_2$点と水平．

★治療方法★　毎回1～2個の主穴か配穴を取り，最初は毎日1回挑治して，すべての点を挑治し終わったら，3～5日に1回挑治して，10回を1クールとする．第1クールおよび第2クールが終了したら，それぞれ鳩尾穴と肝兪穴へ割脂埋線療法を1回ずつおこなう．1クールで治らなければ，10日休んで次のクールを治療する．操作方法は以下である．

挑治法：患者を仰臥位にし，穴位を消毒して，2%プロカインを穴位の皮下へ注射して局所麻酔する．オートクレーブで消毒した大型縫針を表皮に横刺し，針先で皮膚を高く持ち上げ，水平に引っ張り上げた針を左右に揺らし，皮膚を持ち上げて切断する．さらに切口へ針を入れて，少し粘性のある皮下線維を引っ張り

上げて切り，針孔周囲の線維を全部切断したら終了する．操作が終わったら傷口に赤チンを塗り，小さな無菌ガーゼを貼る．

埋植法：鳩尾穴は患者を仰臥位にし，肝兪穴は腹臥位にする．穴位を消毒して局所麻酔し，穴布を被せたら，メスで矢状方向へ穴位の皮膚を長さ1cmに切開し，次に止血鉗子を切口へ入れ，皮下組織を2～3cmの範囲で分離し，分離した皮下脂肪を少量だけ取り去る．そのあと4～5cmの無菌2号羊腸線を結んで穴位の皮下へ入れ，切口を縫合して消毒し，外は無菌ガーゼで覆う．5日後に抜糸する．

★治療効果★　41例を1～3クール治療した結果，治癒19例（46.34％），好転20例（49.78％），無効2例（4.88％）で，有効率95.12％だった．

レーザー鍼

★取穴★　主穴：扶突．

配穴：耳門，睛明．

★治療方法★　いつも主穴と配穴からそれぞれ1穴ずつ取る．ヘリウム-ネオンレーザーは出力25mW，波長6328Å，光斑直径2mmとする．主穴には毎日5～7分照射し，配穴には3～5分照射する．1日1回治療し，10回を1クールとする．一般に1～2クール治療をおこなう．

★治療効果★　14例治療し，治癒6例（42.9％），著効6例（42.9％），有効2例（14.2％）で，有効率100％だった．

穴位注射

★取穴★　主穴：上天柱．

★治療方法★　ヒアルロニダーゼ1500単位に酢酸コルチゾン25mgを加え，1回の注入量とする．5号の歯科注射針を付けて薬液を吸わせ，上天柱穴に刺鍼し，ゆっくりと前に向け1～1.5寸の深さに刺入したあと，少し提挿操作を加えて鍼感を同側の眼部か頭部に放散させ，血が逆流してこない位置でゆっくりと薬液を注入する．隔日1回治療し，10回を1クールとする．そして10日治療を休み，次のクールを続ける．

★治療効果★　本法は内分泌性の眼球突出を治療する．50例，98眼を治療し，体鍼の1と同じ基準で評価すると，治癒9眼（9.2％），著効48眼（49.0％），有効25眼（25.5％），無効15眼（16.3％）で，有効率83.7％だった．本法は甲状腺機能亢進による全身症状も改善し，長期効果もある．

36. 糖尿病

❖ **概論**

　糖尿病は，現代多くなった内分泌疾患である．原発性のものと続発性のものに分けられるが，以前は原発性が多かった．初期には無症状だが，中期になると多食，多飲，多尿，喉の渇き，空腹，消痩，疲労などの症状が現れる．長引くと心臓血管，腎臓，眼および神経などに病変が起こる．原発性の糖尿病はインシュリン依存型（患者のほとんどが幼年期や若年で発病し，症状が重い）と，非インシュリン依存型（成人になってから発病し，症状が軽い）に分けられるが，鍼灸治療の対象は後者である．続発性の糖尿病は内分泌疾患，膵臓切除，薬物などが関係している．治療では1921年にインシュリンが発見されて以来，大きく進歩した．しかし原発性糖尿病の原因はまだ分かっておらず，今でも食事制限や薬を服用したり，適当な運動やインシュリン注射を続け，代謝異常を調整することで本病の進行を抑える程度である．

　現代で鍼灸を応用した糖尿病治療の記載は，1943年に初めて見られる．日本の代田文誌が1927年に，彼の先生が灸法を使って，重症の糖尿病患者1人を治癒させたことを報告している．また1951年にドイツのH・シュメーダも鍼を使って，1例の糖尿病患者を治療し，やはり成功している．中国で最も早く臨床例が発表されたのは1951年である．40～50年代は1例ずつの治療が多かったが，60年代になると，鍼灸以外にも梅花鍼，神経刺激療法などを使って複数症例を観察するようになった．70年代になると穴位注射が加わり，日本の源俊美なども「一点灸」で5例の糖尿病患者を治療し，効果をあげた．80年代になると，糖尿病や併発症の鍼灸治療はかつてない発展を遂げ，治療法則もある程度分かってきた．それは①鍼灸治療の効果と病型は関係があり，インスリン依存者（IDDM）では治療効果が劣る．②発病してからの期間が短く，軽，中症の患者に対して鍼灸治療は効果があり，重症では少し劣る．③非インスリン依存型（NIDDM）のうち，肥満と標準体型の患者は，痩せ型の患者より効果がある．④はっきりした鍼感があったり，治療期間が長いものは，効果がはっきりしている．⑤糖尿病に併発症がある患者に対する鍼灸治療は，主訴や客観的症状などに効果がある．糖尿病治療の刺激方法は，かなり多く，どの方法が優れているのかについて，刺鍼，灸，鍼灸の3種を比較したところ，三者とも糖尿病患者の症状や状態をハッキリ

と改善するが，鍼灸併用の効果が最も良かった（P＜0.01）．

糖尿病に対する鍼灸の作用だが，鍼灸はランゲルハンス島B細胞を増殖させ，インスリンの分泌能力を高め，インスリンに対する利用率を高めるからだと考えられている．

❖ 治療

体鍼--

★取穴★　主穴：脾兪，膈兪，足三里．

配穴：胰穴，地機，陰陵泉，復溜，太谿，三陰交，肺兪，腎兪，関元，華佗夾脊穴．
胰穴の位置：6〜8胸椎の傍らの圧痛点．

★治療方法★　主穴は常に全部使い，配穴は2〜3穴を選ぶが，順番に使ってもよい．刺鍼して得気があれば捻転と組み合わせて，まず緊按慢提で十数回，次に慢按緊提で十数回運鍼して30分置鍼する．抜鍼する前にも最初の手法を繰り返し，鍼孔を指で押さえる．1日1回治療し，10回を1クールとして，3〜5日空けたあと，次の治療を続ける．

★治療効果★　著効－症状が消えて血糖値が130mg/dl以下になった．有効－症状がはっきりと軽くなり，血糖値も治療前に比べて50〜100mg/dl下降した．無効－治療しても症状の変化がないか，わずかに減った程度で，血糖の減少も50mg/dlに満たなかった．

234例治療し，有効率は71.4〜96.0%だった．そのうち58例を上の評価基準に当てはめると，著効25例(43.1%)，有効20例(34.5%)，無効13例(22.4%)で，有効率77.6%だった．

温鍼の1（灸頭鍼）--

★取穴★　主穴：陽池，胰兪，三焦兪．

胰兪（膵兪）穴の位置：第8胸椎下の傍ら1.5寸．

★治療方法★　主穴は両側とも使う．棒灸を1.5〜2cmの長さに切り，それとは別に生の薄いミカンの皮を用意する．薄いほどよい．生の皮がなかったら，陳皮をお湯で戻して柔らかくしたものを使う．皮を2×2cmの大きさに切り，さらに縁から中心に向けて1cmの切れ込みを入れる．穴位を消毒したあと1.5〜2寸の毫鍼を使い，陽池穴は直刺で，胰兪（膵兪）と三焦兪は少し脊柱に向けて斜刺し，平補平瀉して，はっきりした鍼感があれば置鍼する．そのとき鍼柄

にモグサを縦に挿し，さらに準備したミカンの皮の内側を皮膚に向けて，皮の切れ目から挿し込む．ミカンの皮とモグサの間に厚紙を挟んで皮膚が火傷しないようにし，モグサの下側に点火する．瀉法ならばモグサを吹いて燃えるのを助け，補法ならば自然に燃えるに任せる．全部燃え尽きたら抜鍼するが，その前にもう1度平補平瀉を使って運鍼する．1日1回治療し，10回を1クールとし，各クール間は3〜5日空ける．

★治療効果★　治癒かほとんど治癒 – 症状が消え，体重が増加した．そのうち血糖値が120mg/dl以下となり，尿に糖が出なくなった者を治癒，血糖値が140mg/dl以下で，尿に糖が出なくなった者をほぼ治癒とした．著効 – 血糖値が下がり，尿糖も減少し，症状もほぼ消えた．無効 – 血糖が下がらなかったり，かえって上がったりし，尿糖も減らず，症状も元のまま．

200例を治療し，治癒とほぼ治癒24例（12%），著効162例（81%），無効14例（7%）で，有効率93.0%だった．

灸頭鍼の2 --

★取穴★　主穴：膵兪．

配穴：陰虚熱盛型には肺兪，胃兪，大椎，合谷．気陰両虚型には肺兪，脾兪，三陰交．陰陽両虚型には脾兪，腎兪，肝兪，三陰交を加える．

★治療方法★　穴位を消毒し，1.5〜2寸の毫鍼を刺入する．陰虚熱盛型の大椎と合谷は瀉法，膵兪，肺兪，胃兪は平補平瀉，その他の型は補法する．穴位へ刺入して得気したら，鍼柄にモグサの塊を付けて燃やす．そのうち陰虚熱盛型の大椎と合谷は吹いて燃えるのを助けるが，ほかは自然に燃えるままにする．モグサが燃え尽きたら20分置鍼する．毎日1回治療して10回を1クールとする．9〜10クール治療して効果を評価する．

★治療効果★　45例を治療し，著効23例，有効18例，無効4例で，有効率91.1%だった．陰虚熱盛型の著効率が，気陰両虚型と陰陽両虚型より高かった．

灸 --

★取穴★　主穴は8組に分ける．①足三里，中脘．②命門，脾兪，身柱．③気海，関門．④脊中，腎兪．⑤華蓋，梁門．⑥大椎，肝兪．⑦行間，中極，腹哀．⑧肺兪，膈兪，腎兪．

配穴：口の渇きがひどければ金津，玉液，内関，魚際，少府を加える．腹が減りやすければ大都，胃兪を加える．多尿は然谷，湧泉，復溜を加える．

★治療方法★　いつも主穴から1組選び，配穴は症状によって加える．主穴はショウガ灸する．新鮮なショウガを直径2cm，厚さ3～4mmにスライスし，その上に直径1.5cm，高さ2cm，重さ0.5gのモグサを載せてショウガ灸する．各穴に10～30壮すえるので，1回の治療時間は約210分かかる．配穴のうち金津と玉液は，消毒した毫鍼か三稜鍼で点刺出血する．その他の穴位は棒灸を使って温和灸する．主穴は各組を順番に使い，隔日1回治療して，50日を1クールとする．

主穴は大豆大のモグサで無瘢痕の知熱灸をおこなってもよい．ただし火傷しないように注意しないと感染の恐れがある．感染すると，ひどいものは灸痕を中心として，直径3～5cmの範囲で潰瘍ができ，なかなか治りにくい．

★治療効果★　15例を2クール治療し，有効9例（血糖値が15mg/dl以上は下がった），無効6例で，有効率60％だった．大部分の患者は症状が軽くなり，有効な症例ではブドウ糖負荷曲線と血中インスリンの水準が改善した．しかし短期の間，追跡調査したところ，2例の患者は治療効果を保っていたが，大部分は依然として薬物に頼らなければならなかった．鍼灸治療を続ければ，薬の量を減らして血糖値も安定させることができる．

耳鍼--

★取穴★　主穴：胰胆，内分泌．

配穴：腎，三焦，耳迷根，神門，心，肝，肺．

★治療方法★　主穴はいつも全部使う．配穴は1～2穴選ぶ．第1クールは両耳に刺鍼して30～60分置鍼する．隔日1回治療し，10回を1クールとする．第2クールからは状態を観察し，王不留行の種か380ガウスの磁石粒を貼り付ける圧丸法に替える．片側の耳穴に貼り付け，左右の耳を交替で使い，1週間に2回貼り替えて，3カ月を1クールとする．

★治療効果★　耳鍼療法は自覚症状を消すために効果的で，また多発性毛包炎や皮膚の痒みなど，糖尿病の併発症も治療する．耳鍼療法は軽症の糖尿病患者に主として用いられ，5～10回の治療を終えた後から尿糖が徐々に減ってゆく．ただし空腹時の血糖の制御は効果が遅い．本法は重症の糖尿病患者で効果が劣る．

86例を治療し，短期治癒35例，著効28例，有効19例，無効4例で，有効率95.3％だった．

耳穴圧丸 --

★取穴★　主穴：膵胆，内分泌，交感．

★治療方法★　王不留行の種1粒を7×7mmの絆創膏に置く．両側の耳穴を取り，耳穴から敏感点を探したあと，その上に種を貼り付け，親指と人差指で挟んで，怠い，重い，痺れる，あるいは痛むなどの感覚を発生させる．そして空腹時や食後30分，1時間，2時間，3時間に血糖と血中インスリン濃度を測定する．

★治療効果★　以上の方法にて40例を治療し，全員に一定の効果があった．

耳鍼と耳穴圧丸 --

★取穴★　主穴は2つに分ける．①膵胆，縁中，内分泌，腎上腺，三焦，渇点．②膵胆，内分泌，腎，三焦，肺，脾，胃，神門．

渇点穴の位置：耳珠で，屛尖と外鼻を繋ぐ線の中点より少し上．屛上とも呼ぶ．

★治療方法★　2組の穴位は，①が刺鍼，②が圧丸する．刺鍼法は，①の一側の穴位を消毒し，30号0.5寸の毫鍼をゆっくりと刺入し，得気したら1時間置鍼して，10分ごとに捻転する．圧丸法は，耳穴を消毒し，絆創膏で王不留行の種を②の穴位に貼り付け，指で按圧して怠い，脹れぼったい，痛むなどの感覚を発生させる．患者には毎日3回自分で按圧するように指示する．両耳を交互に刺鍼と圧丸する．毎週2回治療し，1カ月を1クールとする．

★治療効果★　短期治癒－空腹時の血糖値が正常に回復した．著効－血糖値が治療前より3mmol/l以上低下した．進歩－血糖値の低下が3mmol/l未満だが，自覚症状は改善した．無効－各項目の指標がまったく改善されない．

30例を1～4クール治療した．短期治癒5例，著効8例，進歩5例，無効2例で，有効率94％だった．

鍼灸の1 ---

本法は，糖尿病の併発症の1つである糖尿病による膀胱病変を治療する．その症状は，初期には排尿機能の障害と少量の残尿，末期には多量の残尿と尿路感染，ひどければ水腎症と尿毒症などである．

★取穴★　主穴は2つに分ける．①気海，列缺，照海，水道．②会陰，中膂内兪，委陽．

配穴：命門，腎兪，関元．

★治療★　いつも主穴から1組選び，2組を交替で使う．腎陽虚衰には配穴を加える．気海穴と配穴は灸法を使う．灸法では棒灸を使って，局部が赤く潤む程

度に各穴へ15分雀啄灸する．そのほかの穴位は刺鍼するが，緊按慢提と捻転を併用して補法し，腹背部の穴位では鍼感を下腹か会陰部に放散させ，四肢の穴位では鍼感が伝わるようにする．隔日1回治療し，10回を1クールとする．一般に3クール治療する．

★治療効果★　著効－症状がはっきりと好転したか消え，残尿量が10ml以下に減少した．有効－症状が好転し，残尿量が1/3以上減少した．無効－症状改善がはっきりせず，残尿量の減少も1/3に満たないか，かえって増加した．

30例を観察し，著効20例（66.7%），有効7例（23.3%），無効3例（10%）で，有効率90%だった．

鍼灸の2

本法は，糖尿病に併発する糖尿病性神経障害の治療が主である．糖尿病は，ほとんどすべての器官にさまざまな影響を及ぼす．軽症なら無症状だが，重症では後遺症が残る．末梢神経の病変によって手足の痺れ，痛み，運動麻痺が起こり，自律神経の病変によって心筋梗塞，神経性下痢などが発生する．

★取穴★　主穴：肺兪，膵兪，脾兪，腎兪，足三里，太谿．

配穴：末梢神経の病変には曲池と陽陵泉を加える．心臓の自律神経の乱れには心兪と内関を加える．慢性下痢には天枢と公孫を加える．

★治療方法★　主穴は常に3～5穴取り，症状に基づいて配穴を加える．曲池と天枢穴は灸法を使い，そのほかの穴位には刺鍼する．背兪穴には刺鍼後，灸を加えてもよい．刺鍼は，得気があれば平補平瀉したあと15～20分置鍼する．灸法は棒灸を使い，局部が赤くなるまで15分ほど回旋灸する．1週間に3回治療し，15回を1クールとして，3～5日治療を休んだあと，次の治療を始める．

★治療効果★　末梢神経の病変があれば，症状および空腹時血糖，糖化ヘモグロビン量，正中神経，尺骨神経，腓骨神経を治療前と比較し，改善したか正常となれば有効，改善しなかったり，かえってひどくなれば無効とした．心臓自律神経に病変があれば，心臓自律神経の検査および空腹時血糖，糖化ヘモグロビン量などが改善すれば有効，改善しなければ無効とした．慢性の下痢では，治療後の1日の排便回数が3日続けて2回以下となり，大便の形状が正常に回復すれば下痢が止まった基準とする．

44例治療した．鍼灸治療をしている間，患者全員が以前と同じ量の血糖降下薬を飲み続けた．鍼と灸をおこなったあと，上の基準で評価すると，末梢神経

の病変は17例あり，客観的な指標ではハッキリした変化がなかったが，症状は90％（3クール）改善した．心臓自律神経が乱れたものは13例で，血糖と糖化ヘモグロビン量にハッキリした変化はなかったが，心臓自律神経の機能はハッキリと改善した．鍼灸で下痢の止まった日数は，薬物で下痢の止まった期間よりもかなり短かった．

穴位電気治療 --

★取穴★　主穴：中脘，足三里，湧泉．

配穴：気海，太谿．

★治療方法★　主穴は必ず取り，配穴は症状によって加える．CDJ-b型糖尿病治療儀を使う．治療時に，患者は手で不関電極の陰極を握り，もう一方の手で治療電極を陽極に繋ぐ．治療電極を所定の穴位に置き，不関電極を治療電極と同側の身体に載せる．患者の感覚に基づいてパルス間隔と強度を調整するが，電極に痺れる，腫れぼったい，跳動などの感覚があるようにして，各穴を4分刺激する．毎日1回治療し，30回を1クールとする．各患者に1クールずつ治療する．

★治療効果★　45例を治療した．治療後34例は空腹時および食後2時間の血糖値が，程度の差はあれ低下して，75.5％を占めた．そのうち3例は糖負荷が正常に回復し，8例は空腹時血糖値が正常になった．32例の高脂血症のうち，23例が正常に回復するか低下し，71.8％を占めた．4例の腎炎患者の血液尿素窒素は，2例が正常に回復し，1例が低下した．12例の末梢神経障害は，両足の痛みが明らかに軽くなった．4例の胃痛，腹脹，腹瀉，オナラの悪臭など不快症状がすべて消えた．治療後は空腹時血糖値が平均0.71mmol/l，トリグリセライドが平均0.55mmol/l下降し，治療前後を比較すると有意差があった．

37. 高リポ蛋白血症

❖ **概論**

高リポ蛋白血症は，身体の血漿脂質の1種類または何種類かの成分の濃度が，正常範囲を超えている病気であるが，なかでもコレステロールとトリグリセリドの数値が高い．高脂血症について国際的な基準はないが，上海医科大学の『実用内科学』ではコレステロールが220mg/dl以上，トリグリセリドが160mg/dlを超えると(年齢は40歳以上)高脂血症としている．高脂血症は心臓血管の疾病，

内分泌疾患,代謝異常,肝臓病と関係があり,特に成人病とは大変深い繋がりがある.病因には原発性と続発性があるが,原発性が鍼灸治療の対象である.どうして高脂血症となるのかは現在もはっきりしていない.続発性では糖尿病や甲状腺機能減退および腎臓病などの併発症と関係がある.現代医学では血漿脂質を下げる薬物を使っているが,長期間服用すると,少なからず副作用がある.

本病の鍼灸治療は古典にはない.現代の鍼灸治療は1950年代になって始まるが,高血圧と狭心症の鍼灸文献に散在しているだけである.当時は動物(主として犬やウサギ)に刺鍼して血漿脂質に与える影響を観察する実験が始まった.70年代になると,狭心症に対する鍼灸治療の効果が,国際的にも医学界に注目され,鍼灸が脂肪を降下させることも人々の関心を集めた.中国で臨床文献が登場しただけでなく,アメリカの鍼灸雑誌にも台湾や諸外国の本病に対する鍼灸治療の記述が掲載された.80年代になると,高リポ蛋白血症に対する治療穴や穴位刺激法,治療効果および治療原理などが系統的に討議された.最初は9本の経絡から20穴余りを取穴していたが,臨床観察が繰り返され,段々と厳選されて,現在は数個の穴位にまで絞られた.穴位刺激でも既存の刺鍼と電気鍼のほかに,灸法,穴位埋線およびレーザー照射などが加わり,また鍼灸はどの血漿脂質に対して効果があるのかなどについても,70年代になっても論争が続いていた.現在鍼灸は,コレステロール,トリグリセリド,β-リポ蛋白とリン脂質の血中濃度を下げることが分かっている.

なぜ鍼灸で血中脂肪を減らせるのかだが,鍼灸は胃腸の蠕動運動を強め,飲食物の体内での分解や排泄を速め,食物の胃腸滞留時間を短くし,それにより腸からの脂肪分の吸収を減らし,またリポプロテインリパーゼの活性を高めるなどの要素が関係していることが,動物実験によって分かっている.

最近100例の患者を観察した結果,耳垂のシワと高脂血症に関係があることが分かった.血中脂肪の高いもの,特にトリグリセリド値の高い者は耳にシワがある率の高いことが分かった.これは高脂血症の診断と,耳と高脂血症の関係を調べるうえで1つの材料となっている.

❖ 治療

体鍼----

★取穴★ 主穴:内関,足三里,豊隆.

配穴：三陰交，太衝，太白．高血圧には曲池と太衝．脳血管障害には顳三鍼，陽陵泉，曲池．狭心症には心兪．糖尿病には脾兪と大谿．

顳三鍼の位置：耳尖直上で，髪際を2寸入ったところ，およびその左右それぞれ1寸ずつ．

★治療方法★　普通は主穴だけを使うが，治療効果が劣っていれば配穴から1～2穴を加える．また併発症に基づいて配穴を加える．内関穴では気を病の場所に至らせる．方法は患者を寝かせ，30号の毫鍼（長さ1～1.5寸）を使ってすばやく切皮し，針先を少し肩に向けて刺入し，得気があったら激しく感じるところを繰り返し探し，鍼感を上向きに伝わらせるとともに，捻転と小さな提挿を加える．捻転速度120～150回/分，提挿幅1～2mmで，2分運鍼したあと20分置鍼する．速くて軽い手法を使い，鍼感を前胸部か側胸部に伝えればよい．足三里穴は子午流注納子法に基づいて開穴する時刻に刺鍼するが，一般に午前7時～9時である．刺鍼方法は上と同じ．豊隆は1～1.5寸に直刺し，得気したら，ゆっくりした重い手法を使い，鍼感を第2趾や第3趾へ伝わらせる．そのほかの穴位は直刺し，得気があれば内関と同じ手法を使って2分運鍼したあと20分置鍼する．置鍼中は5～10分ごとに前と同じ手法で運鍼する．配穴には疎密波を使い，患者が気持ちがよいと感じる程度の強さで，20分ほど電気鍼をしてもよい．抜鍼後，足三里に棒灸を使って15分ほど回旋灸をおこなうが，患者に方法を教えて自分でやらせてもよい．局部の穴位が赤く潤めばよい．毎日か隔日1回治療し，10～15回を1クールとして，各クール間は3～5日空ける．

★治療効果★　治癒－コレステロール，トリグリセリド，β－リポ蛋白の3つの数値が正常範囲まで下がった．著効－2クールの鍼灸治療で，3つの数値全部がある程度下がったか，1～2つの数値が正常値にまで下がった．有効－3つの項目のうち，1～2つの数値が著しく下がった．無効－3つの数値があまり下がらなかったり，かえって高くなった．

572例を観察し，上の基準に当てはめると有効率は51.2～92.1％だった．そのうち治癒したものは最高89％だった．刺鍼前後の検査を比べてみると，多数の症例で血中脂質の各項目が，はっきりと降下していた（$P < 0.05～0.01$）．61例を治療後1年経ってから再調査すると，コレステロール，トリグリセリドの数が刺鍼前の水準に戻っていたが，β1-リポ蛋白の値だけは依然として刺鍼前の数値よりはっきりと低かった．

穴位埋植 ---

★取穴★　主穴：足三里．

★治療方法★　羊腸線を両側の足三里に注入する．0〜1号クロミックカットグット（クロム処理した羊腸線）を2〜3cmの長さに切り，12号のスタイレット付き腰椎穿刺針に挿入する．穴位を消毒し，局所麻酔をしたあと，ほぼ1.5寸の深さに腰椎穿刺針を穴位内へ垂直に刺入し，少し提挿操作して得気を起こし，鍼感を外踝や足背に伝わらせた後，スタイレットを押しながら注射針を抜き，羊腸線を穴位の深部に残す．針孔は消毒ガーゼを被せる．普通1回だけ治療するが，効果がはっきりしなければ10日後に再び治療する．

★治療効果★　50例観察した．そのうち48例はコレステロールが正常値より高かった．埋植後に平均して96.5〜156mg/dl下がった．全部の症例では，低コレステロールだった1例を除き，49例全員の数値が下降した．

灸 ---

★取穴★　主穴：足三里，絶骨．

★治療方法★　主穴から毎回1穴を選び，両側を取る．米粒大のモグサで直接灸を毎回3壮すえ，3度の火傷にして水疱とし，化膿させる．皮が破れたら，カサブタとなって瘢痕ができるまで隔日に1回薬を貼り替える．毎週1回施灸し，2回を1クールとする．また子午流注納子法に基づいて毎朝辰の刻（午前7〜9時）に足三里だけを取り，毎回30分ずつ棒灸で温和灸してもよい．これは10回を1クールとする．

★治療効果★　高脂血症患者92例を治療したところ，治療後にトリグリセリドとコレステロールが明らかに下降した（$P<0.01$と$P<0.05$）．そのうち50例を治療して評価したところ，著効21例，有効18例，無効11例だった．

耳鍼 ---

★取穴★　主穴：肝，小腸，前立腺，胰，胆．

配穴：顳，内分泌．

胰穴の位置：胰胆区と珠間切痕の下縁外側に位置する．

★治療方法★　主穴を主とし，症状に応じて配穴を加える．1回に3〜4穴使う．初めは耳鍼法を使う．敏感点を探して刺鍼し，20分置鍼する．5回治療したあと圧丸法に切り替える．王不留行の種か380ガウスの磁石粒を，前述した穴位に貼り付ける．そこを患者は毎日3回自分で按圧する．2〜3日に1回貼り

付け，15回を1クールとする．1クール終えたら血中脂肪を調べ，効果がはっきりしなければ5〜7日休んだ後，次のクールをおこなう．

★治療効果★　10例を治療すると，8例（80％）は血中脂質が正常値に回復した．本法は簡単だが，観察例が少ないので，臨床例が増えることが期待される．

レーザー鍼 --

★取穴★　主穴：内関．

★治療方法★　波長6328Åのヘリウム−ネオンレーザーを出力2〜3mW，光斑直径1〜1.5mmで，内関穴の上に直接置いて15分照射する．両側を交互に使い，毎日1回治療して10〜12回を1クールとする．そして3〜5日休んだ後，第2クールを始める．

★治療効果★　治療した50例の高コレステロール患者のうち，37例は数値が下降した（74％）．下降数値の最も大きかった者は106mg/dl，降下の平均は20.1mg/dlで，治療前後ではっきり差があった（$P < 0.01$）．

穴位注射 --

★取穴★　主穴は2組に分ける．①内関，足三里．②三陰交，太衝．

★治療方法★　薬液：丹参注射液．

毎回2穴を取るが，一般に一側のみを取る．5mlの注射器に6号針を付け，2mlの丹参注射液を吸入させたら垂直に刺入し，上下に軽く提挿して局部の得気を待ち，得気したら，シリンダー内に血が逆流してこないことを確認して，各穴へ1mlずつ薬液を注入する．上述した主穴は交互に注射する．2つの組とも30日を1クールとする．

★治療効果★　40例を治療した．この方法を西洋薬と併用した群と，西洋薬服用だけの対照群を比較したところ，治療群の有効率90％，対照群の有効率44％であった．両群を比較すると，治療群が明らかに対照群に勝っていた（$P < 0.05$）．

38. 脳梗塞

❖ 概論

脳梗塞は脳卒中とも呼ばれ，脳血管や脳を栄養する頸部の動脈の病変により，脳の局所的な血液循環障害が起きたもので，急性あるいは亜急性の脳損傷症状が

発生し，半身不随，失語，意識不明などとなる．急激に発病するのが特徴である．脳出血，動脈硬化による脳梗塞（脳血栓形成），脳栓塞および脳血管の痙攣などを含むが，後の3つは虚血性脳血管障害である．鍼灸は脳出血や脳梗塞の救急治療として使う．

　脳出血は50歳以上の高血圧患者に多く，急激に発病して重症となる．最初に激しい頭痛，目まい，吐き気，半身不随が始まり，短時間のうちに意識が朦朧となり，昏睡状態となる．脳梗塞も老人に多発し，急激な脳の血液供給不足により，半身不随や失語症などが起こる．

　本病に対する現代鍼灸治療は，一般に回復期や後遺症に使うが，急性期にも用いられる．急性期に鍼灸を併用して危険状態から回復させた臨床資料は50年代の初めにある．特に急性で重症の脳出血については，50〜60年代に多くの報告があり，多くの症例を観察したものもある．しかし治療においては伝統的な方法を使っていた．70年代に頭鍼療法が始まって以降，特にここ十数年は，刺灸方法が深く研究されるとともに穴位刺激法のバリエーションがたくさん誕生し，急性脳血管障害の治療効果は絶えず向上した．脳出血の治療では，やはり現代医療や漢方薬と併行して総合治療をしなければならないが，有効率は60％前後である．動脈硬化による脳梗塞については，急性期の有効率は90％前後，鍼灸だけで治療できる．また前大脳動脈と中大脳動脈に梗塞がある場合は鍼灸治療の効果が優れ，椎骨動脈−脳底動脈の血栓形成では効果が劣っていることも分かった．

　急性の虚血性脳血管障害患者に対し，刺鍼とニコチン酸による治療を比較したところ，両群に有意差がなかった．ここで注意すべきは脳卒中の自然治癒である．脳卒中患者の一部は自発性の代償作用により回復するため，鍼灸治療の客観的評価に影響する．これについてはある施設で，刺鍼治療と対症支持療法のみを比較したところ，刺鍼群が対照群よりも明らかに効果が高かったため，急性脳血管障害に対する鍼灸治療の効果は疑いようがなくなった．近年の多量の臨床治療により，脳卒中の鍼灸治療は治療開始時期が重要であり，いかなる脳卒中であれ，できるだけ早く治療すべきだと分かってきた．また最近では脳卒中で起きた知能障害や精神障害の治療においても，鍼灸が重視されている．

　急性脳血管障害に対する鍼灸治療のメカニズムは，中国で多くの研究がされており，さまざまな面から客観的なデータが得られた．急性患者の脳波，電流脳写図，血液流動学の指標および血中リポ蛋白などが，治療の前後で明らかに改善してい

た．鍼灸は急性脳血管障害患者の脳部の血液循環量を増加させ，脳組織の酸素分圧を高め，病巣周辺の脳細胞の栄養供給を高めて皮質の抑制状態を改善し，代謝機能を高めて脳組織の修復を促す．

❖ 治療

脳出血

体鍼の１：脳出血--

本法は脳出血して１〜４週の，病状が安定した患者に用いる．

★取穴★　主穴：水溝，内関，三陰交．

配穴：合谷，足三里，太衝，委中，極泉，風池，翳風．

★治療方法★　まず両手の内関に１〜1.5寸直刺し，提插と捻転を併用した瀉法で１分運鍼する．次に水溝を鼻中隔の下に向けて0.5寸斜刺し，雀啄法（針先を小刻みに１mmぐらい上下に震顫させる）を使って眼から涙が出るか，眼球が潤む程度に瀉法をする．さらに三陰交へ皮膚と45度角で，針先を後ろに向けて１〜1.5寸斜刺し，提插補法して，患者の下肢が３回ピクピク動けばよい．極泉は１〜1.5寸直刺し，瀉法で提插して，やはり上肢が３回ピクピク動けばよい．尺沢の刺鍼法も極泉と同じ．委中は仰臥位で膝を曲げ，腿を上げて取穴し，１〜1.5寸刺入したら提插瀉法し，下肢が３回ピクピク動けばよい．風池は針先を喉仏に向けて１〜２寸刺入し，すばやく30秒捻転する．翳風の刺鍼法は風池と同じ．合谷は針先を三間に向けて刺入し，第２中手骨の下縁に至ったら提插瀉法する．１日２回刺鍼する．

脳出血の操作方法は，一般に軽く速く，弱刺激でおこなう．症状が安定した患者ならば，中刺激や強刺激を使ってもよい．いくつかの穴位を除けば置鍼はしない．治療のときは常に血圧を測り，血圧が高くなった患者では，慎重に操作したり，しばらく刺鍼を控えるようにする．

★治療効果★　治癒－意識が正常で，言葉もはっきりしており，身体の機能もほとんど回復している．著効－意識が正常だが，言葉や上肢，下肢の回復に不完全な面もある．好転－病状がいくらか好転し，意識，言葉，上下肢の機能がある程度回復した．

54例を治療して，治癒28例(51.8％)，著効15例(27.8％)，好転11例(20.4％)で，有効率100％だった．

体鍼の2：脳出血

本法は脳卒中の急性期に使う．

★取穴★　主穴：風府，瘂門．

配穴：意識障害には脳清，百会，人中．高血圧には曲池と太衝．大小便の障害には秩辺と陰陵泉．上肢麻痺には肩髃，肩髎，尺沢，外関，二間．下肢麻痺には環跳，風市，陽陵泉，三陰交を加える．

脳清穴の位置：脛骨外縁で，解谿穴の上2寸．

★治療方法★　主穴を主とし，症状に基づいて配穴を加える．急病で入院してから毎回1つの主穴を取り，2つの穴位を交互に使う．刺鍼して得気があればよい（昏睡患者では，刺入深度が頸円周の12〜14％以内とする）．配穴は毎回6〜10個取る．一般に刺鍼して得気すれば15〜20分置鍼する．もし閉証ならば，三稜鍼で井穴を点刺出血する．脱証ならば，棒灸で足三里と気海に雀啄灸し，病状が安定したらG6805パルス器で10〜20分通電する．毎日1回治療して14日を1クールとし，各クール間は3日空ける．

★治療効果★　46例を治療し，治癒15例，著効8例，有効15例，死亡8例で，有効率83.6％だった．

体鍼の3：脳梗塞

★取穴★　主穴：内関，水溝．

配穴：極泉，委中，三陰交，尺沢．仮性球麻痺には風池と翳風を加える．

★治療方法★　まず主穴を取り，病状の程度や特徴的な症状に基づいて配穴を加える．操作方法は，脳出血安定期の刺鍼方法とほとんど同じである．毎日1〜2回治療し，10回を1クールとする．

★治療効果★　本法は醒脳開竅法（脳を覚醒させ，五官の竅を開いて蘇生させる法）と呼ばれる．急性脳梗塞と後遺症患者617例を，前に挙げた脳出血安定期の基準で判定すると，治癒率59.3％，有効率99.4％だった．そのうち発病して1〜10日目の患者399例は，治癒253例（63.41％）で，有効率99.3％だった．刺鍼前後の電気生理学的測定により，本法には鎮静，降圧，鎮痙と覚醒を促す作用のあることが分かった．

体鍼の4：脳梗塞

★取穴★　主穴：百会，肩髃，曲池，外関，合谷，陽陵泉，絶骨，湧泉．

配穴：足三里，太衝，豊隆．

★治療方法★　毎回4～5穴の主穴を取り，配穴を1～2穴組み合わせる．深刺したあと，提插に捻転を加えた平補平瀉で2分運鍼して30分置鍼し，置鍼中5～10分に1回運鍼する．毎日1～2回治療する．

★治療効果★　69例の急性脳梗塞患者を治療し，有効率92.31～93.3％だった．

頭鍼--

★取穴★　主穴：運動区，感覚区，足運感区．

★治療方法★　常に2～3区を使うが，すべて運動麻痺のある肢体と反対側の頭部から取穴する（足運感区は両側を取ってもよい）．刺激区を選んだら患者の頭髪を分けて消毒した後，28号2.5～3寸の毫鍼を使って，頭皮に沿わせマニュアル通りの方向と長さに刺入する．240～260回/分の速さで3～5分大きく捻転を続け，できるだけ患側の肢体に痺れるような熱感や，震えるような腫れぼったい感じ，汗が流れるなどの反応が現れるようにし，15～20分置鍼して，間でさらに1回捻転する．

★治療効果★　この方法で急性脳梗塞患者1400例を治療し，有効率94.7～98.5％だった．頭鍼と体鍼は治療効果に違いがあるのか？　差がないと言う人もいれば，体鍼の効果が頭鍼より優れていると言う人もいる．しかしほとんどの人は，2つを併用した場合が最も効果が優れていると主張している．

眼鍼：脳梗塞--

本法は，意識がはっきりし，筋肉や肢体に変形がなく，筋力が0～3級の急性脳梗塞患者に限って使用する．

★取穴★　主穴：上焦，下焦．

★治療方法★　主穴は全部取る．患側を主にするが，状況によって健側も組み合わせる．まず点眼器か三稜鍼の鍼柄で，眼窩周囲の穴区を圧迫し，怠さ，痺れ，腫れぼったさ，重み，あるいは発熱や冷感，心地よさを感じる部位を刺激ポイントとする．刺鍼時には，左手で眼球を押さえて眼窩の皮膚を張り詰めさせ，右手に32号0.5寸の毫鍼を持って軽く切皮し，経区の範囲内を沿皮刺か横刺する．手法は使わない．症状に基づいて補瀉をする．眼鍼経穴分布の順序に沿って刺入すれば補で，逆ならば瀉である．5～15分置鍼する．毎日1回治療する．

★治療効果★　453例を治療し，有効率97％前後（治癒率23.1％）であった．

抜罐--

★取穴★　主穴：胸椎2～8の夾脊穴，腰椎1～5の夾脊穴．

★治療方法★　患者を腹臥位か坐位にし，前述した穴位を消毒したあとすばやく切皮し，針先を椎体に向けて徐々に深刺し，痺れるような腫れぼったさが発生したら，脊髄硬膜に達しているので，刺入を止めて抜鍼する．抜鍼したら閃火法で刺鍼した穴位に抜罐する．ポンプ式の抜罐でもよい．毎日あるいは隔日に1回治療して10回を1クールとし，各クール間は5日空ける．

★治療効果★　104例を治療し，治癒（ほぼ肢体機能が回復し，身の周りのことが自分でできて，軽い仕事もできる）59例，著効（肢体機能が回復し，杖をついて歩け，身の周りのことが自分でできる）19例，有効（肢体機能が一部回復したが，自分で身の周りのことができない）24例，無効2例で，有効率98.1%だった．

穴位敷貼 --

本法は主に脳卒中による知能障害に用いる．

★取穴★　主穴：気海，命門．

★治療方法★　敷薬の製造：黄耆60g，威霊仙60g，鹿角霜60g，赤芍20g，川芎30g．

これらの薬物を均一に混ぜてアルコールに浸す．さらに肉桂9g，丁香9gを取り，揮発成分を抽出して，最初に作ったアルコール剤に加え，それからアルコールを抜き，乳剤にして冷蔵庫で保管する．

使用するときは乳剤を四角いガーゼに塗り（塗布面積4×4cm），それぞれ2つの主穴に載せて，ガーゼの上に坎離砂ベルトを巻いて固定して加温する．毎日1〜2回，1回1時間治療し，2週間を1クールとする．

＊坎離砂：鉄粉，生附子，桔梗，紅花，透骨草，当帰，牛膝，独活，木瓜．鉄粉と食酢が混ざって発熱する．使い捨てカイロのようなもの．

★治療効果★　治癒−自覚症状が消え，計算力，見当識，記憶力が5級．著効−はっきり自覚症状が好転し，上の3つのうち2つが1級以上向上したか，1つが2級以上向上した．有効−自覚症状が好転し，3つのうち1つが1級以上向上した．無効−すべて好転しなかった．

35例を治療し，治癒5例，著効21例，有効9例で，有効率100%だった．

39. 仮性球麻痺

❖ **概論**

　仮性球麻痺は核上球麻痺とも呼ばれ，両側性皮質延髄路が障害を起こしたものである．その症状は，嚥下困難，嗄声，構音障害，流涎，ひどければ強制泣き笑いとなり，重症では生命が危険になることも多い．

　仮性球麻痺の鍼灸治療も，やはり最近十数年のことである．歴史は短いものの，かなり多くの症例が蓄積され，電気鍼や体鍼，経外奇穴や経穴を問わず，いずれも優れた効果が得られ，平均有効率は95％以上である．本疾患に対する鍼灸は，かなり前途有望な治療法である．具体的な治療では，仮性球麻痺が急性脳血管障害の重大な併発症であることが多いので，症例によっては薬物治療も併用しなければならない．また頭鍼と体鍼を併用して球麻痺を治療しても，だいたい効果が得られる．

❖ **治療**

体鍼--

　★取穴★　主穴：風池，廉泉，瘂門，翳風，完骨，天突．
　配穴：水溝，内関，豊隆，百会，太谿，照海，膈兪，金津・玉液，三陰交，神門．

　★治療方法★　一般に主穴を取り，配穴は急性脳血管障害による他の症状に対して使われる．例えば昏睡には水溝と内関，痰涎壅盛には豊隆，肝陽上亢には百会と太衝，舌がこわばって暗紫色になれば金津・玉液，精神障害（強制泣き笑い）には内関や神門，三陰交などを加える．風池穴は喉頭隆起へ向けて1～1.5寸の深さに刺入するが，対側の眼窩に向けて0.5～1寸刺入してもよく，捻転手法だけで提插せず，大回転の運鍼を2分ほど続ける．廉泉穴は，舌根方向へ0.8～1.2寸刺入し，得気したら提插と捻転を組み合わせた平補平瀉で1～2分運鍼し，鍼感を舌体へ向けて放散させるが，「合谷刺」を使ってもよい．これは患側へ斜刺したあと浅層へ引き戻し，再び舌根の正中へ向けて刺入し，さらに浅層へ引き戻して，今度は健側へ向けて刺入し，抜鍼する．瘂門穴は，口と耳垂が水平になる方向へ刺入し，徐々に直刺して得気（触電感）があったら抜鍼し，提插や捻転をしてはならない．人中は強い雀啄手法で，目が潤んだり涙が出ればよい．金津と玉液は，小さな三稜鍼で点刺し，2～5ml出血させる．配穴は提插と捻

転を併用した平補平瀉を使う．上述した各穴は瘂門を除き，症状安定期には15〜20分置鍼する（急性期には置鍼しない）．置鍼中は5〜10分ごとに運鍼する．急性期には1日2回，安定期には1日1回治療する．

★治療効果★　基本治癒−嚥下機能が正常．著効−嚥下機能が基本的に正常に回復したが，時々むせる．有効−いくらか嚥下機能が回復したものの，正常には食べられない．無効−嚥下機能に回復が見られない．

576例を治療し，上述した判定基準に当てはめると，基本治癒334例，著効123例，有効94例，無効25例で，有効率は95.7％だった．臨床によって金津・玉液に刺絡すると，刺鍼しただけより効果の優れていることが分かった．

電気鍼 --

★取穴★　主穴：耳枕切線（耳と外後頭隆起の接線），唖穴．

配穴：上廉泉，天容．

唖穴の位置：風池穴の上0.4寸．

上廉泉の位置：廉泉の上1.5寸．

★治療方法★　2つの主穴のうち1つを取る．耳枕切線刺法は，26号1.5寸の毫鍼を使い，まず外後頭隆起（枕）の後ろ正中に1本刺し，次に外後頭隆起と両耳を繋いだラインに1本ずつ，針先を耳枕切線から下へ向け，鍼体と頭皮が15度の角度となるように帽状腱膜へ刺入する．唖穴の刺鍼法は，28号1.5寸の毫鍼を45度角で刺入し，正中線へ向けて両側を対刺する．ゆっくりと慎重に刺入し，得気すればよい．深さは1寸以内とする．配穴は，すべて舌根部へ向けて刺入する．そしてG6805パルス器を使い，出力コードを鍼柄に繋いで，通電したあと疎密波にするが，周波数180回/分の連続波でもよい．強さは患者が耐えられる範囲とし，20分ほどパルス刺激する．毎日1回治療し，10〜14日を1クールとする．

★治療効果★　著効−症状が明らかに改善した．有効−症状が軽減した．無効−症状が改善しない．

86例（いずれも脳血栓により発病を繰り返すもの）を観察し，著効48例（55.8％），有効31例（36％），無効7例（18％）で，有効率は91.86％だった．

鍼灸と耳鍼 ---

★取穴★　主穴：天突，豊隆，中魁．

配穴：神門，交感，皮質下，食道，賁門（すべて耳穴）．

内科疾患　**147**

中魁穴の位置：中指背側で，近位指節間関節横紋の中央．

★治療方法★　2組の穴位を組み合わせて使用することが多い．天突穴は，1.5寸の毫鍼を胸骨上窩の正中に0.2～0.3寸切皮したあと，胸骨後縁と気管前縁に沿わせて下へ1寸刺入し，捻転瀉法して鍼感を任脈に沿わせて下行させ，上腹部に到達させる．豊隆穴は，2寸の毫鍼を1.5寸に直刺し，得気したら提挿捻転の強刺激で鍼感を上行させ，下腹部に到達させる．中魁穴は刺鍼せず，棒灸で15～20分ほど雀啄灸する．耳穴は，探索棒で穴区の圧痛点を探し，消毒したあと0.5寸の毫鍼で刺鍼し，30分置鍼して10分ごとに2分捻転する．上述した治療法は毎日1回治療し，10回を1クールとする．

★治療効果★　23例を治療し，治癒16例（69.6％），著効4例（17.4％），有効2例（8.7％），無効1例（4.3％）で，有効率95.7％だった．治療回数が最も少ないのは5回，最多20回で，平均8回だった．

耳穴

★取穴★　主穴：神門，交感，皮質下，食道，賁門．

★治療方法★　探索棒で穴区から圧痛点を探し，消毒したあと0.5寸の毫鍼を刺入し，30分置鍼して，10分ごとに2分ずつ捻転する．毎回一側の耳穴を取り，両耳へ交互に刺鍼する．毎日1回治療し，10回を1クールとする．

★治療効果★　120例を治療し，治癒76例，著効24例，好転12例，無効8例で，有効率は93.3％だった．治療回数が最少だったのが7回，最多20回で，平均9回だった．

穴位注射

★取穴★　主穴：廉泉，天柱，瘂門．

配穴：痰が多くて舌苔が厚膩ならば豊隆と足三里，胸部の満悶には内関，腹部脹満には足三里を加える．

★治療方法★　主穴は毎回必ず取り，配穴は病状に合わせて使用する．まず10ml注射器と5号の注射針を使い，薬物はビタミンB_1と燐酸テトラメチルピラジン（川芎の燐酸塩）を等量ずつ混合したものを使う．廉泉は，上を仰ぐ姿勢の坐位で取穴するが，仰臥位なら背中に平たい枕を挟んで，針先を舌根方向へ刺入し，舌体に鍼感があったら薬物を注入する．天柱と瘂門は，頭を前に垂らした姿勢の坐位で取穴し，鍼感が頸部や頭頂部へ放散したら薬物を注入する．内関，足三里，豊隆は坐位でよく，鍼感が肢体の上下に放散したら薬物を注入する．毎

日1回，各穴へ1mlずつ注入し，7回を1クールとする．

★治療効果★　30例を治療し，治癒26例（86.67%），著効2例（6.67%），好転2例（6.66%）で，有効率は100%だった．

40. 植物人間

❖ 概論

　植物人間は，さまざまな原因によって大脳皮質が広範囲にわたって損傷されたものの，それでも皮質下の機能が残っていたり，部分的に残っている特殊な意識障害の状態である．患者は死んだようになって，外界の刺激に対していかなる反応もなくなり，ただ呼吸や栄養代謝，排泄や分泌などの低級な生命活動と対光反射や角膜反射，痛覚反射など，いくつかの反射のみが残っている．中医では『昏迷』に属す．現在本病に対して有効な治療法ない．

　中国の明代の鍼灸医籍に「人事不省」と「不識人」の鍼灸治療がある．例えば『神応経・諸風門』に「不識人：水溝，臨泣，合谷」とあるが，そこで述べられているのは脳出血や熱中症による意識不明なので本病とは少し違う．

　本病に対する鍼灸治療は1989年に記載されたものが最初である．頸部の督脈穴を主とし，そのうえに体穴を組み合わせて一定の効果をあげた．しばらくして頭皮鍼と体鍼を併用した鍼灸治療の文献が現れた．近年，本疾患に関するデータが続々と発表された．例えば経絡導平法で植物人間19例を治療し，優れた効果があった．現在でも本疾患の臨床治療は少ない．だが方向は示されている．

❖ 治療

体鍼と頭鍼 --

　★取穴★　主穴：風府，瘂門．

　配穴：意識障害には人中と百会，脳清を加える．心不全，舌質が絳で出血斑があれば内関と血海を加える．意識がはっきりした後，大小便を失禁するものには八髎と三陰交，陰陵泉を加える．嚥下困難には翳風と廉泉を加える．上下肢の機能障害には局部の穴位を加える．治療効果がはっきりしなければ，頂中線と顳前線（頭皮鍼区）を加える．

　脳清穴の位置：脛骨外縁で解谿穴の直上2寸．

★治療方法★　主穴は毎回必ず使い，配穴は症状によって加える．刺鍼深度は患者の意識がないとき，患者の首円周の 12〜14％ なら安全である．意識がはっきりしたら，下の式によって刺鍼深度を求める．

風府：Y cm = 2.6475 + 0.0778 X

瘂門：Y cm = 2.7183 + 0.07 X

Y は刺入深度，X は患者の首の円周である．これによって安全深度を算出する．鍼を刺入して得気があったら抜鍼する．2 つの穴位は交替で使う．そのほかの穴位でも同じような方法を使う．頭皮鍼は帽状腱膜下層と骨膜の間へ 1〜2 寸の深さに斜刺し，15〜30 分置鍼する．1 日 1 回治療する．本病は治療が難しいので，長い治療期間が必要である．普通でも半年以上かかるので，辛抱強く回復を信じなければならない．

★治療効果★　治癒 – 意識がはっきりし，言葉や身体の機能が回復してほぼ身の周りのことができる．著効 – 意識がはっきりし，時間，場所，人物および年齢などの辻褄が合うようになり，短い言葉を使って意思を伝えられ，笑うようになる．身体のこわばりもはっきりと改善する．有効 – 覚醒状態となり，外界の言語刺激に反応し，両目を動かして見て，何か喋るように口を開けたり，目を閉じるなどの簡単な動作ができる．無効 – 刺鍼しても何の改善もない．

8 例の患者を治療し，1 例だけ治療した症例を除き，残り 7 例を上の基準に当てはめれば，治癒 1 例，著効 4 例，有効 1 例，無効 1 例で，有効率 85.7％ だった．

総合療法 --

★取穴★　主穴は 4 組に分ける．①耳穴の心，肝，腎，縁中，脳幹．②舌穴の語門．③頭穴の運動区，感覚区，足運感区．④体穴の見明，手三里，外関，環跳，承山，陽陵泉．

配穴：耳穴の神門，交感，皮質下．

脳幹穴の位置：後耳介溝の正中．

見明穴の位置：三角筋停止点の後ろから 0.5 寸上．臂臑穴の後上方．

★治療方法★　患者の症状に基づいて，4 組の穴位を順次選ぶ．まず①組の主穴に配穴を加え，毫鍼を刺鍼する．毎日 1 回治療し，15 回を 1 クールとする．患者に意識が現れ始めたら②組に変更する．患者の口を開かせ，術者は左手で舌尖を口の外へ出し，右手に 28 号 3 寸の毫鍼を握って，舌尖から 1 cm 離れた部位に切皮し，麻痺した舌の筋層を舌静脈の方向に沿って，舌尖から舌根へと 2.5

寸平刺する．そして患者に得気感が発生し，力を入れて舌を縮めるか，「あっ」と声を上げたら抜鍼する．毎日1回治療して10回を1クールとする．患者の意識が完全に戻ったら，麻痺した肢体を治療する．これは体鍼と頭鍼を併用したほうがよい．頭穴は全部取り，28号2寸の毫鍼を刺入して180〜200回/分の速度で1〜2分捻転し，15〜30分置鍼する．置鍼中は同じ方法で3回運鍼する．毎日1回治療して12回を1クールとする．体穴は，9号の腰椎穿刺針に長さ3cmの2/0号羊腸線を入れ，穴位埋線する．15回を1クールとする．すべての治療を終えるには，少なくとも3カ月以上かかる．

★治療効果★　6例を治療し，全員治癒した．

41. 震顫麻痺

❖ 概論

　震顫麻痺はパーキンソン病とも呼ぶ．中年以降になって黒質と小脳錐体外路系が変性する疾病である．動作が徐々に緩慢になり，筋肉強直と震えが始まるのが主な症状である．震えは一側の肢体から始まり，徐々に全身に広がる．筋肉の緊張が高まるため，鉛管様，あるいは歯車様の強直となる．歩き出すのが難しく，慌てたような歩き方になり，無表情となる．本病の原因は黒質の変性であるが，なぜ変性するのかは分かっていない．現代医学ではドーパミンを使って症状をある程度改善できるが，進行を止められない．

　震顫麻痺は，中医学では顫証になる．

　顫証の鍼灸治療は，古籍にはない．震顫麻痺を鍼灸治療したのは，1955年が最初である．しかし，その後に試みる人はいなかった．70年代の中期になって，上海医科大学付属華山医院が頭部の穴位に刺鍼してある程度効果をあげてから，徐々に鍼灸界が注目するようになった．80年代から震顫麻痺に関する鍼灸治療が増え，それぞれの治療法ができ，多くの臨床例がまとめられた．穴位の刺激方法も，頭皮鍼，体鍼，電気鍼および穴位注射など多様化し，その有効率は80%前後である．もちろん鍼灸治療はまだ完成されているとは言えないが，現代医学の治療法を使った効果から考えれば，鍼灸は副作用がないので価値がある．

❖ 治療

電気鍼

★取穴★　主穴：脳空．
配穴：前頂，百会，承霊，懸顱，天衝，通天．

★治療方法★　主穴は毎回必ず取る．配穴は毎回3～4穴を選び順番で使う．28～30号の毫鍼で頭皮に沿って，捻転しながら斜めに1～1.5寸の深さに刺入し，局部にはっきりと腫れぼったく重たい感じが起こればよい．そのあと通電する．周波数120～150回/分の連続波で，電流の強さは患者が我慢できる程度とする．通電時間は20分．1日1回で15回を1クールとし，各クール間は3～5日空ける．

★治療効果★　震顫麻痺患者53例を治療した結果，著効11例（20.8％），好転30例（56.6％），無効12例（22.6％）で，有効率77.4％だった．1クール治療しても無効だった患者は，引き続き治療しても効果がなかった．強直型は震顫型より効果が優れていた．

頭鍼

★取穴★　主穴：舞踏震顫区．
配穴：運動区，暈聴区．

★治療方法★　震えが主症状ならば主穴のみを使う．筋肉もこわばっていれば運動区を加える．薬物の服用により目まいなどの副作用が出ていれば，暈聴区を加える．初期で，一側にだけ震えや筋肉のこわばりが現れていれば，対側の頭皮鍼穴区のみを使う．後期になって両側に症状が現れていれば，両側の穴区を使う．手足は病変部が違うため，それと対応する区域を使う．例えば上肢の症状がはっきりしていれば，運動区の中2/5を使う．28号の毫鍼を使い，すばやく切皮し，必要な深さまで達したら，200～240回/分で1分捻転したあと，15～20分置鍼する．置鍼中は5分ごとに捻転し，抜鍼する前にも同じ方法で1回捻転する．対側の肢体に熱い，痺れる，腫れぼったいなどの感じが起こればよい．通電してもよいが，パルス間隔240～280回/分の連続波を使い，患者が耐えられる程度の電流で20～30分通電する．毎日か隔日1回治療し，15回を1クールとして，各クール間は5～7日空け，次のクールに進む．

★治療効果★　著効−震えが止まってから6カ月以上経ち，筋肉のこわばりもなくなって正常になり，全身状態も正常に近くなって，仕事ができる．だが半年

後に再発した．好転 – 静止時の震顫停止が8時間以上で，筋肉のこわばりや全身状態が明らかに好転した．無効 – 治療前後で症状改善が見られない．

34例の治療をしたが，4例は1例ずつの治療なので，残りの30例について上の基準で評価する．著効13例(43.3%)，好転16例(53.3%)，無効1例(3.4%)で，有効率96.6%だった．頭皮鍼治療は，本病の初期ならば，はっきりした治療効果がある．

総合療法

★取穴★　主穴：頭穴の舞踏震顫区，百会，瘂門，風池，曲池，消顫，外関，陽陵泉，太衝．

配穴：気血不足には足三里と合谷，肝腎陰虚には三陰交と復溜，痰熱動風には陰陵泉と豊隆を加える．

消顫穴の位置：少海穴の下1.5寸．

★治療方法★　主穴を主にし，証に基づいて配穴を加える．毎回4～5穴取る．頭穴へ刺鍼したあと，パルス間隔250～300回/分の連続波を流す．主穴の体穴は平補平瀉し，配穴は証に基づいて補瀉する．いずれも30分置鍼する．毎日か隔日に1回治療し，10回を1クールとする．

また消顫丸（天麻，鈎藤，珍珠母，僵蚕などで作った重さ9gの蜜丸）か定風膠嚢（羚羊角粉，洋金花などを含む）を水木冲剤（山茱肉，鈎藤，天麻，丹参など）と一緒に服用する．毎日2回，1回2丸か2カプセル服用する．

★治療効果★　158例を治療した結果，治癒1例，著効38例，有効92例，無効27例で，有効率82.9%だった．

体鍼の1

★取穴★　主穴：四神聡（または四中穴），風池，頬車，曲池，合谷，陽陵泉，太衝．

配穴：口が乾いて舌尖が赤ければ，復溜を加える．腰脊がこわばって痛怠ければ，命門と腎兪を加える．便秘して舌苔が黄色ければ，足三里を加える．うまく喋れなければ，上廉泉と聚泉を加える．

四中穴の位置：四神聡の外方1寸．

上廉泉の位置：廉の上1.5寸．

聚泉の位置：舌面の中央．

★治療方法★　主穴は毎回4～5穴を使い，症状によって配穴を組み合わせる．

30～32号の毫鍼を用いる．四神聡か四中穴は1.5～2寸の鍼で，百会穴へ向けて1寸か1.5寸刺入する．風池穴は対側の眼に向けて1.5寸刺入する．頬車穴は針先を同側の下関穴へ向けて1.5寸刺入する．その他の穴位は捻転補瀉する．主穴はすべて瀉法し，復溜，命門，腎兪には補法，足三里，上廉泉，聚泉は瀉法する．上廉泉と聚泉は速刺して瀉法した後，すぐに抜鍼するが，そのほかの穴位は全部30分置鍼する．置鍼中は10分隔で捻転補瀉する．隔日1回刺鍼し，10回を1クールとして，各クール間は1週間空け，さらに1クール続ける．

★治療効果★　評価基準は，肢体の震え，歩行障害，言語障害，表情，手が握れないの5項目を指標とする．治癒－5項目の症状が消え，正常に回復した．著効－5項目の症状が50％以上軽減した．有効－5項目のうち2項目が50％以上軽減した．無効－5項目の症状軽減がはっきりしなかった．

95例を治療し，治癒10例(10.5％)，著効31例(32.6％)，有効34例(35.8％)，無効20例（21.1％）で，有効率78.9％だった．

体鍼の2 --

★取穴★　主穴：風池，完骨，天柱，瘂門．

配穴：風水は合谷と曲池，痰火は豊隆と曲池，瘀血があれば青霊と内関，肝陰虚なら太谿と三陰交を加える．

★治療方法★　32号の毫鍼を使う．完骨は1.5寸の毫鍼で針先を鼻先に向けて1寸刺入し，風池は1.2寸の毫鍼で，針先を同側の眼睛へ向けて1寸刺入する．いずれも平補平瀉で捻転する．瘂門は垂直に切皮し，針先を少し下へ向ける．患者は頭を前後に揺らしてはならない．刺入したら0.5～1.2寸の範囲内で3回提插する．配穴は太谿で補法するほか，あとは全部瀉法して30分置鍼する．隔日に1回治療して10回を1クールとする．3クール続けて治療する．

★治療効果★　40例を治療し，著効10例，好転16例，無効14例で，有効率65％だった．

電気鍼と穴位注射 ---

★取穴★　主穴：足三里，命門，関元．

配穴：全身症状がはっきりしていれば風池，太谿，肝兪，陽陵泉を加える．上肢の震顫には通里，曲沢，三陰交，肝兪，後谿，合谷を加える．

★治療方法★　主穴は毎回必ず取り，配穴は症状によって使う．普通は1回の治療で5～7穴を取り，交替で使う．原則として局部取穴と遠隔取穴，対側取穴

を組み合わせる．患者を側臥位にして3～4穴に刺鍼し，得気があったら運鍼を止めて通電する．60～80回/分の連続波パルスを使い，電流の強さは患者が耐えられる程度で20～25分置鍼する．置鍼の間，ビタミンB_1（50μg/ml）とビタミンB_{12}（100mg/ml）の混合液を注射器に吸入させ，5号歯科注射針を付けて，まだ通電していない穴位を毎回2～3穴選び，刺鍼して得気があったら，それぞれの穴位に0.5～1mlずつゆっくりと注入する．電気鍼と穴位注射は1日1回治療し，10回を1クールとして，各クール間は3日休む．

★治療効果★　治癒－症状が消え，機能も正常に回復した．好転－症状がはっきり軽減し，箸で食事できるようになり，震えも軽くなって普通に歩けるようになり，表情もほぼ正常になった．無効－治療の前後で症状の改善が見られない．

42例治療し，治癒14例（33.3％），好転25例（59.5％），無効3例（7.2％）で，有効率92.8％だった．

42. 遺伝性運動失調

❖ 概論

遺伝性運動失調は，運動障害と測定障害を特徴とする神経系の進行性病変である．発病によって初期と末期など3種の類型に分けるものの，不安定歩行，酩酊歩行，眼球震顫，構音障害，病状の進行が緩慢など共通した症状がある．現在も原因は不明で，多くは遺伝性である．この病は小脳や脊髄，および末梢神経に障害を起こすことが多い．現代の医学ではリハビリ以外に有効な治療法がない．

本疾患に対する鍼灸治療は1964年に始まり，当時は1例ずつの報告であった．70年代にも本疾患を頭鍼で治療した臨床文献が1編だけある．80年代になると報告は増えたものの，すべて1例だけを対象としたものであった．本疾患に大サンプルを使って観察するようになったのは，1990年になってからである．1990～1996年に集めた6編の報告は，1編が1例だけの観察であったが，ほかは複数例の報告である．治療では頭鍼療法を主としているが，頭鍼だけのもあり，頭鍼と鍼灸を併用したり，体鍼だけを使った治療もある．その効果も満足すべきもので，平均有効率は90％以上である．また刺鍼を西洋医学の治療と比較対照し，明らかに刺鍼が優れているとの結果が出た報告もある．これからは症例を積み重ね，治療効果の基準を統一して長期効果を観察してゆけば，鍼灸は本疾

患にとって欠かすことのできない効果的な治療法の1つとなるだろう．

❖ 治療
頭鍼--

　★取穴★　主穴：平衡区，感覚区，語言1，2，3区．
　配穴：額頂帯（前1/4と後ろ1/4），頂顳帯，頂枕帯．
　額頂帯の位置：神庭穴から百会穴までのライン左右0.5寸，両側で幅1寸の帯．この帯を前から後ろへ4等分する．
　頂顳帯の位置：前頂穴から頭維穴までのライン左右0.5寸，両側で幅1寸の帯．
　頂枕帯の位置：百会穴から脳戸穴までのライン左右0.5寸，両側で幅1寸の帯．
　★治療方法★　まず主穴を取り，効果が劣っていれば配穴に改める．主穴は28号1.5～2寸の毫鍼を使い，皮膚に沿わせてすばやく1～1.5寸刺入し，200回/分の速さで捻転し，これを5分ほど続けて休む．そして10分休んだら再び5分捻転し，これを3回繰り返したら抜鍼する．配穴は，額頂帯前1/4は上から下へと刺し，額頂帯後1/4は前から後ろへ刺入する．頂顳帯は，4本の毫鍼で上から下にリレーさせて透刺する．しかも最初の鍼は，必ず額頂帯後1/4の鍼と交叉刺し，各毫鍼中間の間隔は1寸とする．軽くて緩慢な挿鍼と，速くて力強い抽気法（0.1寸ずつ引き抜く）を使い，すばやい捻転を1分ほど併用して運鍼したあと15分ほど置鍼し，その間に3回運鍼する．この方法は毎日1回治療し，10回を1クールとして，各クール間は7日空ける．
　★治療効果★　基本治癒－症状や徴候がだいたい消え，一般の仕事ができる．著効－症状や徴候が明らかに改善し，自分で生活できる．有効－症状や徴候がいくらか改善したが，生活には介護が必要である．無効－症状や徴候に改善が見られないか，悪化した．
　17例の運動失調患者を治療し，基本治癒8例，著効4例，有効5例で，有効率は70.6％だった．

体鍼--

　★取穴★　主穴を2つに分ける．①百会，後頂，風府，巨骨，曲池，小海，外関，魚際，犢鼻，陽陵泉，委中，足三里，三陰交．②百会，脳戸，大椎，風池，肩髃，肩貞，肩髎，曲沢，足三里，委陽，太谿，崑崙，太衝．
　★治療方法★　上述した2組の穴位は，交互に使用する．患者を坐位にし，1.5

寸毫鍼を使い，鍼体と皮膚を30度角で，針先は皮下の浅層に沿わせて穴位に刺入し，提挿捻転せずに，術者が鍼下に柔らかな感じを覚えたらよい．もし患者が怠くて腫れぼったい感じを覚えたら，それは刺入が深すぎるので，調整し直して30分置鍼する．隔日に1回治療し，10日を1クールとして，各クールは5日空ける．一般に5クール以上治療する．

★治療効果★　30例を治療した結果，著効9例，有効19例，無効2例で，有効率は93.0％だった．

総合療法

★取穴★　主穴を2つに分ける．①平衡区，運動区．②肩髃，曲池，足三里，環跳．配穴も2つに分ける．①視区，暈聴区，足運感区．②手三里，合谷，腎兪，髀関，陽陵泉，太衝，崑崙．

★治療方法★　①の頭鍼穴に②の体穴を加えるが，主穴を主にし，状態によって配穴を加える．患者の状態によって，頭鍼に鍼灸を加えるか，頭鍼に穴位注射を加えるかする．

頭鍼の刺法は，一般に一側の病なら健側を取り，両側の病なら両側を取る．刺鍼して規定の深さに達したら，快速捻転（180～200回/分）を3回おこなうが，1回目の捻転は3分とし，5分ほど休んだら再び3分捻転し，さらに5分休んだあと5分捻転し，最後の1回は5分捻転して抜鍼する．毎日1回治療する．

穴位注射法：薬剤は，アセチルグルタミン注射液100mgに，テトラメチルピラジン（川芎）2mgを加えて混合し，選んだ体穴へ注入する．毎回四肢から3～4穴を選び，各穴へ0.2～0.3mgを注入する．隔日に1回治療する．

灸頭鍼：28号1.5～2寸の毫鍼を使い，刺入して得気したら，捻転か提挿の補法をし，15分置鍼する．置鍼中は鍼柄に大豆大のモグサを挿し，毎回6壮施灸する．灸頭鍼は隔日に1回おこなう．

頭鍼は毎日使用し，穴位注射と灸頭鍼は交互に使うか，単独に組み合わせて使用する．

★治療効果★　協調運動，歩行，構音，眼球震顫の4つを徴候変化の指標とする．治癒−患者の自覚症状が消え，生活や職業能力が完全に回復し，神経系も正常に回復した．著効−症状や主な徴候が明らかに改善し，生活や職業能力が基本的に改善した．有効−患者の自覚症状が改善し，徴候も少なくとも1項目は改善した．無効−症状や徴候ともに改善しない．

60例を治療し，治癒26例，著効20例，有効8例，無効6例で，有効率は90%だった．

43. 血管性片頭痛

❖ 概論

　血管性片頭痛は多く見られる急性頭痛の1つで，発作性の血管拡張収縮機能障害および一過性のある種の体液物質変化によって起こる疼痛である．病因は現在でも分かっていないが，家族歴があり，女性に多い．発作前に幻覚や半盲など一時的な脳機能障害が始まり，引き続いて一側性の頭痛が起こり，錐で孔を開けるような，刺すような痛み，あるいは鈍痛が拍動性（脈を打つよう）にある．激しいときは目まい，冷汗，悪心嘔吐，心臓がドキドキする，便秘などの症状があり，数時間続く．一般に数週間ごとに再発する周期性の発作である．

　本病を，中医学では偏頭痛や偏頭風と呼び，肝気鬱結により風や火と化し，それが肝胆の経を昇って，頭をかき乱すと考えている．片頭痛の鍼灸治療は，長い歴史があり効果もよい．治療により絶えず穴位が淘汰され，この10年で選穴や穴位刺激法の面でも，いくつもの有効な治療法が模索された．一般に伝統的な透穴法や刺血抜罐が効果的に痛みを止めると言われている．さらに穴位埋線を使っても一定の効果が得られた．具体的な選穴と操作方法については，ある人が速効性のある鎮痛効果を基準にして対照群と比較観察したところ，片頭痛では局部取穴の効果が優れ，しかも刺鍼して得気があり，すばやく捻転して強烈な鍼感があったとき抜鍼すれば，その治療効果は20分置鍼するよりも優れていることを発見した．現在の鍼灸を使った片頭痛の有効率（鎮痛率）は90%以上である．その治療効果は安定しており，効果はあるが再発を繰り返す症例にも，引き続き治療すれば効果がある．

　頭痛は重大な疾患の初期症状や兆候として起こっている場合もあるので，治療の前に必ず系統的な検査をしなければならない．鍼灸治療では，患者の主観的な症状に対して処置するので，それが基本的な診断だったにせよ，応急処置を考える．

❖ 治療

体鍼の1 --

　★取穴★　主穴：翳風，絶骨．

　★治療方法★　毎回1穴を取り，効果が劣っていれば2穴を同時に使う．翳風の鍼法：消毒したあと，右手に鍼を持って，下顎角と乳様突起の間に切皮し，対側の乳様突起へ向けて1.5～2寸刺入する．そして捻転を主として提挿を併用し，鍼感（多くは酸麻重脹）を咽喉か舌根部へ向けて放散させる．はっきりした鍼感がなければパルス器を使い，連続波で通電する．絶骨の鍼法：2寸ほど刺入し，捻転と小幅な提挿を併用して鍼感を上に伝導させる．いずれも20分置鍼する．毎日1～2回治療する．

　★治療効果★　188例を治療し，有効率は81.5～97.3％だった．

体鍼の2 --

　★取穴★　主穴は2つの組に分ける．①懸顱（あるいは太陽）から率谷への透刺．②華佗夾脊穴5，7，9，11，14．

　配穴：風池，太衝，金門，中渚，肩井，合谷．

　★治療方法★　主穴は毎回1組を取り，2つの組を交互に使用する．配穴は1～2穴（風池は必ず）加える．懸顱（または太陽）から率谷への透刺法は，28号3寸の毫鍼を，懸顱か太陽から率谷に向けて捻転しながら1.5～2.5寸ほど刺入し，捻転に小刻みな提挿を加えて1～2分運鍼したあと置鍼する．太陽は先に1～1.5寸直刺し，得気があれば皮下までいったん引き上げてから同じように透刺する．華佗夾脊穴は，背骨の正中線より0.7寸離れた位置から針先を椎体に向け，鍼体と皮膚が75度角となるようにして1.5～2寸刺入し，強烈な鍼感があったら，上と同じ方法で1～2分運鍼したあと置鍼する．風池は対側の目頭に向けて1.5寸ぐらい刺入し，細かく探って鍼感を同側の側頭部に拡散させたら，前と同じ方法で1～2分運鍼したあと置鍼する．そのほかの穴位も上と同じように操作する．一般に頭面部の穴位は患側のみを使い，そのほかの部位では両側を使う．刺激の強さは，太衝は強刺激がよく，そのほかの穴位では中強刺激とする．穴位はすべて30分置鍼し，置鍼中は10分ごとに運鍼する．

　★治療効果★　231例を観察し，有効率は93.5～95.7％だった．

穴位埋線 --

　★取穴★　主穴：太陽，頭維，印堂，風池，曲池，阿是穴，合谷，足三里．

阿是穴の位置：疼痛点（以下同様）．

★治療方法★　毎回2～3穴を選び，普通の静脈注射用の8～9号注射針を套管にし，1.5寸の毫鍼の尖端を切って線を押し込むスタイレットとする．長さ2mmの4/0羊腸線を消毒し，注射針の先から入れる．施術するときは，術者は左手で穴区周囲の皮膚をきつく引っ張り，右手で針を持ってすばやく刺入し，一定の深さに達したら軽く捻転提挿を加えて，怠く腫れぼったい感じを起こさせたあと，羊腸線を押し入れ，小さな消毒ガーゼで針孔を覆って留める．7～10日に1回治療する．

★治療効果★　著効‒頭痛および各種の症状が消え，1年以内に再発がない．有効‒頭痛が消えたか，はっきりと軽くなったが，1年の間にやはり発作する（回数が軽減したり程度が軽くなったもの）．無効‒治療の前後で変化がない．

65例を観察し，著効50例(76.9%)，有効11例(16.9%)で，有効率93.8%だった．ほとんどが2～3回の治療で症状が改善した．

刺血法--

★取穴★　主穴：太陽．

配穴：太衝，印堂．

★治療方法★　主穴を主とし，効果がはっきりしなければ配穴を加える．太陽と印堂は三稜鍼で点刺出血する．静脈を破り，血が止まったら2～3分抜罐する．太衝は仰臥位で取穴し，刺鍼して得気があれば，大きくて速い捻転提挿で3～5分運鍼し，15～30分置鍼する．毎日か隔日に1回治療する．

★治療効果★　難治性慢性頭痛50例を治療し，有効率88%だった．

耳鍼--

★取穴★　主穴：額，太陽，枕，神門．

配穴：頸，心，肝，耳尖，輪6．

★治療方法★　主穴を主とし，状態によって配穴を加える．毎回4～5穴を取る．急性発作期には，取穴した中から2～3穴を選び，三稜鍼で点刺出血する．そのほかの穴位は，毫鍼を刺した後で電気鍼に繋ぎ，疎密波で15～20分通電する．重症なら1日1回治療するが，普通は隔日に1回治療する．

★治療効果★　観察したところ，耳鍼は片頭痛を止めるのに効果がある．耳鍼は，脳の血流量を調整することで痛みを和らげることが，実験により証明された．

耳穴刺血

★取穴★　主穴：耳背（耳の裏）の上1/3付近にある耳根部で浮き上がった血管．

★治療方法★　多くは患側を取る．もし両側の頭痛ならば，両耳の耳穴を取る．患者を坐位にし，術者は親指と人差指で，耳の局部をしばらく揉む．すると充血して一般に3本の血管が現れるが，そのうち真中の1本が最もよい刺血部位である．耳の裏側を消毒したら，三稜鍼ですばやく血管を破り，5mlぐらい出血させる．血管を刺したあと，血が流れるままにしてもよい．スムーズに出血しなければ軽く加圧する．出血が止まらなければ消毒ガーゼで圧迫止血する．15日に1回治療して，5回を1クールとする．

★治療効果★　本法は主に血管性片頭痛の治療に用いる．

120例治療し，治癒（症状が消え，1年以内に再発がない）74例，著効（ほぼ症状が消えたが，1年以内に再発することがある）32例，有効（はっきりと症状が軽くなったが，やはり頭痛が起きる）9例，無効5例で，有効率95.8％だった．

眼鍼と頭鍼

★取穴★　主穴：眼穴の上焦区，頭穴の感覚区（上1/5，下1/5），血管舒縮区（上1/5）．

配穴：足運感区．

★治療方法★　まず眼穴へ刺鍼する．両目とも取る．0.5寸の毫鍼を眼窩縁の外方0.2寸に切皮し，左眼は時計回り，右眼なら逆時計回りに横刺で皮下へ刺入し，得気したら15～20分置鍼する．手法操作はしない．続いて頭穴は1.5～2寸の毫鍼を上から下へ向け，リレーさせて皮下に刺入し，150回/分以上の速度で，両手を使って快速捻転を3分続け，10分ごとに運鍼し，全部で3回運鍼する．毎日1回治療し，10回を1クールとして，各クールは3日空ける．

★治療効果★　片頭痛患者124例を治療し，治癒66例，有効54例，無効4例で，有効率96.8％だった．

皮内鍼

★取穴★　主穴は2組に分ける．①太陽，頭維．②頭穴の顳前線，顳后線．

配穴：上星，百会．

★治療方法★　1組を取る．1組だけを使ってもよいし，交互に使ってもよい．①組は皮内鍼を使う．穴位を消毒し，ピンセットで皮内鍼を摘み，鍼体を経脈

走向と垂直に0.5〜1.5cm横刺したら絆創膏で固定する（頭髪があれば剃ったほうがよい）．病状が軽ければ1〜2日置鍼し，ひどければ2〜4日置鍼する．

②組は普通の2〜2.5寸の毫鍼を使い，親指と人差指で鍼柄を持ち，すばやく沿皮刺で横刺し，規定方向へ1.5〜2寸刺入したら鍼柄を頭皮に絆創膏で貼り着け，24〜48時間以上経過し，痛みが止まったら抜鍼する．

★治療効果★　216例を治療した結果，治癒（48時間以内に痛みが止まった）188例，有効（48時間以上して痛みが止まったが，やはり短時間の頭痛があったりする）28例で，有効率100％だった．

レーザー鍼 --

★取穴★　主穴：太陽，印堂，攢竹，率谷，阿是穴，後谿．

配穴：上星，頭維，百会，瘂門，風池，外関，足三里，列缺，湧泉．

★治療方法★　主穴を主とし，考慮して配穴を加える．毎回5〜6穴取る．ヘリウム−ネオンレーザーを照射する．波長6328Å，光斑直径5mm，ハンドピース末端の出力5mW以上，出力密度25.48mW/cm^{2}とし，単結晶の石英ファイバーにより各穴へ3分ずつ，穴位へ直接光線束を照射する．毎日1回治療して10回を1クールとし，各クールは5〜7日空ける．

★治療効果★　150例を治療し，治癒129例，著効15例，有効6例で，有効率100％だった．

穴位注射 --

★取穴★　主穴：阿是穴，風池．

阿是穴の位置：風池穴の直上0.5寸．

★治療方法★　薬液：ビタミンB_{12}（0.5mg/ml）．両側へ穴位注射するときは，1mlの注射用蒸留水を加える．

穴位は毎回1穴のみを取る．同じ穴位を取ってもよいし，交互に使ってもよい．阿是穴は押さえると非常に痛く，痛みが同側の眼窩や前頭部へ放散する．5号の歯科用注射針を付けて薬液を吸入し，穴位へ針を刺入して怠い腫れぼったさがあれば薬液を注入する．毎日か隔日に1回注入し，3回を1クールとする．

★治療効果★　286例を治療し，治癒205例，著効24例，有効49例，無効8例で，有効率97.2％だった．

44. 急性脊髄炎

❖ 概論

　急性脊髄炎は，病原生物（ウイルス，細菌，真菌，リケッチア，寄生虫）などの感染や，ワクチン接種後のアレルギー反応などによって起こる脊髄の急性炎症である．症状は脊髄胸分節の横断障害が最も多く，急に発病する．病変部から下の急性の運動麻痺，知覚喪失，大小便失禁があり，発熱や悪寒，受損した脊髄分節神経後根の刺激性疼痛がある．

　急性脊髄炎の鍼灸治療は 1960 年代に散在的に報告されたが，1 例だけを治療した症例が多かった．近年になると集中した治療観察がおこなわれ，治療法でも有意義な模索がおこなわれた．例えば刺鍼と温灸を併用したり，電気鍼と虎潜丸（漢方薬）を併用したり，レーザー鍼で急性脊髄炎の後遺症を治療するなどがおこなわれた．鍼灸の本病に対する治療効果をはっきりさせるために，比較対照群の観察もおこなった．そして現代薬や漢方薬のみを使った治療群と，それに脊髄腔への電気鍼を加えた群を比較した結果，明らかに電気鍼刺激を加えた群が優れていることを発見した（$P < 0.05$）．現在の鍼灸による本病の治療では，ほかの医療を組み合わせなければならず，また臨床例も多いとはいえず，治療マニュアルを作るまでには至っていない．

❖ 治療

電気鍼--

　★取穴★　主穴：病巣部上下の椎体間，第 2 腰椎以下の椎間と仙骨管．

　★治療方法★　常に両穴を使う．毫鍼をゆっくりと刺入してクモ膜下腔に至らせ（深く入れすぎたり，上下につついたりすると脊髄を損傷するので注意する），パルス器に接続し，適当な強さまで徐々に電流を調節する．出力パルスは穏やかに上げて一定にしなければならず，急に強くして不良反応を起こさないように注意する．15〜20 分刺激するが，症状によって決める．毎日 1 回治療し，15 回を 1 クールとする．パルス器のコードは身体の同側で 1 対となるようにし，電流回路が心臓をまたいで流れることのないようにする．ひどい心臓疾患があれば，やめるか注意しておこなう．また電気鍼のあと，関元穴へ隔塩灸を 5 壮すえてもよい．これも毎日 1 回やる．

内科疾患

★治療効果★　標準治療したあと，さらに電気鍼治療を加えた28例では，ほぼ治癒14例（50％），有効6例（21.4％），無効8例（28.6％）で，有効率71.4％だった．電気鍼と灸を併用した7例では，治癒4例，有効3例で，有効率100％だった．

鍼灸 --
　★取穴★　主穴は2組に分ける．①腎兪，大腸兪，次髎，環跳，秩辺．②関元，中極，気衝，足三里，陽陵泉，太谿．

　★治療方法★　まず①組の穴位を取り，深刺して強刺激で1分大きく提挿捻転したあと置鍼する．続いて②組の穴位を取り，すばやい提挿捻転で弱刺激して置鍼する．そのあと棒灸を一寸の長さに切ったものを鍼柄に挿して灸頭鍼し，熱が穴位の深部に染み込むようにする．両組とも15〜20分置鍼する．毎週2回治療する．

　★治療効果★　治癒－患者は普通の人のように歩ける．好転－患者は歩けるが，時によって杖に頼らなければならない．

　8例を治療した．一般の治療法で体温が正常になった患者（発病してから15〜30日）を治療した結果，治癒5例，好転3例だった．

45. ALS（筋萎縮性側索硬化症）

❖ 概論

　ALSは運動神経元の疾患の1つで，筋肉の無力，筋肉の攣縮，筋束の細動および萎縮が主な症状である．発病は目立たず，進行も緩慢で，40歳以降になってから発見されるものが多い．本病の原因は不明で，現代医学でも病気の進行を止める有効な方法はない．

　ALSに対する現代の鍼灸治療報告は比較的早く，1970年代にはある．そのあと続々と治療文献が現れた．症例はあまり多くないが，本病はかなり難治なので参考に載せた．

❖ 治療

総合療法 --
　★取穴★　主穴：大椎，手三里，曲池，合谷，足三里，陽陵泉，絶骨．

配穴：命門，気海，血海，太衝，脾兪，内関，関元，魚際．

★治療方法★　毎回主穴から4～5穴を選び，配穴から1～2穴を加える．大椎の刺鍼時には，椅子に腰掛けさせて，やや頭を前に落とし，ゆっくりと刺入し，患者の手足に痺れた感じが起こったらすぐに抜鍼する．そのほかの穴位は緊按慢提の提挿補法を施し，15～20分置鍼する．置鍼中は間欠的に補法する．抜鍼したあと命門，気海，関元，脾兪などに無瘢痕灸を3～7壮すえる．頸や背骨の両側，および筋肉の萎縮しているところには梅花鍼を使い，皮膚が赤くなってわずかに出血する程度に，中刺激で叩刺する．第1クールは毎日1回治療し，第2クールは隔日1回治療する．10回を1クールとし，各クール間は3～5日休む．

★治療効果★　11例を治療した．そのうち1例は1例のみの治療だが，有効だった．他の10例では，ほぼ治癒5例（50％），改善2例（20％），無効3例（30％）で，有効率70％だった．

体鍼----

★取穴★　主穴：華佗夾脊穴．

配穴：大椎，脾兪，腎兪，筋の萎縮した部位の遠近経穴．

★治療方法★　華佗夾脊を主とし，相応する穴位に重点を置いて順番に刺鍼する．迎随補瀉を使い，できるだけ得気感応を発生させ，30～45分置鍼する．毎日1回刺鍼して，1クール目は少なくとも90日治療し，治療休止の日数は病状を見て定めるが，一般に90日以内とする．第2クールは隔日に1回の治療でもよい．

このほか軟索丸の服用や，八段錦の外練も併用する．

★治療効果★　本法で治療して優れた効果があった．

46. 痙性斜頸

❖ 概論

痙性斜頸は，頸筋の捻転や間代性の傾斜を特徴とする錐体外路系の器質性疾患である．発病が緩慢で，頭部が不随意に片側へ向き，頸部がもう一方に屈曲する．情緒が乱れたときにひどくなり，睡眠中にはまったく起こらない．本病は成人に多く，現在でも原因は分かっていない．現代医学でも治療法がなく，薬物療法や手術なども効果があまりない．

古籍には，本病に類似した病証に対する鍼灸治療の記載がない．

現代の痙性斜頸の鍼灸治療は，1970年代に刺鍼と梅花鍼の局部叩刺を併用し，2例を治癒させている．しかし痙性斜頸に関する臨床資料が現れるのは80年代に入ってからで，いくつかの1例治療のほかは，すべて複数例を観察するようになった．穴位刺激方法も，刺鍼，電気鍼および共鳴電気火花，そして低周波電流穴位刺激などが用いられた．特に後者は観察症例が多いだけでなく，治療効果もはっきりしていた．本病は患者が少なく，これに対して鍼灸を使い始めたのも最近になってからなので，まだ治療法則は確立されていないが，現代医学で効果的な方法がないので，特に紹介した．

❖ 治療

電気鍼--

★取穴★　主穴：天容，容後，天窓，臂臑．

配穴：陽白，合谷．

容後穴の位置：下顎角の後方で，耳垂後ろの凹みの下1.5寸．

★治療方法★　筋肉痙攣がきわだっている同側の頸部の主穴1つ，両側の臂臑，そして同側の配穴1つを選ぶ．頸部の主穴と配穴は，刺鍼して得気があったら，わずかに捻転提挿したあとパルス器に繋ぐ．頸部の穴位は陰極，配穴は陽極に接続する．具体的には通電時に，次の動作が起きるように刺入する．

天容穴：0.5～0.8寸の深さに直刺し，通電時に頭を鍼の側に向けて回す運動をすると同時に，同側の肩を上下させる．

容後穴：0.5～1寸の深さに直刺し，通電時に頭を鍼の側に向けて回す運動をする．

天窓穴：直刺で0.5寸か，上に向けて斜刺で1寸刺入し，通電時に上を見上げたり，刺鍼部の肩を上下させる．

臂臑穴：内下方に向けて1.5寸の深さに斜刺し，怠く腫れぼったい得気があったら，捻転と小さな提挿を組み合わせて1分運鍼したあと置鍼する．これは通電しない．

通電または置鍼の時間は20～30分で，毎日か隔日1回治療し，15回を1クールとする．それでも治らなければ，3～5日鍼治療を停止したあと治療を続ける．

★治療効果★　8例を治療した結果，全員が完治した．そのうち4例は7～9

年後の再調査でも再発していなかった．

穴位電気刺激 --

★取穴★　主穴：風池，肩井，扶突．

配穴：百会，合谷，安眠．

安眠穴の位置：翳風と風池の中点．

★治療方法★　主に共鳴電気火花と低周波電流を使って穴位刺激する．主穴は痙性斜頸の症状によって選択する．水平回旋型は3穴すべて使う．後屈型では扶突，前屈型では風池と肩井を使う．

まず低周波電流で刺激する．パルス器の低周波電流部分で，出力0～18Vの交流を使う．1の目盛りは3V，2は5.5V，3は9V，4は15V，5は18Vで，パルス間隔が60～80Hzの不規則なスパイク波を使う．低周波電流で治療するときは，2つの経皮電極を両側の穴位に置き，断続電流で治療する．その刺激方法は以下のとおりである．

水平回旋型の痙性斜頸患者では，最初に両側の風池に電極を置いて断続的に3分通電し，肩井穴まで滑らせ3分断続通電する．さらに両側の扶突穴に置いて断続的に1～2分通電するとともに，患者の頭部を運動させ，さらにこの穴位に2分通電する．

後屈型の患者では，両方の電極を扶突穴に置いて5分断続通電し，患者に頭部の運動をさせた後，もう一度5分の断続通電を繰り返す．

前屈型の患者では，電極を両側の風池穴に載せ，3分断続通電し，さらに両側の肩井穴に滑らせて3分通電する．電気を切ってから患者の頭部を運動させた後，再び上の方法を繰り返す．低周波電流穴位刺激は，最初は3Vから初めて徐々に強めてゆき，筋肉がはっきりと収縮し，患者が我慢できる限度まで上げる．

そのあと共鳴電気火花を使って治療する．二叉の電極か小さな円状の電極を，主に風池と配穴に当てて治療する．その刺激量は成人では中程度，老人や子供は弱刺激とし，各穴を3分刺激する．上に挙げた穴位は，風池が両側を取るだけで，安眠や合谷などは，すべて1穴のみ（対側か同側）を使う．もし不眠があれば両側の安眠穴を風池に替える．

低周波電流と共鳴電気火花の穴位刺激は，1日1回治療して15～20回を1クールとし，各クール間は3～5日空ける．

★治療効果★　治癒 – 頭頸部の異常運動が消え，どの方向にも頸が自由に動き，

局部の筋肉の硬直も正常に回復した．著効－頭頸部の異常運動が消えたかほとんどなくなったが，極度に疲労したときや緊張したときに起こることがある．有効－頭頸部の異常運動の回数が減ったり，揺れ幅が小さくなった．

42例を治療し，上述した基準で評価すると，治癒40例（95.2％），著効1例（2.4％），有効1例（2.4％）で，有効率100％だった．

47. 急性感染性多発性神経根炎

❖ 概論

急性感染性多発性神経根炎は，全身の多くの末梢神経が感染したことによって，対称的に損傷されたものである．症状は急性，対称性，弛緩性の肢体麻痺と，末梢性知覚障害である．髄液中の蛋白質が増加するが，細胞数は正常である．ひどいものは声が出なくなったり，構音障害，嚥下困難となったりし，呼吸困難が起きることもある．

本病の鍼灸治療は教科書にもあるとはいえ，1950～70年代には関係する報告が少なかった．最近になって臨床資料が徐々に増えだし，刺鍼，電気鍼，穴位注射あるいは粗鍼などが応用された．現在の状況では現代医学や漢方を併用しなければならないが，特に重症患者ではそうである．鍼灸を主として本病を総合治療し，治療効果もいくらか向上し，有効率は95％以上となった．ある施設では，刺鍼に穴位注射を加えた群と非刺鍼群（穴位注射と同じ薬物を，静脈点滴か筋肉注射する）に分けて対照観察をした結果，薬物や措置はまったく同じだったのにも関わらず，前者の効果が後者に著しく勝っていた．

❖ 治療

粗鍼--

★取穴★　主穴：曲池，合谷，八邪，陽陵泉，絶骨，八風．

配穴：手三里，丘墟，足臨泣，京骨．

八邪の位置：手の甲で指の叉，赤白（手の甲が赤，平が白）の皮膚の境目，左右八穴．

八風の位置：足背の足趾で叉の凹み，左右で八穴．

★治療方法★　主穴を主とし，効果が劣っていれば配穴を2～3穴加える．特

別製の太い鍼（直径0.8～1mm，長さ3～8寸）を，すばやく穴位に切皮し，浅層から徐々に深層に刺入し，慢按緊提と捻転を組み合わせた運鍼で，触電感があればよい．30分置鍼し，置鍼中は10分ごとに運鍼する．抜鍼後に鍼孔から出血しなければ綿花で圧迫しなくてもよい．週に2回治療する．

★治療効果★　粗鍼で36例を治療し，治癒率64%，有効率97.2%だった．

体鍼と穴位注射--

★取穴★　主穴：大椎，華佗夾脊穴（胸2～仙椎4），肩髃，曲池，合谷，髀関，陽陵泉，絶骨，環跳，肩貞，外関．

配穴：全身の虚弱や体幹の麻痺には肝兪，脾兪，腎兪，命門を加える．顔面麻痺には地倉，頰車，攢竹を加える．呼吸筋や咀嚼筋の麻痺には廉泉，人迎，膈兪，膻中，瘂門を加える．尿失禁や排尿障害には気海，関元，腎兪，三陰交を加える．

★治療方法★　薬剤：アデノシン三リン酸，コエンザイムA，ビタミンB_1，ビタミンB_{12}，ガランタミン．これらの薬物を1本ずつ使用前に混合する．

操作：主穴を主とし，病状によって配穴を加える．半数の穴位には刺鍼し，半数には穴位注射する．刺鍼操作は提挿捻転瀉法を主とし，尿失禁には補法する．各穴で，すばやく100回ぐらい運鍼する．痛がる患者には弱い刺激，あまり感じない患者には強刺激する．幼児は置鍼をしないが，それ以外では20～30分置鍼する．はっきり麻痺している筋肉群付近の穴位では電気鍼を使い，パルス頻度150回/分，中刺激のノコギリ波で，やはり20～30分通電する．

穴位注射では，まず提挿法か雀啄法を使って得気させ，穴位に薬物を0.5mlずつ注入する．刺鍼と穴位注射は交替でおこなう．一般に1日1回治療するが，重症では2回治療（1回は刺鍼，1回は穴位注射）する．

★治療効果★　226例を観察したところ，有効率96.7～100%だった．

48. 顔面神経麻痺

❖ 概論

顔面神経麻痺はベル麻痺とも呼ばれ，茎乳突孔内の急性非化膿性炎症によって起きた末梢性の顔面神経麻痺である．ほとんどが片側のみに症状があり，顔面部の表情筋が突然麻痺し，額の皺が消え，眼裂が広がり，鼻唇溝がなくなって口角が垂れ下がり，顔が健側に向かって引っ張られる．耳のヘルペスが原因になるこ

とが多い．顔面神経麻痺は自然に治ることが多く，約75％の患者は数週間以内に自然治癒する．しかし病状が重かったり手当が遅れれば，予後に大きく影響する．現代医学では特効薬はなく，物理療法が使われている．

現代の鍼灸治療は1920年代にあるが，多くの症例が発表され始めたのは50年代からである．初期には伝統的な鍼灸治療を続けていたが，この20年は穴位注射，腕踝鍼，絡刺，耳鍼，皮内鍼，天灸，穴位埋植，マイクロ波など，新しい穴位刺激法を使った治療が徐々に誕生し，効果を高めるために複数の穴位刺激法を総合して治療するようになった．例えば刺鍼と抜罐を組み合わせたり，点刺にカラシの湿布を加えたり，鍼と漢方薬を併用したり，灸と穴位発泡療法を組み合わせたり，刺鍼と赤外線照射を組み合わせたり，鍼灸と按摩を併用したりする．

最も広く使われているのは，もちろん刺鍼で，最も効果のある穴位と手法の検討が最近でも盛んにおこなわれている．例えば報告された4395例の患者に対する治療を分析してみると，患部の穴位を透刺した群と直刺した群を比較したところ，透刺の治癒率が30％ぐらい高かった．また主穴と遠道穴を併用した群は，局部取穴のみの群に比べて治癒率が10％高かった．一般に顔面部は片側のみを使い，沿皮刺を使った透刺を主にして治療するといわれている．初期で炎症があれば局部を軽刺し，病気が長引いて顔面の筋肉が萎縮していれば鍼灸を併用する．もし患部が痛くてたまらず，青筋がはっきり浮き出ていれば，三稜鍼で点刺する．異なる穴位刺激法を使って比較観察したところ，効果もやはり違っていた．本病に対する鍼灸治療の有効率は，現在95％ぐらいである．しかし患者によっても差がある．電気的興奮性テストをすると，変性反応のない者は，部分的に変性反応があるものや変性反応の完全なものに比べて効果が優れていた．また強度－時間曲線検査でも，神経支配が失われていないものが，部分的に失われたものや完全に失われたものより効果が優れていることが実証されている．難治の陳旧性顔面麻痺を治すため，近年でも多くの効果的治療がされている．鍼灸は本病だけでなく，外傷性顔面麻痺のような別の原因による顔面麻痺も治療できる．なかには末梢性顔面麻痺で最も治りにくいラムゼーハント症候群（膝状神経節のウイルス性炎症による）が治癒した例もある．

まとめれば本病は自然に治ることが多いものの，鍼灸を使うことで治癒率を高め，短期間に回復させて後遺症を防ぐことができる．そのため上海医科大学の『実用内科学』では，鍼灸を本病に対する主要な治療法としている．

顔面麻痺に対する鍼灸のメカニズム研究は，主に筋電図を使っておこなわれている．鍼は筋電図を改善し，それに伴って症状も好転する．神経支配の失われた筋肉線維に，新たな神経支配をもたらし，それによって神経の働きが徐々に回復することが実証されている．

❖ 治療
体鍼--

　　★取穴★　主穴：地倉，水溝，顴髎，四白，太陽，絲竹空，翳風，睛明．
　　配穴：合谷，内庭．

　　★治療方法★　1回の治療で主穴から4〜5穴選び，配穴から1穴取る．顔面部の穴位には透刺するが，透刺する2つの穴位の距離によって鍼を選ぶ．針先が到達穴位に達した後，さらに0.3寸ぐらい刺入する．すばやく切皮し，ゆっくりと刺入する．捻転や提挿はせず，鍼体と皮膚が10〜15度角となるようにして，針先を到達穴位に向ける．左手の親指か人差指を皮膚に置き，針先や鍼体の位置，方向や深さが感じ取れるようにする．鍼体が筋線維の中にあればよく，深く刺しすぎてはならない．配穴は直刺し，小刻みに振顫させ，はっきりした得気があれば20〜30分置鍼する．置鍼中は捻転法の平補平瀉で1〜2回運鍼する．毎日か隔日1回治療し，10回を1クールとして，各クール間は5〜7日空ける．

　　★治療効果★　治癒－患部が完全に正常に回復した．著効－ほぼ患部は正常だが，笑うと口元がやや健側に歪んだり，眉間に皺を寄せるとき，額の皺が健側よりも浅い．有効－患部は明らかに回復したが，目を閉じる時きちんと閉じず，口も少し歪む．無効－治療しても好転しなかったり，少しばかり改善したもの．

　　938例観察して，治癒767例（81.7％），著効107例（11.4％），有効52例（5.5％），無効12例（1.4％）で，有効率98.6％だった．

電気鍼--

　　★取穴★　主穴：牽正，地倉，水溝，陽白，魚腰，翳風，下関．
　　配穴：合谷，行間，外関，後谿．
　　牽正の位置：耳垂の前方0.5寸．口角と耳垂を結ぶ線上．下顎にある．

　　★治療方法★　主穴から2〜3穴選び，配穴からは一般に1〜2穴取るが，後遺症なら3〜4穴取ったほうがよい．刺鍼前に，左手の指の腹や手の平で，患側を耳の付け根に向けて最初は軽く，徐々に強く，数回押して按摩する．刺鍼方法

内科疾患

は以下である．

①額の皺が消えたり浅くなって，眼裂が拡大していれば，陽白から魚腰へ下向きに透刺する．さらに迎香から眼窩へ上向きに透刺する．

②鼻唇溝が浅くなったり，口角が垂れ下がって歪んでいれば，地倉から頬車へ向けて透刺する．さらに太陽穴を深刺する．

症状がはっきりしている部位には陰極を繋ぎ，陽極は太陽穴に繋ぎ，顔面神経麻痺の後遺症であれば両側の下関穴に繋ぐ．ゆるやかな疎波を使い，電流の強さは顔面が軽く跳動する程度にする．電気鍼治療は，発病後15日ぐらいの時におこなうと優れた効果がある．初期に電気鍼を用いれば，通電時間は5〜10分ぐらいだが，発病して半月以上経っていれば，通電時間を15分ぐらいに延長する．また病気になってから，まず5〜7回刺鍼したあと，さらに電気鍼を加えれば回復を助ける．電気鍼は1日1回治療し，10回を1クールとして，各クール間は3〜5日空ける．

★治療効果★　948例を治療し，治癒率は75.5〜93.3％，有効率95.7〜97.2％だった．そのうち顔面神経麻痺の後遺症が18例あり，治癒1例，著効2例，有効5例，無効10例で，有効率は44.4％だった．発病して時間を経ると効果が劣る．

穴位敷貼 --

★取穴★　主穴は3つに分ける．①陽白，四白，牽正，地倉．②下関，翳風．③阿是穴．

配穴：頬車，太陽，大椎，大迎，瞳子髎．

阿是穴の位置：全部で9個の刺激点がある．第1点は患側の頬内膜部の咬合線上で，第二臼歯と相対するところ．この点と前後5mmの位置を，それぞれ刺激点とする．そして咬合線の上下5mmの平行線上に，前の3点と対応した刺激点6個を取る．

★治療方法★　敷貼薬物：①麝香2g，全蝎1.5g，白胡椒1.5g，白花蛇1g，蜈蚣1匹を粉末にする．②川芎，当帰を各500g．黄連600g，植物油500gを一緒にし，水分がなくなるまで煎じてカスを取り除き，それに水を垂らして珠を作り，黄丹を360g加えて攪拌して膏を作り，その膏を弱火で溶かしたあと天牛粉286gを加えて攪拌し，1枚が2gとなるように紙へ分けて取る．

治療では，①組の薬物は①組の穴位に使う．①組から毎回4穴選び，主穴を

主として，症状によって配穴を加える．皮膚を消毒し，穴区の皮膚をつまみ上げ，右手に消毒したメスを持って穴位の皮膚を×形に切り，少量の血を絞り出したあと薬の粉を撒き，傷湿止痛膏（または絆創膏）を穴位の上に貼る．注意しないと深く切りすぎる．1週間に1度おこない，穴位は順番に使う．

②組の穴位には第②組の薬物を貼る．主穴1つと配穴1つを選ぶ．膏薬を加温して溶かして貼り，5日に1回交換し，穴位は順番で使う．

第③組の穴位は，点刺してから粉カラシを塗る．まずカラシ10g（小児や少女は5～7g）をぬるま湯で練ってペースト状にし，約2～3cm²のガーゼに，5mmの厚さに塗る．まず患者を1.3％の食塩水で口を漱がせた後，阿是穴の各刺激点を消毒した三稜鍼で，すばやく10～20回点刺する．そのあとカラシで頬外側の相応する部分に湿布するが，ほぼ下関，頬車，地倉の3穴に相当する．重症ならば太陽穴にも湿布する．12～24時間後に取り外すが，局部が赤くなっていたり，水疱ができていれば，火傷と同じように治療する．湿布したあと熱痛や涙が出たりするが，これは正常な現象で，だいたい4時間ぐらいで治まる．

上の方法は1つだけ使ってもよいし，順番に使うこともできる．①組と②組の穴位は交替で使ってもよい．

★治療効果★　穴位敷貼療法で治療した本病の患者869例は，治癒668例（76.9％），著効111例（12.8％），有効67例（7.7％），無効23例（2.6％）で，有効率97.4％だった．

鍼と抜罐 --

★取穴★　主穴は2つに分ける．①阿是穴．②地倉，頬車，太陽．

配穴：睛明，承漿，聴会，大迎，絲竹空，四白．

阿是穴の位置：顴髎穴の下後方一寸．

★治療方法★　主穴は毎回1組を交替で使用する．配穴は透刺して到達する穴位を挙げてあるが，主穴の必要性に応じて決める．①組の阿是穴は28～30号の毫鍼を使い，それぞれ別々に睛明，地倉，頬車に向けて皮下に透刺し，捻転の平補平瀉で1～2分運鍼したら抜鍼する．抜鍼後，そこに抜罐を10～15分おこなう．②組は，患側の地倉から2本刺入し，沿皮刺で承漿と頬車に透刺する．さらに頬車から2本刺入し，沿皮刺で聴会と大迎に透刺する．また太陽からも2本刺入し，沿皮刺で絲竹空と四白に透刺する．どれも20分ずつ置鍼する．

上の2組は隔日1回治療し，15回を1クールとする．また普段は患者が自分

で患部を按圧するように指示する．

★治療効果★　多鍼透刺と抜罐を使って800例を治療した．治癒783例（97.9％），著効12例（1.5％），有効5例（0.6％）で，有効率100％だった．

灸頭鍼（温鍼）--

★取穴★　主穴：下関．

配穴：頬車，地倉，顴髎，太陽，四白，迎香，陽白，水溝，承漿，牽正．

★治療方法★　主穴は毎回必ず取り，配穴は3～4穴を交替で使用する．下関穴は患側を取って28号毫鍼を刺入し，得気があったら鍼柄に1寸の棒灸を挿す．皮膚と棒灸の間は1寸ぐらい離して点火するが，患者が温熱を感じる程度でよい．火が燃え尽きたら抜鍼する．配穴は刺鍼か透刺をする．下関穴の温鍼では，綿花にアルコールをつけて燃やし，鍼を焼いてもよい．熱さは患者が耐えられる程度とする．第1クールは1日1回治療し，全部で10回治療する．その後3～5日休んで，引き続き隔日1回に改め，第2クールを始める．

★治療効果★　温鍼を使って237例を治療し，治癒196例（82.7％），著効21例（8.9％），有効18例（7.6％），無効2例（0.8％）で，有効率99.2％だった．

電気鍼と赤外線--

★取穴★　主穴：陽白，下関，地倉，禾髎，魚腰．

配穴：翳風，合谷．

★治療方法★　主穴から毎回3～4穴を使い，症状によって配穴を加える．まず毫鍼を刺入し，捻転と提挿を組み合わせて1分ほど運鍼したあと，パルス器に接続する．疎密波を使い，顔の筋肉が軽く収縮するぐらいの強さで15～20分刺激する．抜鍼後に赤外線を照射するが，光源と皮膚は31～40cmぐらい離し，15～20分ぐらい照射する．赤外線で目を悪くしないため，照射前にガーゼで患者の眼を覆う．照射している間は光源の距離を調節し，皮膚が火傷しないようにする．また電気鍼のあと，置鍼したままで赤外線を照射してもよい．照射が終わって抜鍼したら10～15分按圧する．隔日1回治療し，5～7回を1クールとして，3～5日休息したのち次のクールを始める．

★治療効果★　221例を治療したところ，有効率98～100％だった．

総合療法 --

★取穴★　主穴は3つに分ける．①夾脊頸1～7，地倉，四白，陽白，下関．②臼間，糾正．③上$_2$区．

配穴：攢竹，迎香，翳風，合谷，足三里．

臼間穴の位置：口腔内の後壁で，上下の臼歯が咬合する線上．

糾正穴の位置：手の小指の尺側で，中手指節関節横紋の端で赤白の肉の際．

上₂区（腕踝鍼）の位置：手の平側で，腕関節横紋の中点から直上2寸．

★治療方法★　治療では①組の穴位を使うが，②組や③組の穴位を加えてもよい．治療効果がはっきりしなければ，配穴を加えたり，配穴に改めたりする．

①組穴の操作法：まず体穴から2～3穴選び，前に述べたのと同じ方法で透刺する．置鍼中は梅花鍼で夾脊の頸1～7や督脈，椎骨の縁を叩刺する．中刺激で3～5往復叩刺し，そのあと棒灸を使って穴区が赤くなるまで温める．

②組穴の操作法：臼間穴は外から針先を珠間切痕底に向けて，水平に2寸の深さに刺入し，2～3回提挿して得気があれば抜鍼する．糾正穴は28号毫鍼を深刺して，合谷に透穴したあと少し捻転し，鍼感が強まったら抜鍼する．患側の頬内粘膜に出血斑があれば，三稜鍼で点刺出血する．

③組の上₂区は，ほぼ内関穴に相当するが，わずかに低い．32号2寸毫鍼で，30度角で切皮し，鍼体を水平にして針先を肘に向け，前腕と平行にして1.5寸ぐらい沿皮刺する．患者に痛みや得気があってはならない．そのまま30分置鍼する．①と②組は隔日1回，③組は毎日1回治療し，15回を1クールとして，各クール間は3～5日空ける．

★治療効果★　682例を治療し，治癒339例（49.7%），著効198例（29%），有効98例（14.4%），無効47例（6.9%）で，有効率93.1%だった．

刺血--

★取穴★　主穴：口腔内の粘膜刺区，全部で次の3個．後区－患側大臼歯の対側．中区－患側小臼歯の対側．前区－患側上下犬歯の対側．

★治療方法★　毎回1つの刺区を選ぶ．上部の病変が重ければ後区，中部の病変が重ければ中区，下部の病変が重ければ前区を取る．発病して短ければ，口腔粘膜で麻痺した部分か，硬結を探して治療してもよい．治療時には，まず温めた塩水で口を漱いで口腔を清潔にし，消毒した鈹鍼（なければ手術用のメスでもよい）で選んだ刺区，歯対側面の頬の口腔粘膜を長さ1～1.5cm，深さ1～3mm（子供では減らす）で斜めに引っ掻く．そして親指と人差指，中指で按摩して血を押し出し，舌圧子で下へ圧して血を搾り取る．頑健ならば多く，虚弱なら少なく，血が鮮紅色になるまで出す．術後は5%食塩水を染み込ませた綿に，少

量の白砂糖を付けて刺血した部位に貼る．この方法は毎日か隔日に1回治療する．
　注意：操作時にキチンと消毒する．出血傾向があったり妊婦には本法を禁ずる．
　★治療効果★　1248例を治療した結果，治癒828例，著効247例，有効163例，無効10例で，有効率99.2％だった．

葦管器灸 --
　★取穴★　主穴：阿是穴．
　阿是穴の位置：患側の外耳道．
　★治療方法★　まず葦管器を作る．これは葦の茎を切って筒にし，一方を紙を貼って塞ぎ，一方を半分削ってスプーン状にする．施灸時は患者を仰臥位にし，ピーナッツ半分の大きさのモグサを葦管器のスプーン状の部位に載せ，線香で点火したら，塞いだほうを外耳道口から入れる．施灸して耳に温かさを感じればよく，一般に皮膚温が2～3℃上昇する．毎回3～9壮すえる．毎日1回治療して10回を1クールとし，各クールは3日空ける．
　＊葦管器灸の代わりに，麦球を耳へ入れて暖めてもよい．
　★治療効果★　51例を治療した結果，治癒33例，著効8例，有効9例，無効1例で，有効率98.04％だった．

体鍼の2 --
　本法は主に難治性の重症顔面筋麻痺患者に用いる．
　★取穴★　主穴：陽白から魚腰の透刺，陽白から攢竹の透刺，陽白から絲竹空の透刺，顴髎から迎香の透刺，顴髎から地倉の透刺，顴髎から侠承漿の透刺，頬車から顴髎の透刺，下関から顴髎の透刺．
　侠承漿の位置：承漿の外側1寸．
　★治療方法★　一般に毎回3対の透穴を取り，順番に使用する．透穴する2穴の距離に基づいて，必要な長さの毫鍼を選び，15度の挟角で相手の穴位まで沿皮刺する．透刺が終わったら，親指と人差指で鍼柄を掴み，同じ方向へ鍼を回転させ，鍼が回らなくなったら回転を止めて鍼柄を引っ張る．強く鍼柄を持ち，すばやく，軽く，弾力性のある牽引をする．各穴位を3分ほど牽引し，10分ごとに上述した方法を全部で3～4回繰り返す．最後の1回で，麻痺した筋肉群を健側に向けて引っ張り，絆創膏で鍼柄を固定して，1時間ほど置鍼したら鍼柄を元の方向へ回して抜鍼する．最初の1カ月は隔日に1回刺鍼し，2カ月目には3日に1度治療し，3カ月目には4日に1度治療する．一般に3カ月治療する．

★治療効果★　42例治療した．全員が発病して3カ月以上だった．その結果，治癒26例，著効11例，好転4例，無効1例で，有効率97.6％だった．

49. 顔面痙攣（チック症）

❖ 概論

　顔面痙攣はチック症とも呼ばれ，顔の半分が不随意に痙攣する病気である．痙攣は発作性で不規則に起こり，程度も一様でない．疲労や精神の緊張，運動などでひどくなる．最初は眼輪筋から始まり，顔全体に及ぶ．中年以降に多く，女性に起こりやすい．原因は血管による神経の圧迫が多いが，現代医学では手術しか根治させる方法がない．

　顔面痙攣の現代の鍼灸治療は，遅くとも1960年代の中期に始まった．1965年には皮内鍼を使って効果をあげている．70年代になると深刺して置鍼する方法，健側にのみ刺鍼して患側には鍼を刺さない繆刺法，痙攣の最も激しいところに穴位注射するなどして，ある程度効果があった．しかし全体からすれば臨床例は少なく，内部報告が多かった．80年代からは顔面痙攣の治療を鍼灸界が重視しはじめ，観察した症例数も飛躍的に増加しただけでなく，刺灸方法がいろいろな面から模索され始めた．そうして叢刺法や顔面神経幹刺激法，皮部浅刺法および行気法などの独特な刺法が誕生した．伝統的な刺灸法を使って効果がないときに，こうした方法を使うと，しばしば功を奏した．

　現在，本病をいろいろな刺灸法を使って治療することにより，その有効率は80％前後となった．かつて鍼灸の行気法と一般の鍼灸，あるいは漢方薬や現代薬の薬物治療を比べ，短期や長期の効果は，行気法が最も優れていることが分かった．顔面痙攣は治りにくく再発しやすい病気なので，患者は辛抱強く治療しなければならない．またある方法を使って効果が上がらないときは，すぐに他の穴位刺激法に替えなければならない．

❖ 治療

神経幹刺 --

　★取穴★　主穴：阿是穴．
　配穴：合谷．眼輪筋痙攣には魚腰と四白を，顔筋痙攣には迎香と夾承漿を加える．

内科疾患　177

阿是穴の位置：患側の耳垂の前にある珠間切痕と耳垂の付け根を結んだ中点，あるいは乳様突起先端前縁の下5mm．その深部は顔面神経と交差する最も近い部分で，ほぼ下顎枝後縁の後ろ約5mmである．

夾承漿の位置：承漿の両側1寸．

★治療方法★　普通は主穴と合谷穴だけを使い，そのほかの穴位は症状によって選択する．まず阿是穴を消毒し，2％プロカインで局所麻酔をしたあと，28号で長さ2.5～4cmの毫鍼（1～1.5寸）を2本使い，阿是穴と合谷穴に刺入する．阿是穴では顔面神経幹に当てなければならない．当たった瞬間，患者は強い触電感や耳の深部の痛みを感じ，術者の手には弾力性のあるものに当たった感じがある．そして阿是穴と合谷穴をパルス電流で繋ぎ，最初はあまり強く電流を流さないで親指と人差指がピクピク動く程度にする．激しい提挿や強い電気鍼刺激で顔面神経を損傷させると，表情筋が弛緩して顔面神経麻痺となる．そのほかの配穴では，鍼下に怠く腫れぼったい，あるいは痺れる感じがあればよい．20～30分置鍼する．5～7日ごとに刺鍼し，普通2～3回治療する．表層の血管を傷付けると抜鍼後に腫れるが，数日で退く．抜鍼後めまいや嘔吐などが起こったら，1～2時間休憩すれば回復する．

★治療効果★　著効‐患側の筋肉が少し緩み，痙攣が停まった．無効‐痙攣の回数や程度が少し改善したか，変化がない．

110例治療し，著効107例（97.3％），無効3例（2.7％）で，有効率97.3％だった．再調査したところ，平均有効期間は約10カ月前後で，最も長期のものは28カ月だった．本法は顔面神経を少し損傷させる方法である．

叢刺法--

★取穴★　主穴：阿是穴．

配穴：四白，魚腰，攅竹，迎香，頬車．

阿是穴の位置：顔面痙攣の起動部．

★治療方法★　主穴はいつも必ず使い，叢刺法を採用する．30～32号の毫鍼（0.5～1.5寸）を15～30本使って阿是穴に浅刺するが，5mm～1cm間隔に密集させて配列させるか，バラバラに散鍼し，針先部分の皮膚が小さな丘のように盛り上がって，鍼を吊しても落ちない程度に刺入する．配穴は顔面痙攣している付近から2～3穴取り，これも浅刺する．20～30分置鍼する．1日1回治療し，10回を1クールとする．本法で刺鍼する時，患者は少し痛みを感じ，

患者によっては刺鍼部位がわずかに発熱するような感覚がある．あるいは皮膚が充血して赤くなったりするが，すべて正常な現象である．

★治療効果★　鎮静－平静の状態や誘因があっても顔面が痙攣しない．著効－平静の状態では顔面の痙攣発作が起きないが，誘因があると少し跳動する．ただし回数も明らかに減少し，痙攣も弱く，範囲も小さい．好転－平静の状態では顔面の痙攣ははっきりしないが，誘因があるとすぐ発作が起こる．しかし程度は以前より軽い．無効－1クール以上鍼治療しても症状の改善が見られない．

30例を治療し，上と同じような基準で評価すると，鎮静18例（60%），著効5例（16.7%），好転7例（23.3%）で，有効率100%だった．本法は簡便で実行しやすいが，治療を続けることが重要である．

円皮鍼

★取穴★　主穴：阿是穴．

阿是穴の位置：顔面痙攣が最初に始まる部位．

★治療方法★　まず患側の顔面を消毒し，そこを梅花鍼で軽く上から下，左から右へ叩刺する．繰り返し細かく弾刺する．叩刺した部分が，針先が触れただけで痙攣するようになれば，そこへ円皮鍼を貼り付ける．3日したら取り除いて，前と同じようにして阿是穴を探し，円皮鍼を貼り付ける．5回を1クールとし，各クールは7日空ける．

★治療効果★　上の評価基準と似た評価基準を使う．45例を治療し，鎮静35例，著効5例，有効3例，無効2例で，有効率95.6%だった．

体鍼

★取穴★　主穴：夾承漿から承漿への透刺，承漿から地倉への透刺，地倉から迎香への透刺，顴髎（または太陽）から下関への透刺，四白（または攢竹）から睛明への透刺．

配穴：風寒滞留には合谷から労宮への透刺，太衝から湧泉への透刺．陰虚陽亢には復溜から跗陽への透刺，神闕．

★治療方法★　主穴は全部取り，証に基づいて配穴を加える．28～30号の毫鍼で透刺する．透刺したら1分ほど捻転して1～2時間置鍼し，20分ごとに運鍼する．神闕には隔塩灸を3～5壮すえる．隔日に1回治療して，5回を1クールとし，各クール間は5日空ける．

★治療効果★　68例を治療し，治癒26例，著効25例，有効10例，無効7例で，有効率88.2%だった．

灸頭鍼と抜罐 --

★取穴★　主穴：地倉（または阿是穴），後谿，四白．

配穴：迎香，人中，承漿，頰車．

阿是穴の位置：チックが始まる点（多くは口角か，上下の唇が合わさる点から外側2cm）．

★治療方法★　毫鍼を使い，30度角で主穴の地倉か阿是穴から迎香へ向けて透刺し，患側の内眼角まで2.5〜3.5寸刺入する．地倉は頰車へ向けて2〜3寸透刺する．地倉から人中へ向けて，また地倉から承漿へ向けても透刺する．後谿は1.5〜2.5寸に直刺し，少なくとも斜刺で手掌の3/4は透刺し，1.5〜2時間置鍼する．そして衛生香（線香）で鍼柄に施灸する．

口径0.6〜1寸の小さなガラス抜罐（または広口ビン）を取る．そして小麦粉を水と混ぜて練り，ヒモ状にしたら，それを罐の口に巻き，投火法で火を抜罐に投げ入れて四白へ吸着させ，20〜30分留罐する．隔日に1回治療し，10回を1クールとする．

★治療効果★　572例治療し，治癒459例，著効73例，有効19例，無効21例で，有効率96.3%だった．

穴位注射 --

★取穴★　主穴：翳風，頰車，太陽，地倉．

配穴：瞳子髎，顴髎，合谷，陽陵泉，風池．

★治療方法★　薬液：①混合注射液（フェノバルビタールナトリウムと1%塩酸プロカイン注射液）．②燐酸クロム塩（P^{32}放射性のコロイド溶液）．

主穴から1〜2穴取り，配穴からも1〜2穴選んで，上の薬液のどちらか1つだけ選ぶ．①の薬物は，フェノバルビタールナトリウム0.1gに，1%塩酸プロカインを1ml加えて混ぜ合わせたあと，穴位注射する．②の薬液は，頭皮に使う注射針を使い，穴位に刺入して上下にゆっくりと提挿するが捻転しない．患者に得気があったら薬液をゆっくりと注入する．各穴に0.1〜0.2mlの無菌コロイド燐酸クロム塩溶液（約10〜20マイクロキューリ）を注入する．

①の薬液は毎日か隔日1回治療し，10回を1クールとする．②の薬液は毎週1回注射し，2回続けて1クールとし，15日休み，再び1クール治療する．

★治療効果★　134例を治療し，前と同じような基準で評価したところ，鎮静26例 (19.4%)，著効64例 (47.8%)，好転41例 (30.6%)，無効3例 (2.2%)

で，有効率97.8％だった．

50. 三叉神経痛

❖ 概論

　三叉神経痛は，三叉神経の分布区域に繰り返し発生する陣発性で短時間の激しい疼痛である．症状は，突然稲妻のような短時間の激しい痛みが起こり，それは刀で斬られるような，あるいは錐で突いたような，あるいは火で焼かれるような，あるいは引き裂くような痛みである．発作が起こる前に前兆はなく，痛みも三叉神経の感覚支配区域に限られる．痛みは数秒から1～2分続き，同側の顔面部に反射性の痙攣が起こる．疼痛の多くは一側に起こり，顔を動かしたり，顔面の特定部分に当たったりすることで誘発される．

　本病の現代鍼灸治療は1955年に初めて見られ，さまざまな刺灸方法が述べられている．そのあと臨床報告は日々多くなった．特にこの十数年では，刺鍼部位の探索や選別，刺激方法の進歩によって有効率が急速に高まった．現在の原発性三叉神経痛に対する鍼灸治療の短期効果は，1000例以上の症例の観察によると95％以上である．鍼灸以外の方法，例えば穴位注射，電気鍼，頭鍼および直接深部の神経幹を刺激する方法などの効果も，似たり寄ったりである．三叉神経痛に対する長期効果でも再発しにくく，仮に再発しても再び治療すれば効果がある．原発性の三叉神経痛に対して現代医学では有効な方法がなく，鍼灸は副作用のない治療法なので，鍼灸治療は本病を克服するための新しい方法である．

❖ 治療

体鍼--

　　★取穴★　　主穴：魚腰，四白，下関．
　　配穴：夾承漿．
　　夾承漿の位置：前正中線の左右に開くこと2.5cm，口角の下一横指の陥凹．つまり下顎骨のオトガイ孔のところ．

　　★治療方法★　　1枝痛は魚腰を取る．鍼法は，魚腰から下に向けて0.3～0.5寸刺入し，触電感のような鍼感が起こり，それが眼部および前額部に伝わったら20～50回提插する．

2枝痛は四白を取る．鍼法は，四白から上に向けて45度角で0.5〜0.8寸刺入し，触電感のような鍼感が上唇と上歯に伝わったら，20〜50回提挿する．
　1枝と3枝，あるいは3枝痛では下関を取る．鍼法は，1.5寸の深さに直刺し，触電感のような鍼感が舌あるいは下顎部などに伝わったら，20〜50回提挿する．もし下関を使った治療で効果がはっきりしなければ，夾承漿を取る．鍼法は，夾承漿から前下方に30度角で0.5寸ほど刺入し，触電感のような鍼感が下唇に伝わったら，20〜50回提挿する．
　上の穴位は，すべて患側を取る．もし必要な鍼感が得られなかったら，鍼の方向や深さをずらして満足な鍼感が得られるようにする．一般に隔日1回治療して，10回を1クールとする．症状のひどいものは1日1回治療する．
　★治療効果★　疼痛消失 – 痛みが完全に消え，3カ月以内では再発しない．著効 – 痛みがはっきり軽くなり，発作回数も減った．好転 – 痛みが軽くなって，発作回数も以前より減った．無効 – 治療の前後で変化なし．
　1500例の原発性三叉神経痛患者を治療し，痛みが止まったのは815例，著効424例，好転248例，無効13例で，有効率は99.2%だった．そのうち539例について，1年から6年あとに再調査したところ，237例が再発していた．

体鍼の2 --

　★取穴★　主穴：聴宮，合谷．
　配穴：眼枝は魚腰，上顎枝は顴髎，下顎枝は下関と頬車を加える．
　★治療方法★　患者は患側を上に向けた仰臥位になり，30号2寸の毫鍼を使う．まず口を閉じて取穴し，すばやく患側の聴宮へ0.6〜0.8寸に直刺したら提挿の平補平瀉をおこない，顔面部に酸麻脹の感覚を放散させる．そして患者にゆっくりと口を開かせ，穴位の周辺に3〜5本ほど斜刺か平刺（横刺）する．全部の鍼に酸麻脹か触電感があれば30〜60分置鍼し，10分ごとに運鍼する．ほかの穴位は各穴1鍼刺入して捻転瀉法するが，置鍼時間や置鍼中の運鍼操作は上と同じである．毎日1回治療して7回を1クールとし，各クール間は3日空ける．
　★治療効果★　85例を治療し，治癒51例，著効23例，有効11例で，有効率100%だった．

電気鍼 --

　★取穴★　主穴：1枝痛は魚腰．2枝痛は四白，下関．3枝痛は地倉と顴髎．
　配穴：陽白，水溝，承漿，迎香．

★治療方法★　痛みのある神経枝から取穴し，配穴を1～2穴加える．すべて患側を使う．刺鍼して得気があれば，G6805パルス器で疎密波を使い，パルス間隔150～600回/分，強さは患者が耐えられる範囲で20～40分パルス通電する．置鍼の間，患者の感度に応じて電流を1～2回大きくし，重い，腫れぼったい，痺れるなどの鍼感が，慣れて消えないよう保持する．1日1回治療するが，重症ならば2回治療する．

★治療効果★　66例の電気鍼治療をした結果，有効率は87～92.4％だった．

全息鍼

★取穴★　主穴：第2中手骨の橈側で，中手指節関節付近．

★治療方法★　薬液：当帰寄生注射液．

両側の穴区を取る．まず反対側の手の親指で，第2中手骨を按圧し，最も圧痛の明確な部位に，当帰寄生注射液を注入する．5号の歯科用注射針を付けて，第2中手骨で，中手指節関節付近の橈側へ少し斜めに刺入し，強い得気感があれば各穴へ2mlずつ注入する．3日に1回注射し，10回を1クールとする．

★治療効果★　三叉神経痛患者86例を治療し，治癒46例，有効36例，無効4例で，有効率95.3％だった．

刺血

★取穴★　主穴は2組に分ける．①上星，顖会，五処，承光，通天，絡却．②前頂，百会，頭臨泣，目窓，正営，承霊．

★治療方法★　毎回1組を取り，両組を交互に使う．局部を消毒し，三稜鍼で穴位を点刺して各穴から1～5滴の血を出す．もし出血しなければ，両手の親指と人差指で局部から血を絞り出す．毎週2回治療し，10回を1クールとする．

★治療効果★　30例を治療し，治癒21例，著効6例，有効3例で，有効率100％だった．一般的に点刺出血治療は，一枝の痛みには効果が優れているが，両枝以上の複数が同時に痛んでいれば効果が劣る．発病して早ければ効果が優れ，2年以上経過すると効果が劣る．

抜罐

★取穴★　主穴：第1枝痛は太陽と陽白，第2枝痛は顴髎と四白，第3枝痛は夾承漿と禾髎．

配穴：風池，合谷．

★治療方法★　病変のある神経枝に基づいて，毎回1～2穴取る．三稜鍼で穴

位を2～3回点刺する．点刺は皮下へ刺入する程度でよい．続いて閃火法かポンプで，点刺した部位に5～10分留罐し，各穴から1～2ml出血させる．そして抜罐部位が赤くなるまで待つ（内出血はさせない）．抜罐を外したら配穴に刺鍼する．風池は針先を対側の眼球へ向けて1寸刺入し，鍼感を頭頂部か前頭部へ放散させる．合谷は針先を体幹に向けて1寸刺入し，鍼感を肘に放散させる．いずれも強い捻転手法を使う．上述した操作は隔日1回おこない，10回を1クールとする．

　★治療効果★　この方法にて複数例を治療し，優れた効果があった．

挑治 --

　★取穴★　主穴：下関，翳風，風池．

　配穴：三叉神経の第1枝痛は魚腰，攢竹，陽白，印堂．第2枝痛は四白，巨髎，顴髎，太陽．第3枝痛は頬車，承漿，地倉，人迎を加える．

　★治療方法★　毎回主穴を1個，配穴を2～3個選ぶ．消毒したあと1％プロカインで局所麻酔する．次に消毒した三稜鍼を右手に持って穴区に近づけ，左手の人差指で皮膚を針先に向けて押し，針先を皮膚に入れたら，縦に2～3mm切り，さらに入れて皮下の白色筋線維を引きちぎり，すべての筋線維を引きちぎったら終える．あとはヨードチンキで消毒し，小さな消毒ガーゼで覆い，絆創膏で固定する．1穴が終わったら次の穴を挑治する．7日に1度挑治し，10回を1クールとする．

　★治療効果★　49例を治療し，治癒19例，有効23例，無効7例で，有効率85.7％だった．

穴位注射 ---

　★取穴★　主穴：1枝痛は魚腰と陽白．2枝痛は四白と迎香，翳風．3枝痛には地倉と頬車，迎香．

　配穴：太陽，阿是穴，風池，合谷．

　阿是穴：痛みの触発点．

　★治療方法★　薬剤：654－2注射液（漢方薬のアニソダミン）か当帰注射液．毎回患側の主穴を主にし，1～2穴の配穴を加える．5号歯科注射針を刺入し，触電感や得気があれば，少し鍼を引き上げて654-2注射液なら各穴へ5～10mg，当帰液なら6mlずつ注入する．1日1回治療するが，発作が頻繁に起こらなければ隔日に1回治療する．10回を1クールとする．

★治療効果★　75例を治療し，有効率96%だった．

51. 坐骨神経痛

❖ 概論

　坐骨神経痛は，坐骨神経の通路およびその分布範囲が痛むものである．焼けつくような，あるいは針で刺すような痛みが，臀部から大腿後面，脛の後外側に向けて放散し，坐骨神経に沿って明確な圧痛点があり，ブラガードテストが陽性となってアキレス腱反射に異常が起こる．坐骨神経痛はいろいろな原因で起こるが，損傷部分によって根性（神経根）と幹性（梨状筋症候群）に分けられる．

　坐骨神経痛に対する鍼灸の効果は確実である．50年代の初めから現在まで，中国には豊富な臨床資料が蓄積されている．80年代の統計を調べたところ，体鍼，電気鍼，灸，穴位埋線，高周波パルス刺激，穴位注射などを使った治療があり，全部で1471例の坐骨神経痛患者を治療して有効率97.5%，そのうち57.1%は治癒していた．この十数年で鍼灸のバリエーションが増えた．例えばマイクロウェーブ鍼灸機を使った治療などは，一定の症例数を観察してほぼ効果が得られた．他にもレーザー，熱鍼，頭鍼などがある．

　鍼灸の坐骨神経に対する鎮痛メカニズムの研究について，以前はあまり重視されていなかった．刺鍼後に患者の末梢血液中の5-HT（ヒドロキシトリプタミン：セロトニン），cAMP（アデノシン環状リン酸），cGMP（グアノシン3-5環状リン酸），PGE2（プロスタグランジンE2），PGF2（プロスタグランジンF2）などの数値が変化していることが最近発見され，その鎮痛作用に生理的な裏づけのあることが分かった．

❖ 治療

体鍼---

　★取穴★　主穴：環跳，陽陵泉，環中上．
　配穴：委中，腎兪，八髎，崑崙，殷門，丘墟．
　環中上の位置：下肢を半屈し，尾骨尖端と大転子最高点を結ぶ線上2寸で，外上方0.5寸．
　★治療方法★　主穴は必ず2穴を取り，配穴は症状によって組み合わせる．例

えば根性の坐骨神経痛では腎兪や八髎などの神経根部の穴位を加え，幹性の坐骨神経痛では神経幹の通っている下肢の穴位を加える．両方併用すれば確実であるが，ほとんどが根性である．

環跳穴は3寸の毫鍼で深刺し，大きく捻転提挿して鍼感を足底や足趾に伝わらせる．陽陵泉も深刺し，同じような手法で鍼感を足背に伝わらせる．環中上穴は3～5寸直刺し，得気すれば重く雀啄し，置鍼しない．そのほかの穴位でも鍼感が遠端に伝わるようにする．いったん気が足まで至ったら置鍼する．置鍼時間は20～60分と一定ではないが，病状がひどければ長く置鍼しなければならない．ひどいものは2時間以上置鍼しなければ痛みが消えないこともあるが，患者が大変だから全体で1時間以内の治療にする．置鍼中は5～10分に1回，中刺激の平補平瀉で運鍼する．感覚がなくなって鍼感が鈍くなったものには強い操作をする．一般に毎日か隔日に1回治療し，重症ならば1日に2回治療する．

★治療効果★　649例を治療した結果，有効率88.75～97.5％だった．平均治療回数は10回前後だった．

＊腰部は気海兪，大腸兪，関元兪を加え，2.5～3寸鍼を直刺して，20分以上置鍼する．感覚がなかったり，重症なら太い鍼を使う．

電気鍼--

★取穴★　主穴：坐骨神経投影点，環跳，腰4～5の夾脊穴（腰部では棘突起間の1寸横），秩辺，腰陽関．

配穴：幹性では陽陵泉，条山（条口から承山の透刺），殷門．根性では委中，承扶，条山，足三里．

坐骨神経投影点の位置：上後腸骨棘と尾骨先端をつないだ線の中点から，大転子までを繋ぐ線の下1/3．坐骨神経の走行部で，梨状筋下孔にあたる．

★治療方法★　坐骨神経の型の違いによって取穴する．幹性では坐骨神経投影点か環跳を取り，根性では腰4～5の夾脊穴か秩辺を取って，それぞれ配穴から2～3穴を加える．腰陽関は，いずれにも使い，足三里を配穴する．坐骨神経投影点は四寸の長い銀鍼を使って，70度角で針先をやや内側に向けて刺入し，神経幹に当てて触電感が下肢から足先に向けて伝わるようにする．腰陽関は1～2寸に直刺し，鍼下が空虚になるまで刺入する．環跳と夾脊穴，そして配穴は28号毫鍼で深刺し，鍼感を激発させて足底部まで放散させる．そのあとG6805パルス器に繋ぐが，陰極は主穴，陽極は配穴に接続し，パルス間隔3～80回/秒

の断続波か連続波を使い，患者が耐えられるかぎりの強さで15〜30分通電する．電気鍼は主穴1つと配穴1つの2穴だけを使い，そのほかの穴位は体鍼と同じ方法で操作して通電せず，30〜60分置鍼する．鍼のあとで灸か抜罐を加える．毎日1〜2回治療する．

★治療効果★　治癒−腰を屈したあと正常に伸び，ブラガードテストも健側と同じである．坐骨神経に沿った痛みは消えている．著効−腰を屈したあとの伸びも正常に近く，ブラガードテストも55度まで上がり，坐骨神経に沿った圧痛も明確に軽くなっている．有効−腰を屈した後では伸ばしにくく，ブラガードテストは治療前よりも高く上がるが，坐骨神経に沿った圧痛が残っている．無効−治療前後で変化のなかったもの．

636例を治療し，有効率は94％だった．上の基準で284例を評価すると，治癒と著効が44.52〜88.33％だった．

穴位埋線 --

★取穴★　主穴：秩辺，環跳，阿是穴．

配穴：八髎，殷門，承山，風市．

阿是穴の位置：腰から下で，坐骨神経の経路に沿って圧痛の最もはっきりしたところ．

★治療方法★　主穴はすべて埋線する．そのうち阿是穴は毎回1カ所を取る．埋線操作：穴位を消毒し，局部を浸潤麻酔（局所麻酔はしなくてもよい）する．まずアルコールに浸して消毒した長さ1cmぐらいのクロミックカットグットを，18号腰椎穿刺針に入れ（羊腸線を針の先から露出させないように注意する），すばやく切皮し，ゆっくりと刺入して細かく感覚を探る．比較的強烈な怠さや痺れ感などの得気があれば，スタイレットを使って羊腸線をゆっくりと押し出す．針を抜いた後は局部に消毒ガーゼを被せて感染しないようにする．1週間に1回埋線する．環跳穴は局部を消毒麻酔したあと5mmに切り，止血鉗子2本を使って2cmの羊腸線を入れ，縫合してガーゼで覆う．

配穴は体鍼と同じ方法で刺鍼操作し，毎日あるいは隔日に1回治療する．

★治療効果★　572例を観察し，有効率は80〜98％だった．

耳鍼 --

★取穴★　主穴：坐骨神経，臀．

配穴：膝，踝，神門．

★治療方法★　まず患側の主穴に刺鍼し，効果が劣っていれば，さらに対側に刺鍼するか，配穴を加える．耳穴に鍼を刺入したあと，強く捻転して刺激を強め，耳介局部が赤くなったり熱くなったりしたら，30〜120分置鍼する．置鍼中は間欠的に捻転するか，パルス器につないで疎密波を使って連続刺激する．抜鍼後には，まだ使っていない耳穴に王不留行の種を貼り付けて刺激する．耳鍼は1日1回，重症なら2回治療する．刺鍼しているときや，粒で圧迫しているときは患肢を動かすとよい．

★治療効果★　耳鍼治療で坐骨神経痛を治療すると，優れた鎮痛効果がある．

刺血法

★取穴★　主穴は2組に分ける．①腰兪，中膂内兪，白環兪，上髎，次髎，下髎，環跳．②承扶，殷門，委中，委陽，陽交，絶骨，跗陽，丘墟，崑崙．

★治療方法★　①組は根性坐骨神経痛（大腰筋症候群）に使い，毎回1〜2穴を取る．②組は幹性坐骨神経痛（梨状筋症候群）の治療に使い，毎回2〜4穴を取る．16号の三稜鍼を使い，消毒した後，穴位や穴位付近で浮き出た静脈を探して点刺出血し，血が止まったら，さらに2〜3分抜罐して取り去り，ヨードチンキで局部を消毒する．本病の1回目の治療では，少し多めに出血させるとよく，数穴の総血液量が40〜60mlぐらいとする．2，3回目は，少なくして10〜30ml程度でよい．最初に治療して痛みが止まらなければ，2〜3日空けて再度刺鍼する．2回治療をした後は，7〜10日空けたのち治療する．

★治療効果★　100例を治療し，有効率は96％だった．

穴位マイクロウエーブ

★取穴★　主穴：環跳，秩辺，陽陵泉，殷門，委中，風市，承山，崑崙．

★治療方法★　毎回主穴を4〜6個選ぶ．まず28〜30号の毫鍼を刺入して得気させる．そのあとマイクロウエーブ鍼灸機の出力電極を鍼柄の上に置いて出力を調節するが，一般に患者が少し温かく感じる程度がよい．毎回20分治療する．毎日1回治療して10回を1クールとし，各クール間は2〜3日空ける．

★治療効果★　60例治療し，治癒23例，著効25例，有効7例，無効5例で，有効率91.7％だった．発病して間がなく，痛みが激しいほど効果が優れていた．

抜罐

★取穴★　主穴は2組に分ける．①環跳，秩辺，腎兪，陽陵泉．②腰兪，委中，坐骨．

配穴：承山，殷門，絶骨．

坐骨穴の位置：大転子と尾骨尖端を結ぶ中点の下1寸．

★治療方法★　主穴の①組は刺鍼抜罐法，②組は刺絡抜罐法を使う．1組だけ取ってもよく，交互に使ってもよい．①組は主穴に刺鍼し，得気があれば熱補法して，配穴に刺鍼して平補平瀉する．さらに主穴には鍼柄へ棒灸を挿して灸頭鍼し，鍼体の周囲には直径5cmの厚紙を敷いて灰による火傷を防ぐ．棒灸が終わったら灰と厚紙を取り去り，鍼柄に95％アルコール綿花を付けて点火する架火法で抜罐するか，ポンプで抜罐する．抜罐の部位によって適した口径の抜罐を使う．吸着させる時間は15〜20分で，暗赤色の出血斑ができればよい．毎日か隔日に1回治療し，5回を1クールとする．

②組は3〜4穴選び，まず穴位周囲の浅静脈を探し，三稜鍼をゆっくりと静脈へ斜刺したら抜鍼する．もし静脈が現れていなければ穴位を点刺する．そのあと抜罐を被せ，5〜15分ほど留罐する．自然に血が止まればよい．抜罐を外したあと状態によって白芨粉を撒いて感染を防いでもよい．隔日に1回治療し，6回を1クールとする．

★治療効果★　①組は314例治療した結果，治癒166例，著効91例，有効49例，無効8例で，有効率97.5％だった．

②組は100例治療し，治癒78例，有効17例，無効5例で，有効率95％だった．

穴位注射 ----

★取穴★　主穴：環跳，殷門，秩辺，大腸兪．

配穴は2組に分ける．①委中，承山，崑崙．②委陽，陽陵泉，絶骨．

★治療方法★　薬液：10％当帰液2mlに酢酸プレドニゾロン25mgと1％プロカイン10mlを加える．複方独活注射液．いずれか1つを選ぶが，前者が多用される．

主穴を毎回2個取り，配穴は痛みの状態によって1組を選ぶ．すべて患側を取る．主穴は全部2〜2.5寸に深刺し，痛む部位か足へ鍼感が放散したら針を0.1〜0.2寸引き上げて薬物を注入する．大腸兪には3ml，その他の穴位には2ml注入する．6〜7日に1回注射する．複方独活注射液は各穴へ1mlずつ注射する．毎日か隔日に1回穴位注射する．

★治療効果★　1256例を治療し，有効率94.8〜99％だった．

52. 大腿神経痛

❖ 概論

大腿神経痛は，多く見られる末梢神経疾患である．その症状は，一側あるいは両側の大腿外側の皮膚に，蟻走感や痺れ，痛みがあるもので，長く立ったり歩いたりするとひどくなる．大腿外側は知覚が減弱したり過敏になるが，筋萎縮や運動障害はない．

本疾患に対する現代の報告は，50～60年代には多くなかったが，70年代になると多くの症例を観察した報告が現れるようになり，穴位注射に優れた効果があった．この十数年は臨床データが急速に増加し，電気鍼，皮膚鍼による叩刺，灸，抜罐，芒鍼など，穴位刺激の方法も多様化したが，その治療効果は，ほぼ似たようなものである．ある医者が，電気鍼と芒鍼を比較したところ，芒鍼が明らかに優れていた．しかし現在では刺絡抜罐法が，臨床で最も多く使用されている．

❖ 治療

抜罐 --

★取穴★　主穴：阿是穴．

阿是穴の位置：病巣部（下と同じ）．

★治療方法★　穴区を消毒し，病変のある部位を皮膚鍼（梅花鍼）を使って上から下へ，左から右へと均一に弾刺し，局部に少し血が滲んだら叩くのを止める．そのあと病巣部に1つから数個の火罐を着ける．また先に液体パラフィンを薄く塗り，中号か小号の火罐を吸着させ，患部を上下左右に往復するように動かし，局部が紅潮したら抜罐を取り去る．一般に10～15分留罐し，3～5分ほど走罐（抜罐の移動）する．隔日に1回で，5回を1クールとし，各クールは1週間空ける．

★治療効果★　225例を治療し，治癒141例，著効66例，有効16例，無効2例で，有効率は99.1％だった．

艾灸 --

★取穴★　主穴：阿是穴．

★治療方法★　患側を上に向けて，患者を側臥位に寝かせ，術者は棒灸を使って病変範囲に，火を皮膚から約0.5～1寸離して回旋灸をする．灸で皮膚表面

が少し赤くなったら，そこを小指球（小指の付け根）で最初は軽く，徐々に強く押さえ，リズミカルに患部を回しながら揉み，皮膚の熱さがなくなったあと，再び同じ方法で棒灸と按摩を繰り返し，局部の皮膚が明らかに赤くなり，熱の力が筋肉の深層へ到達して，軽くて気持ちよくなったと患者が感じるようになったら終える．最初は毎日1回治療し，症状が改善するに従って2〜3日に1回へと変更し，10回を1クールとする．

★治療効果★　106例を治療し，治癒61例，著効30例，有効11例，無効4例で，有効率は96.2％だった．

芒鍼--

★取穴★　主穴：阿是穴．

★治療方法★　5寸の芒鍼を使い，病変部位の上縁と下縁から1寸置きに芒鍼を下あるいは上へ向けて皮下に透刺し，反対側の上下縁まで沿皮刺する．そのあとパルスに繋ぐが，パルスは周波数100回/分の連続波で，強さは患者が耐えられる程度とし，15〜20分刺激する．毎日1回治療し，5回を1クールとして，各クール間は1週間空ける．

★治療効果★　40例を治療し，治癒18例，著効20例，無効2例で，有効率は95％だった．

体鍼--

★取穴★　主穴：瞳子髎，足竅陰，承泣，厲兌．

配穴：阿是穴．

★治療方法★　一側の発病ならば対側へ，両側の発病には両側へ刺鍼する．上述した穴はすべて取り，30号0.5〜1寸の毫鍼を刺入して，得気したら30分置鍼する．局部が冷えるものには棒灸に点火し，棒灸フードを被せて病巣部を15〜20分温灸する．毎日1回治療し，10回を1クールとする．

★治療効果★　30例を治療し，1クールの治療で全員が治癒した．

53. レーノー病

❖ 概論

「レーノー病」は白蠟病とも呼び，血管神経の機能障害によって引き起こされる四肢末端の小動脈の痙攣性疾患である．発作的に起こり，四肢末端が間欠的に

蒼白，紫色あるいは赤くなるのが主な症状で，手指末端に対称的に起こる．本病は若い女性に多く，精神的刺激や寒冷によって誘発される．本病の原因は現在でもはっきり分からず，現代医学では効果的な治療法がないため，交感神経遮断薬や血管拡張剤などを使って血管の痙攣を鎮めている．

現代のレーノー病の鍼灸治療は，中国では1974年に報告され，また同じ年に外国でも耳鍼を使って本病を治療した文章が発表されている．しかし80年代の初めまでは，やはり1症例の発表が中心で，灸や灸頭鍼を使って経脈を温めて通らせる方法が主張されていた．最近になって多くの症例を観察した資料が続々と現れたが，やはり鍼と灸を組み合わせることにより，陽気を導いて経脈を温めたり，指先から出血させて気を進ませて血を活かす治療が言及されている．刺鍼操作では，気が病巣部に達することを特に重視している．本文では患者147例の統計資料を収めたが，レーノー病に対する鍼灸治療の有効率は95％前後である．

本病に対する鍼灸治療の治療メカニズムに関する報告は，現在もない．

❖ 治療

体鍼--

★取穴★　主穴は2つに分ける．①缺盆．②照海，三陰交．

配穴も2つに分ける．①手三里，内関，小海，十宣．②環跳，秩辺，陽陵泉，足十宣．

★治療方法★　主穴と配穴の①組は上肢の病変に使う．そのうち親指と人差指の病気がひどければ手三里を加え，中指の病変がひどければ内関を加え，薬指や小指の病変がひどければ小海を加える．主穴と配穴の②組は下肢の病変に使う．主穴はいつも必ず使い，配穴は症状によって加える．缺盆穴は1寸の毫鍼を使って直刺し，得気したら雀啄して抜鍼する．この穴位は刺入方向や深度に注意しないと気胸が起きる．手足の十宣穴は，消毒した三稜鍼を使って点刺出血する．そのほかの穴位は深刺して提插を繰り返し，鍼感を指先や爪先に伝わらせたあと30分置鍼する．1日1回治療し，18回を1クールとして，各クール間は1週間空ける．

★治療効果★　治癒－症状が消え，1年以内は再発していない．著効－冬季に寒さに遭うと，少し再発する（足先や指が変色して痛む）．

31例治療し，治癒21例(67.8％)，著効10例(32.2％)で，有効率100％だった．

鍼灸の1 ---

★取穴★　主穴は2組に分ける．①尺沢，合谷．②足三里，三陰交．

配穴：気海，関元．

★治療方法★　主穴は刺鍼する．①組は上肢に，②組は下肢に使う．尺沢と三陰交は，先瀉後補法する．合谷と足三里は焼山火する．具体的には次のとおりである．右手で1.5〜2寸の毫鍼を持ち，左手の人差指で穴区を強く圧し，刺鍼して得気があれば1回で必要な深さまで刺入する．そして親指を前に進めて繰り返し捻転し，鍼下が締まる感じがしたら慢提緊按して，熱くなれば抜鍼して鍼孔を押さえる．鍼感が発生しにくければ震刮術（鍼を振動させたり，鍼柄を爪で擦る）する．熱感が発生したら針先を病巣に向け，繰り返し出し入れして鍼感を病巣部に伝わらせる．以上の4穴には置鍼しない．抜鍼したあとは棒灸を使って30分温和灸をする．毎日1回治療し，10回を1クールとする．

★治療効果★　33例治療し，治癒19例，著効12例，有効2例で，有効率100％だった．

鍼灸の2 ---

★取穴★　主穴：極泉，臂中，陽池，三陰交．

配穴：身体が弱っていれば関元と足三里を加える．気分が鬱々していれば太衝と合谷を加える．

臂中穴の位置：腕関節横紋と肘窩横紋を繋ぐ中点．

★治療方法★　2つに分けて治療する．1つは刺鍼法で，主穴はすべて使い，症状に基づいて配穴を加える．患者を仰臥位にし，28号の毫鍼で刺鍼する．極泉穴は2寸の毫鍼を使って直刺し，得気があれば皮下まで引き上げるが，針先を皮膚から出してはならない．それを再び腋窩に沿わせて前腕の方向へ扇形に刺入する．こうした引き抜く操作と刺入を繰り返して鍼感を患部の末端に伝えた後，緊提慢按で1分ほど提插してから抜鍼する．臂中穴は2寸の毫鍼を使って合谷刺する．まず直刺して得気があれば，皮下まで針先を引き上げて左右の方向に斜刺し，針先を指先に向けて，緊按慢提で1分提插する．このとき鍼感を中指と薬指に伝わらせ，次に親指，人差指，最後に小指に伝わらせて抜鍼する．陽池穴は1.5寸の毫鍼を使い，1寸ほど直刺し，得気したら15〜25分置鍼する．三陰交は2寸の毫鍼を使い，直刺して先補後瀉で捻転補瀉する．つまり時計周りに捻転し，鍼感を脛骨内縁に沿わせて内股に伝わらせたあと，その穴位の上方を手で押さえ，

今度は逆時計周りに捻転し，鍼感を足趾に伝わらせる．この操作は1～2分続ける．さらに一寸に切った棒灸を鍼柄に挿して燃やし，やはり15～25分置鍼する．合谷と太衝は上下を交叉刺（対角線に刺鍼，上が右なら下が左）する．いつも1穴を選び，直刺して得気があれば少し提挿捻転し，鍼感を四肢末端に放散させる．足三里は2寸の毫鍼を直刺して鍼感を得る．関元は1.5～2寸の毫鍼で直刺し，鍼感を周囲や会陰部に放散させ，15～25分置鍼する．置鍼中は三陰交を除いて，陽池と足三里および関元に灸頭鍼する．

もう1つの方法は，患者が自分で棒灸を操作する．毎晩眠る前に，棒灸で陽池と足三里の2穴（両側）に雀啄灸し，20～30分皮膚が赤く潤む程度に温める．

こうした方法は1日1回治療し，25回を1クールとして，各クール間は3～5日空ける．

★治療効果★　治癒－2クール治療し，症状は完全に消え，治療して2年以上経過しても再発がない．著効－1～2クール治療し，ほとんど症状が消え，治療して1年以上再発がない．好転－1～2クール治療し，ほとんど症状が消え，治療を止めてから1年以内に軽い再発があったが，治療をしなくても自然に治まった．無効－1～2クール治療し，治療期間も間欠的に発作を繰り返し，治療を終えて半年以内に，やはり何度も再発を繰り返したので再度の治療をした．

43例を治療し，治癒23例（53.5％），著効16例（37.2％），好転3例（7.0％），無効1例（2.3％）で，有効率97.7％だった．

以前に八風と八邪に刺鍼して前記の方法と比較した結果，10例の患者に八風，八邪を使って4週間治療したが，1例も有効な例はなかった．これから比べればこの方法の治療効果ははっきりしている．

レーザー鍼 --

★取穴★　主穴：患部の井穴．

★治療方法★　1本の指が発病していれば，その指の井穴を取る．例えば小指が発病していれば少衝，薬指は関衝，複数の指が発病していれば複数の井穴を取る．ヘリウム－ネオンレーザで，出力8mW，波長6328Å，光斑直径1.5～2mm，距離30～50cmとし，各穴へ10分ずつ直接照射する．毎日1回照射し，1カ月を1クールとし，各クール間は2～3日空ける．一般に2クール必要である．

★治療効果★　40例治療し，治癒26例，著効10例，有効4例で，有効率

100%だった.

54. 先端紅痛症

❖ 概論

　先端紅痛症は，四肢末端の血管が拡張するために起こる疾患である．暑い環境で，両側の指や足の指先が急に対称的に赤くなり，皮膚の温度が高くなって焼けるように痛み，下肢にまで及ぶ．発作時間は数分から数時間に及ぶ．本病は滅多にないが，男性に多い．その原因や発病メカニズムは現在もはっきり分かっていない．現代医学では脱感作や血管収縮剤を使って治療するが,優れた方法はない．

　現代の本病に対する鍼灸治療は1955年が初めてで，鍼灸と漢方薬を併用して効果をあげている．その後続々と治療例が掲載された．60年代になると，鍼灸以外でも，穴位注射や刺血などを使い，たくさんの病例を観察したものが現れた．70年代には耳鍼治療が注目され，耳電気鍼と灸頭鍼を併用すると治療効果の高まることが分かった．本病は珍しい病気ではあるが，80～90年代に発表された報告は10編余りに上り，平均有効率は90％以上である．この病気に対して鍼灸治療は試みる価値のある治療法だと分かる．

❖ 治療

体鍼--

　★取穴★　主穴：三陰交，崑崙，太衝.
　配穴：内庭，行間，解谿，丘墟，中封，俠谿.
　★治療方法★　いつも主穴から2～3穴選び，症状によって配穴から1～2穴を加える．一般にすばやく刺鍼し，得気したら提插と小刻みな捻転瀉法を併用し，強い鍼感が起こったら抜鍼する．体質が弱ければ，得気があったら軽く平補平瀉し，10～15分置鍼して，鍼柄に親指大のモグサを付けて燃やす．軽症なら隔日1回，重症なら1日1回治療する．7回を1クールとし，各クール間は3日空ける．
　★治療効果★　24例を治療し，全員治癒した．

耳電気鍼--
　★取穴★　主穴は3つに分ける．①交感，神門．②心，皮質下．③心，神門．

★治療方法★ 常に1組を使う．また①組と②組を交替で取ったり，③組のみを使ってもよい．症状変化や治療状況に合わせて選択し，すべて両側を使う．初めに敏感点を探した後，毫鍼を刺入するが，耳の軟骨をつき抜けないようにする．連続波で600回/分のパルス電流を使い，患者が耐えられる程度の強さで30〜60分通電する．1日1回治療する．条件の許すものには，睡眠前に1度刺鍼を加える．10回を1クールとし，各クール間は3〜5日空ける．

★治療効果★ 16例治療し，全員治癒した．そのうち14例は6〜24回で完治，2例は56〜106回で完治した．2〜10年後に追跡調査したところ，全員再発はなかった．

刺血--

★取穴★ 主穴：足十宣（または足の井穴）．

配穴：足三里，三陰交．

★治療方法★ 病変が及んでいる部位に基づいて，それと対応する足十宣穴か井穴を取る．例えば足底部全体や足趾に及んでいれば，全部の井穴か十宣穴を使う．足の十宣穴と井穴は交替で使ってもよい．操作方法：術者は左手の親指と人差指で足趾を強くつまみ，右手に三稜鍼を持って，正確にすばやく穴位を点刺し，もやし豆大の血を1〜2滴ほど絞り出す．後は消毒綿できれいに拭き取る．もし1回目の刺血で症状が軽くならなければ，配穴を加える．配穴の刺鍼方法は，針先を下に向けて刺入し，得気すれば提插して鍼感を足先に伝わらせる．さらに一進三退の透天涼手法を3〜6回施す．隔日1回治療し，5回を1クールとして，各クール間は5〜7日空ける．

★治療効果★ 20例を治療し，治癒19例（95％），有効1例（5％）で，有効率100％だった．

抜罐--

★取穴★ 主穴は2組に分ける．①上肢は華佗夾脊穴のC_5〜Th_7，曲池，外関．下肢は華佗夾脊穴L_1〜$_5$，秩辺，陽陵泉．②上肢は八邪か上八邪．下肢は八風か上八風．

上八邪の位置：手背の第1〜5中手指節関節後縁の間陥凹．

上八風の位置：足背の第1〜5中足指節関節後縁で，2つの中足骨間．

★治療方法★ ①組の穴位は刺鍼する．秩辺は3寸の毫鍼を深刺する．ほかの穴は1.5〜2寸の毫鍼を使い，華佗夾脊穴は少し椎体へ向けて斜刺し，ほか

は直刺する．得気したら捻転瀉法を使って3〜5分運鍼し，15〜20分置鍼して，5分ごとに運鍼する．一般に毎回1〜2穴取り，穴位は交互に使用する．

②組は抜罐する．毎回1穴を両側取り，穴位は交替で使う．消毒したあと三稜鍼で点刺し，そのあとゴム抜罐する（普通のガラス抜罐は吸着しにくい）．10〜15分留罐し，5〜10mlの血を出す．

上述した方法は毎日か隔日に1回おこなう．刺鍼と抜罐は同時に併用する．

★治療効果★　8例を治療した結果，治癒5例，有効2例，無効1例で，有効率87.5％だった．そのうち最短治療日数は10日，最長で14日だった．

体鍼と穴位注射--

★取穴★　主穴は3組に分ける．①太衝，足三里．②足臨泣，三陰交．③血海，中平．

中平穴の位置：足三里穴の下1寸．

★治療方法★　①組と②組は毫鍼で刺鍼する．毎回1組を取り，2つを交互に使う．穴位を消毒し，刺鍼して得気があれば提挿瀉法したあと30分置鍼する．置鍼中は5分ごとに運鍼する．

③組は穴位注射する．毎回1対を取り，5mlの注射器に5号の歯科用針を付け，丹参注射液2mlを吸い込んだら穴位に刺し，得気したらピストンを引いて，血がシリンダー内に逆流してこないことを確かめたら薬液を注入する．各穴位に1mlずつ注入する．以上の治療は10回を1クールとし，各クール間は3〜5日空ける．

★治療効果★　19例を治療した結果，治癒12例，著効7例だった．

55．不穏下肢症候群（レストレスレッグス症候群）

❖ 概論

不穏下肢症候群は，不穏脚症候群とかエクボム症候群，レストレスレッグス症候群とも呼ばれ，足に針を刺すような，あるいは虫が這うような，蟻がいるような感覚，そして落ち着かない，運動すると症状が軽減するなど，一連の際だった症状のある神経系疾患である．男女とも発病し，昼間は無症状だが，夕暮れから睡眠前に発作が起き，そのために不眠やイライラ，緊張が起こる．現在も原因が不明で，現代医学でも対症療法以外に効果的な治療法がない．

この疾患を中医学では，痺症に分類することが多い．風寒を外感し，邪気を追い出せないために陽気を傷付け，それが長引いて営血に及んだり，あるいは陰血不足のため行気できず，気滞血瘀となって脈絡が通じなくなると本病が発生する．そこで温陽散寒や滋陰益気が効果的な方法となる．

　本疾患の鍼灸治療は1985年が初めてであり，中医と刺鍼を併用して3例を治癒させている．その後の十数年で，ある程度のサンプルを使った臨床報告がいくつも登場した．各地の治療を総合してみると，刺鍼を他の治療法（例えば穴位注射や遠赤外線照射など）と併用したり，あるいは2種や2種以上の穴位刺激法（例えば穴位注射，灸，挑治，頭鍼など）を総合した治療が主となっている．また灸頭鍼を頭鍼と灸頭鍼の併用した治療と対照観察したところ，後者の効果が優れていた（$P < 0.05$）．つまり総合治療のほうが，単独の治療法より優れていることを示している．また多くの医者が，温補の方法を使う治療を強調しているが，これは明らかに本疾患の病機と一致している．これまでのデータから見ると，本疾患に対する鍼灸の短期における有効率は90％以上であるが，長期にわたる追跡調査の報告は多くない．

❖ 治療

体鍼

　★取穴★　主穴は2組に分ける．①臂中．②血海，陽陵泉，三陰交，太谿．
　配穴：足三里，委中，承山．
　臂中穴の位置：前腕内側で，腕関節と肘窩横紋の中点，両筋の間．
　★治療方法★　主穴は1組のみを使い，効果が劣っていれば考慮して配穴を加える．臂中穴は鍼を1～1.5寸刺入し，得気したあと3分の捻転補法をしたら抜鍼する．足三里，陽陵泉，承山，血海，委中は1～1.5寸に直刺し，鍼感が上か下へ向かって伝われればよい．太谿は体幹へ向けて0.5～1寸に斜刺し，鍼感が上へ向かって伝導すればよい．こうした穴位はすべて，得気したあと捻転補法し，10分置鍼する．毎日か隔日に1回治療し，7回を1クールとし，各クールは3～5日空ける．
　★治療効果★　治癒－症状や徴候が完全に消え，夜間も落ち着いて入眠できる．有効－症状や徴候が明らかに軽くなり，夜間も入眠できるが，時々影響がある．無効－症状，徴候とも改善なし．

133例を治療した結果，治癒127例，有効4例，無効2例で，有効率は98.5%だった．

灸頭鍼と頭鍼

★取穴★　主穴：阿是穴，足三里，豊隆，三陰交，血海，委中，陽陵泉．
配穴：足運感区，感覚区（上1/5）．

★治療方法★　主穴だけを使ってもよいし，主穴と配穴を組み合わせてもよい．主穴には灸頭鍼を使う．28号の毫鍼を1.5～2寸刺入し，得気したら捻転提挿手法を使い，補法か平補平瀉で運鍼する．そのあと鍼柄に1.5～2cmに切った棒灸を挿すか，オリーブの実ぐらいのモグサを付けて端から点火する．前者は1壮，後者は2～3壮すえ，燃え尽きたら灰を取り除いて抜鍼する．配穴も同様に毫鍼を使い，頭皮と15～30度で3cm刺入したあと快速捻転するが，その頻度は200回/分，捻転角度も大きいほうがよく，前と後ろに向けて指を動かし，鍼が2～3回転するように捻転して30分置鍼する．置鍼中は3～5分ごとに捻転する．こうした方法は一般に隔日1回おこない，7回を1クールとし，各クール間は3～5日休む．

★治療効果★　82例を治療した．うち56例は灸頭鍼のみで，有効率76.9～100%．灸頭鍼と頭鍼を併用した26例は，有効率96.1%だった．

鍼灸

★取穴★　主穴は3組に分ける．①足三里，承山，絶骨．②陽陵泉，解谿，三陰交．③外丘，委中，八風．

★治療方法★　毎回1組の穴位を使い，鍼を刺鍼して，刺鍼した部分や下腿に酸麻沈重，あるいは上や下へ向かう軽い放散感があれば，平補平瀉で運鍼し，30分置鍼する．鍼が終わったら棒灸を使って5分ほど温和灸し，皮膚を赤くする．毎日1回治療し，10回を1クールとする．

★治療効果★　16例を治療し，治癒9例，有効4例，無効3例で，有効率は81.3%だった．有効だったものを2年ほど追跡調査すると，3例が再発していたが，症状は以前より軽かった．

挑治と穴位注射

★取穴★　主穴：環跳，承扶，殷門，風市，委中，委陽，会陽，承筋，承山．
配穴：阿是穴．
阿是穴の位置：委中穴から足跟までを繋ぐラインから取穴する．

★治療方法★　挑治と穴位注射を併用する．主穴から毎回2穴を取り，挑治法を使う．消毒して局所麻酔したあと，挑鍼（挫刺鍼）を皮下に入れ，皮膚を担ぎ上げて，引っ張ったり揺らしたりする．引っ張る頻度は30回/分ぐらいとし，これを1分続け，最後に挑治した皮膚を引っ張り破る．挑治が終わったら消毒綿花で圧迫止血し，小さな消毒ガーゼで覆い，絆創膏で固定する．

穴位注射薬液：5％当帰注射液6ml，風湿霊（天麻，人参，黄耆，牛膝，紅花）注射液2ml，ビタミンB_1注射液200mg，ビタミンB_{12}注射液1000μg，デキサメタゾン注射液2mg，2％プロカイン4ml．以上の薬物を混合し，阿是穴を2～3カ所取って穴位注射する．この方法は，どちらも隔日に1回おこない，10回を1クールとする．2つの方法は単独で使ってもよいし，併用してもよい．

★治療効果★　64例を治療し，前述の評価基準に当てはめると，治癒29例，有効28例，無効7例で，有効率は89.1％だった．

穴位注射と漢方薬の併用

★取穴★　主穴：環跳，風市，陽陵泉，足三里，解谿．
　　　　　配穴：承扶，陰陵泉，三陰交，承山，太谿．

★治療方法★　薬液：酢酸プレドニゾン30mg，2％リドカイン2ml，注射用蒸留水4ml，ビタミンB_{12}を1000μg，夏天無注射液（漢方薬の夏天無）2ml，骨寧注射液（豚の骨からの抽出物）2ml．

病変が尻から大腿にあれば，その間から3～5穴を取る．膝から足首にあれば，その間から2～3穴を取る．病変が一側だけなら一側，両側ならば両側を取る．主穴を主とし，配穴を加える．各穴へ薬液を1～2ml注入する．5日に1回おこない，5回を1クールとして，各クールは10日空ける．治療期間は蒼黄化湿湯を飲む．

蒼黄化湿湯：蒼朮10g，麻黄10g，独活12g，陳皮10g，川牛膝20g，鶏血藤35g，烏梢蛇15g，川芎10g，桑寄生30g．これを証に合わせて加減する．毎日1剤を朝晩に分け，煎じて服用する．

★治療効果★　46例を治療した結果，治癒32例，著効8例，有効5例，無効1例で，有効率は97.9％だった．

56. 幻肢痛

❖ **概論**

　幻肢痛とは，切断された肢体が存在しているように感じられ，そこが痛むものである．痛みの多くは切断された肢体の遠端に現れ，例えば電撃様，切られるような，引き裂くような，焼かれるような痛みなど，痛みの性質はさまざまである．持続性の痛みがあり，発作的にひどくなる．さまざまな薬物治療をしても，無効なことが多い．幻肢痛の発生メカニズムは，現在でも統一された認識がなく，西洋医学では有効な治療法がない．

　中医では類似した病名がなく，多くは切断されたことにより，痰濁瘀血が経絡を障害して滞らせ，長引いて心肝両虚となり，脳に栄養が行かず，神魂が失調し，眠っているときの幻影のように幻肢痛が現れると考えている．

　幻肢痛の鍼灸治療が最初に報告されたのは1959年で，1例の四肢を切断したあとの幻肢痛を治療したものがある．60～70年代には鍼麻酔と循経感伝現象の研究が展開された過程において，切断した手足が痛む病人の患肢の残存部分を刺激すると，失われた手足に鍼感が放散することが発見された．しかし本疾患を鍼灸治療した文献は少なかった．80年代から現在までは，何編もの臨床データがあり，まだ症例数が少ないものの，刺鍼に優れた効果のあることが基本的に実証された．さらに効果的な刺灸方法を探求したり，治療メカニズムを研究しなければならない．

❖ **治療**

体鍼と頭鍼 --

　★取穴★　主穴は2組に分ける．①風池，風府，四神聡，神庭，内関，神門．②感覚区の上1/5（頭鍼穴）．

　配穴：腰夾脊，環跳，秩辺，陽陵泉，足三里，豊隆，懸鐘，太衝．

　★治療方法★　主穴は毎回1組を取り，頭鍼穴は健側を取って，双穴（左右対称にある穴位）は両側を取る．2組を交互に使用する．配穴は，腰夾脊が両側を取り，環跳と秩辺が患側を取る以外は，すべて健側を取る．毎回2～3穴を取り，交替で使用する．28号1.5寸の毫鍼を刺入し，得気したら平補平瀉する．風府と風池には置鍼しないが，他の穴は30分置鍼する．鍼感が大腿や下腿，あるい

は足に向けて伝導するように刺鍼すれば，鎮痛効果が強くなる．頭鍼穴は，必要な深さまで刺入したらパルス器に接続し，200回/分の連続波で，患者が耐えられる強さの電流にて30〜40分通電する．患肢の残存部分が冷えれば，棒灸を使って冷える部分に，皮膚が赤くなるまで雀啄灸する．こうした方法は毎日1回おこない，3〜4週間続けて治療する．

★治療効果★　緩解‐痛みや他の症状が完全に消えた．著効‐疼痛の程度が50％以上軽減した．有効‐疼痛の程度が25％以上軽減した．無効‐疼痛や他の症状が少し改善されたか，まったく改善されない．

本法を使って下肢の幻肢痛を治療した．24例を治療した結果，緩解5例，著効8例，有効7例，無効4例で，有効率は83.3％だった．

体鍼 --

★取穴★　主穴は2組に分ける．①尺沢，内関，肩髃，曲池，合谷．②環跳，陽陵泉，委中，足三里，懸鐘，湧泉．

配穴も2組に分ける．①天泉，少海，神門，外関，後谿，養老．②陰陵泉，三陰交，公孫，蠡溝，承扶，崑崙．

★治療方法★　巨刺法を使い，すべて健側の穴位を使って治療する．そのうち主穴と配穴の第①組は上肢の幻肢痛に使い，第②組は下肢の幻肢痛に使う．主穴を主にし，考慮して配穴を加える．刺鍼は針先を少し下へ向け，得気したら大きな提挿か捻転手法を使い，鍼感を経に沿わせて下へ放散させ，10分置鍼する．毎日1回治療して7回を1クールとし，各クールは3日間空ける．

★治療効果★　観察したところ本法は幻肢痛に対して優れた効果があり，一般に1クールで治癒する．

耳穴埋鍼（耳穴の円皮鍼） --

★取穴★　主穴：神門，相応点．

配穴：皮質下，腎上腺．

相応点の位置：耳介で，切断した四肢と対応する部位から痛覚敏感点を探す．

★治療方法★　主穴を主とし，効果がはっきりしなければ配穴を加えるか配穴に改める．毎回1〜2穴取る．患側を取ることが多いが，対側や両側を取ってもよい．耳介を消毒し，ピンセットで円皮鍼を入れる．刺入するとき患者に痛み，あるいは腫れぼったい重さを感じるようにし，刺入深度は軟骨を貫いて，反対側の皮膚に突き抜けない程度にして絆創膏で固定する．患者は毎日2〜3回，1回

5～10分ほど刺鍼部分を揉むように指示する．もし幻肢痛の発作が起こったら，そのつど刺鍼部位を按圧する．円皮鍼は3～5日で貼り替える．

注意：埋鍼中は，耳介を絶対に濡らさないようにして感染を防ぐ．もし埋鍼した部分が赤く腫れて痛むなどの現象が起きたら，直ちに医者で処置してもらう．

★治療効果★　13例を治療し，幻肢痛に対して優れた鎮痛効果があった．

57. 老年性認知症

❖ 概論

老年性認知症は，慢性に進行する精神衰退性の疾病である．初期には最近の記憶が減退し，性格が自分勝手で頑固になるなどが特徴であり，進行すると知能が全面的に低下し，寝たきりになったり，自分で身の周りのことができなくなる．中国では，主にアルツハイマー病（約50％），脳血管障害（多発性脳梗塞の認知症が約15％），前述した両者の併発（約25％），その他（約10％）となっている．西洋および中国の大都市（例えば上海など）では，本疾患が死亡原因の第4位となっている．現代医学でも，まだ有効な治療方法がない．

中医学では老年性認知症を「癲疾」，「善忘」，「呆痴」などとし，腎虚髄空が本で，痰阻血瘀を標と考えている．

本疾患に対する鍼灸治療は，宋の竇材の『扁鵲心書』に「神疑病……痴酔不治，漸至精気耗尽而死．当灸関元穴三百壮」という記載があるものの，本当に重視され始めたのは90年代の初頭になってからである．不完全な統計だが，1991年から1998年までで本疾患の鍼灸治療に関する論文は20編余り，中国のものが主であるが，それ以外の臨床研究もある．治療では体鍼を多く使っているが，頭部を主穴としている．穴位注射にも優れた効果がある．多くの医者は刺鍼と漢方薬を併用して，治療効果をあげている．

近年では老年性認知症の鍼灸治療に対するメカニズム研究が，さらに幅広く展開された結果，刺鍼したあとでは認知症患者の大脳皮質の興奮性がいくらか向上し，脳の血液供給と酸素供給量が増加し，衰退したニューロンのエネルギー代謝を促すことが分かった．刺鍼により，脳組織内のM-レセプター結合容量が変化し，cAMP/cGMPの比率を調整することから，脳組織内のエネルギー代謝を改善し，損傷された脳組織の修復と再生を促すことが，動物実験でも証明された．

現在までを総合してみると，老年性認知症に対する鍼灸には信頼できる効果があるが，やはり依然として血管性認知症の治療が主であり，診断と治療効果の評価基準が統一されていないので，さらなる臨床とメカニズムの研究が待たれる．

❖ 治療
電気鍼--

本法は主に老年性の脳血管性認知症の治療に使われる．

★取穴★　主穴：四神穴，本神，神庭，水溝，風池．

配穴：神門，後谿，足三里，太谿，大椎．

四神穴の位置：百会穴から前後左右に1.5寸．

★治療方法★　主穴を主とし，考慮して配穴を加える．28号か30号1.5寸の毫鍼で，頭部穴を取って0.8～1寸に平刺（横刺）する．そして捻転して得気したらG6805パルス器に繋ぎ，45回/分の連続波にし，患者が耐えられる強さで45分通電する．他の穴位にはマニュアル通り刺鍼して，15分ごとに提挿捻転の平補平瀉をし，45分置鍼する．毎日1回治療し，12回を1クールとし，クール間隔は3日空ける．一般に3クール以上の治療が必要である．

★治療効果★　治癒－主な症状が基本的に回復し，意識もはっきりしており，健全に向かっていて，質問に対する回答は正確，反応は鋭敏で，自分で身の周りのことができ，一般の社会活動がおこなえる．有効－主な精神症状がいくらか軽減したか一部が消え，ほぼ自分で身の周りのことができ，質問にもほとんど正確に答えられるが，反応が鈍く，知能や人格もいくらか障害がある．無効－主な症状に変化がなかったり，病状が進行し，自分で身の周りのことができず，質問にも正確に答えられない．

30例を治療し，前述した判定基準に当てはめたところ，治癒6例，有効20例，無効4例で，有効率は86.7％だった．この結果は，現代医学による薬物治療より優れていた．

体鍼--

★取穴★　主穴：百会，四神聡（あるいは四神穴），神庭，当陽，上星，首面，鼻交，定神，水溝．

配穴：足三里，豊隆，大椎，身柱，命門，腎兪，復溜，太谿，陽交．

当陽穴の位置：両目を直視させ，瞳孔の直上で髪際を1寸入った部分．

首面穴の位置：印堂穴の直上1.5寸．
鼻交穴の位置：鼻梁根部で，鼻梁骨の少し上部にある陥凹．両目間．頻．
定神穴の位置：人中溝の正中線で，下1/3と上2/3の境界点．

★治療方法★　毎回，主穴から4～5穴，配穴から3～4穴取る．1.5～2寸の毫鍼で透刺する．まず四神聡か四神穴を取り，針先を百会穴へ向けて平刺する．こうして針先を百会穴に集中させたら30分置鍼し，10分ごとに運鍼する．そのあと患者を仰臥位にして膝を曲げさせ，鍼を足三里から豊隆へ透刺し，2分ほど捻鍼したら抜鍼して置鍼しない．復溜は太谿へ透刺し，やはり2分ほど捻鍼したら抜鍼して置鍼しない．他の穴の透刺法は次のようにする．神庭穴は左右の当陽へ透刺したあと，上星へ透刺する．首面穴は鼻交穴へ透刺する．定神穴は水溝穴へ向けて上に透刺する．腹臥位では，まず大椎から上へ向けて0.8寸に斜刺し，1分ほど捻鍼したら針先を皮下へ引き上げ，今度は下の身柱穴へ向けて透刺する．命門の鍼は，まず両腎兪へ向けて透刺し，鍼を命門へ戻したら針先を上に向け，0.8寸に斜刺する．以上は毎回1穴を透刺して，1分捻鍼したあと20～30分置鍼し，5分ごとに運鍼する．この方法は毎日1回おこない，10回を1クールとして，各クール間は2日空ける．最低3クール以上治療しなければならない．

★治療効果★　164例の患者を治療（一部は漢方薬の内服を併用）し，前述したような判定基準に当てはめると，臨床治癒126例，有効30例，無効8例で，有効率は95.1%だった．

総合療法 ---

★取穴★　主穴：百会，神庭，風府，風池，水溝．
配穴：神門，内関，足三里，三陰交，強間，脳戸．

★治療方法★　本法は，刺鍼と漢方薬，あるいは西洋薬を組み合わせて治療する．主穴を主とし，考慮して配穴を加え，毎回4～5穴を選んで刺鍼し，平補平瀉する．毎日1回治療する．漢方薬は通脈カプセル（黒木耳5，水蛭5，三七2．この割合で粉末にし，カプセルに入れたもの．各カプセルには生薬0.6gを含む）を毎日2回，毎回6粒服用する．西洋薬は，シチコリン500mgを毎日1回，静脈へ点滴する．刺鍼と薬物治療（漢方薬か西洋薬のうち1つを選ぶ）を併用して治療する．刺鍼は1カ月を1クールとし，薬物は15日を1クールとする．

★治療効果★　48例を治療した．そのうち30例は刺鍼と漢方薬を併用し，前述した基準に当てはめると，基本的治癒6例，有効18例，無効6例で，有効

率は80％だった．残りの18例は西洋薬と刺鍼を併用し，西洋薬のみの治療に比較すると，知能と記憶力が有意に向上した．

頭鍼

★取穴★　主穴：頂顳前斜線（前頂から懸釐），頂顳後斜線（百会から曲鬢），頂旁1線（通天から経に沿って後ろへ1寸，正中線に平行），頂旁2線（正営から経に沿って後ろへ1寸，正中線に平行）．

配穴：語言区，暈聴区．体穴の百会，風池，四神聡．

★治療方法★　主穴はすべて取り，考慮して配穴を加える．頭穴は頭皮に沿わせて快速に刺入し，帽状腱膜下に達したら，200回/分の頻度で3～5分ほど捻転し，30分置鍼して，その間に2回ほど捻転したら抜鍼する．百会と四神聡は直刺し，捻転しない．風池は得気したら，提挿捻転補法して30分置鍼する．毎日1回治療し，10回を1クールとする．

★治療効果★　90例を治療し，そのうち30例には漢方薬の服用も併用した．結果は有効率が81.7～93％だった．

穴位注射

★取穴★　主穴は2つの組に分ける．①百会，風池．②腎兪．

配穴：足三里，三陰交．

★治療方法★　主穴を主にし，毎回1組を選ぶが，②組は配穴を加える．①に注射する薬物はシチコリン，②と配穴には人参注射液（またはアセグルタミド）2mlと複方当帰注射液4mlの混合液．5号の歯科注射針で薬物を吸入し，穴位へ刺したら少し快速提挿を加え，局部に鍼感があって，注射器内に血が逆流してこなければ薬液を注入する．①には各穴へ1mlずつ注入し，②には1.5mlを注入，配穴には0.75mlずつ注入する．1組の穴位を使ってもよいし，2つを交互に使ってもよい．隔日に1回治療し，5回を1クールとして，各クール間は4日空ける．

★治療効果★　346例を治療し，前述した基準で判定すると，基本的治癒105例，有効202例，無効39例で，有効率は88.7％だった．

58. 統合失調症

❖ **概論**

統合失調症は最も多い精神病である．思考, 感情, 行動と環境が噛み合わない（つ

まり分裂現象）などを特徴とする，さまざまな精神活動の失調症状である．単純型，破瓜型，緊張型，妄想型に分けられる．急性に発病するものは，突然興奮して騒ぎだし，異常な行動をする．

　精神病の鍼灸治療について，中国には2000年以上の歴史がある．1951年2月15日に『人民日報』が，刺鍼によって統合失調症を治癒させた事例を報告したことから，医学界の注目を集めるようになった．完全な統計ではないが，1951～1965年の鍼灸治療に関する文章は200編余りに達している．この30年，とりわけ80年代以降は，穴位注射，穴位埋線，大鍼，電気鍼，五人鍼，レーザー鍼，頭鍼など多くの鍼灸バリエーションが統合失調症に使われ，絶えず治療効果も向上していった．これらの穴位刺激法は単独で各型の統合失調症治療に使われるだけでなく，現代の精神病治療の補助治療としても使われている．組み合わせて使えば効果はますますあがる．現在では本病に対する鍼灸治療の平均有効率は90％前後である．

　統合失調症に対する鍼灸の治療作用でも多くの研究がされている．生理学，生物物理学，生化学および経絡理論など，異なった角度からさまざまな意見が出されている．比較的一致しているのは，刺鍼は身体の働きを調整するので治療効果があるということである．もちろんはっきりした結論を出すにはさらなる研究が必要である．

❖ 治療

体鍼--

　★取穴★　主穴：暴れるものは大椎，定神，強間，鳩尾．抑鬱は巨闕，大陵，労宮，湧泉，膻中．妄想には中脘，臂中，神門，三陰交，神庭．

　配穴：暴れるものは合谷から後谿の透刺，太谿から湧泉の透刺．抑鬱には内関から外関の透刺．合谷から労宮の透刺．妄想には間使から支溝の透刺．

　定神穴の位置：人中溝の下から1/3．

　臂中穴の位置：腕の内側，腕関節横紋と肘窩横紋を繋ぐ中点で，橈骨尺骨の間．

　★治療方法★　主穴から症状に基づき，毎回3～4穴取穴する．配穴は治療効果がはっきりしないときに1対を加える．大椎穴は1.2～1.5寸に深刺し，触電感のような鍼感が起こったら，少し後退させたのち操作する．定神穴は上に向けて1.5寸に深刺する．暴れるものは強刺激で瀉法をする．抑鬱には中強刺激

で補法をする．妄想には補法をする．毎日1回刺鍼し，20回を1クールとして，1週間治療を休んでから治療を継続する．症状が好転したら隔日1回に改める．

　★治療効果★　治癒－分別が完全に分かり，症状も消え，周囲の環境にうまく適応できる．著効－主な症状が消え，分別も部分的に分かり，一定の範囲で環境に適応する．有効－症状が軽減したか部分的に消え，分別は分からないが，自分で身の周りのことができるようになったり，部分的におこなえるようになった．無効－症状に変化がない．

　500例を治療し，治癒と著効が71.8%で，有効率88.4%だった．

電気鍼--

　★取穴★　主穴：水溝，頭顳，百会，素髎．

　配穴：翳風，聴宮，神庭，顬息，風池，本神，臨泣，上星，合谷，間使，内関．

　頭顳の位置：太陽穴の後上方一寸で，耳尖と平行．噛む時にコメカミで突出する部位．

　★治療方法★　主穴を主とし，毎回1～2対を順番で使う．症状に基づいて配穴を1対加える．6Vのパルス器に接続し，高周波で断続通電する．1回のパルス刺激時間は3秒から10分で，刺激の強さは以下である．軽度：顔面筋が引きつる．中度：頭面と頸筋の痙攣．強度：全身の硬直か痙攣．電流の強さは症状によって決める．1回の治療で合計20分ほど，一般に3回通電する．1日1～2回治療し，20回を1クールとする．穴位によっては通電すると癲癇様の痙攣が起こる．翳風に通電すると口腔を傷付けたり，チアノーゼが起きたりするので注意する．

　★治療効果★　698例を観察した結果，有効率72.5～95.5%だった．少量の精神安定剤と併用すると，さらに治療効果が高まる．そのほか出力電圧80V，周波数50回/秒で，百会と定神に1～3秒通電する電気鍼痙攣の治療効果も，電気ショックと似たようなものと分かった．

耳鍼--

　本法は重症の抑鬱型精神病患者の症状を改善する．

　★取穴★　主穴：神門，縁中，皮質下．

　配穴：心，腎，腎上腺，外耳，内耳．

　★治療方法★　主穴を主として配穴を加える．1回に3～4穴（両側）を取る．まず一側の耳穴区から敏感点を探し，毫鍼を使って強い手法で捻転刺激し，30分置鍼して間欠的に運鍼する．そのあと，もう一側の耳穴に王不留行を貼り付け

て刺激する．毎日か隔日に1回刺鍼し，1週間に1回ずつ王不留行を貼り替える．

また電気耳鍼をしてもよい．両側の神門のみを取り，刺鍼のあとパルス器に接続し，直流パルス電流で，最大出力50V，3Hzの正弦波を流す．最初は1回に10分通電し，10分休んだあと再び通電する．1日に何回も通電する．1週間後には，1回30分，1日4回通電する．

★治療効果★　耳鍼は統合失調症患者の幻覚や硬直症状を消し，有効率80.8％前後である．体鍼や少量の精神安定剤と併用すれば，さらに効果が優れている．

灸--

★取穴★　主穴は4組に分ける．①大椎，心兪．②身柱，膏肓．③神道，肝兪．④筋縮，脾兪．

★治療方法★　まず①と②の組穴を取り，麦粒大の艾炷で各穴に7壮ずつ直接灸をする．隔日に1回施灸する．

毎回1穴を取り，心兪と膏肓は両側で4穴とし，6穴に施灸し終わったら1クールとする．灸が終わったら淡膏薬を貼り，毎日1回貼り替えて，灸瘡の化膿と愈合を促す．約5週間必要である．灸瘡が治ってカサブタとなったら1週間休み，次に③と④の組穴を取り，第2クールとする．

もし患者が痛みを恐れて化膿灸を拒否すれば，無瘢痕灸にする．隔日に1組の穴を取り，各穴へ麦粒大で7壮すえ，患者が熱さを感じれば艾炷を替えて点火する．施灸後はゲンチアナバイオレットを塗る．4組の穴位は順番に施灸してもよく，やはり5週間として1週間休み，第2クールを始める．

★治療効果★　慢性統合失調症患者25例を治療し，症状改善は著効だった．また患者の異常な血液粘度にも一定の影響があり，患者の血小板凝集機能が明らかに改善した．

穴位埋植--

★取穴★　主穴は2組に分ける．①華佗夾脊穴の胸1～7，腰4～5．②聴宮．配穴：天泉，大腸兪，委中，承山．

★治療方法★　主穴を主とし，症状に基づいて配穴を加える．主穴の①組は全身症状に使う．華佗夾脊穴は局部を消毒し，両横突起間に水平な棘突起傍ら0.5～0.8寸に斜刺し（直刺や深刺はしない），適量の2％塩酸リドカインを注入して麻酔し，00～1号のクロミックカットグットを角針で入れる．一側の穴位に

入れて対側の穴位から出し，羊腸線を切断したらガーゼで覆って絆創膏で留める．②組は幻聴に使う．羊腸線を5mmに切り，オートクレーブで消毒したあと9号注射針に入れ，毫鍼を切ってスタイレットとする．両側の聴宮とも取り，2cmに刺入して羊腸線を穴内へ入れる．ほかの穴位は縫合針による埋線法を使ってもよいし，注射針による注線法を使ってもよい．15～20日を1クールとし，3回を1クールとする．

★治療効果★　316例を治療した．そのうち100例は全身症状で，治癒59例，著効24例，有効6例，無効11例（再発7例を含む）で，有効率99%だった．

別の216例は，統合失調症による難治性幻聴患者で，聴宮だけを使い，著効102例，有効71例，無効43例で，有効率80.1%だった．

レーザー鍼 --

★取穴★　主穴：瘂門．

★治療方法★　ヘリウム-ネオンレーザーを使い，出力5.9～25mW，波長6328Åで，毎回10分照射する．1日1回治療し，30回を1クールとする．

★治療効果★　24例を観察し，中国の伝統的な治療基準に照らすと，著効率78%だった．いろいろな精神症状の評価基準でも，レーザー鍼は統合失調症に一定の効果がある．効果はウインタミンと似たようなものだが，不安鬱病に対する治療効果はウインタミンよりも顕著である．

59. 癲癇

❖ **概論**

脳の興奮性の高いニューロンが急に過度に重複放電し，脳の機能が一時的に乱れて，一過性の知覚障害，手足の震え，意識の喪失，運動障害や自律神経の異常などが起きた状態を癲癇発作と呼ぶ．大発作，小発作，限局性発作と精神運動発作などに分けられ，間欠性で一過性，ぎこちないなどの共通した特徴がある．

癲癇発作に対する鍼灸治療は，1950年代の初めにある．そのあと臨床資料が徐々に増え，科学性も深まり，50年代末からは，ある施設で癲癇の脳波と刺鍼の関係から研究が進められた．この十数年，さまざまな穴位刺激法が雨後の竹の子のように現れ，癲癇発作の持続時間を短くしたり，次の発作が起こるまでの間欠期を延長するなどの効果があった．特に癲癇発作を予防したり，発作回数を減

らすのに一定の効果があった．現在の有効率は80％前後である．

　癲癇発作に対する鍼灸のメカニズムについて，いくらかは解明されてはいるが，完全に解明されたというには程遠い．50年代にある人が，穴位の刺鍼は警戒刺激の1つであると言った．世界では，脳波計によって探し出しておいた異常な脳波が現れる部位へ刺鍼通電することにより，その異常脳波が消失することを発見した．そのため刺鍼は，癲癇の異常な脳波を抑制することによって治療作用を起こすのではないかと言われている．刺鍼前に正常な脳波を示す大発作患者では，刺鍼したあとでも正常な脳波のままだったが，異常な脳波を示す者に刺鍼すると，72.6％の患者で非同調化現象（癲癇放電が停止したり減少したことを表す）が起こることが最近中国でも観察されたので，刺鍼は癲癇発作に対して良性の抑制作用があることが立証された．動物実験でも，電気鍼はラットの脳波を同調化させる傾向を示した．それが脳の抑制機能を強め，癲癇発作を防ぐと考えられる．

❖ 治療

体鍼--

　★取穴★　主穴：大椎，腰奇，水溝，後谿．

　配穴：百会，陶道，鳩尾，内関，神門，豊隆，筋縮，太衝．

　腰奇の位置：尾骨尖端の上2寸．第2第3仙骨稜の間下方．

　★治療方法★　主穴を主とし，症状によって配穴から2～3穴を選ぶ．大椎は26号の毫鍼で上に向け，30度角に斜め1.5寸ぐらい刺入し，患者に触電感があったら少し後退させて置鍼する．腰奇も1～1.2寸に深刺し，強く刺激する．主穴は15分置鍼し，配穴には置鍼しない．大椎と腰奇は抜鍼後に抜罐する．毎日か隔日に1回治療する．

　★治療効果★　著効－刺鍼して半年以上は発作がなかったり，発作が75％以上減少し，発作の持続時間も明らかに短くなった．有効－刺鍼後は発作が25％以上減少し，発作の持続時間も短くなった．無効－治療の前後であまり変化がなかったり，一度は好転しても再び治療前の状態に戻った．

　149例を治療し，有効率65～88.9％だった．そのうち120例は，著効30例（25％），有効48例（40％）で，有効率65％だった．

頭鍼--

　★取穴★　主穴：額中線，頂中線，頂旁1線，病巣対応区，癲癇区．

配穴：情感区，感覚区，胸腔区，枕上正中線．

病巣対応区の位置：脳波計によって異常部分を確定し，その頭皮部分から取穴する．前頭部，頭頂部，後頭部，側頭部が多い．

情感区の位置：運動区の前で，運動区と4.5cm離れた平行線上．

癲癇区の位置：風池の内側1寸，さらに上へ1寸．僧帽筋の端．

★治療方法★　主穴は毎回1区のみを取る．配穴は，精神運動性癲癇には情感区を加え，肢体の知覚異常には感覚区を加えるなどのように症状に基づいて加えるか，治療効果によって1～2区を加える．26～28号の毫鍼を使って必要な長さに刺入したら，すばやく大きく200回転/分以上の速さで1分捻転し，30分置鍼する．置鍼中は10分に1回ずつ同じ方法で運鍼する．またはG6805パルス器を使って，250～360回/分のパルス電流を，患者が耐えられる強さで15～120分通電してもよい．

★治療効果★　228例を観察し，有効率は67.71～100％だった．そのうち98例を1～6年にわたって再調査すると，著効65例（66.3％），有効23例（23.5％）で，有効率89.8％だった．

抜罐

★取穴★　主穴：会陽，長強．

★治療方法★　まず掛け布団と敷き布団を折りたたんで階段状にし，その上に患者を腹臥位にする．頭胸部が低く，臀部を高くし，両股を少し開かせて会陽と長強を露出する．まず両穴を消毒し，術者は片手の中指を患者の督脈に置き，人差指と薬指を左右の膀胱経に載せて，大椎と大杼穴から長強と白環兪穴までを，上から下へ3往復按圧する．そのあと三稜鍼で両側の会陽と長強を3mmの深さに点刺し，すぐにポンプ式抜罐を吸着させて，3分留罐したあと取り外す．続いて再び同じ方法で按摩し，抜罐する．これを3～5遍繰り返す．抜罐すると血液と黄色い粘液が出る．その量は開始したとき多いが，2～3回も抜罐すると徐々に減ってゆく．粘液が出尽くしたら終える．毎週2回治療するが，頻繁に癲癇が起きれば隔日に1回治療する．10回を1クールとし，各クール間は5日空けて，次のクールを治療する．治療効果を安定させるためには週1で治療し，治療クールを数えない．治療前に抗癲癇薬を長期に服用していれば，徐々に量を減らすように指示する．

★治療効果★　23例を治療した．治療して半年以上も再発せず，抗癲癇薬も

止めたもの9例．発作回数が減少し，症状が軽くなり，発作までの間隔が延長したもの12例．2例は無効だった．

穴位埋植--

★取穴★　主穴は4組に分ける．①合谷，後谿，内関，足三里．②瘂門，大椎，間使，曲池．③鳩尾，腰奇，心兪．④脊中，筋縮．

配穴：大椎，膻中，長強，中脘，豊隆．

★治療方法★　発作の型によって主穴を選ぶ．身体が痙攣して硬直すれば①組，知覚障害が主であれば②組，内臓障害が主であれば③組，総合的ならば④組を取り，症状に基づいて配穴を加える．最初の3組は縫合針を使って埋線する．皮膚を消毒し，局所麻酔したあと，1〜3号のクロミックカットグットを角針に通し，持針器で穴位の傍らへ入れ，穴位の中心で適度な深さとなるようにして別の側から出し，両端を切断したら皮膚を少し持ち上げて，線の端を皮内に入れ（線が皮膚から出ていると感染する），無菌ガーゼで覆う．④組は止血鉗子を使って埋植する．局所麻酔したあと，穴の1.5〜2cm傍らから脊柱に沿って縦に3〜5mm切り，小さな止血鉗子を使って皮下組織を左右に分けて筋膜へ到達させ，鉗子裏側の湾曲した部分を穴位の深部に差し込んで1〜2分按摩し，患者に痺れや腫れぼったさが発生したら，3cmに切って半分に折りたたんだ3号羊腸線を穴位の深部へ入れて，ガーゼで固定する．配穴は18号脊髄穿刺針を使い，穴位へ刺入して筋膜層に達し，痺れるような腫れぼったさがあれば，2cm 3号の羊腸線を穴位へ押し入れ，消毒ガーゼで覆って固定する．毎回1つの主穴と，1〜2個の配穴を取る．20〜30日に1度埋線する．

★治療効果★　1711例を治療した結果，著効890例，有効778例，無効43例で，有効率97.5％だった．

芒鍼--

★取穴★　主穴：神道から腰陽関の透刺，神道から大椎の透刺，腰奇から腰陽関の透刺．

配穴：額三鍼．昼に発作があれば申脈，夜に発作があれば照海，身体が虚していれば足三里と関元，不眠には神門と三陰交，痰が多ければ豊隆と膻中を加える．

＊額三鍼とは，額五鍼のうちの三鍼．

★治療方法★　主穴および配穴の額三鍼はすべて取り，残りの穴位は症状によって取る．背穴には0.6〜1.5尺の芒鍼を使って透刺する．額三鍼は両側の

眉衝を取り，膀胱経に沿って2本を透刺する．この鍼を繋ぐ二等辺三角形の頂点から督脈経に沿って透刺する．ほかの穴位は普通に刺鍼する．刺鍼して得気があれば，背部の穴位は平補平瀉，中の速度で1分捻転する．ほかの穴位は証候に基づいて補法か瀉法し，30分置鍼する．毎日1回（毎週3回以上癲癇が起きれば毎日2回）治療し，15日を1クールとして，各クール間は3〜5日空ける．

★治療効果★　70例を治療した結果，治癒19例，著効22例，有効24例，無効5例で，有効率92.9％だった．

穴位敷貼 --

★取穴★　主穴：大椎，腰兪．

★治療方法★　敷薬作成：生きたツチハンミョウを潰して準備し，白礬と麝香も粉末にしておく．

まず穴位を選んで消毒し，消毒した磁器の破片で穴位を引っ掻いて少し出血させ，出血した部位に火罐を1〜2時間吸着させる．火罐を取り外したら出血した部分に，ツチハンミョウ，白礬，麝香の順で塗り重ね，最後に風湿膏（サロンパス）を貼る．このまま3日放置して，毎週1回薬を貼り替える．4回を1クールとする．

★治療効果★　42例を治療し，治癒6例，著効9例，有効15例，無効12例で，有効率71.4％だった．

穴位注射 --

★取穴★　主穴は2つの組に分ける．①間使，外関．②神門，後谿．

配穴も上と対応させて2つの群に分ける．①鳩尾，百会，章門，本神，大陵．②魚際，陽谿，三陰交，足三里，豊隆．

★治療方法★　薬剤：0.5％プロカイン生理食塩水か，ビタミンB_1注射液（50mg/ml）のうちいずれか1つ．

毎回1組の穴位（主穴はすべて使い，配穴から1〜2穴を取る）を使う．5号歯科注射針を深刺して，得気があるか鍼感の感伝が起こったら薬剤を注入する．プロカインは各穴に5mlずつ（間使と足三里には10ml），ビタミンB_1は各穴に0.3〜0.5mlずつ注入する．毎日1組を使い，交替で使って10回を1クールとする．

★治療効果★　145例を治療し，有効率は82.1％だった．

60. ヒステリー

❖ 概論

　ヒステリー発作は，ヒステリーの素質があるところに精神的刺激を受けて誘発される．突発性の発作で，症状も複雑で変化に富む．症状の性質と形式から転換型と分離型に分けられ，前者はヒステリー性の硬直，失声，失明，難聴，ヒステリー性眼球震顫などの身体障害を特徴とし，後者は感情の爆発のような，泣いたり怒ったり叫んだり，ひどければ失神するなどの精神性の発作を特徴とする．

　本病に対する鍼灸治療は，古代に豊富な経験が蓄積されている．孫思邈は「十三鬼穴」を作ったが，その適応症は本病を含む．楊継州が王会泉亜夫人を治療した一案もヒステリーで，内関1穴に刺鍼して治している．現代の報告は50年代が最初であり，特に1958年9月6日の『健康報』に，ヒステリーの刺鍼治療のニュースが載って以来，各地の臨床治療もますます多くなった．方法面では，ますますバリエーションが増え，体鍼のほかにも，穴位注射，電気鍼，電気梅花鍼などが応用されている．取穴は，ますます少なくなり，ほとんどが1穴で効果をあげている．報告されたなかには，1000例以上の大サンプルもある．ヒステリーに対する鍼灸治療は，満足できる効果があり，特に暗示療法だけでは効果があがらない分離型の患者についても，大部分の精神症状が制御できたり改善できる．10編の文章，3310例の統計では，平均有効率が90％以上である．

　ヒステリーについては「鍼で治したから，もう再発することなどない」と言うとか，治療直後の言語暗示が重要である．

❖ 治療

体鍼--

　★取穴★　主穴：郄門，湧泉．

　配穴：失声には人中，上廉泉を加える．失明には睛明，球後を加える．ヒステリー性の眼球震顫には天突を加える．難聴には耳門，翳風を加える．失神には大横を加える．ヒステリー性の麻痺には足三里，曲池を加える．

　球後の位置：眼を正視させて，眼窩下縁の外側1/4と内側3/4の交点．

　上廉泉の位置：廉泉の上1.5寸．

　★治療方法★　最初の治療では，多鍼強刺法を使う．症状に基づいて，全部の

主穴と配穴を取り，大きな捻転と提挿を併用して運鍼する．そのうち湧泉は0.8寸に直刺し，中強以上の刺激で1～3分運鍼したあと15～20分置鍼する．郄門は針先を上に向け，提挿捻転手法で2～3分運鍼する．症状が改善したら鍼刺激を少なめ，主穴1穴に配穴を1穴加えるぐらいで，中等度の捻転提挿か刮法で運鍼し，20～30分置鍼する．急性発作では1日1～3回治療し，症状が落ち着いたら毎日か隔日に1回治療する．

★治療効果★　2592例治療し，有効率92～100％だった．

電気鍼

★取穴★　主穴は2つの組に分ける．①水溝，百会，内関．②額，コメカミおよび頸部両側の皮膚．

配穴：合谷，太衝，少商，豊隆．

★治療方法★　①組を使う．主穴を主とし，効果が劣っていれば配穴から1～2対加える．刺鍼して得気があればパルス器に接続し，出力電圧60～70V，高周波の強刺激で10～20秒刺激する．症状がよくならなかったら，続けて3回繰り返す．そのあとは出力電圧8～20Vの弱刺激に切り替え，15分通電する．または電気抽搐機で2～3秒刺激し，全身硬直させる．

②組は電気梅花鍼を使う．出力電流は大きいほうがよい．梅花鍼の操作方法を使い，1回に10～15分叩刺する．動いたり痙攣するものは，治療するとき誰かに押さえてもらい，不測の事態に備える．上に述べた治療法は，一般に1日1回おこなう．

★治療効果★　632例を治療し（少数は体鍼も併用），有効率は93.6～100％だった．電気鍼は分離型の患者に対して効果が優れていた．

体鍼と電気鍼

本法はヒステリー性運動麻痺に使う．

★取穴★　主穴：泉中，寸平．

配穴：曲池，衝門，扶突，陽陵泉．

泉中穴の位置：湧泉の後ろ1寸．

寸平穴の位置：手背で腕関節横紋中央の上1寸，そこから橈側へ向けて0.4寸．

★治療方法★　上肢麻痺には寸平，下肢麻痺に泉中を取る．22～26号の太い鍼を垂直に2～3cm刺入し，提挿捻転する．そして患者に，はっきりした鍼感が現れたら，すでに感覚が回復しているので，まず受動運動で動かしてやり，

さらに能動運動により自分で動かさせる．自由に動くようになったら抜鍼し，ベッドから降りて運動させる．以上の方法で鍼感が現れなければパルス器に接続する．6V電源で，出力電圧がプラス極で25V以上，マイナス極で40V以上にして通電する．それでも感覚が戻らなければ配穴を加える．上肢なら扶突と曲池を取り，3～4cm刺入して前腕に触電感を起こす．下肢では衝門と陽陵泉を取り，2～3cm刺入して，大腿四頭筋が収縮し，下腿外側に触電感があるようにする．そのあとパルス電気に繋ぎ，60～100回/分の連続波で，支配筋肉が律動的に収縮するようにし，患者にも筋肉が動いている様子を見させる．筋肉が動いているのを見ることが，患者にとって暗示となる．毎日1回治療し，治療クールは計算せず，治るまで治療する．

★治療効果★　1256例を治療し，短期治癒1496例で，治癒率98.1%だった．そのうち1回で治癒したのは1089例で，治癒総数の71.4%を占めた．

抜罐--

★取穴★　主穴：膻中．

配穴：胸悶脇脹には章門と内関，痰盛納少（少食）には豊隆と足三里，咽乾少津には太谿と魚際を加える．

★治療方法★　一般に主穴のみを取り，病歴が長かったり治療効果が劣っていれば症状に基づいて配穴を加える．主穴は刺絡抜罐する．方法は患者を椅子に腰掛けさせるか仰臥位にし，穴位を露出して消毒したあと，三稜鍼で膻中を0.1～0.2の深さに，血が見える程度に数回点刺する．そのあと閃火法かポンプ式で抜罐し，10～15分留罐して2mlほど出血させる．局部が暗赤色になれば抜罐を取り去る．この穴の抜罐は長時間しない．時間が長いと水疱になりやすい．配穴は毫鍼で刺鍼する．毎回1～2穴を選び，刺鍼して得気したら，捻転に小幅な提挿を併用して補瀉法する．太谿は補法，魚際は瀉法し，ほかの穴位は平補平瀉する．30分置鍼して10分ごとに捻転する．治療と同時に慰めたり，暗示したり，誘導したりなどの心理療法をして効果を高める．毎日1回治療し，3回を1クールとし，各クールは2～3日空ける．

★治療効果★　ヒステリー性眼球震顫患者40例を治療した．そのうち病歴1年以上9例，1年以内31例だった．1～3回治療し，症状消失35例，有効5例，有効率100%だった．

61. 神経衰弱

❖ **概論**

　神経衰弱は，多く見られる神経症である．頭脳や体力が疲れたと感じやすく，頭頸部の筋緊張性の痛み，睡眠障害，イライラして怒りっぽい，自律神経の乱れなどが主な症状だが，器質的な病変はない．本疾患は大部分が緩慢に発病し，病歴が長く，必ず好不調があって，頭脳労働者に多い．

　神経衰弱に対する現代鍼灸の治療報告は1955年に始まり，50年代には100例以上の臨床観察データがあった．刺鍼だけでなく，穴位注射や皮膚鍼を使った治療もある．80年代になると，耳穴圧丸，磁療法，静電気鍼法など，より多くの穴位刺激法を使って治療されるようになり，いずれにも優れた効果があった．神経衰弱の症状の中で，不眠に対する鍼灸治療の報告が最も多く，治療効果もかなり認められている．

❖ **治療**

皮膚鍼 --

　★取穴★　主穴：頸椎1～7の両側，胸椎5～12の両側．

　配穴：額部，頭部，眉弓，神門，足三里，三陰交．

　★治療方法★　前述した部位をすべて取り，皮膚鍼（梅花鍼）を使い，軽度か中度の手法で主穴の両側を重点的に叩刺する．頸椎から始め，上から下へ2往復叩刺する．そのあと胸椎5～12を横行刺するが，各部位を3鍼ずつ横行で叩刺する．穴位は表面0.5～1.5cmの範囲をマニュアル通り20～50回叩刺する．前と同じ手法で，額部は横に3行叩刺し，頭部は網状に叩刺する．毎日あるいは隔日に1回治療し，12回を1クールとして，各クールは1週間空ける．

　★治療効果★　224例を治療した結果，治癒15例，著効101例，有効102例，無効6例で，有効率は97.3％だった．発病してから間がない患者には効果が優れ，病歴の長い患者は効果が劣っていた．

耳穴圧丸 --

　★取穴★　主穴：心，縁中，神門．

　配穴：腎，皮質下，陽性反応物，内分泌，脾．

　★治療方法★　一般に主穴のみを取り，効果が劣っていれば配穴を加える．貼

りつける点圧物は，王不留行の種，緑豆（もやし豆），冰片（事前に米粒大の顆粒にしておく）などであり，両側の耳穴へ貼布する．貼りつけたら1分ほど按圧し，耳介を充血発熱させる．患者には自分で1日に耳穴を3〜5回按圧するように指示するが，眠る前には必ず1〜2分ほど按圧させる．隔日に1回貼り替えて，5回を1クールとし，各クールは4日空ける．

★治療効果★　398例を治療した結果，臨床治癒120例，著効167例，有効93例，無効18例で，有効率は95.5％だった．

耳穴埋鍼

★取穴★　主穴：心，腎，神門，枕，皮質下．

配穴：胃，肝，脾．

★治療方法★　主穴はすべて取り，効果がはっきりしなければ配穴を加える．耳介を消毒したあと，円皮鍼を刺して絆創膏で固定する．そして患者に毎日自分で3〜4回，軽い痛み，腫れぼったさ，発熱を感じるほど按圧するように指示する．毎回一側の耳を使い，両耳を交互に使って，5〜7日に1回ほど鍼を貼り替え，2回貼り替えて1クールとする．

★治療効果★　円皮鍼による耳穴療法は191例あり，臨床治癒84例，有効84例，無効23例で，有効率は87.9％だった．臨床結果を比較観察したところ，治療効果は西洋薬を服用した群より勝り，一側の耳だけ使った群と両耳を使った群では差がなかった．

刺血（刺絡）

★取穴★　主穴：阿是穴．

配穴：内中魁．

内中魁穴の位置：中指掌側で，遠位指節間関節横紋の中央が1穴，その上下0.1寸に各1穴，両手で6穴．

★治療方法★　まず耳穴探索器か探索棒を使い，耳根部から丹念に敏感点を探しだして印をつける．そして消毒したあと，消毒した弾簧刺鍼（バネ付き三稜鍼）か三稜鍼を使って，すばやく点刺し，緑豆（もやし豆）ほど出血させる．毎回一側のみを刺し，毎日あるいは隔日に1回治療して，両耳を交互に使う．治療する時間帯は，午前か午後がよく，夜になって治療すると効果が劣る．治療効果がはっきりしなければ，反対側の手の内中魁穴も加える．5〜7回を1クールとする．

★治療効果★　254例を治療し，著効150例，有効88例，無効16例で，有

効率は93.7%だった．

体鍼と天灸 --

　　★取穴★　主穴：百会，四神聡．
　　配穴：湧泉．

　★治療方法★　主穴には刺鍼する．百会は，前に向けて1寸横刺し，すばやく左右へ均一に2分ほど捻転する．こうした手法を10分ごとにおこない，3回繰り返したら刺鍼したまま48時間置鍼する．百会を抜鍼したら，続いて四神聡へ刺鍼するが，すべて前に向けて1寸横刺し，すばやく軽くて均一な提挿手法で2分ほど運鍼する．これを10分ごとにおこない，3回繰り返したら24時間置鍼する．抜鍼したあと，前と同じ方法で百会へ刺鍼する．こうして9日を1クールとし，各クール間は3日空ける．

　配穴は，適量の珍珠粉（真珠粉），朱砂粉，大黄粉，五味粉を均一に混ぜ合わせ，毎回3gを取り，生の竹瀝を使ってペースト状に練り，それを2つに分けて5cm×5cmの絆創膏に塗る．これを毎晩眠る前に，左右の湧泉へ貼り，9日続けて1クールとし，各クール間は3日空ける．

　★治療効果★　重症の不眠患者168例を治療し，治癒85例，有効69例，無効14例で，有効率は91.7%だった．

62. 慢性腎炎

❖ 概論

　慢性腎炎は慢性糸球体腎炎とも呼ばれ，浮腫，血尿，高血圧などの症状があり，尿検査では蛋白尿，円柱尿，赤血球が混じる．普通型と腎病型があるが，鍼灸はどちらに対しても有効である．本病はどの年齢でも起こるが，青壮年に多く，男性の発病率が女性より多い．原因は今もって完全に分かっておらず，現代医学でも治療法がない．

　現代鍼灸を使った鍼灸治療は50年代の初めに試みられた．1955年には本病の対症療法に刺鍼を加え，ある程度効果をあげている．日本でもこうした報告があった．60年代の初めには，耳穴の刺鍼で効果をあげたが，その後の進展はあまりなかった．最近になってから慢性腎炎に対する鍼灸治療が模索され，鍼治療のほかにも冷凍鍼灸治療を使い，慢性腎炎の臨床指標のいくつかが，かなり改善

されることが分かった．穴位注射も，慢性腎炎の主な特徴である蛋白尿に対し効果的だった．薬物治療と比較すると，蛋白尿の陰性転移率がほとんど同じだった．鍼灸には副作用が少ないので，現代薬よりも優れているといえよう．

現在の状況では，慢性腎炎に対する鍼灸治療の症例が多いとはいえないが，効果は確実である．今後は現在の基礎に臨床を加え，古代の経験も掘り起こしていかなければならない．古代では灸治療が多くおこなわれた．

❖ 治療

鍼灸

★取穴★　主穴は2組に分ける．①肝兪，脾兪，腎兪，志室，飛陽，太谿．②膻中，鳩尾，中脘，肓兪，気海，三陰交，復溜，京骨．

配穴：陽虚は大椎，命門，関元を加える．陰虚は京門，膈兪を加える．顔や手足に浮腫があれば人中，陰陵泉，三焦兪，膀胱兪を加える．血圧が高ければ太衝，足三里を加える．咽喉が痛めば合谷，天鼎を加える．胸に圧痛があれば兪府，歩廊を加える．腎不全には夾脊の胸5～7を加える．

★治療方法★　主穴から3～4穴を選び，2つの組を交替で使う．配穴は症状によって組み合わせる．刺鍼を主にし，灸を補助に使う．30号の毫鍼で浅刺し，得気したら軽く捻転を加えたあと鍼を寝かせ，20～30分置鍼する．置鍼中は間欠的に軽く捻転する．大椎，命門，関元の3穴には，麦粒大の無瘢痕灸を5～7壮すえる．1週間に2回鍼灸し，15～20回を1クールとして，各クール間は1週間ぐらい空ける．

★治療効果★　著効－症状が著しく改善し，24時間の尿蛋白総量が1g未満になり，腎機能が正常に維持している．有効－症状および24時間の尿蛋白総量が，治療前より改善した．無効－症状，病態とも変化がなかった．

15例を治療し，上の基準に照らすと，著効5例（33.3％），有効3例（20.0％），無効7例（46.7％）で，有効率53.3％だった．

穴位埋植

★取穴★　主穴：神道，霊台，懸枢，命門．

★治療方法★　上述した穴位は全部取る．穴区を消毒して麻酔し，0～2号の羊腸線を角鍼で神道から入れて霊台に出す．さらに懸枢から入れて命門に出す．皮膚で線の両端を切断し，皮下へ入れる．線の端が皮膚から出ないよう注意する．

そのあとガーゼで覆って絆創膏で固定する．15～20日に1回埋線する．

★治療効果★　慢性腎炎の蛋白尿患者10例を治療した．一般に2～8日で尿蛋白は消え，15日で陰性になった．

冷凍鍼灸

★取穴★　主穴：腎兪，京骨．

★治療方法★　2穴とも取るが，片側だけに刺鍼し，両側を交替で使用する．半導体冷凍鍼灸機で刺鍼し，鍼体の温度を0～15℃に保ち，10分置鍼する．1日1回治療し，7回を1クールとする．

★治療効果★　30例を2クール治療して，浮腫，腰痛，血圧および発熱などの4項目を観察した結果，すべてに満足できる効果を得た．しかし本法で使っている冷凍鍼灸機は，現在もテスト段階で，まだ広く使われてはいない．筆者は灸頭鍼（毎回2cmのモグサを鍼柄に挿して点火し，20分置鍼）を用い，まったく同じ穴位を使ったが，慢性腎炎の治療に一定の効果があった．

体鍼

★取穴★　主穴：水分，足三里，三陰交，復溜．
配穴：陰陵泉，肓門，志室．

★治療方法★　主穴を主にし，治療開始時は配穴を取らない．症状が改善してから考慮して配穴を加える．穴位を消毒し，1.5寸の毫鍼を刺鍼する．足三里，肓門，志室は焼山火する．三陰交と復溜は，徐疾提挿補法する．陰陵泉と水分は平補平瀉する．すべて40分置鍼する．毎日1回治療し，12回を1クールとして，各クール間は2日空ける．全部で4クール治療する．

★治療効果★　54例治療し，完全緩解10例，ほぼ緩解25例，好転14例，無効5例で，有効率90.7％だった．

穴位注射

★取穴★　主穴：腎兪，足三里，脾兪．
配穴：尿に白血球が多ければ中極を加え，赤血球が多ければ血海を加える．

★治療方法★　主穴には板藍根注射液か黄耆注射液を使う．主穴は毎回2～3対を取る．配穴は，中極には魚腥草注射液，血海には当帰注射液を使う．5号歯科用注射針を付けて薬液を吸入させ，穴位を消毒し，直刺して得気すれば，少し提挿して感応を強め，中度の速度で各穴へ1～2mlずつ薬液を注入する．隔日1回治療し，20回を1クールとして，各クール間は5日空ける．一般に3～4クー

ル治療を続ける．

★治療効果★　本法は慢性糸球体腎炎による蛋白尿に効果がある．115例を治療した．そのうち慢性腎炎普通型は30例で，尿蛋白が出なくなったものは12例（40％）．腎病型は24例で，尿蛋白が出なくなったものは10例（41.7％）．そのほかの糸球体疾患は9例あり，1例も尿蛋白が陰性にならなかった．有効率は34.4％だった．統計では普通型の治療効果が最もよく，腎病型が次で，そのほかの糸球体疾患には効果がなかった．他の52例では有効率96％だった．

63. 腎下垂

❖ 概論

腎下垂は腎臓の位置異常である．老人や虚弱体質，痩せた人などに多く，腰の下部が腫れぼったく痛み，長く立ったり，重いものを持ったり，遠くまで歩いたあと特にひどくなる．腎臓を触診できることもあるが，エコーで腎臓の位置が正常より低いことが見つかる．寝てから立つと腎臓が3.5～5.5cmも移動する．現代医学では効果的な治療法はない．

腎下垂についての古代の記載はない．現代でも早いのは1977年で，指圧によって186例を治療し，すべてに有効だった．治癒した78例のうち，再発したのは3例のみだった．80年代以降，穴位に低周波電流と穴位注射を加えたり，体鍼と耳鍼を併用して治療し，すべてに有効だった．臨床治療により，本病に有効な新穴がいくつか発見された．現在報告されている文献は多くないが臨床例は多く，参考にする価値はある．

❖ 治療

鍼灸--

★取穴★　主穴：夾脊胸11，夾脊胸12．
配穴：腎兪，脾兪，胃兪，足三里．

★治療方法★　普通は主穴だけを使うが，効果がはっきりしない場合に配穴を加える．夾脊穴はすばやく垂直に切皮し，ゆっくりと1～1.5寸の深さまで直刺し，鍼感を探る．夾脊胸11に刺入するときには，鍼感が腎区や下腹部に向かって放散することが必要で，夾脊胸12に刺鍼するときには，鍼感が腰部の下か下

腹部に向けて放散しなければならない．もし胃下垂があれば，夾脊胸7，8，9，10穴にも刺鍼し，鍼感を得たあと20～30分置鍼する．配穴には灸頭鍼か温灸を3～5壮おこなう．隔日1回鍼灸し，10回を1クールとする．

注意：夾脊穴に刺入するときには直刺し，内側に向けたり外側に向けてはならない．内側に向ければ脊髄に入る恐れがあるし，外側に向ければ内臓を損傷する恐れがある．

★治療効果★　11例治療し（全部で14個の腎臓），右腎11個のうち8個は治癒，2個は好転，1個は無効．左腎3個のうち，2個は治癒，1個は無効．有効率85.7％だった．11例のうち3例には胃下垂もあり，2例ははっきりと好転したが，1例は無効だった．

体鍼と耳鍼併用--

★取穴★　主穴は2組に分ける．①体穴の水分，解垂，委中，陰谷．②耳穴の腎，腰椎，尿道．

配穴：食欲不振に足三里，便秘に支溝か耳穴の大腸，下痢に関元，不眠に神門を加える．

解垂：上前腸骨棘の内側3寸．

★治療方法★　主穴を主とし，症状に基づいて配穴を組み合わせる．体鍼では，まず水分と解垂を1～1.5寸の深さに直刺し，得気があったら鍼感の方向を調整して上に放散させる．腎を引き上げるときは瀉法を使う．解垂は比較的はっきりした鍼感が四方に放散するが，腎を引き上げるときは，鍼感を上と外側に向けて拡散させ腰部に伝わるようにし，そのあとで平補平瀉する．腎臓が上昇するとき悪心嘔吐が起これば陰谷を加える．腎臓が正常な位置に戻ったら委中に刺鍼して治療効果を強固にする．すべて直刺で平補平瀉し，15分置鍼する．

耳鍼：敏感点を探し出した後，0.5寸の毫鍼を刺入し，30分置鍼する．または円皮鍼や耳穴圧丸法を使う．

体鍼と耳鍼は1日1回治療して，10回を1クールとし，各クール間は3～5日休む．第2クール目は，症状が改善したら隔日1回に改める．

★治療効果★　治癒－症状がすべて消え，尿検査やエコーでも正常で，腎臓を触診できない．有効－症状が改善するか消えたが，エコーでは腎臓が1～3cm上昇し，尿検査では赤血球が以前より減少したか消え，触診では腎臓がわずかに上昇した程度．無効－1～3クールの治療を続けても変化がなかった．

128例を治療し，上の評価基準に当てはめると，治癒41例（32.0%），有効73例（57.1%），無効14例（10.9%）で，有効率89.1%だった．そのうち遊走腎に対しては，有効ではあったが再発しやすかった．

64. 陰萎

❖ 概論

これは男性に性的欲求があっても，陰茎が勃起しなかったり，勃起の程度が不足するために，正常な性生活が営めない病気の1つである．これは機能性陰萎と器質性陰萎に分けられるが，前者が85〜90%を占める．それが鍼灸の主な対象となるが，その原因の多くは精神的なものが大きい．後者は解剖学的な原因や，薬物およびそのほかの疾患によって起こる．機能性陰萎については，現代医学では心理療法によって治療しているが，その効果は理想的とはいえない．器質性陰萎については，陰萎の原因となった病因を取り除くことが中心となる．

現代の鍼灸を使った陰萎治療の報告は，最も早いもので1935年にある．しかし大量の臨床例が観察されるのは50年代以降からである．初めは伝統的な鍼灸治療が主だったが，80年代になると電気鍼，棒灸，埋鍼，穴位注射など，さまざまな穴位刺激法を使って治療するようになる．刺灸法についても，例えば下腹部や仙骨部の穴位に刺鍼するときは，鍼感が会陰部や亀頭に直接伝われば優れた効果を得られることが多いとか，遠道穴に刺鍼するときも鍼感が腹部に向かって放散したほうがよいなどの観察が細かくおこなわれた．また穴位も選別され，確実に効果のある穴位がまとめられ，また現代医学の解剖学を応用していくつかの新穴が発見された．治療効果からすれば刺鍼と各種の刺激法を使った治療は，ほとんど同じように90%以上の有効率である．またある種の器質性陰萎に対しても鍼灸は一定の治療効果がある．

鍼灸治療と心理療法を併用すると，飛躍的に効果のあがることが多い．

❖ 治療

皮内鍼--

★取穴★　主穴：三陰交．

★治療方法★　まず穴位をヨードチンキで消毒し，それを75%アルコールで

洗い落とす．術者は左手の親指を患者の会陰部に当てて指圧し，深呼吸させて肛門を収縮させ，亀頭の上に意識を集中させる．その後で消毒した9の字形の皮内鍼を三陰交から上に向けて刺入し，捻転提挿して，得気があれば絆創膏で固定する．両側とも貼る．毎回，会陰穴を約5分按圧しなければならない．皮内鍼を埋めておく期間は普通3日で，鍼を取り外したのち3日休んで再び治療する．

★治療効果★　31例の患者を治療し，治癒28例（90.3%），無効3例（9.7%）だった．

鍼灸--

★取穴★　主穴：中極，関元，曲骨．

配穴：次髎，陰廉，大敦，神闕，三陰交，復溜．

★治療方法★　常に主穴から2穴，配穴から2〜3穴を使う．下腹部の穴位に刺鍼するときには，まず患者に排尿をさせて膀胱を空にしておき，2.5〜3寸の毫鍼で深刺し，電気ショックのような刺激を尿道根部に伝わらせる．それ以外の穴位は局部に，怠い，腫れぼったい，重い，痺れるなどの感覚が起こればよい．強い鍼感があり，よい得気があれば平補平瀉を使い，軽くて速い捻転提挿で，1分ほど運鍼したあと10分置鍼する．よい得気がなければ，ゆっくりと力を込めて捻転提挿し，補中寓瀉で2分ほど運鍼し，20分置鍼する．抜鍼前にも少し運鍼する．大敦と神闕には棒灸で雀啄灸を15分おこなう．毎日か隔日1回治療し，10回を1クールとして，各クール間は3〜5日空け，さらに治療を続ける．一般に3クール治療する．

★治療効果★　治癒−週2回で，正常にセックスできる．有効−週1回で正常にセックスできる．無効−3クール以上治療を続けたが，改善しなかったもの．

370例を治療した．そのうち治療効果の統計をとった355例では，治癒220例（61.7%），有効96例（27.0%），無効40例（11.3%）で，有効率88.7%だった．早いものは1回で治ったが，45回以上治療した患者もいた．以前に暗示やセックスの指導を受けたり，漢方薬や現代薬を使って長期にわたり治療を受けたが効果のなかった患者20例に，前述した方法で治療すると，3例の器質性陰萎患者には無効だったが，残りの17例はすべて治癒した．

灸治療--

★取穴★　主穴：関元．

★治療方法★　モグサで大豆大の艾炷を作り，無瘢痕の直接灸を1回の治療で

100～200壮すえる．つまり艾炷を直接皮膚に置いて点火し，患者が熱いと感じたら艾炷を交換する．1週間に1回治療し，3回を1クールとして，各クール間は1週間空ける．

★治療効果★　12例を治療し，治癒7例（58.3%），有効5例（41.7%）で，有効率は100%だった．

体鍼

★取穴★　主穴は2組に分ける．①起陽，会陰．②大赫，命門．

配穴：足三里，気海，関元，三陰交．

起陽穴の位置：恥骨結合の下縁．

★治療方法★　主穴から毎回1組選び，効果が劣っていれば配穴を加えるか配穴に改める．起陽穴は1.5寸刺入して海綿体に到達させ，鍼感が亀頭に至ったら提挿し，局部が熱く腫れぼったくなればよい．会陰穴は，手で陰嚢根部の陰茎海綿体を按圧し，0.8寸刺入して，やはり鍼感を亀頭に至らせて捻転補法する．30分置鍼して，5分ごとに運鍼する．②組は1～3寸の毫鍼を刺入し，軽く捻転して鍼感を陰茎に放散させ，焼山火の補法と刮法で熱感が発生したら，熱感を陰茎へ伝わらせ，やはり30～40分置鍼する．抜鍼は徐々に引き上げて，針先を抜くときは左手親指と人差指で皮膚を軽く下へ按圧し，右手でゆっくり捻転しながら抜鍼し，抜鍼したら，すぐに鍼孔を押さえる．配穴は普通に刺鍼する．毎日1回治療し，10回を1クールとする．

★治療効果★　268例治療した結果，治癒229例，著効24例，有効12例，無効3例で，有効率98.9%だった．

灸と指圧

★取穴★　主穴：関元，腎兪．

配穴：足三里，三陰交．

★治療方法★　主穴を主にし，考慮して配穴を加える．まず棒灸で各穴を5～10分ずつ，関元は5～15分，局部が発赤するまで回旋灸する．灸が終わったら両手の親指で腎兪を按圧し，小指球を使った滾動補法（小指の付け根で前後に揺らす）で5分按摩する．人差指で関元を按摩するが，手掌を時計回りに5～15分按摩する．毎日か隔日に1回治療し，12～15日を1クールとして，各クールは3～5日空ける．

★治療効果★　550例を治療し，治癒512例，著効18例，有効9例，無効

11例で，有効率98%だった．

刀鍼

★取穴★　主穴：上髎，中髎，次髎，下髎．

★治療方法★　上髎→中髎→次髎→下髎の順に，毎回1対の穴位を取り，マーキングしたら消毒して穴布を被せる．1号剣形の小鍼刀を直刺して仙骨の骨膜表面に当て，鍼感があれば上下に提插操作する．そして1～2本の白色線維を切ったら小鍼刀を抜き，局部を按圧して止血する．あとを消毒ガーゼで覆い，3日間は水に浸さないようにする．毎週1対の穴位を取り，4週間を1クールとし，一般に1～2クール治療する．

★治療効果★　43例を治療した結果，治癒20例，著効11例，有効9例，無効3例で，有効率93%だった．

穴位注射と体鍼

★取穴★　主穴：陽萎穴．

配穴は4組に分ける．①三陰交，腎兪．②長強．③八髎．④関元，石門，気海．

陽萎穴の位置：全部で5つの穴位．臍（神闕）から恥骨結合の上（曲骨）までの線上に並ぶ．上1/3，中1/3，下1/3の各1穴と，中1/3の両側1寸に各1穴．

★治療方法★　0.5%プロカイン注射液，ストリキニーネ注射液（2mg/ml），5%ブドウ糖注射液31mlとストリキニーネ注射液1mlの混合液，丹参注射液と当帰注射液の各2ml混合液（丹参当帰注射液）．

主穴は必ず取り，配穴を1組選ぶ．主穴には刺鍼して，配穴に穴位注射する．陽萎穴には2.5寸の毫鍼を5本，次々に刺入して捻転提插し，鍼感を陰茎に放散させる．配穴には上述した薬液のうち1つを注入する．①組穴にはストリキニーネ注射液を使う．1回の治療で1対の穴位を取り，2つの穴位を交替で使う．5号歯科注射針を刺入したあと，鍼感があれば薬液を0.5ml注入する．これは毎週2回おこなう．②組穴には0.5%プロカイン注射液を使う．皮膚テストしたあと消毒し，7号注射針を使って長強穴に刺入する．これは尾骨に沿わせて刺入し，坐骨直腸窩に達したら薬液を20ml注入する（直腸内に注入してはならない）．これも毎週2回おこなう．③組穴には混合液を使う．まず患者を後ろ向きに椅子へ座らせ，後仙骨孔を探った後，ゲンチアナバイオレットで印を付ける．そして2種類の薬物を混合して50ml注射器に吸入させ，十分に混ぜ合わせる．穴位を消毒した後，5号歯科注射針を付けて八髎穴へ約1寸の深さに刺入し，得気

たら各穴位に薬液を 4ml ずつ注入する．④組は丹参当帰注射液を各穴へ 0.5ml ずつ入れる．

針尖を後仙骨孔に刺入したときは，血液が注射器内に入ってこないことを確認してから薬液を注入する．隔日 1 回注入する．

毫鍼は平補平瀉をしたあと 20 分置鍼する．1 日 1 回治療し，10 回を 1 クールとする．穴位注射は薬液や穴位が異なるため同じではないが，一般に 4 回を 1 クールとする．

★治療効果★　427 例を治療し，前の評価基準と類似した基準に当てはめると，治癒 347 例，有効 57 例，無効 23 例で，有効率 94.6％だった．

65. 機能性射精不全（遅漏）

❖ 概論

機能性射精不全は，性交時に陰茎が勃起するものの，精液を排出できない病気である．それは射精中枢が過度に抑制されているため，正常な刺激では興奮して射精できないものである．ほとんどは精神的な原因で起こり，特に性知識の不足によるものが多いが，なかには泌尿生殖器系の解剖学的な病変や奇形，交感神経に影響を与える薬物の使用などによる器質的疾患もある．現代医学では射精不全，特に機能性の射精不全に対しては心理療法のほかに優れた治療方法はない．

現代の鍼灸を使った射精不全の治療は，1970 年代に見られる．そして最近になって中医男性学が隆盛するに従って，臨床観察も日に日に多くなっている．穴位刺激方法でも刺鍼を主とし，下腹部の穴位を中心として，深刺して鍼感を伝導させることが重要だと言われるようになった．仙骨神経叢の刺激点などに挑治しても一定の効果がある．このほかにも電気鍼や灸治療がある．現在，鍼灸は主に機能性射精不全の治療に使われ，有効率は 90％前後である．

❖ 治療

鍼灸の 1 --

★取穴★　主穴：曲骨（または関元），大敦，陰廉．
配穴：身体が弱っていれば足三里と腎兪．不眠には三陰交と百会を加える．

★治療方法★　主穴は常に 3 穴を使う．曲骨あるいは関元穴は深刺して電気

ショックのような刺激を亀頭に伝わらせる．陰廉は局部に怠く腫れぼったい感覚が起こればよい．どちらも30分置鍼し，その間の10〜15分は灸頭鍼をする．大敦穴は5分ほど雀啄灸する．配穴は症状に基づいて選び，すばやく刺鍼して得気があれば1〜2分ほど捻転し，鍼感の弱いものはゆっくりとした搓法（捻転よりも大きく回す）を使い，刺激を強くして15〜20分置鍼する．1日1回鍼灸し，10〜15回を1クールとして，各クール間は3〜5日空けてから，再び治療を続ける．

★治療効果★　202例を治療し，治癒159例（78.7%），有効18例（8.9%），無効25例（12.4%）で，有効率87.6%だった．曲骨や関元に刺鍼して，鍼感が亀頭や尿道口に達したものは効果が優れていたが，達しないものは治療効果が劣っていた．

鍼灸の2 --

★取穴★　主穴は2組に分ける．①中極，太谿，関元．②腎兪，次髎，命門．

★治療方法★　①組か②組を取り，交替で使う．中極，太谿と腎兪，次髎では，初めに刺鍼して軽刺激で捻転補法し，患者に怠い，痺れる，腫れぼったいなどの感覚が起こったら，今度は関元穴か命門穴にショウガ灸を3壮すえる．灸が終わったら抜鍼する．1日1回治療し，15回を1クールとする．もし治療効果がはっきりしなかったら，3〜5日休んだ後，引き続き鍼灸治療する．

★治療効果★　152例を治療した結果，治癒100例（65.8%），有効24例（15.8%），無効28例（18.4%）で，有効率81.6%だった．治療を続けたものは効果が優れていた．追跡調査をして分かったが，治癒したものは妊娠させる能力が回復したが，好転したものでは妊娠させる能力はあまり優れていなかった．

電気鍼に灸 --

★取穴★　主穴は2組に分ける．①三陰交，関元，中極，曲骨．②会陰，会陽，次髎，腎兪．

★治療方法★　常に1組の穴位を使い，交替で使う．①組の穴位は3寸の毫鍼を関元，中極，曲骨へ2.5寸の深さに直刺で深刺し，少し提插捻転して，腫れぼったく痺れるような鍼感を下に向けて伝わらせる．そのあと三陰交に2寸ほど刺入し，局部に得気があったら置鍼し，疎密波のパルス電流につないで，電流の強さを患者が耐えられる程度に調整して20分通電する．②組は2寸の毫鍼を使って，まず会陰穴に1寸刺入したあと，膝を胸にくっつけて伏臥位にし，引き続

いて会陽, 次髎, 腎兪に刺鍼する. 次髎は深刺して鍼感を会陰部に向けて放散させ, そのほかの穴位は局部に怠い, 腫れぼったいなどの感覚が起こったらパルス電流を接続して, 上と同じ方法で20分通電する. 抜鍼後, 上の穴位に皮膚が赤くなる程度に棒灸する. 1日1回治療し, 2日を1クールとして, 各クール間は1日空ける.

★治療効果★　25例を治療し, 治癒24例で, 治癒率96%だった.

穴位注射 --

★取穴★　主穴は2組に分ける. ①曲骨. ②腎兪, 命門, 膀胱兪.

★治療方法★　薬液：硝酸ストリキーネ2 mg.

2組のうち1組を選び, 穴位注射する. ①組の曲骨は刺針したあと, 鍼感を陰茎根部か会陰に向けて放散させるか, 局部に怠くて腫れぼったい痺れ感があれば, ゆっくりと薬液を注入する. 5日に1回治療して, 1カ月を1クールとする. ②組穴には注射用蒸留水10mlを加え, 各穴に2mlずつ注入する. 6時間のうちにセックスできる. 隔日に1回注射し, 7回を1クールとする.

★治療効果★　①組穴で50例を治療し, 治癒42例, 好転4例, 無効4例で, 有効率92%だった. ②組穴位では機能性射精不全患者12例を治療し, 全員が1～6回で治癒した.

66. 精液減少症

❖ 概論

精液異常には, 精子数が少ないものと精子の活動性が悪いもの, それに奇形の精子が多いものがある. そのほか精液の量が多すぎたり少なかったり, 精液が粘りすぎていたり, 液状になっていなかったり, pH異常などにより精子の運動や生存に影響を与えているものも含まれる. それは男子不妊症（漢方では不育症という）の主な原因となっている. 現代医学ではホルモン療法や薬物治療をしているが, あまり効果を期待できない.

現代の鍼灸を使った精液異常の治療は, 1958年に報告されている. それから70年代までは1例のみの報告が主だった. この時期の取穴や穴位刺激法は, 腎兪, 関元, 命門などといった穴位を多く使い, 刺鍼か灸を使った伝統的な方法で, 治療期間が長く, 漢方薬を併用したものもあった. 最近の10年間は多くの臨床

例を観察したものが現れはじめ，本病に対する鍼灸の治療メカニズムの研究が始まった．客観的に鍼灸の治療効果を評価するために，鍼灸の適応症を検討しなければならない．

　現在は一般に，精子の総数が6000万個/ml未満，精子の活動率が60%未満，奇形精子が15%以上のものに鍼灸治療が適応すると考えられている．これに対する鍼灸治療の有効率は90%前後であり，単純性の精液異常だけがある場合の治療効果は，前立腺炎など他の疾患を伴うものに比べてよい．刺鍼が精子の質を高める面で，はっきりと影響することを世界でも認めている．

　男子不妊症患者に鍼灸治療し，さまざまなホルモン変化を観察すると，治療前では患者の絨毛性ゴナドトロピン（HCG）とテストステロンの分泌濃度が正常人の対照群より低かったが，治療後では2つとも正常な水準まで回復した．これは鍼灸が性ホルモン機能を調整し，それによって補腎壮陽，益気培元の作用をしたことを示している．さらに治療前には低かった尿中の17-ヒドロキシプロゲステロンと17-ケトステロイドが刺鍼後に上昇したが，これは副腎皮質機能にはっきりと影響を与えることを示している．

❖ 治療

鍼灸の1

　★取穴★　主穴は2組に分ける．①気海，関元，三陰交，②腎兪，次髎，太谿．配穴：中極，足三里，照海，命門．

　★治療方法★　主穴は1回の治療で1組を取り，2つの組を交替で使う．症状によって配穴を補う．下腹部の穴位に刺鍼するときは，直刺するか針先を少し下に向けて刺入し，提挿を主にして運鍼し，鍼感が下に向かって伝わるよう繰り返し鍼で探る．背部の穴位は0.8～1寸に直刺し，捻転を主にした補法で運鍼したあと，2cmの棒灸で灸頭鍼する．三陰交と太谿は針先を上に向けて刺入し，右手の親指で穴位の下の経絡を圧迫して，鍼感を上に向けて伝わらせる．足三里と照海は，直刺して平補平瀉する．15～20分置鍼する．抜鍼したあとで腹部と下肢の穴位は，棒灸を使って15分ぐらい雀啄灸し，局部を赤く潤ませる．毎日か隔日1回治療し，10回を1クールとして，各クール間は5～7日空ける．

　★治療効果★　ほぼ治癒－精子数が7000万個/ml以上，精子活動率が60%以上，奇形精子数が15%以下になった．有効－治療後，精子数や活動率が上昇し，

奇形精子が減少した．無効 – 治療の前後で，上の3項目に変化がなかった．

　患者256例を治療し，ほぼ治癒155例（60.5％），有効57例（22.3％），無効44例（17.2％）で，有効率82.8％だった．

鍼灸の2 --

　★取穴★　主穴は2組に分ける．①大赫，曲骨，三陰交，中極，関元．②八髎，腎兪，命門．

　★治療方法★　1回の治療で1組の穴位を使い，隔日に交替で使う．①組は，初めに大赫，曲骨，三陰交へ刺鍼して，得気したら軽刺激で補法したあと15～20分置鍼し，5～10分ごとに運鍼する．関元と中極は，灸の痕が赤く潤む程度の大きさの艾炷を使って，ショウガ灸を3壮すえる．②組は，初めに八髎へ刺鍼して，得気したら①と同じ方法を使う．腎兪と命門は，これも同じ方法でショウガ灸を3壮すえる．15回を1クールとし，治らないものは5～7日休んだあと，さらに治療を続ける．

　★治療効果★　160例を治療し，前と類似した基準に当てはめると，治癒125例(78.3％)，有効33例(20.6％)，無効2例(1.1％)で，有効率98.9％だった．103例を追跡調査すると，治癒80例のうち出産したのは68人（85％），好転23例のうち出産したのは6人（26％）だった．これは治癒したものに出産率が高くなることを示している．

鍼灸の3 --

　★取穴★　主穴は2組に分ける．①関元，足三里．②腎兪，三陰交．
　配穴：太谿，八髎，中極，血海．

　★治療方法★　毎回1組を取る．関元は足三里とペアに，腎兪は三陰交とペアにし，交替で使う．関元は1～1.5寸に直刺か下へ向けて斜刺し，腎兪は脊柱へ向けて1.5寸に斜刺する．足三里と三陰交は1.5～2寸に直刺する．各穴はすべて提插捻転補法し，15～20分置鍼して，5分ごとに運鍼する．陽虚なら腎兪と関元に灸を加え，陰虚なら太谿へ補法する．痰湿瘀血には八髎，中極，血海を加えて瀉法する．毎日1回鍼灸し，25日治療を続け，5日休む．3カ月を1クールとし，一般に1～3クール治療する．

　★治療効果★　86例を治療し，治癒45例，著効23例，有効13例，無効5例で，有効率94.2％だった．

67. 悪性腫瘍

❖ 概論

　腫瘍は成熟したり発育中の正常細胞が，いろいろな原因によって極端に増殖したり，異常に分化してできた新生物である．悪性腫瘍のこうした増殖や分化は，でたらめで組織を浸潤したり破壊したりする．悪性腫瘍は治療しても再発しやすく，末期では悪液質となる．

　悪性腫瘍の鍼灸治療は，古典の中に類似の記載が見られる．例えば噎膈は『霊枢・四時気』に「飲食が呑み込めず，膈が塞がって通らないときは，邪が胃にある．上脘に刺鍼して下に抑え，下脘に刺鍼して散らす」とある．『備急千金要方』では「腫れて堅く根がある」という「石癰」の灸治療が記載されている．明代の張景岳は『類経図翼』で「乳岩」の鍼灸治療まで記載している．同時代の鍼灸家である楊継洲も，噎膈に対して治療穴を挙げているだけでなく，その病因や病機を探り，「脾が絶え，胃が枯れた」症であるとしている．古代に蓄積された治療経験は，現在でも参考にできるものが少なくない．

　現代の鍼灸を応用した癌の治療で，最も早いものは1950年代の初めである．しかし60年代になっても，個人のカルテ形式のものばかりで，内容も乳癌，子宮頸癌，食道癌に限られていた．70年代に入ると複数の症例を治療した文章が増え，さまざまな穴位刺激方法を使って癌の治療を始めた．実際の治療効果と臨床価値には，もちろん事実に基づいた分析と模索の精神が必要である．80年代からは，国際的にも鍼灸に従事している者が，多くの臨床を開始し，癌の鍼灸治療でいくつかの重要な経験が得られた．

　診断面で観察を繰り返した結果，悪性腫瘍患者の耳介には対応した穴位に，隆起物や癌点（蝿のフンのような，茶褐色の汚れ，鍼先や粟粒のような物）などの陽性物および特殊な反応が現れることが発見された．また良導絡で癌患者を測定したところ，病状の程度が表示されることが分かった．治療面では，資料に基づくと鍼灸治療は，主に食道癌，胃癌，子宮頸癌および皮膚癌の治療に使われるとともに，その他の悪性腫瘍についても痛みなどの症候群に有効である．癌の鍼灸治療は患者の症状を改善して，延命させるばかりでなく，患者によっては癌を縮小させたり消失させたりする．なかでも痛みは，悪性腫瘍に最も多く，そして激しい症状である．中国やソ連や日本では体鍼と耳鍼を使い，脳腫瘍，乳癌，胃癌，

肺癌,直腸癌などによる痛みや不眠が,はっきりと抑制することを実証している.穴位の刺激方法では,普通の刺鍼のほかに,灸,穴位注射,電熱鍼,皮内鍼,割治療法,穴位埋植なども使われる.刺鍼手技でも,体質の頑丈なものには涼瀉法や平補平瀉,弱いものには熱補法,平補平瀉などが使われる.

癌の鍼灸治療のメカニズムでも多くの研究がおこなわれている.現在では悪性腫瘍は,主に身体の免疫と生物電気の問題と考えられている.刺鍼は肝臓の細網内皮系細胞の活動を活発にし,腫瘍細胞を食べたり,免疫能力を高めて新陳代謝を促進する.次に癌細胞は細胞分子の酸化によって生物電気活性が低くなっているが,鍼灸は細胞の生物電気活性を強力に刺激する.最近の研究では,鍼灸が向上させる癌患者の免疫機能は多岐に及び,抗腫瘍のエフェクターT細胞にのみ作用するのではないことが分かっている.

❖ 治療

鍼灸--

本法は主に食道癌と胃癌を治療する.

★取穴★ 主穴は2組に分ける.①大椎,身柱,神道,霊台,夾脊胸8,脾兪,胃兪,足三里.②中脘,章門,足三里,行間,三陰交,膈兪,豊隆,公孫.

配穴:食道上段の癌には天突,璇璣,華蓋を加える.食道中段の癌には紫宮,玉堂,膻中を加える.食道下段の癌には鳩尾,巨闕,中庭を加える.胃癌には上脘,中脘,下脘を加える.さらに相応する華佗夾脊穴(食道上段は夾脊頸6から胸2,中段は夾脊胸3〜6,下段は夾脊胸7〜10,胃癌は夾脊胸11〜12)を加える.

★治療方法★ 主穴の①組は,督脈穴から2穴取るか,あるいは肢体の穴を1対取り,麦粒大のモグサを使って直接灸(化膿灸)をすえる.穴位を選んだら,ニンニクの汁を穴位に塗り付け,モグサを立てて施灸する.熱さをやわらげるために,施灸部位の傍らの皮膚を手で叩く.次々と7〜9壮すえる.灸が終わったら生理食塩水で灰を拭き取り,灸瘡膏を貼って化膿させる.隔日1回治療し,順番に選穴して6回を1クールとする.主穴の②組からは1〜2穴を選び,病変部に合わせて配穴を加えて刺鍼する.26号2寸の毫鍼を使って,提挿だけで置鍼しない.身体が弱っていれば弱刺激で,小さく10〜20回提挿し,10〜20秒刺激する.身体が頑健ならば強刺激で大きく30〜40回提挿し,30〜40秒刺

激する．一般には中程度で20～30回提挿し，20～30秒刺激する．1週間に3回治療し，15回を1クールとして，終わったら2週間休む．2組を交替で使っても，1組だけを使ってもよい．患者の状態を見て決める．

第2クールは配穴だけを使う．そのうち華佗夾脊穴は前と同じ方法で刺鍼し，そのほかの穴位には薬餅灸する．

薬餅の製作：白附子，乳香，没薬，丁香，細辛，小茴香，蒼朮，川烏，草烏を等量ずつ粉にし，ハチミツとネギ，水を加えて，お餅ぐらいの硬さの薬餅を作る．だいたい5円玉ぐらいの大きさで，0.2寸の厚さに作り，楊枝で中央にいくつか孔を開ける．

第2クールは麦粒灸の化膿期か，刺鍼して2週間経ってから始めるが，病巣の部位によって3穴選ぶ．施灸するとき薬餅の下に少量の丁桂散を敷き，薬餅にモグサを載せて3～5壮すえる．モグサの大きさは症状によって決める．隔日1回治療し，10回を1クールとして，終わったら2週間休む．

第3クールは②組の主穴の刺鍼と，薬餅灸を同時にしてもよい．これも10回を1クールとする．

★治療効果★　治癒－飲食が正常となり，身体も健康で，X線撮影でも癌は消え，食道から剥落した細胞を検査しても，癌細胞がない．有効－嚥下困難の症状が明らかに軽くなり，流動食や普通の食事ができ，X線撮影でも病変部位が明らかに縮小しているが，まだ残っている．または食道から剥落した細胞を調べると，癌細胞はしばらく現れないものの癌病巣が縮小していない．無効－症状の改善がなかったり，かえって悪化した．

353例の食道癌と胃癌を治療した．そのうち50例は漢方薬も内服し，有効24例（48.0％），無効26例（52.0％）で，有効率48.0％だった．残りの303例は，放射線療法，化学療法，手術，漢方薬などを併用した．そのうち6例は初期患者で，5例は治癒，1例は有効．残り297例の末期患者では，癌がしばらくなくなったのは0.99％で，癌が縮小したもの1.65％，症状に対して有効だったものは96.37％だった．

電熱鍼

本法は主に皮膚癌に対して使う．

★取穴★　主穴：阿是穴．

阿是穴の位置：表層性の悪性腫瘍局部．

★治療方法★　腫瘍の部位に，1cm² あたり 2 本の密度で鍼を刺入する．刺入の方法は単刺，傍鍼刺，斉刺，揚刺あるいは叢刺などの方法を使う．刺鍼前に局部を消毒し，2％リドカイン 1 ～ 4ml で局所麻酔しておく．鍼を刺入後，電熱鍼器を接続し，100 ～ 140mA の電流を流す．鍼を刺入してから 20 分後に腫瘍の表面温度を測定し，温度が 43 ～ 50℃ となるよう調整して 40 分置鍼する．毎日か隔日 1 回治療し，10 回を 1 クールとして，各クール間は 3 ～ 5 日空ける．

★治療効果★　完全治癒 – 治療期間に腫瘍の痕跡がまったくなくなる．部分治癒 – 腫瘍の消失が 50％（2 つの直径を掛け合わせた積）より大きく，治療期間中に新しい腫瘍が現れなかった．改善 – 腫瘍の縮小が 50％（2 つの直径を掛け合わせた積）より小さい．無変化 – 治療期間中に腫瘍が変化しなかった．

皮膚癌患者（正常所在扁平上皮癌，悪性線維性組織球腫，扁平上皮癌を含む）10 例を治療し，完全治癒 4 例（40％），部分治癒 3 例（30％），無変化 2 例（20％），死亡 1 例（10％）で，有効率 70％だった．

電熱鍉鍼 --

本法は主として肺癌の治療に使う．

★取穴★　主穴：十二井穴．

★治療方法★　いつも十二井穴の 1 対を取り，電熱鍉鍼で強烈に感伝させ，気を病巣部に至らせる．治療時の室温は 20 ～ 25℃，穴位の温度は 20℃ 以上にする．鍉鍼の先端温度を 35 ～ 38℃ ぐらいにするか，耐えられる程度に調節する．針先で刺激したとき，指先から病巣部に向かって刺激が伝わるようにするが，刺激の強さは心地よい程度とし，1 ～ 2 回/秒のパルスで 1 ～ 2 分刺激する．感伝が起こっても病巣部まで達しなければ，感伝が到達したところの穴位を刺激して，刺激のリレーをする．もし何も感じなかったら，3000 ～ 4000 回/分まで周波数を上げる．このとき感伝が現れたら，再び 500 回/分まで緩めれば，ほとんど感伝を延長できる．それでも感伝しなければ，目盛りをいったん 0 に戻し，再び強くし，穴周辺の筋肉がピクピク跳動するものの，患者が耐えられる程度の痛みまで上げる．その後で周波数を上げれば，だいたい感伝する．1 日 1 回，1 回に 1 本の経脈を刺激し，6 ～ 12 回を 1 クールとして，3 日休んでから次の治療をする．

★治療効果★　著効 – 症状，状態ともはっきり好転し，普通に仕事がおこなえる．肺の腫瘍は縮小したか消えた．有効 – 症状や状態がよくなった．無効 – 治療

後に症状や状態が改善しなかったり死亡した．

14例の肺癌患者を治療し，著効4例（28.6%），有効7例（50.0%），無効3例（21.4%）で，有効率78.6%だった．本法のポイントは病巣部に気を至らせることである．肺癌患者に対し，睡眠を改善したり，体重を増加させたり，延命効果がある．

総合療法の1 --

本法は主に末期食道癌に使う．

★取穴★　主穴は3組に分ける．①天鼎，止嘔，璇璣，膻中，上脘，中脘．②耳穴の咽喉，食道，賁門，胃，胸，膈．③膻中，膈兪，夾脊胸椎4～9．

配穴は2組に分ける．①内関，公孫，足三里，三陰交，中魁．②耳穴の交感，神門，三焦，内分泌，皮質下，腎上腺，肝，腎．

止嘔穴の位置：廉泉穴と天突穴を繋ぐ線の中点．

中魁穴の位置：中指背側の近位指節間関節の中央．

★治療方法★　主穴の①②は，配穴の①②と組み合わせる．①組は鍼灸法を使う．30号1.5寸の毫鍼を両側天鼎穴へ切皮し，針先を天突穴へ向けて斜刺する．止嘔穴は横刺し，針先を下の天突穴へ向ける．そのほかの穴位は普通に刺鍼する．平補平瀉して30～40分置鍼する．もし呑み込むとき詰まり，舌苔が厚膩ならば，棒灸で膻中と中魁へ10分ほど雀啄灸する．呑み込んだあと詰まれば，内関へ切皮し，針先を体幹に向けて強刺激の瀉法するとともに，患者に激しく咳をさせ，多量の痰と食物を吐き出させる．隔日に1回治療し，2カ月治療を続けて1クールとする．

②組は耳鍼法する．主穴は全部取り，配穴から2～3個選ぶ．30号0.5寸の毫鍼を消毒した耳穴へすばやく切皮し，捻転して得気すれば40～60分置鍼する．毎回一側の耳を取り，両耳を交互に使う．③組は穴位注射する．毎回2～4穴を選び，腫節風注射液を各穴へ0.5mlずつ注入する．上述した穴位は隔日に1回治療して，治療クールも①組と同じである．耳鍼と穴位注射は交互に使うが，一般に体鍼治療と組み合わせる．

★治療効果★　末期食道癌患者84例を治療した．第1クールで著効25例，有効50例，無効9例で，有効率89%だった．有効だった75例に第2クールの治療をしたところ，著効12例，有効39例，無効24例で，有効率68%だった．有効だった51例に第3クールの治療をしたところ，著効8例，有効21例，無

効22例で，有効率56.9％だった．平均生存期間6.5カ月で，鍼灸治療しなかった群の平均生存期間3.1カ月より有意に長かった（P＜0.005）．

総合療法の2

本法は主に肝臓癌，肺癌および胃癌の痛みを抑えるために使う．

★取穴★　主穴：百会，内関，大椎，阿是穴，神門（耳穴），足三里．

配穴：肝臓癌には肝炎点，肝兪，腎兪を加える．肺癌には肺兪，風門，定喘，豊隆を加える．胃癌および膵臓癌には陽陵泉，胃（耳穴），胰胆（耳穴）を加える．

阿是穴の位置：疼痛点．

肝炎点の位置：右鎖骨中線の直下で，肋骨弓下縁の2寸下．

定喘の位置：第7頸椎棘突起の外方0.5寸．

★治療方法★　薬液：20％胎盤組織液を使う．

いつも主穴から3～4穴を取り，配穴は症状によって加える．それぞれ異なる穴位刺激法を使う．

大椎と足三里は穴位注射を使う．20ml注射器に薬液を4～6ml吸入させ，各穴に注入する．

耳穴は380ガウスの磁石粒を貼り付ける．阿是穴は1500～2000ガウス，直径2mm～3cmの円い磁石を貼る．疼痛点である阿是穴に貼り付けるときは，それぞれ疼痛点の上か，その付近に貼り付ける．2つ以上を同時に貼り付けるときは，互いに引き合わない距離を保ったり，身体の前後に貼り付けたりする．貼り付けるときはN極とS極を向かい合わせて磁場を作るようにし，絆創膏で固定する．

そのほかの穴位には刺鍼するが，ゆっくり刺入して得気があったら30分～1時間置鍼する．もし肝臓癌だったら穴位を順に3回ほど捻転したあと抜鍼する．

上の方法は，穴位注射は隔日か3日に1回，穴位貼付は毎週1～2回，刺鍼は毎日か隔日1回治療し，10～15回を1クールとする．

★治療効果★　有効−痛みが消えるか軽減した．無効−痛みが変わらないか，かえって増えた．

49例を観察したところ，全員がある程度痛みが止まり，その時間は10時間以上に及んだ．そのほか34例の肝臓癌患者に穴位注射と漢方薬，現代薬を併用したところ，疼痛を全部抑制できたほか，そのうち2例では病変部分が消失し，別の3例は病があるまま9カ月から4年半生存した．

穴位注射 --

本法は主に悪性腫瘍で発熱の続いている患者に使う．

★取穴★　主穴：足三里．

★治療方法★　薬液：デキサメタゾン注射液．

毎回一側の穴位を取り，両側交互に使う．注射針を穴位へ垂直に刺入し，捻転提挿などで得気させ，3〜5分運鍼する．乱暴に操作しないよう注意する．注射器内に血が逆流してこないことを確かめたら，薬液を1ml注入する．毎日1回治療し，5回を1クールとする．

★治療効果★　著効–治療が終わって30日内は体温が36〜37℃に下がり，その後の発熱治療にも有効．有効–治療が終わって15日内は体温が36〜37℃に下がり，その後の発熱治療にも有効．無効–治療が終わっても体温が37度以上．

28例を治療し，著効21例，有効4例，無効3例で，有効率89.3％だった．

68. 放射線障害

❖ 概論

悪性腫瘍患者に対する放射線の副作用としては，食欲不振，悪心，嘔吐，頭痛，疲れやすいなどの全身反応と，白血球や血小板の減少など血液反応，局部反応などがある．もしすぐに処置しなければ，はっきりした放射線障害の後遺症が残る．現代医学では放射線障害が起こったら，治療や薬物を少なめにしたり，中断しなければならず，特に治療法はない．

放射線障害に対する鍼灸治療は1950年代に始まった．多くの症例を観察した結果，鍼と灸は明らかに全身症状を軽減し，白血球の減少や放射線による腸炎，および皮膚の潰瘍などに対して確かな効果のあることが分かった．70年代には耳鍼を使い，放射線療法や化学療法によって起きた白血球減少症に効果をあげた．この20年で，穴位刺激方法や効果の検証において飛躍的に進歩し，例えばヘリウム–ネオンレーザーを穴位に照射して，各種の放射線障害を治療し，その適応症と実際の効果について観察と比較がおこなわれた．

放射線障害に対する鍼灸治療のメカニズムでも多くの研究がある．鍼灸治療は，放射線による身体の免疫機能抑制に抵抗し，血液像を正常に保ち，骨髄の造血作用を強めることで，身体の放射線に対する耐性を高める．鍼灸が白血球を増加さ

せる主なメカニズムは，最近の研究により，血液中のコロニー形成活性化因子の含有量と活性を高め，骨髄の造血前駆細胞の分裂増殖を促進することにより，白血球コロニー生成が増加し，骨髄中の白芽細胞と成熟した顆粒球を顕著に増加させることが判明した．

❖ 治療

体鍼--

　★取穴★　主穴：曲池，内関，足三里．

　配穴：白血球減少には大椎と肋縁を加える．食欲不振には中脘，関元，三陰交を加える．頭がふらつき不眠があれば百会，神門，頭維を加える．直腸炎には合谷，天枢，上巨虚を加える．

　肋縁穴の位置：鎖骨中線と肋骨縁の交点から0.5寸下．

　★治療方法★　主穴から1〜2穴を取り，症状に基づいて配穴から1〜2穴を選ぶ．刺鍼して得気があれば中刺激の捻転提挿による平補平瀉し，15〜30分置鍼する．肋縁，関元，天枢穴は，鍼のあと15分ほど棒灸し，局部の皮膚を発赤させる．1日1回治療し，10回を1クールとして，各クール間は3〜5日空け，次の治療をする．

　★治療効果★　白血球減少は154例あり，治療の有効率は79.3〜91.0%だった．ほとんど3〜4日で改善し，大部分は5000/mm^{3}以上に回復して長期効果もあった．

　直腸炎患者は56例で，治療後の有効率100%，そのうち治癒は66.1%だった．症状の現れているものは385例で，治療後の有効率は90.3〜100%だった．まとめれば早期に治療したものほど効果が優れていた．

灸--

　本法は主に抗癌剤による白血球減少を治療する．

　★取穴★　主穴：大椎，合谷，足三里，三陰交．

　★治療方法★　主穴は全部取る．患者を腰掛けさせ，穴位部分を露出させたら，棒灸で温和灸する．灸火と皮膚を1.5cm離し，患者は温かさを感じるが痛みを感じない程度に熱する．各穴へ10〜15分施灸し，皮膚が赤く湿ったら終える．灸が終わったら各穴を軽く3〜5分ほど按摩する．毎日1回治療して10回を1クールとする．

★治療効果★　49例を治療し，著効29例，有効11例，無効9例で，有効率81.6％だった．現代薬による白血球増加と比較して，明らかに優れていた（P＜0.01）．

レーザー鍼 --

★取穴★　主穴は2組に分ける．①阿是穴．②目まいや疲労に命門，腎兪，膏肓，足三里．食欲がなく吐き気があれば内関，地機，脾兪，中脘，承満．口腔や咽喉の反応は照海，少商，列缺，廉泉．直腸膀胱反応は気海，関元，天枢，大腸兪，大敦，中極．

阿是穴の位置：放射線によって皮膚に潰瘍ができた病巣部．

★治療方法★　ヘリウム–ネオンレーザーを使って穴位を照射する．①組は主に皮膚の放射線障害を治療する．ヘリウム–ネオンレーザーの出力2～4mW，光斑直径1.5～2cm，照射距離を5cmとする．直接照射する面積が10cm²より大きければ，部分ごとに毎回20～30分照射する．毎週6回治療し，10～12回を1クールとして，各クール間は3～5日空ける．

②組の穴位は，それぞれの症状を治療する．症状に基づいて毎回3～4穴を選ぶ．照射する出力は症状によって決めるが，一般には3～5mW，人によっては8mW照射してもよい．まずゲンチアナバイオレットを使って穴位に印を付け，10cm離して垂直に照射する．それぞれの穴位に3分ずつ照射するが，1つの穴位に15回以上照射してはならない．1日1回レーザー治療し，10回を1クールとして，各クール間は3～5日空ける．

★治療効果★　放射線によって皮膚を損傷したもの58例では，有効率89.7％，治癒率58.8％だった．

全身症状のあるものは120例で，ほとんどの患者は改善した．しかしコバルト60を頭部に照射した放射線障害では，治療効果が劣っていた．

穴位注射 --

★取穴★　主穴：足三里．

★治療方法★　薬液：デキサメタゾン注射液．

両側の穴位を取り，5ml注射器に5号の歯科用注射針を付け，デキサメタゾン薬液5～10mg（5mg/ml）を吸入させて垂直に刺入し，局部に得気感があれば各穴へ2.5～5mgずつ注入する．毎日1回治療し，3回を1クールとする．

★治療効果★　著効–穴位注射1回して24～48時間後，白血球の上昇幅が

$2000/mm^3$以上,白血球数が$5000/mm^3$以上.有効 – 穴位注射1〜2回して24〜48時間後,白血球の上昇幅が$1900/mm^3$以上,白血球数が$4000/mm^3$以上.無効 – 3回穴位注射したが,白血球が増えなかった.

56例治療し,著効30例,有効22例,無効4例で,有効率92.9%だった.

第2章

外科疾患

69. 急性炎症

❖ 概論

　急性炎症は一般の病理プロセスで起こる．炎症は，損傷によって起きた防御反応を主とする局部組織の反応で，組織の変性，充血，滲出，組織細胞の増殖などである．体表の急性炎症は，赤く腫れて熱をもって痛んだり，機能障害が特徴である．

　さまざまな炎症性疾患に対する鍼灸治療は，すでに知られており，前にもいくつかの章節で触れた．本節では主に感染性の炎症，特に最近大きく展開された外科の感染症に対する鍼灸防治について述べる．鍼灸の抗炎症作用については，1950年代の末に電気鍼や穴位注射などの報告があり，60年代には動物実験を使った刺鍼の抗炎症作用の原理が研究されたが，残念なことに推し進められなかった．70年代の後期から現在にかけて，中国鍼灸は抗炎症分野で大きく進展した．その臨床はもともと鍼灸科が中心だったが，総合病院の臨床科にまで広がった．方法は体鍼のほか，灸，耳鍼，レーザー鍼および電気鍼，そして穴位注射なども使われるようになった．治療効果について，本編で収録した各種外科の感染性炎症に対する鍼灸治療2000例余りについていえば，有効率92.6〜100%に達している．レーザーを照射しただけのものと，抗生物質による治療を対照観察した結果，同様の傷であれば愈合状況はほとんど同じであることが分かった．80年代末に安徽省の鍼灸治療者が灸の抗炎症作用について研究し，モグサの煙が大腸菌，黄色ブドウ球菌，β型溶血連鎖球菌，緑膿菌などに対して抑制作用を持つことを発見した．このほか研究によると，鍼灸は炎症の3大病理プロセスすべてに抑制効果があり，特に滲出傾向に対する効果が顕著であった．

　鍼灸の抗炎症メカニズムについて，現在では鍼灸に良性の調節作用があるためだと考えられており，身体の防衛反応を高めるだけではなく，過剰な防衛反応の抑制もする．刺鍼は身体の免疫機能を高めると同時に，炎症によって血管の透過性が高まりすぎたものを抑制し，白血球の過剰な滲出と浸潤を抑え，毛細血管とリンパの循環を改善し，炎症性滲出物の吸収を促進し，それによって炎症病巣の壊死範囲を制御して炎症を鎮める．こうした作用のプロセスはまだ完全には分かっていないが，おそらく経絡や神経，および体液系統によって起こると思われる．

❖ **治療**
鍼灸--

　　★取穴★　主穴：上肢は，曲池，合谷．下肢は足三里，陽陵泉，三陰交．体幹は脊柱点，委中．手部は霊台．足部は行間．

　　配穴：上肢は手三里，内関，阿是穴．下肢は髀関，風市，阿是穴．体幹は環跳，秩辺，阿是穴．手部は合谷，阿是穴．足部は三陰交，阿是穴．発熱には大椎，曲池．脊柱点の位置：後谿穴の直後0.2寸．

阿是穴：病巣部．

　　★治療方法★　主穴を主とし，状態によって配穴を加える．26～30号の毫鍼で切皮し，針先を病巣部に向けて刺入して提挿捻転を繰り返し，鍼感を病巣部に伝導させる．そのあと涼瀉法を使って大きく30秒から1分運鍼したら，20分置鍼して抜鍼する．阿是穴は症状に基づいて三稜鍼で点刺出血したり，抜罐で膿液を吸い出したあと，モグサ20gを温灸器に入れ（棒灸を使ってもよい），点火して回旋灸で病巣部を20分ほど温める．一般に1日1～2回治療するが，重症ならば6時間に1回治療する．

　　★治療効果★　患者1015例を治療し，有効率96.3～97％だった．

体鍼--
　　本法は主に産婦人科の術後感染予防と炎症性の感染症患者に使う．

　　★取穴★　主穴：八髎，曲池，足三里．

　　★治療方法★　一般に主穴はすべて取るが，手術によらない炎症感染者の場合は，両側の曲池だけを取る．八髎穴は，28号3～3.5寸の毫鍼を使い，下髎から切皮したら仙骨に密着させて中髎，次髎と上髎まで透刺し，大きな捻転に小さな提挿を加え，強い手法で1分運鍼したあと抜鍼する．曲池と足三里は1.5寸程度深刺する．その手順は半寸ずつ刺入して捻転と小幅な提挿を数回加え，これを3度繰り返しながら目的深度まで刺入を続け，3度目の刺入で目的の深さに達したら一気に皮下まで引き上げる三進一退の法を使う．この運鍼を数回繰り返した後すぐに抜鍼し，鍼孔を押さえる．手術が終わったら，その時に八髎と足三里に刺鍼し，翌日からは曲池のみに刺鍼する．午前と午後に1回ずつ治療し，3～7日治療を続ける．もし症状の改善が思わしくなければ期間を延長してもよい．

　　★治療効果★　366例を観察し，有効率98.1％，平均入院日数は8.6日だった．

抜罐

★取穴★　主穴：大椎，肩胛間区，上髎，対応区．

肩胛間区の位置：両肩甲骨内縁に挟まれた第4〜6胸椎の間．

対応区の位置：胸や腹部の炎症性病巣ならば，背や腰で対応する神経分節の区域．

★治療方法★　病巣の所在する部位から穴区を選定する．大椎は，頭や顔，頸部の感染を主治する．肩胛間区は，手指と上肢の感染を主治する．上髎は，足趾と下肢の感染を主治する．対応区は，胸や腹部の軟組織感染を主治する．治療部位に基づいて，患者を適切な体位にする．腹部から上ならば坐位，臀部や会陰から下ならば腹臥位か側臥位にする．穴位を選んだら消毒し，三稜鍼で3回軽刺して，貼綿法かポンプで抜罐する．抜罐では，罐口内に3つの針孔があるようにする．10〜15分留罐する．留罐時間が短いと治療効果に影響するので，抜罐した部分の皮膚が深紅色となるまで留罐する．毎日1回治療して，2回目の抜罐では少し場所を移動させる．治療クールを数えない．

★治療効果★　81例を治療した．発赤，腫れ，熱感，痛みなどの急性炎症が消え，局部機能が正常に回復したものを治癒とした．結果は全員が治癒した．そのうち1回で治癒したのは38例，2回で治癒したのは27例，3回で治癒したのは11例，4〜6回で治癒したのは5例だった．平均抜罐回数は1.8回だった．

灸

★取穴★　主穴：阿是穴．

阿是穴の位置：病巣部．

★治療方法★　モグサ20gを薫灸器に入れ，その煙を阿是穴に当てて治療する．薫灸器と病巣部を1〜2寸離し，温熱感がある程度で，毎回20〜50分薫灸する．一般に黄色ブドウ球菌とβ型溶血連鎖球菌の感染ならば20分，大腸菌感染なら30分，緑膿菌感染なら50分施灸する．毎日1回治療して10回を1クールとする．

★治療効果★　各種の外科感染性炎症629例を治療した結果，582例が治癒し，47例は効果が劣り，有効率92.5％だった．

レーザー鍼

★取穴★　主穴：阿是穴，そして鍼灸と同じ主穴．

阿是穴の位置：病巣部の局部，あるいは痛みのある部分．

★治療方法★　阿是穴を主とし，穴位を加える．出力2〜7mWのヘリウム－ネオンレーザーで，光源と皮膚を20〜40cm離し，波長6328Åの光束を直接照射する．照射量は病気によって異なるが，各穴位に3〜5分，あるいは6〜15分照射する．毎日あるいは隔日に1回治療し，10〜15回を1クールとする．

★治療効果★　253例（一部に慢性炎症を含む）を治療し，有効率97〜100％だった．

70. フルンケル（癤）

❖ 概論

癤は毛囊や皮脂腺の急性化膿性感染で，皮下組織まで広がる．頭面，項頸部および腋下に多い．最初は赤くなって，腫れて痛む小結節となり，そのあと徐々に腫れて円錐形に隆起し，最後に癤の中央が軟らかくなって化膿する．大きな癤腫では悪寒発熱を伴うが，特に顔面部の癤腫は危険性が大きく，処置が不適当だと脳内感染を起こす．

癤腫の鍼灸治療の現代報告で，最も早いものは1920年代の初めにあるが，後にもいろいろ小規模な資料が続く．80年代からは観察された症例数や治療方法，および効果の面でも非常に大きく発展した．伝統的な灸治療のほか，火鍼や電気鍼を使った囲刺，粗鍼などを使って優れた効果をあげた．現在では癤腫の鍼灸治療の平均有効率が95％前後となっている．粗鍼と抗生物質を使って，疔瘡や癤腫，そして癰に対する治療効果を比較したところ，粗鍼の効果が抗生物質よりも優れていることが分かった．

❖ 治療

粗鍼--

★取穴★　主穴：神道から至陽まで透刺．
配穴：大椎，命門．

★治療方法★　特別製のステンレス鍼を使う．主穴には，鍼の長さ72mm（鍼体55mm，鍼柄17mm），直径1.2mmの粗鍼を使う．配穴は，鍼の長さ64mm（鍼体47mm，鍼柄17mm），直径1mmの粗鍼を使う．

主穴を主とする．病歴が短く，身体が頑強ならば大椎を加える．病歴が長く，

虚弱体質ならば命門を加える．

操作：正確に取穴したあと，左手で棘突起上縁の皮膚を固定し，右手に鍼を持って30度角で切皮したあと，鍼体を圧して皮膚に密着させ，脊柱に沿わせて下に向けてゆっくりと刺入する．主穴は55mm刺入し，配穴は40mm刺入する．鍼体は脊中線と平行にして，1～6時間置鍼する(慢性病では3時間ぐらい)．毎日1回治療し，10回を1クールとする．

★治療効果★　治癒－症状が消え，白血球が正常範囲となった．無効－少し好転したか，改善の見られないもの．

癤腫，疔瘡，癰を2099例治療し，治癒2017例（治癒率96％），無効82例だった．そのうち1回で治癒したものは193例だった．

灸--

★取穴★　主穴：阿是穴．

配穴：手三里，養老，風池，曲池，委中．

阿是穴の位置：癤腫の中心部（以下同様）．

★治療方法★　主穴を主とし，症状によって配穴を加える．項頸部の癤は風池，顔面部の癤は手三里，発熱には曲池を加える．阿是穴は棒灸で回旋灸するか，ニンニク灸やショウガ灸をする．ニンニク灸やショウガ灸は，ニンニクやショウガを硬貨ぐらいの厚さにスライスし，その上に底面直径6～8mm，高さ1～1.2cmの艾炷を円錐形にして載せる．灸の時間や壮数にはこだわらず，痛みがあれば痛みが消えるまで，痛まなければ痛くなるまで灸をすえる（一般に6～15分）．あるいは阿是穴を消毒して三稜鍼で破り，化膿したものは膿を出し，化膿していなければ刺血し，そのあと棒灸で温めてガーゼを貼る．手三里と養老は，局部に熱感があるものは熱くなくなるまで，熱感のないものは灼熱感が起こるまで灸をすえる．そのほかの穴位は刺鍼し，瀉法して15分置鍼する．1日1回治療する．

★治療効果★　306例を治療し，有効率は99～100％だった．

電気鍼--

本法は癤腫の初期で，まだ潰れていないときに使う．

★取穴★　主穴：阿是穴．

配穴：合谷，曲池，足三里．

阿是穴の位置：癤腫．

★治療方法★　阿是穴のみを取り，痛みが激しかったり，発熱頭痛があれば配

穴を加える．28号1.5～2.5寸の毫鍼を，患部（阿是穴）の周辺から中心に向けて4本横刺する．針先が中心に集まったら，鍼柄にG6805パルス器を接続する．240～300回/分の断続波，患者が耐えられる強さで15～20分通電する．配穴は中強刺激の瀉法をした後で15分置鍼し，間欠的に運鍼する．毎日か隔日に1回治療する．

★治療効果★　63例を治療し，治癒率は94％だった．2～6カ月後に再調査したが，再発はなかった．

火鍼--

★取穴★　主穴：阿是穴．

阿是穴の位置：病巣部（以下同様）．

★治療方法★　癤腫の段階によって治療方法も異なる．癤腫の初期は，局部の皮膚が発赤，腫れ，熱，痛みがあり，根部が浅く，触ると硬結になっている．それには病巣を消毒し，火鍼で癤腫の頂部から1鍼刺し，根部に到達させる．もし範囲が広ければ，癤腫の左右から中央に向けて2本斜刺し，速刺速抜して出血させる．このときは抜罐しない．化膿しても潰れてないときに抜罐する．病変部の皮膚が紫色になり，癤腫に触ると脈打つような感じがあれば，消毒したあと火鍼を赤くなるまで焼き，癤体か癤頂からすばやく膿包に刺入して速刺速抜する．そのあと小型のポンプ式抜罐を鍼孔に載せ，ポンプで空気を抜く．毎回3～5分留罐する．抜罐を取り去ったら鍼孔を押さえないで，残っている膿血を溢れさせたあと，消毒ガーゼで覆い，感染を防ぐ．

★治療効果★　30例を治療し，全員治癒した．

挑治--

★取穴★　主穴は2つに分ける．①第7頸椎棘突起，第1第2胸椎棘突起，第7頸椎棘突起の傍ら2寸．②大杼から胃兪までの各背兪穴．

★治療方法★　①組は硬結性毛包炎に使用する．患者を坐位にし，両手を交叉させて肩を抱え，頭を机に載せて低くする．上述した穴位を消毒し，三稜鍼（なければ9号注射針）を垂直に皮膚へ2～3mm刺入して，抜鍼したら手で押して血を絞り出す．1点刺部位から3～4滴出ればよい．そのあと軽く鍼孔を揉み，消毒ガーゼで覆う．7日に1回治療する．②組は慢性の再発性毛包炎に使用する．毎回各側から8～10穴を取って消毒し，三稜鍼で点刺して1滴ずつ血を絞り出す．隔日に1回治療する．治療クールは数えずに治るまで治療する．

★治療効果★　①組で97例治療した．病歴は7日～1年である．結果は，治癒84例，無効13例で，有効率86.6％だった．そのうち78例は半年～7年に渡って追跡調査し，16例が再発した．やはり優れた長期効果があることを示している．

抜罐--

★取穴★　主穴：阿是穴．

配穴：経絡走行に基づいて，病巣付近を取るか遠道取穴する．

★治療方法★　主穴を主とし，効果が劣っていれば配穴を加える．阿是穴は患部である．患部を消毒し，三稜鍼か毫鍼を使って癤腫の中央を点刺する．そのあと閃火法かポンプ式で抜罐し，一般に30mlほど出血させる．血が湧き出すように出れば，すぐに抜罐を取り去る．毎日か隔日に1回抜罐し，治療クールは数えず，治癒するまで抜罐する．

注意：刺絡抜罐は，顔面部の癤腫には使わない．顔以外にできた癤腫でも，化膿していなければ使わないほうがよい．

★治療効果★　118例を治療し，一般に2～4回で治癒した．治療効果がはっきりしていた．

火罐とショウガ灸--

★取穴★　主穴：阿是穴．

★治療方法★　背部の癤癰が化膿するまで待ったら，自然に潰れるか潰れそうな毛包を1～2カ所取り，消毒した鍼で皮膚を破って膿液を流出させる．そして火罐して膿液を吸い出したあと，生ショウガを直径3cmぐらいに切ってスライスし，背部の腫れて青紫になった癤癰に置き，棒灸を円柱に切って，それより少し直径の大きなショウガ片に載せて点火する．燃焼時には局部を火傷しないよう注意する．もし患者が熱ければショウガ片を移動させる．モグサが燃え終わったらショウガ片を取り去り，破れた部位に小さなドレーンチューブを置いて傷口を覆う．これは隔日に治療して，治癒するまで続ける．

★治療効果★　20例を治療し，全員治癒した．治癒までの平均日数は27.7日だった．手術治療群が治癒するまでの平均日数は30.2日で，両者は有意差があった（$P < 0.01$）．

71. 丹毒

❖ **概論**

　丹毒は，皮膚および細網リンパ管の急性炎症である．好発部位は下肢と顔面部である．突然発病し，周囲との境目がはっきりした片状の紅疹となり，鮮紅色で少し盛り上がり，圧すると色が褪せる．皮膚表面は張って熱く，すぐに周囲に蔓延して焼け付くような痛みがある．高熱や寒け，および頭痛などを伴う．

　本病の鍼灸治療の現代報告は 1950 〜 60 年代にあるが，症例数が少ないうえに，ほとんどが内部資料である．1959 年 3 月 10 日，上海の『新聞日報』に本病の耳鍼治療のニュースが掲載された．この 10 年余りで関係する文献が飛躍的に増えた．一連の臨床によって，鍼灸は本疾患に確かな効果があると実証された．各種軟組織の炎症に対する治療効果を分析したところ，鍼灸は蜂巣炎と丹毒に対して速効性のあることが分かった．また急性丹毒を治療したところ，平均治癒日数はわずか 9.6 日だった．穴位刺激法では，刺血法が最も多用されている．

❖ **治療**

体鍼--

　★取穴★　主穴：地機，血海，三陰交，豊隆，太衝，阿是穴，四縫．
　配穴：下肢は陽陵泉，商丘，足三里，蠡溝．頭面は翳風，頭維，四白，合谷．
　阿是穴の位置：局部で，はっきりと赤く腫れたところ．

　四縫穴の位置：掌側で，近位指節間関節中央．第 1 指から第 5 指まで，四穴．
　★治療方法★　主穴を主とし，状況によって配穴を加える．穴位は刺鍼して得気があれば，徐疾補瀉の瀉法（すばやく刺入し，ゆっくりと抜鍼する．先に深く後に浅い）と組み合わせ，1 〜 2 分ほど提挿捻転の強刺激し，20 〜 30 分置鍼して，10 分ごとに運鍼する．阿是穴は三稜鍼で点刺出血するか，梅花鍼で強く叩いて出血させ，抜罐を加える．また阿是穴は瘤と同じ方法で，電気鍼を使って囲刺をする．四縫穴は，太い毫鍼か三稜鍼で点刺して粘液を出す．毎日 1 回治療する．
　★治療効果★　64 例を刺鍼治療し，治癒 58 例，著効 4 例，無効 2 例で，短期の有効率は 96.6 % だった．しかし長期効果については満足できる結果は得られなかった．

抜罐 --

　　★取穴★　主穴：阿是穴．

　　★治療方法★　局部を消毒し，小さな三稜鍼を使い，皮膚が赤くなっている範囲を上から下へすばやく散刺し，粒のように出血させる．そこに皮膚損傷区域に合わせた大きさのガラス抜罐を選び（罐口は消毒しておく），閃火法で吸着させて1分ぐらい留罐する．抜罐を取り外したら血を拭き取る．隔日に1回治療し，7～10回を1クールとする．

　　★治療効果★　50例を治療し，治癒率100％だった．

刺血 --

　　★取穴★　主穴：阿是穴，委中．

　　配穴は2組に分ける．①環跳，陽陵泉，三陰交．②足三里，陰陵泉．

　　★治療方法★　主穴を主にする．まず患部周囲の皮下から暗紫色に怒張した小血管を探す．もし小血管がはっきり怒張していなければ，周囲ではっきりしている静脈を取ってもよい．そこを消毒し，圓利鍼（なければ28号0.5寸の毫鍼でもよい）をすばやく血管に入れ，大きく揺らして鍼孔を広げ，ゆっくりと抜鍼する．黒い血が自然に溢れ始めたら，消毒済みの乾いた綿花で鍼孔を押さえる．毎回4～5鍼刺す．委中穴は患側を取り，怒張した絡脈を探したら，刺して血を3～4滴出し．配穴の2組は，いずれか1組を選び，28号毫鍼を1～1.5寸に直刺し，得気したら提挿捻転で瀉法する．置鍼しない．最初は毎日1回，2回目以降は隔日1回に改め，治療クールは数えずに治癒するまで続ける．ふつうは3～6回で治るが，2～3回治療してはっきりした効果がなければ，他の方法を考えなければならない．

　　★治療効果★　131例を治療し，無効だった2例と，治療を中断した2例を除き，全員治癒した．有効率96.9％だった．

粗鍼（蟒鍼） --

　　★取穴★　主穴：神道から至陽の透刺．

　　★治療方法★　直径1mmのステンレス合金針金を加工した125mm粗鍼（鍼体10cm鍼柄2.5cm）を使う．患者に背中を出させ，椅子に後ろ向きに腰掛けさせ，両手は半ば拳を握り，肘を曲げて腕組みのようにし，肩と頭を垂らし，背中の皮膚を張り詰めさせて，椎体の棘突起を露出する．正確に取穴したら皮膚を消毒し，左手で棘突起上縁の皮膚を固定し，右手で鍼を持って30度角で切皮す

る．切皮したあとは鍼体を皮膚に密着させ，針先は棘突起正中線に沿わせ，皮下をゆっくりと長強方向へ入れる．鍼の方向は脊柱正中線と一致させ，左右にずらせてはならない．背骨から鍼が外れると気胸を起こす．ふつう2〜8時間置鍼する．毎日1回治療し，5回を1クールとして，各クールは3日空ける．

★治療効果★　47例を治療し，3〜7回の治療で全員治癒した．

72. 急性リンパ管炎

❖ 概論

　急性リンパ管炎は，破損した皮膚から病原菌が入ったり，感染した病巣が広がって近隣のリンパ管内に蔓延して起きた，リンパ管と末梢組織の急性炎症である．四肢に多発し，表在性のリンパ管炎では傷口の近くに1本あるいは数本の赤い線が現れ，硬くて圧痛がある．発熱，悪寒，疲労感などの症状を伴う．

　急性リンパ管炎に対する鍼灸治療は，古書にも記載されている．現代の治療法は1960年代から多くなり，灸，郄穴の刺血および電気鍼による囲刺などがあるが，ほとんどの治療法が伝統的な方法に改良を加えただけのものである．現在の本病に対する鍼灸の治癒率は95％以上で，ほとんどが4〜5日で治癒する．

❖ 治療

刺灸法 --

　★取穴★　主穴：阿是穴，赤い線状になった付近か，その両側の経穴を3〜5穴取る．

　配穴：赤い線の通るところか，その所属経脈の郄穴．

　阿是穴の位置：赤い線の起始点と停止部．

　★治療方法★　主穴だけを使うが，効果がはっきりしなければ配穴を加えるか，配穴に改める．主穴の刺灸法：最初は経穴に刺鍼し，得気があれば中強刺激で捻転提挿したあと置鍼する．そのあと引き続いて阿是穴に施灸する．棒灸を皮膚から3cmほど離し，患者が心地よい熱さを感じる程度で，赤い線の起始部から停止部に向かって15〜20分温める．もともと細かった赤い線が，赤い帯のように広くなったら，抜鍼して灸を終える．配穴は刺血する．まず郄穴から両端それぞれ1寸のところを，左手の親指と人差指で圧し，静脈を怒張させる．そして

右手に三稜鍼を持ち，穴位へ正確に2〜3mm速刺したあと，すぐに抜鍼する．このように左右上下を4〜5回，梅花形に点刺する．各刺鍼点間は1〜2mm離し，粒のように血が出ればよい．軽くすばやく刺入し，深すぎてはいけない．血が出なければ絞り出す．術後はヨードチンキで消毒してガーゼで覆う．1日1回治療する．症状が緩解したら刺鍼や刺血点を少なくしてもよい．

★治療効果★　139例を治療したところ，有効率97.1％だった．そのうち1回で治癒したものは109例（78.4％）だった．

刺血

★取穴★　主穴：井穴．

配穴：阿是穴，合谷．

阿是穴の位置：赤くなったライン．

★治療方法★　まず井穴を確定するが，それは赤いラインが循行したり，経脈が通る井穴になる．消毒し，三稜鍼で点刺して出血させる．出血しなければ，指で絞り出す．そのあと阿是穴は，赤いラインの起始部から停止部まで1〜2cmごとに点刺して，少しだけ出血させる．また28号毫鍼を刺してもよい．最初の1鍼は赤いラインの端に刺し，2〜3cmごとに1本刺して，全部で数本刺す．1本ならば速刺速抜し，抜鍼するとき揺らして鍼孔を広げ，少しだけ出血させる．2本以上の鍼なら症状が緩解するまで置鍼する．頭痛や発熱を伴っていれば，合谷へ刺鍼して15分置鍼する．毎日1回治療し，治療クールを数えない．また，これとは別に草河車60gを煎じ，2回に分けて服用する．

★治療効果★　114例を治療し，そのうち15例は草河車も服用した．全員治癒し，治癒するまでの期間が，最短は1日，最長で5日だった．

火鍼

★取穴★　主穴：阿是穴．

阿是穴の位置：原発病巣．

★治療方法★　原発病巣を探したあと，鍼をアルコールランプで赤くなるまで焼き，病巣へ0.3〜0.5mmの深さにすばやく刺入し，患者が痛みを感じたら抜鍼する．一般にひどく腫れておらず，発病範囲が小さければ1回で3〜5鍼刺す．ひどく腫れていれば腫れた周囲を1鍼ずつ刺すが，5鍼以内にする．赤いラインが太くて硬く，はっきり圧痛があれば，赤いライン上を1鍼ずつ刺し，3鍼以内にする．痛む患者は痛みが消えるまで，痒い患者は痒みが消えるまで刺鍼する．

刺鍼したあとは局部をアルコール消毒し，黄連軟膏を塗って無菌ガーゼで覆い，絆創膏で固定する．

★治療効果★　18例を治療し，全員が1回で治った．

体鍼---

★取穴★　主穴：新奇，阿是穴．

配穴：霊台，大椎．

新奇穴の位置：赤いラインの尖端から1cm．

阿是穴の位置：赤いラインの尖端．

★治療方法★　主穴を主とし，毎回1穴を取る．効果が劣っていれば配穴を加える．新奇穴は，消毒したあと30〜32号2〜3寸の毫鍼を皮膚と30度角で切皮し，針先が皮膚を通過したら，鍼体を皮膚に密着させ，赤いラインの尖端へ向けて沿皮刺する．怠い，痺れる，腫れぼったい，痛いなどの得気感がないよう，ゆっくり刺入する．得気があれば沿皮刺ではないので，もう一度針先を皮下まで引き上げて浅く刺し直す．赤いラインから1〜2mm離れた部位に達したら捻転し，5〜15分置鍼する．置鍼中は数回運鍼し，赤いラインの消失状況を観察しながら，捻転と置鍼を2〜3回繰り返して，赤いラインが1.5〜2.5cmまで消えたら抜鍼する．阿是穴は1寸の毫鍼1本を使い，針先を下へ向けて刺入する．赤いラインの正中に沿って2寸ごとに1本刺入し，病巣部まで直刺する．これは0.5〜1寸刺入して30分置鍼する．配穴には28号毫鍼を使い，提挿捻転で2分瀉法して抜鍼する．毎日1〜2回治療し，治療クールは数えず，治るまで続ける．

★治療効果★　66例を治療し，治癒64例，無効2例で，有効率97％だった．

73. 急性乳腺炎

❖ 概論

急性乳腺炎は細菌感染による乳房の急性炎症で，産後2〜6週の授乳期の婦人に多い．症状は患部の乳腺の腫脹や痛み，局部のしこり，皮膚が赤くなって触ると痛む，患側の腋窩リンパ節の腫れなどである．一般に数日で化膿する．高熱，寒けがして震える，倦怠感および食欲不振などの症状も伴う．

急性乳腺炎の鍼灸治療に関する現代の報告は50年代の初めにあるが，臨床データが豊富になるのは80〜90年代になってからである．鍼灸，挑治，刺血，抜罐，

腕踝鍼，火鍼などで優れた効果をあげている．一般に病歴が短いほど鍼灸治療の効果もよく，24時間以内ならば治療効果はさらにあがる．病歴が長かったり化膿していれば治療効果が劣る．収録した文章の統計では，各穴位刺激法の平均有効率が95〜98％前後である．

❖ 治療

刺血 ----------

★取穴★　主穴：附分，膏肓，魄戸，神堂，譩譆．

配穴：大椎，陶道．

★治療方法★　主穴は病巣部の位置によって選穴する．乳の中部は，膏肓，魄戸，神堂．乳の上部は，膏肓，魄戸，附分．乳の下部は，膏肓，神堂，譩譆を取る．すべて患側を使う．悪寒発熱があれば配穴を加える．穴位を定めたら消毒し，各穴から血を三滴出す．刺血したあと患者を側臥位にし，患側の肘関節を曲げさせ，前腕を身体の下にして圧し，手が痺れるまでそのまま寝かせる．はっきりと乳汁が滞っているものは，患者を椅子に座らせ，術者は患者の患側に座り，左手で患部の乳房を支え，右手は乳房の上に置き，乳汁が流れ出てカラになるまでリズミカルに乳房を震わせる．いずれも毎日1回おこなう．

★治療効果★　治癒−炎症ならびに全身症状が消えた．有効−炎症および全身症状が部分的に消えたが，やはり局部にはしこりがある．無効−治療の前後ではっきりした変化がなかったか，かえってひどくなった．

1116例を治療した結果，治癒1084例，有効20例，無効12例で，有効率98.9％だった．

体鍼 ----------

★取穴★　主穴：肩井，天宗．

配穴：足三里，曲池，膻中，中脘．

★治療方法★　主穴は1穴のみを取ってもよいし，2つ使ってもよい．配穴は症状によって加える．肩井は患側のみを使い，28号2寸の毫鍼で1〜1.2寸深刺するが，このとき肺尖を傷付けないように注意する．捻転に小さな提插を加えて強刺激するが，大きく提插すると肺尖を傷付ける恐れがある．患者が我慢できる程度の強刺激で運鍼したあと置鍼する．天宗は直刺して骨まで到達させ，大きく捻転提插し，鍼感をなるべく肩甲骨全体と乳房に放散させる．そのほかの穴位

は瀉法をする．20〜30分置鍼し，置鍼中は鍼柄と病巣部を棒灸で温める．1日1〜2回治療する．

★治療効果★　495例を治療し，有効率95〜100％だった．

抜罐 --

本法は発病して4日以内の患者で，患部が化膿していないものに使う．

★取穴★　主穴：阿是穴．

阿是穴の位置：患側の背部で，乳房病巣部の裏側．

★治療方法★　患者を椅子に座らせる．顔を椅子の背もたれに向けて，背中を術者に向け，背部を露出する．阿是穴の周辺に少量のワセリンか油を塗り，口径2寸の抜罐を穴位に吸着させ，しばらくしたら上下左右にそれぞれ4回押して動かし，局部が赤くなるか出血斑ができたらはずす．あるいは先に三稜鍼で点刺してから抜罐してもよい．1日1回治療する．

★治療効果★　150例を治療し，有効率99.6％だった．

腕踝鍼 --

★取穴★　主穴：上$_2$．

★治療方法★　患側のみを取る．鍼体と皮膚を30度角で切皮し，そのあと鍼を水平にして，針先を肘部に向けて1.4寸刺入したら，絆創膏で鍼柄を固定して1〜3時間置鍼する．毎日1回治療して，治療クールは数えない．

★治療効果★　46例を治療し，治癒37例，著効7例，好転2例，有効率100％だった．

指圧（指鍼）--

本法は，まだ化膿していない急性乳腺炎患者に使う．

★取穴★　主穴：阿是穴，肩井，肺兪，膺窓，乳根．

配穴：内関，郄門．

阿是穴の位置：背部の圧痛点．

★治療方法★　主穴はすべて取り，配穴から1穴選ぶ．最初に背，次に胸，上から下の順で按圧する．人差指か中指の先で穴区を按圧すると，局部に腫れぼったい感じが発生して，それが乳房に放散したりする．そのあと右手の人差指から小指までを揃え，患側上腕内側の筋肉付着部を皮膚が赤か青紫になるまで叩く．最後は患者に乳を絞り出すように指示する．毎日1回治療し，3回を1クールとする．

★治療効果★　120 例を治療し，全員が 1 ～ 3 回で治癒した．

皮膚鍼（梅花鍼） --

★取穴★　主穴は 2 組に分ける．①仙椎部，後頸部，乳房痛区．②乳根，膻中，期門，乳房痛区．

配穴：発熱には合谷と委中，腋窩リンパ節の腫れには肩井と曲池を加える．

★治療方法★　毎回 1 組の主穴を取る．交互に使ってもよいし，1 つに固定してもよい．症状に基づいて配穴を加える．皮膚鍼（梅花鍼）で叩刺する．①組は中度の強さと速さで弾刺する．②組は重刺激を主にし，皮膚が赤くなって少し出血するぐらいに叩刺する．乳房痛区は閃火法で火罐し，15 ～ 20 分留罐する．腋窩リンパ節の腫れた部位にも抜罐する．配穴の叩刺法は②組と同じである．毎日 1 ～ 2 回治療し，3 ～ 5 回を 1 クールとする．

★治療効果★　184 例を治療した結果，治癒 169 例，有効 15 例で，有効率 100％だった．

挑治 --

★取穴★　主穴：阿是穴．

阿是穴の位置：肩甲間区で，第 5 から第 7 胸椎の傍ら 1.5 寸に多く見つかる．粟粒ぐらいの赤い点で，少し光沢がある．一般に皮膚と水平で，圧痛もなく，圧しても色が消えない．少なければ数個，多ければ数十個ある．

★治療方法★　毎回数個の阿是穴を取る．乳腺炎側の背部から反応点を選ぶほうがよい．消毒したあと三稜鍼で 1 つずつ挑治する．鍼は 1.5mm 入れ，すぐに手を使って治療区から少量の血液を絞り出す．また三稜鍼で∴形に 3 点ほど点刺し，火罐して 15 ～ 30 分留罐してもよい．毎日 1 ～ 2 回治療する．

★治療効果★　560 例余りを治療し，満足できる効果があった．そのうち 512 例は 3 回挑治して，治癒 389 例，有効 91 例，無効 32 例，有効率 93.7％だった．

穴位冷凍 --

★取穴★　主穴：阿是穴．

配穴：膻中，乳根．

阿是穴の位置：乳房の病巣部中央．

★治療方法★　毎回，主穴と配穴を全部取る．電子冷凍儀を使って治療する．まず冷却ヘッドを阿是穴に当てて 0 ～ -15℃の温度に調節し，2 ～ 3 分冷凍したあと病巣の中央部から外に向けて冷却ヘッドを移動させる．毎回 30 分ほど治

療する．続いて配穴を10分ずつ冷凍する．一般に毎日1回治療するが，重症ならば冷却ヘッドの温度を－15～－25℃に下げ，毎日2回治療する．

★治療効果★　114例を治療した．全員が5日で治癒し，治癒率100％だった．

レーザー鍼 --

★取穴★　主穴：膻中，乳根，足三里，阿是穴．

配穴は2つの組に分ける．①肩井，少沢．②梁丘，合谷．

阿是穴の位置：患部で乳房が腫脹した部位，硬結の最もはっきりしている部分．

★治療方法★　主穴は毎回必ず取り，配穴は状態によって加えるが，1回で1組取り，両組を交替で使う．ヘリウム－ネオンレーザーを使って，波長6328Å，出力7mW，光斑直径4mm，照射面積12.56mm^{2}とし，各穴に5分ずつ照射する．1日2～3回治療する．

★治療効果★　30例を治療し，1例は治療を続けられなかったが，それ以外は全員が治癒した（1例は膿瘍となっていたので，切開して排膿した）．

穴位注射 --

★取穴★　主穴：郄門，肩井，郄上．

郄上穴の位置：手掌を上に向けて肘を伸ばし，腕関節横紋と肘窩横紋を繋ぐラインで，上1/3と中1/3の交点．両筋間．

★治療方法★　薬液：10％ブドウ糖注射液，0.25％塩酸プロカイン注射液，0.5％スルピリン，丹参注射液．

毎回1つの主穴を取る．固定して取穴するか，交互に使用する．郄門穴は10％ブドウ糖注射液を使う．5号の歯科用注射針を穴位に0.8～1.2寸直刺し，得気して血が逆流してこなければ，2～3分で8～10mlの薬液を穴位へ注入する．肩井穴は0.25％塩酸プロカイン注射液2mlと0.5％スルピリン1mlを混合し，刺鍼して得気したら穴位内に全部注入する．郄上穴は丹参注射液を使う．針を少し上向きに2cm直刺したら，強刺激して鍼感を上へ伝導させ，やはりすばやく4mlを注入する．上述した穴位は，郄門と肩井は患側を取り，郄上穴は対側を取る．毎日1回治療し，4回を1クールとする．

★治療効果★　急性乳腺炎患者180例を治療した結果，治癒171例，有効7例，無効2例で，有効率98.9％だった．

74. 頸椎症

❖ 概論

　頸椎症は，頸の椎間板が退化し，上下の椎体骨が増殖して脊髄や神経根を圧迫したり，椎骨動脈の血液供給に影響して起こる一連の症状である．臨床では神経根型，脊髄型，椎骨動脈型および交感神経型の四種類に分けられる．神経根型が最も多く，頸肩部の痛みが腕から指先まで放散し，頸部に運動制限があり，ひどいものは指が痺れて力が入らなくなったり，耳鳴りや目まいなどの症状が起こるが，これが主な鍼灸の対象である．本病は中年男性に多い．現代医学では痛み止めや理学療法，手術などで一定の効果をあげているが，特に効果的な方法はない．

　頸椎症に現代鍼灸を使った報告だが，1950〜60年代にはかなり少なく，70年代に入って老年医学の進歩に伴い，やっと本病が世界の鍼灸界に注目され始めた．それから20年にもならない間に，中国の中医関係や医学関係の出版物に，鍼灸治療を使った数千例にも及ぶ治療例が報告されるようになった．電気鍼，灸頭鍼，隔薬餅灸，竹罐，レーザー鍼，穴位注射，磁石鍼，鈹鍼など，多くの穴位刺激法が本病の治療に使われた．中国以外でも，ルーマニア，日本，アメリカ，オランダ，アイルランドなどの国々でも治療がおこなわれた．中国以外では毫鍼治療や電気鍼治療が多いが，日本ではショウガ灸も使われた．取穴は頸肩部の穴位が主だが，遠道穴や阿是穴も使われている．

　世界での本病に対する鍼灸治療の有効率は90％前後である．その治療効果を検証するために，筋電図を使って灸頭鍼の頸椎症に対する作用を観察したところ，陽性反応が消失するのに伴い，静止時の筋電図から線維攣縮波や線維束攣縮波が消失し，損傷された神経に支配されている筋肉の筋力も正常に回復して，運動電位の電圧も正常になっていったが，これは確実な効果があることを証明している．

❖ 治療

体鍼--

　★取穴★　主穴は2組に分ける．①頸の夾脊穴4〜7．②唖1〜唖4，風池，天柱，大椎．

　配穴：神経根型には肩井，臑縫，曲池，合谷，後谿，養老を加える．椎骨動脈型には百会，四神聡，太陽，頭維，三陰交，太谿，行間を加える．交感神経型に

は百会，四神聡，心兪，肝兪，胆兪，太衝を加える．脊髄型には足三里，太陽，外関，委中，陽陵泉，環跳を加える．

唖1～4の位置：唖1と唖2，唖4はすべて督脈上にあり，唖1は第2第3頸椎棘突起間（瘂門の下1寸）．唖2は第3第4頸椎棘突起間．唖4は第6第7頸椎棘突起間（大椎の上1寸）．唖3は唖2の横0.5寸（両側）．

胛縫穴の位置：肩甲骨内縁の圧痛点．

★治療方法★　主穴は毎回1組を選び，両組を交替で使う．①組の穴位は，頸夾脊穴5～6を使うが，頸肩の痛みや痺れが腕や指まで響くときはすべての穴位を使う．②組の穴は，唖1～唖4のうち1穴だけを使い，残りの穴位から1～2穴選ぶ．配穴は症状によって2～4穴使う．

夾脊穴の操作方法：28～30号，1.5～2寸の毫鍼を使って，脊柱方向に75度角で刺入するか，夾脊穴の外側から45度角で刺入し，針先が何かに当たったら0.5寸ほど鍼を後退させる．提挿と小刻みな捻転を併用して鍼感を伝わらせる．痛みが激しければ緊提慢按，腕が痺れて冷たければ慢提緊按，一般には平補平瀉を使う．唖1，唖2，唖4は，すべて1～2寸の深さに直刺し，提挿を繰り返すが捻転しない．唖3の刺入方法は夾脊穴と同じである．正確に取穴し，得気したら軽く3～5分提挿するか，2～3分鍼でつつく．唖3の刺鍼は上肢に触電感が伝わらなければならず，そのほかの穴位では四肢に触電感が伝わらなければならない．鍼感は弱から強へと徐々に強くし，いきなり激しく操作してはならない．もし述べたような鍼感が得られなければ，方向を少し変えるが，それでも鍼感が得られなければ，無理な激しい操作をしてまで鍼感を求める必要はない．ゆっくりと抜鍼し，抜鍼したらしばらく鍼孔を揉む．大椎穴は，すばやく切皮し，ゆっくりと1.5寸の深さに刺入する．刺入時には針先をやや上に向け，得気があったら針先を少し下に向ける．そのあと親指と人差指で鍼柄を持ち，すばやく小刻みに捻転し，怠いとか腫れぼったい感覚を患者の督脈に沿わせて下行させ，今度は上から下へリズミカルに捻転する（つまり親指を上に向け，人差指を下に向けて捻転する）．こうして30秒ほど運鍼したら，鍼を皮下まで引き上げて，今度は針先を患部に向けて刺入し，1分ほど提挿捻転して，肩や上腕に怠い痺れるような感じを起こさせてから抜鍼する．風池は鼻先に針先を向けて1.5寸ぐらい刺入し，鍼感を頭頸部に放散させる．天柱穴は，少し脊柱に向けて斜刺し，鍼感が頸部に向かって放散すればよい．どちらも平補平瀉を使う．配穴は鍼を刺入し

て得気があれば，やはり平補平瀉する．胛縫は0.3～0.5寸刺入し，局部に怠くて腫れぼったい感じが起こればよい．養老穴は手掌を胸に向けて取穴し，針先を内関に向けて刺入して，鍼感を肩，肘，腕などに放散させる．以上の穴位では置鍼しないが，ほかはすべて20分置鍼する．毎日か隔日1回治療し，10～12回を1クールとして，各クール間は3～5日空ける．

★治療効果★　臨床治癒－症状が完全に消え，頸椎の運動幅も正常になったが，頸部のX線写真では退行性病変に，はっきりした改善が見られない．著効－症状は明らかに軽くなり，疲れると後頸部に少し不快感が残る．他は前と同じ．有効－症状が軽減し，軽作業ができる．他は上と同じ．無効－症状，徴候とも改善がない．

1991例を治療した．そのうち1741例を上の評価基準に当てはめると，臨床治癒778例（44.7％），著効515例（29.6％），有効402例（23.1％），無効46例（2.6％）で，有効率97.4％だった．

残りの250例では，頸肩部の疼痛の改善率91.6％，指の痺れと頸肩の関節運動障害への有効率は，それぞれ89.5％と94.2％だった．全体的な治療状況からすると，神経根型に対する刺鍼効果が最もよく，脊髄型では最も劣っていた．

電気鍼--

★取穴★　主穴：頸の夾脊2～7．

配穴：養老，天柱，大椎，腎兪，大腸兪，曲池，外関，合谷，陽陵泉，秩辺．

★治療方法★　主穴は増殖部分に基づいて，対応する夾脊穴を選ぶ．配穴は毎回4～5穴を選ぶ．主穴は2寸の毫鍼を45度角で脊椎方向に刺入し，運鍼して鍼感を腕に伝わらせる．配穴は刺入して鍼感を得る．1分ほど平補平瀉したあと，パルス電流に接続する．陰極を主穴に，陽極を配穴に接続して，120～250回／分の連続波で，患者が心地よく感じる程度の電流を使って治療するが，ほぼ1～1.5mAである．1日1回30分通電し，15回を1クールとして，各クール間は4～5日空ける．

★治療効果★　168例を治療し，一部に漢方薬や現代薬を併用した結果，有効率93.3～96.4％だった．

抜罐--

★取穴★　主穴は2組に分ける．①阿是穴，または大椎．②大杼，風門．

配穴：天宗，肩井，肩貞．

阿是穴の位置：頸部の圧痛点．

★治療方法★　主穴の①組は刺絡抜罐法，②組は竹罐法を使う．毎回1組を選び，両組を交替で使う．主穴だけで効果が劣っていれば，配穴に改めるか，配穴から1～2穴加える．

刺絡抜罐法の操作：まず鈹鍼を直刺で骨膜まで刺入し，すぐに抜鍼すると少量の血液が流れる（一般に5mlまで）．また梅花鍼で少し出血するまで局部を叩刺してもよい．そのあとに15分の火罐を加える．抜罐を取り外したら局部の按摩と頭部の回旋運動をする．3～5日に1回治療し，3回を1クールとして，各クール間は1週間空ける．

竹罐法：大きさの異なる竹罐を薬液中で2～3分煮込み，取り出して薬液を振り払い，すばやく穴位に載せ，皮膚に7～10分ぐらい吸着させた後で取り外す．出血斑ができるか充血する程度でよい．毎日か隔日1回治療し，10回を1クールとして，各クール間は3～5日空ける．

薬液の製法：艾葉，杜仲，防風，麻黄，木瓜，川椒，穿山甲，地鱉虫，羌活，蒼朮，独活，蘇木，紅花，桃仁，透骨草，千年健，海桐皮を各10g，乳香と没薬を各5gずつ，一緒に布に包んで煮る．

★治療効果★　300例を治療し，臨床治癒54例，著効と有効215例，無効31例で，有効率89.7％だった．

挑治

★取穴★　主穴：阿是穴．

阿是穴の位置：反応点である．頸や背部に現れることが多く，指で擦ったような皮膚損傷がある．一般には円形か楕円形，豆やピーナッツぐらいの大きさで境目が整っており，反応点の色は正常な皮膚より濃いが，ツヤがない．大椎や頸椎増殖部分には，さらに沢山ある．

★治療方法★　毎回3～4個の阿是穴を選ぶ．消毒して2％プロカインで局所麻酔し，細い三稜鍼で表皮を破り，さらに表層の皮膚線維糸を引きちぎる．線維糸を持ち上げるときは，針先を皮膚に密着させて平刺し，まず平行に前へ滑らせ，次に軽く鍼を上へ持ち上げて線維糸を引きちぎり，すべての線維糸を引きちぎる．さらに皮膚外に出ている線維糸の端をハサミで切り取る．5日に1回挑治し，5回を1クールとする．

注意：毎回，挑治点を選ぶとき，そのうち1つは必ず頸椎から取ること．

★治療効果★　560 例を治療し，臨床治癒 504 例，著効 38 例，有効 18 例で，有効率 100％だった．

レーザー鍼 --

　　★取穴★　　主穴：阿是穴．

　　配穴：風池，肩髃，合谷，曲池，肩髎．

　　阿是穴の位置：病巣部の夾脊穴．

　　★治療方法★　主穴は必ず取り，考慮して配穴を加える．2 つの照射がある．

　①ヘリウム－ネオンレーザー照射：ヘリウム－ネオンレーザーを使い，出力 25mW，照射距離 1 m，光斑直径 2 cm で，阿是穴へ直接照射する．配穴にはハンドピースを皮膚に密着させて照射する．阿是穴にはグラスファイバー製の特殊な鍼灸鍼に繋ぎ，鍼を 3 〜 5 cm に直刺し，強烈な脹麻感があったらレーザーを照射してもよい．阿是穴への照射は 10 〜 15 分，配穴は 5 分照射する．

　②炭酸ガスレーザー照射：炭酸ガスレーザーを使い，穴位と 25 〜 30cm 離し，光斑直径 4 cm で，各穴へ垂直に 15 〜 20 分照射して，温熱感があればよい．

　　以上は毎日 1 回治療し，10 回を 1 クールとして，各クールは 5 〜 7 日空ける．

　　★治療効果★　282 例を治療した結果，治癒 111 例，著効 112 例，有効 44 例，無効 15 例で，有効率 94.7％だった．

抜罐と穴位注射 --

　　★取穴★　　主穴：頸部の夾脊穴．

　　配穴：風池，天宗，肩井，肩髃，合谷，外関，中渚．

　　★治療方法★　まず主穴から 1 〜 2 対の夾脊穴を取り，刺鍼して得気したら，架火法かポンプ式で抜罐する．また配穴からも 2 〜 3 対選んで刺鍼し，得気したあと平補平瀉する．留罐時間は 15 分で，局部の皮膚が赤紫になったら外す．翌日は同じく 2 対の夾脊穴を取り，それぞれビタミン B_{12} 250 μg/ml（各穴 0.5ml）と当帰寄生注射液 2 ml（各穴 1 ml）を注入する．この方法は毎日 1 回治療し，交互におこなって 2 カ月を 1 クールとする．各クール間は 1 カ月空ける．

　　★治療効果★　332 例を治療した結果，臨床治癒 62 例，著効 235 例，有効 32 例，無効 3 例で，有効率 99％だった．60 例を半年〜 4 年に渡って追跡調査したところ，1 例のみが再発していた．

穴位注射 --

　　★取穴★　　主穴：新設，阿是穴，大椎，天宗．

外科疾患

配穴：神経根型には天鼎を加える．椎骨動脈型と交感神経型には風池を加える．

新設穴の位置：風池穴の直下で，後髪際の下1.5寸．

阿是穴の位置：頸部の圧痛点．

★治療方法★　薬液：混合注射液（丹参注射液2mlと10％ブドウ糖注射液5～10mlを加えたもの），野木瓜注射液，複方丹参注射液．

主穴は毎回1穴を取り，症状に基づいて配穴から1穴選ぶ．阿是穴は頸椎周囲に存在することが多く，丹念に探す．もしヒモ状の硬結やシコリとなった疼痛点があれば，さらによい．薬液を注入する前に，少し提挿して，はっきり得気させる．天鼎穴では鍼感が患部の前腕や指先に伝わると効果が優れている．そのあと薬液をゆっくり注入する．穴位には上にあげた薬液のうち，どれか1つ選んで1mlずつ注入する（阿是穴は2ml注入してよい）．隔日1回治療し，12回を1クールとする．

★治療効果★　489例を治療し，臨床治癒184例，著効247例，有効45例，無効13例で，有効率98.2％だった．第1期を頸椎がスムーズに回らなくなった時期，第2期を骨棘が刺激している時期，第3期を骨棘が圧迫している時期と，頸椎症を3つの時期に分けると，第1期と第2期の効果が最も良かった．

75. 骨折

❖ 概論

骨折は，外傷や病理などの原因で，骨質が部分的あるいは完全に断裂した疾患である．骨折部に限局性の痛みや圧痛があり，局部が腫脹して斑状出血したり，肢体の機能部位が部分的あるいは完全に失われ，完全骨折では肢体の変形や異常運動も現れる．鍼灸は，主に閉鎖骨折で使われる．

甲骨文で「疾骨」とか「疾脛」などの病名があるように，中医学では骨折について古くから知識があったものの，骨折に対する鍼灸治療については古医籍に記載がない．現代の臨床に関する報告は，60年代が最初である．70年代末から80年代の初頭にかけて，例えば骨折後の外反変形の矯正，骨折手術時の鍼麻酔，脊髄骨折による対麻痺など，鍼灸は骨折および関係する疾患の治療に広く応用された．臨床によると，鍼灸は四肢の長骨骨幹の骨折ばかりでなく，大腿骨頸部や体幹の骨折の治療にも優れた効果のあることが分かった．穴位刺激の方法では，

伝統的な鍼灸だけでなく，電気鍼，抜罐，レーザーの穴位照射などがある．鍼灸は中西医で骨折を治療する一分野に過ぎないので，一般に整復と固定したあとで鍼灸がおこなわれる．

❖ 治療
電気鍼--

★取穴★　主穴：阿是穴．上腕骨は肩髃，曲池．尺骨橈骨は曲池，合谷．大腿骨は血海，髀関．脛骨腓骨は足三里，解谿．

配穴：内関，合谷，足三里，陽陵泉．

阿是穴の位置：骨折の中心，つまり切断した端の間（以下同じ）．

★治療方法★　主穴は毎回すべて取る．阿是穴と骨折した上下端の穴位の1つを交互に取る．配穴は，健側の2穴を交替で使う（毎回それぞれ1上肢の穴と1下肢の穴を取る）．鍼を刺入して得気したら直流パルス器に接続する．局部の穴位は，骨折の中心である阿是穴を陰極に繋ぎ，他の穴は陽極に繋ぐ．全身の配穴は，上肢なら＋極，下肢は－極に繋ぐ．電流は20～40μA，あるいは患者に鍼感があり，はっきりと筋肉が収縮する程度とし，周波数2～3回/秒の連続波にする．1回30分治療し，毎日1回，6回を1クールとし，クール間隔は1日空ける．

★治療効果★　80例を治療した．そのうち54例は新しい骨折であり，それは骨折の臨床愈合時間が，中国で公認されている中西医結合治療の時間と比較して15～22日短縮した．陳旧性骨折と愈合遅延性の26例では，圧痛が消え，縦方向の打診痛と偽関節がなくなり，仮骨ができて，機能が回復し，骨折愈合までの時間が有意に短縮した．

刺血--

本法は関節付近の骨折に使う．

★取穴★　主穴：阿是穴．

阿是穴の位置：局部の腫れたところ．

★治療方法★　消毒した三稜鍼を使い，血腫部分を骨膜へ達するまで直刺する．骨折して日数が経過していれば，刺血したあと火罐を吸着させ，瘀血が流出し終わるまで待って整復し，局部を副木で固定する．

★治療効果★　24例を治療した結果，すぐに腫れが消えて，愈合がよかったものが20例，血腫の消えなかったのが2例，関節の屈伸運動が制限されるもの

2例で，有効率が83.3％だった．

体鍼の1 --

★取穴★　主穴：内反肘は少海，小海，天井．外反肘は肘髎，曲池，尺沢．

★治療方法★　症状に基づいて主穴を取り，28号の毫鍼で直刺か斜刺し，骨端か骨端線まで深刺して，得気したら20～30分置鍼する．効果が劣っていれば，パルス器に接続してもよい．連続波の疎波で，パルス間隔3～5回/秒，患者が耐えられる程度の強さとする．按摩を併用してもよく，内反すれば刺鍼する前に，内顆の前を指で2～3分ほど点圧し，片手で患肢の肘を支え，もう一方の手で前腕を摑んで，肘関節を伸展回外位にし，内反と反対方向へ2～3度外展させる．外反なら外顆を揉み，肘関節を2～3度内転させる．毎日1回治療し，60回を1クールとする．

★治療効果★　上腕骨顆上骨折などのあと，内外反の変形が残った患者を37例治療した結果，治癒3例，著効18例，有効15例，無効1例で，有効率は97.3％だった．

体鍼の2 --

★取穴★　主穴：曲池，合谷，手三里．

配穴：足三里．

★治療方法★　骨折して10日以内であれば一側の主穴だけを取り，10日後であれば両側の配穴を加える．刺鍼するときは固定した副木を外し，前述した穴位を消毒して刺鍼する．主穴には提挿捻転の瀉法，配穴は提挿捻転の補法を使い，30分置鍼する．骨折して10日以内は毎日1回，10日以降は隔日に1回治療する．また骨折して10日以内であれば，活血薬膏（地鼈虫，虎杖，黄柏など7種類の薬材から成る）も貼る．10日を1クールとし，4クールを1区切りとする．

★治療効果★　前述した方法は，主に24時間以内に橈骨遠端と第5中足骨の基底部を骨折した患者40例に使った．比較したところ，腫れの退きや鎮痛，骨折の癒合などが，いずれも漢方薬服用群や自然治癒群より有意（$P < 0.05$）に優れていた．

鍼灸の1 --

★取穴★　主穴：阿是穴．大腿骨骨折には環跳，髀関，陰市，血海．下腿骨折には足三里，陽陵泉，懸鐘，太衝．

配穴：食欲がなければ中脘，身体が弱っていれば湧泉を加える．

★治療方法★　すべて患側を取る．阿是穴は棒灸のみをする．中葯接骨艾灸（モグサに麝香，乳香，没薬，川芎，羌活などの粉末を混ぜて棒灸にしたもの）を使い，1回に20分ほど温めるが，初期なら瀉法，中後期には補法を使う．他の穴は刺鍼で，指切押手で切皮するが，副木の隙間から刺入し，得気したら初期なら瀉法，中後期には補法する．数分刺激したあとパルス器に繋ぐが，2つの離れた骨折部分を主穴として±極に繋ぎ，初期なら軽刺激，中後期には強い刺激がよい．毎日1回治療し，10回を1クールとし，各クール間は1日空け，引き続いて治療する．

★治療効果★　98例の患者を治療（そのうち49例は棒灸のみ）したところ，骨折の愈合においては，仮骨の強度，仮骨の生長，起き上がったときの状態など，治療群が対照群より明らかに優れていた．

鍼灸の2 --

本法は，主に骨折の愈合を早めるために使う．

★取穴★　主穴：大杼，膈兪．

★治療方法★　両穴とも取り，斜刺して得気したら中ぐらいの強刺激し，30分置鍼する．抜鍼したら3壮施灸する．毎日1回治療し，10回を1クールとして，各クールは1週間空ける．

★治療効果★　50例を治療し，治癒22例，著効3例，有効25例で，有効率は100％であり，対照群（漢方薬治療）の有効率は76％だった．

レーザー穴位照射--

本法は主に椎体の骨折治療に使う．

★取穴★　主穴：頸椎骨折は大椎．胸椎骨折は神道，至陽．腰椎骨折は腎兪．仙椎骨折は長強．

配穴：阿是穴．

★治療方法★　主穴を主にし，症状に基づいて阿是穴を選ぶ．低出力ヘリウム－ネオンレーザーを使い，波長6328Åで各穴へ10分，毎回20〜30分照射する．10回を1クールとし，各クール間は1日空ける．

★治療効果★　29例を治療し，3〜20回治療（平均12回）したところ，治癒12例，著効15例，有効2例で，有効率は100％だった．

76. 対麻痺

❖ **概論**

　対麻痺は脊髄を損傷したために，損傷面から下の両側の肢体感覚，運動，反射などがなくなり，膀胱や肛門括約筋の働きが失われる病気である．上に述べた機能がすべて失われたものを完全麻痺と呼び，部分的に機能が残っているものを不完全麻痺と呼ぶ．最初は弛緩性の麻痺が3～4週間続いた後，徐々に痙性麻痺となる．対麻痺は脊髄の外傷や脊髄自体の病変によって起こる．現代医学では脊髄損傷の急性期には手術するが，それ以外に効果的な治療法はなく，難病である．

　対麻痺の現代鍼灸治療が最初に発表されたのは，1954年である．60年代になっても発表はやはり少なく，ほとんどが脊髄結核による対麻痺の症例だった．60年の末期から70年代の中期にかけて，中国鍼灸界では外傷性対麻痺の治療が盛んになり，各地で治療法が模索され，かなりの成果を収めるとともに，『外傷性截癱防治手冊』が編纂された．80年代でも対麻痺に対する治療は引き続きおこなわれ，取穴や手法および治療効果の評価でも，さらに客観的に，現代科学を取り入れておこなわれるようになった．

　現在でも鍼灸治療の前に，手術や整復をしなければならない．鍼灸治療は刺灸法が中心だが，芒鍼，電気鍼，穴位注射などや，漢方薬や現代薬を併用した治療もおこなわれる．現在では，症例のほとんどが総合療法である．鍼灸を使った穴位刺激は，一定の条件のもとで脊髄損傷に対して回復と再生を促し，程度の差はあれ脊髄の機能障害を回復することが多くのデータで示されている．ネズミで実験したところ，切断した神経が陰極に向かって成長することが発見された．だから本病で鍼灸治療を使う価値は十分にある．鍼灸治療の有効率は約80％，治癒率は15～20％程度である．

❖ **治療**

体鍼と穴位注射--

　★取穴★　主穴は2組に分ける．①断面九鍼穴，伏兎，足三里，陽陵泉，絶骨，解谿．②腎兪，次髎，血海，三陰交，髀関．

　配穴：大小便を調えるには気海，中極，秩辺，天枢，上髎，中髎，下髎を加える．

　断面九鍼穴の位置：上穴は損傷した椎骨の平面より1つ上の棘突起，下穴は腰

椎5（L₅）の棘突起，中穴は上下の穴を結んだ中点，それと上，中，下3穴の夾脊を加えて合計9穴．

★治療方法★　薬液:紅花注射液，丹参注射液，混合注射液（2ml ビタミンB_1 50mg/ml にビタミンB_{12} 100μg/ml を加える）を使う．

毎回，2組の主穴から，それぞれ2〜5穴を取り，配穴から症状により2〜3穴を選ぶ．主穴の①組は毫鍼を使い，②組は穴位注射する．配穴は刺鍼と穴位注射を交互に使う．

毫鍼：1〜3寸の深さに深刺し，大きく捻転提挿し，中強刺激で背部穴の鍼感を麻痺した位置より下に伝える．下肢の穴位は，できるだけ大きな鍼感を得る．配穴は中弱刺激を使うが，任脈穴は鍼感を陰部に伝わらせる．秩辺は内側に向けて斜刺し，鍼感を下腹に伝わらせる．天枢穴は鼠径部にまで鍼感を伝わらせる．すべて1時間置鍼する．1日1回治療する．

穴位注射：上述した薬液から1つを選ぶか，順番に使う．上と下から1〜2穴選び，5号歯科注射針で深刺し，提挿を繰り返したあと，すばやく各穴に1〜2mlずつ注入する．隔日1回注射し，穴位は交替で使用する．

体鍼は10回を1クールとし，穴位注射は5回を1クールとする．クール間は3〜5日休み，再び治療を続ける．

★治療効果★　治癒 – ひとりで歩けるようになり，ほぼ膀胱をコントロールできる．著効 – 杖で歩くことができ，自動膀胱．有効 – 松葉杖に摑まって歩くことができ，膀胱括約筋の機能も部分的に回復した．無効 – まったく改善しない．

578例を治療し，治癒55例（9.5％），著効と有効439例（76.0％），無効84例（14.5％）で，有効率85.5％だった．

体鍼---

★取穴★　主穴:損傷平面の上（1〜2個の棘突起）と下（1〜2個の棘突起）の督脈と夾脊穴，膈兪．

配穴は4組に分ける．①関元，中極，天枢．②秩辺，殷門，委中，崑崙．③髀関，伏兎，足三里，衝陽．④環跳，陽陵泉，絶骨，丘墟．

★治療方法★　主穴はいつも全部使う．配穴は①組は毎回2〜3穴使い，そのほかの組は常に1組ずつ使う．

督脈穴の刺法：左手の人差指と中指で，刺鍼部位の上下にある棘突起の皮膚を固定し，右手で鍼を持ち，垂直にゆっくりと刺入する．針先が抵抗のあるものに

当たるのが分かるよう，慎重に提挿する．骨折や脱臼によって棘突起間に異常があれば，損傷部分の上下から別の督脈穴を選ぶ．一般に1.5〜2.5寸の深さに刺入する．鍼が何か弾力性のあるもの（黄色靭帯）に当たると，患者に腫れぼったい，重い，怠いなどの感覚が起こるが，引き続き刺鍼して構わない．しかし鍼下が突然に何もなくなったようになり，患者が，両方の下肢や会陰部に鍼感が伝わったと感じたとき，それ以上刺入すると神経細胞を損傷するので，少し鍼を引き上げる．提挿は，すべて平補平瀉する．

配穴は，できるだけ得気させ，平補平瀉する．20〜40分置鍼する．毎日か隔日に1回治療し，10回を1クールとして，各クール間は3〜5日空ける．

★治療効果★　622例を治療し，前と類似した基準で評価すると，治癒106例（17.1％），著効165例（26.5％），有効260例（41.8％），無効91例（14.6％）で，有効率85.4％だった．

電気鍼

★取穴★　主穴：扶突（腕神経叢），曲池（橈骨神経），衝門（大腿神経），陽陵泉（総腓骨神経），腰兪（馬尾神経），阿是穴．

配穴：中極，関元，会陰．

阿是穴の位置：脊柱の正中線で，損傷平面両端の棘突起間．

★治療方法★　本法は神経幹を刺激して治療する方法である．したがって刺鍼では神経幹に当てなければならない．主穴は麻痺した部分に基づいて取穴し，阿是穴は毎回必ず使う．大小便の排泄障害があれば，配穴から2〜3穴加える．

上肢の麻痺：扶突穴は2〜3cmに刺入し，上肢に触電感を伝わらせる．曲池穴は3〜4cmに深刺し，前腕に触電感を伝わらせる．以上2つの穴位は，主として上肢麻痺に使う．

下肢の麻痺：衝門は2〜3cmに刺入し，大腿四頭筋が収縮するようにする．陽陵泉は2〜3cm刺入し，脛の外側に触電感が伝わるようにする．腰兪は仙椎と尾骨の間から針先を上に向けて6〜8cmに深刺し，鍼感を会陰部に放散させる．阿是穴は上下の棘突起間を約4〜6cm刺入するが，方法は体鍼で述べたのと同じである．配穴の任脈穴は鍼感を会陰に伝わらせ，天枢では鼠径部に伝わらせる．そのあと全部にパルスを流すが，陽極パルス25V以上，陰極パルス45V以上にし，連続波で5〜10分通電する．1日2回（背部と腹部で1回ずつ）で，1週間に12回治療し，3カ月を1クールとする．

★治療効果★　治癒 – ひとりで歩行でき，筋力の回復が4級以上で，自分で身の周りのことができ，大小便もコントロールできる．著効 – 治療前は寝たきりや車椅子だったが，治療後は松葉杖をついて1000m以上歩行でき，筋力も2級か3級となり，大小便も1〜2分はコントロールできる．有効 – 筋力が1〜2級ほど向上し，運動，感覚，大小便なども改善した．無効 – 治療前後で変化がない．

71例を治療し，治癒7例（9.8%），著効19例（26.8%），有効36例（50.7%），無効9例（12.7%）で，有効率87.3%だった．

総合療法 --

★取穴★　主穴は2組に分ける．①百会，前頂，夾脊穴（損傷した脊柱の上2椎体から尾椎の傍ら2寸まで），環跳，腎兪，承扶，殷門，承山，崑崙．②百会，前頂，肩髃，曲池，外関，合谷，大腸兪，陽陵泉，足三里，三陰交，太衝，八風．

配穴：小便失禁には関元，気海，八髎．大便失禁には天枢と支溝を加える．

★治療方法★　電気鍼を主とし，毎回主穴から1組を取り，症状に基づいて配穴を加える．それぞれ頭部，四肢，背部の穴位を取り，60〜80回/分の連続波を患者が耐えられる電流で30分通電する．灸法は，腹部に電気鍼していれば関元と気海，背部に鍼していれば腎兪と大腸兪を取る．置鍼中に箱灸（温灸器）を使い，局部が赤くなるまで30分施灸する．穴位注射は，腰と下肢の穴位から毎回3〜4穴取り，交互に使用する．薬物はビタミンB_1とB_{12}，そして硝酸セクリニンである．各穴位に0.5mlずつ注射する．以上の方法は毎日1回治療し，10回を1クールとする．各クール間は2〜3日空ける．

★治療効果★　37例治療し，ほぼ治癒5例，有効28例，無効4例で，有効率89.2%だった．

77. 肩関節周囲炎

❖ 概論

肩関節周囲炎は，肩関節包および関節周囲にある軟組織の退行性，炎症性の病変である．その症状は，45歳以上の中高年に多く，初期には痛みが主で，昼間は痛みが軽くて夜間にひどくなる．末期は機能障害が主となり，外転や外旋，伸展などの動きが最もはっきり制限される．

中医学では，本疾患を「漏肩風」や「肩凝」と呼び，痺症に分類される．多く

は高齢のため身体が虚し，その虚に乗じて風寒湿邪が侵入して経脈を詰まらせた．あるいは打撲損傷などで，瘀血が局部に滞り，気血が流れなくなって，経筋の作用が失われたため発病したとされる．

　肩痛に対する鍼灸治療は，『鍼灸甲乙経』『備急千金要方』『鍼灸資生経』『鍼灸大成』などの書に記載されているが，現代で明確に肩関節周囲炎の鍼灸治療を挙げたのは1954年が最初だった．60年代になると報告がかなり多くなったが，それは伝統的な刺鍼法を主にしていた．この20年で，刺血，刺鍼，施灸，抜罐，穴位レーザー照射，熱鍼，穴位マイクロウエーブ法，電気鍼，穴位注射など，さまざまな穴位刺激療法が本疾患の治療に用いられ，治療効果を向上させたが，2つか3つの方法を併用した治療も多くなった．現在では，鍼灸や各種穴位刺激法の治療効果は，ほぼ似通ったもので，有効率は95％以上である．

❖ 治療
体鍼----------
　★取穴★　主穴：肩髃から極泉への透刺，天宗から秉風への透刺，肩貞，条口から承山への透刺．

　配穴：曲池，尺沢，肩陵，肩井，合谷，陽陵泉．

　肩陵穴の位置：陰陵泉の下0.8〜0.9寸．

　★治療方法★　主穴を主とし，考慮して配穴を加える．患者は腕を垂らして肘を曲げる姿勢になる．そして28号3〜4寸の鍼を使い，深刺して透刺し，局部に強い酸麻脹感を発生させる．条口から承山，そして肩陵穴，陽陵泉などは，すべて患部と反対側の足へ刺鍼する．治療効果を高めるため，最初は下肢の穴位へ刺鍼して，はっきりした得気があれば，患者に肩を内外に回したり，前後に動かしたりさせたあと，肩患部の穴位へ刺鍼するとよい．毎日か隔日に1回治療し，10回を1クールとして，各治療クールは5日間空ける．

　★治療効果★　448例を治療した結果，治癒226例，著効100例，有効111例，無効11例で，有効率は97.5％だった．

抜罐----------
　★取穴★　主穴：阿是穴．

　阿是穴の位置：肩部の圧痛点（次も同じ）．

　★治療方法★　まず患部の肩を按圧して圧痛点を探し，最も痛む部分へ三稜鍼

か鋒鍼を0.1〜0.2寸の深さに速刺速抜する．こうして圧痛点と上下左右，十字形に5カ所を点刺するが，抜罐の口径より範囲を少し大きくする．点刺した部位からは珠のような血が出なければならない．圧痛点が散らばっていれば，毎回2〜3カ所の圧痛点に刺絡する．そして閃火法かポンプ式の抜罐を10〜15分吸着させ，1〜3mlほど出血させる．抜罐を取り去ったら消毒綿で鍼孔を押さえるとともに，5〜10分ほど受動運動させる．2〜3日ごとに治療し，3回を1クールとする．患者は毎日リハビリしなければならない．

★治療効果★ 228例を治療した結果，治癒120例，著効54例，有効39例，無効15例で，有効率は93.5％だった．

刺血--

★取穴★ 主穴：尺沢，曲池，曲沢．

配穴：肩貞，肩髃，肩内陵，阿是穴．

肩内陵の位置：肩髃と腋窩横紋前端の中点．

★治療方法★ 主穴は毎回1穴を取り，症状に基づいて配穴する．すべて患側を取る．まず穴位およびその周囲から丹念に瘀血の現れている静脈を探し，消毒した三稜鍼で細静脈を破って10〜20ml出血させ，血が止まったら5分ほど抜罐する．10〜20日に1回治療し，3回を1クールとする．

★治療効果★ 30例を治療した．1〜3回の治療で，治癒28例，著効2例であり，有効率は100％だった．

耳鍼--

★取穴★ 主穴：肩，鎖骨，神門，肩関節．

配穴：肝，脾，皮質下．

肩関節の位置：肩穴と鎖骨穴の間．

★治療方法★ 主穴は2〜3穴取り，考慮して配穴を加える．敏感点か陽性反応物を探しだしたあと，0.5寸の毫鍼をすばやく刺入し，得気したら中の強刺激を使い，30秒から1分ほど捻転を続ける．運鍼中は，患者に適度に肩を動かすようにさせる．痛みが激しければ，肩穴か肩関節穴を点刺し，数滴ほど出血させる．毫鍼は毎日1回，刺血は2〜3日に1回おこなう．

★治療効果★ 78例を治療した結果，臨床治癒39例，著効29例，有効6例，無効4例で，有効率は94.9％だった．

割治 --

★取穴★　主穴：阿是穴．

★治療方法★　左手の人差指と中指で，阿是穴の皮膚を引っ張り，右手に鋒鈎鍼（挫刺針）を持って，すばやく皮下組織へ刺入し，患者に酸，麻，脹などの感覚があれば刺入を停止し，針柄を上下に数回動かして，鈎で軟組織を切ったら抜鍼する．そのあと10〜15分ほど抜罐を加える．毎週2回治療し，4回を1クールとして，各クール間は1週間空ける．

★治療効果★　60例を治療した結果，臨床治癒56例，著効4例で，有効率は100％だった．

穴位レーザー照射 ---

★取穴★　主穴：肩内陵，曲池，阿是穴．

配穴：肩貞，肩髃，天宗，臂臑．

肩内陵穴の位置：腕を垂らし，腋窩横紋前端と肩髃を繋いだ中点．

★治療方法★　主穴はすべて取り，配穴から1〜2穴を加える．低出力ヘリウム－ネオンレーザーを照射するが，出力7mW，波長6328Å，光斑直径4mm，治療面積12.26mm²，照射距離を約50cmとする．各穴に5分ずつ照射するが，疼痛点には8〜10分照射してもよい．1日1回治療し，10回を1クールとし，各クール間は3〜5日空ける．

★治療効果★　257例を治療した結果，治癒95例，著効50例，有効100例，無効12例で，有効率は95.3％だった．

電気鍼と穴位注射 ---

★取穴★　主穴：肩髃，天宗，曲池，肩井．

配穴：条口から承山への透刺，臂臑，阿是穴．

★治療方法★　主穴を主にする．配穴は，発病して30日以内であれば条口から承山への透刺を加え，30日以上であれば他の配穴も加える．まず肩髃を取って，すばやく1寸刺入し，得気したら，今度は極泉へ向けて3〜4寸刺入し，2〜3分運鍼する．ほかの主穴はマニュアル通り刺鍼したあと，パルス器に繋いで密波か疎密波にし，患者が耐えられる電流の強度で30分ほど通電する．発病して30日以内であれば，最初に患側の条口から承山へ2.5寸の深さに透刺し，得気したらパルス器の＋極に繋ぎ，−極は手に握らせて，前述したとおりの電気鍼をする．発病して30日以上経っていれば，その他の配穴にも同じ方法で電気鍼

する．また条口以外の穴は，2穴を選んで穴位注射するが，薬物は丁公藤注射液か5％当帰注射液を使い，各穴へ1mlずつ注入する．電気鍼は毎日か隔日に1回，穴位注射は1週間に2回おこなう．電気鍼と穴位注射は，同じ日に重ならないようにする．

★治療効果★　226例を治療した結果，治癒と基本的治癒135例，著効45例，有効41例，無効5例で，有効率は97.8％だった．

78. 上腕骨外側上顆炎

❖ 概論

　上腕骨外側上顆炎は，俗にテニス肘や野球肘と呼ばれる．肘関節外側が痛み，力を入れて拳を握ったり，前腕を回内しながら肘を伸ばす（例えばゾウキンを絞ったり，床を掃いたり）などの動作でひどく痛み，局部には複数カ所に圧痛があるが，外観からは異常がない．

　上腕骨外側上顆炎は，中医学では傷筋や肘痛になる．肘部の外傷や疲労損傷，あるいは風寒湿邪を外感したなどにより，局部の気血が凝滞し，絡脈が滞って発病したと考えている．

　『鍼灸甲乙経』『備急千金要方』『鍼灸資生経』などの古典に，肘痛の鍼灸治療が記載されており，肘痛の違いによって異なった配穴処方がされている．『鍼灸大成』では肘労と呼ばれ，さらに処方配穴が完成したものとなっている．

　現代鍼灸による本疾患の治療だが，50～60年代の臨床データは多くない．70年代の後期になると，複数症例の観察が徐々に多くなってきた．穴位刺激においても，初期には鍼か灸で，それぞれ単独に用いられていたが，近年では本疾患に使われる穴位刺激が多様化しているばかりでなく，刺鍼と灸を併用したり，刺血に抜罐を加えたりなど，総合的に組み合わせる治療が推奨されている．それは局部の気血の流通に協力させる意図があり，いくらか治療効果も向上する．各報告を眺めてみると，本疾患に対する鍼灸治療の有効率は90％以上である．

❖ 治療

体鍼--

　★取穴★　主穴：阿是穴．

配穴：手三里，尺沢．

阿是穴の位置：2穴ある．1つは上腕骨外側上顆前縁の陥凹部，もう1つは上腕骨外側上顆後縁の陥凹部．

★治療方法★　阿是穴は毎回2穴取り，前者は1寸の毫鍼を使って90度に直刺，後者は上腕骨外側上顆の中心から手背部の方向へ，外側顆後縁の陥凹に向けて45度で斜刺する．もし前腕の回内が制限されていれば手三里，回外が制限されていれば尺沢を加える．マニュアル通りに刺鍼し，得気があれば瀉法で1分運鍼して20〜30分置鍼する．そして5分ごとに運鍼するか，パルス器に繋いで30Hzの密波にし，患者が耐えられる強さの電流を流す．隔日に1回治療し，10回を1クールとする．

★治療効果★　100例を治療した結果，治癒62例，著効21例，有効9例，無効8例で，有効率は92.0％だった．

穴位埋鍼 --

★取穴★　主穴：阿是穴，小海．

配穴：曲池，手三里．

阿是穴の位置：上腕骨外側上顆の圧痛点（以下同じ）．

★治療方法★　普通は主穴のみを使うが，効果が劣っていれば配穴を加える．主穴を消毒し，それぞれ皮内鍼を皮膚に刺入する．切皮したら皮膚と平行に刺入し，鍼体の全部が皮内へ入ったら絆創膏で固定する．患者に患肢を動かさせ，何の不快感もないように入れる．曲池と手三里は，普通の毫鍼を刺入したあと，鍼柄に1寸ぐらいの棒灸を挿し，20分の灸頭鍼する．皮内鍼は3〜5日で貼り替えて，3回を1クールとする．

★治療効果★　78例を治療した結果，治癒46例，著効23例，有効6例，無効3例で，有効率は96.2％だった．

硫黄灸 --

★取穴★　主穴：阿是穴．

★治療方法★　患者を椅子に腰掛けさせて，患側の肘関節を机に載せ，上腕骨外側上顆を何度も揉んで，最も痛む部分を見つけだし，ゲンチアナバイオレットで印をつける．そのあと圧痛部位の大きさに基づいて，硫黄結晶の顆粒（高圧消毒済みの結晶で，米粒大に加工する）を阿是穴に置き，マッチで点火したあと，すばやくゴムで押さえて火を消し，施術部位に水疱はできないが，鋭い痛みがあ

るようにする．一般に1回治療するが，もし治らなければ3日後に再治療する．治療当日は，施灸部を水に濡らさないようにして感染を防ぐ．

　★治療効果★　234例を治療した結果，治癒89例，著効127例，有効18例で，有効率は92.3%だった．

施灸--

　★取穴★　主穴：阿是穴．
　配穴：太谿．
　★治療方法★　隔薬灸と隔餅灸に分かれる．いずれか1つを選ぶ．
　①隔薬灸．
　灸薬の作成：麝香1g，樟脳10g，血竭，児茶，川烏，草烏3gずつを粉にし，瓶に入れて保存する．使用するときは，小麦粉を水で練って紐状にし，直径1.5cmの輪にして阿是穴を囲み，その中に灸薬を0.3〜0.4寸の厚さに敷き詰める．次に棒灸を1.5cmに切って灸薬の上に置き，点火する．我慢できる程度に焼くが，熱すぎたらピンセットで取り去り，別のモグサと交換する．灸は3壮すえる．太谿穴は米粒大のモグサで，直接灸の無瘢痕灸するが，これも3壮すえる．こうした方法は毎日1回おこない，7回を1クールとし，各クール間は3日空ける．

　②隔餅灸．
　灸餅の作成：白附子，生川烏，乳香，細辛，没薬などを粉末にし，賦形剤（小麦粉など）を加えて直径3cm，高さ1cmの薬餅を作り，餅には爪楊枝で十数個の穴を開ける．患者を腰掛けさせて机に向かわせ，肘を曲げ，前腕を内転させて阿是穴を出し，最も痛む部分に灸餅を置く．そして底面直径2.5cm，高さ1.5cmの円錐あるいは円柱状にしたモグサを載せ，点火する．患者は最初に暖かく感じ，そのうち熱さに耐えられなくなるが（施灸して3分後），そのときは灸餅を持ち上げて，皮膚に適量の脱脂綿を敷き（熱を和らげる量），再び灸餅を載せる．モグサが燃え尽きて，徐々に熱さがなくなったら，2回に分けて敷いた脱脂綿を取り去る．施灸したあと皮膚が赤くなり，局部には色素沈着が残ったり，水疱ができる．もし水疱になっていれば，ゲンチアナバイオレットを塗り，ガーゼで覆っておけば，4〜5日でカサブタとなって落ち，瘢痕が残らない．一般に2〜3日（水疱になれば5〜6日）に1回治療し，3回を1クールとして，各クール間は1週間空ける．

　★治療効果★　71例を治療した．そのうち隔薬灸は50例で，治癒32例，著

効11例,有効4例,無効3例で,有効率は94%.隔餅灸は21例で,治癒5例,著効8例,有効8例で,有効率は100%だった.

皮膚鍼（梅花鍼）

★取穴★　主穴：阿是穴.

配穴：手三里,曲池,少海.

★治療方法★　主穴は必ず取り,配穴から1穴取る.まず親指で,使う穴位をしばらく按摩したあと,七星鍼で叩刺する.最初は軽刺激で叩刺し,局部に怠くて腫れぼったい感覚が現れたら重刺激に変え,局部に大小の血珠が滲出するまで叩く.叩刺する面積は1cmぐらいとする.そして血を拭き取ったら,棒灸で局部を15分ほど,赤くなるまで回旋灸する.毎日1回治療し,6回を1クールとして,各クール間は3日空ける.

★治療効果★　35例を治療し,治癒27例,著効4例,有効3例,無効1例で,有効率は97.1%だった.再発した患者でも,再び治療すると効果がある.

灸頭鍼

★取穴★　主穴：阿是穴,手三里.

配穴：曲池,外関,尺沢,少海.

★治療方法★　主穴は毎回2つとも取る.痛みが肘外側にあれば曲池と外関を加え,肘の内側に向けて放散すれば尺沢と少海を加える.30号1.5～2寸の毫鍼を使い,すばやく切皮し,得気したら平補平瀉する.そしてDAJ-10型多機能艾灸儀（電子灸頭鍼器）を使い,2つのモグサ台と灸頭を2主穴の鍼柄上に被せて施灸する.温度は40～50度に調節し,すべて30分置鍼する.毎日1回治療し,6回を1クールとする.

★治療効果★　50例を治療した結果,治癒32例,有効15例,無効3例で,有効率は94%だった.

穴位注射

★取穴★　主穴：曲池,阿是穴.

★治療方法★　薬液：プレドニゾロン25mgに1～2%プロカイン注射液1～4mlを加え,揺らして均一にする.

毎回どちらかの主穴を選ぶ.薬液を注射器に吸入させた後,曲池から針先を上腕骨外側上顆に向けて0.7～1.5寸斜刺し,提挿手法で得気させる.そして血がシリンダー内に入り込んでこなければ,薬液を注入する.また阿是穴へは直刺

し，針先が筋節（手根伸筋の起始部）へ達したら薬液を注入する．針を抜いたら肘関節を2分運動させる．6日を1クールとし，3回を1クールとする．

★治療効果★　176例を治療した結果，治癒148例，著効17例，有効7例，無効4例で，有効率は97.7％だった．

79. 狭窄性腱鞘炎（弾撥指）

❖ 概論

　狭窄性腱鞘炎は，多く見られる腱鞘の疾患である．そのうち指屈筋腱腱鞘炎は，親指に多発してバネ指とも呼ばれ，局部の痛みや屈伸制限があり，無理に指を伸ばすと弾撥音がし，中手指節関節掌側に圧痛と米粒大の結節がある．橈骨茎状突起の狭窄性腱鞘炎では，橈骨茎状突起が痛み，拳を握って外転すると局部に激痛が走り，物を持ったりする力がなく，橈骨茎状突起に豆ぐらいの結節があって，はっきりした圧痛がある．

　本疾患は，中医学では筋療であり，疲労損傷が経筋に及んだり，寒湿が脈絡を侵したりして経脈が滞り，気血がスムーズに運行しなくなって気滞血瘀になったと考えている．

　1950年代の後期には，本疾患に対する鍼灸治療の報告が何編もあり，刺鍼，灸，梅花鍼による叩刺などが使われた．この20年は，穴位刺激の方法が大きく進歩し，火鍼，陽燧灸，穴位注射だけでなく，穴位のマイクロ波照射などの現代的な方法，そして小鍼刀による割治療法などの革新的な伝統医学なども使って本疾患を治療し，治療効果も絶えず向上している．またさまざまな穴位刺激の効果を比較し，穴位注射が体鍼より優れていることが発見されたが，それは最適な方法を選ぶ根拠となっている．

❖ 治療

施灸--

　★取穴★　主穴：阿是穴．

　配穴：指屈筋腱腱鞘炎は合谷と魚際，橈骨茎状突起腱鞘炎は陽谿と列缺を加える．

　阿是穴の位置：最もはっきりした圧痛点（以下同じ）．

★治療方法★　隔薬灸と無瘢痕直接灸の２法ある．

隔薬灸の灸材：公丁香，肉桂を等量取り，粉にして均一に混ぜれば丁桂散である．生のひねショウガ（新ショウガでないもの）を洗って２mmの厚さにスライスし，三稜鍼を使って６～７個の穴を開ける．

阿是穴灸法：圧痛点に少量の丁桂散を均一な厚さに撒き，そこにショウガ片を置いて，ピーナッツぐらいのモグサをショウガ片に載せて施灸する．患者が熱くて耐えられなくなれば，モグサを交換する．続けて３～５壮すえ，局部を赤くする．

無瘢痕直接灸：麦粒大のモグサを穴位に直接載せ，線香で点火してモグサを燃やし，患者が灼熱を感じたら竹ヘラか厚紙片で火を押し消し，その上に新しいモグサを載せて点火する．こうして５壮ほど続けて施灸し，熱感を患部の深層まで到達させる．

配穴は１～２個取り，毫鍼を刺入して，得気があれば平補平瀉する．施灸が終わるまで置鍼する．

こうした治療は隔日に１回おこない，10回を１クールとし，各クールは３～５日空ける．

★治療効果★　治癒－治療したあと腫痛が消え，関節も正常に動き，半年内に再発がない．有効－ほとんど局部の腫痛が消えたが，運動機能は健側に劣る．無効－治療の前後で，はっきりした違いがないか，１回だけ治療して止めたもの．

橈骨茎状突起腱鞘炎と指屈筋腱腱鞘炎115例を治療した結果，治癒97例，著効14例，有効４例で，有効率は100％だった．

陽燧灸 --

★取穴★　主穴：阿是穴．

★治療方法★　灸薬の作成：生川烏10g，生草烏10g，生南星10g，生半夏10g，蟾酥0.6g．これらを粉末にして，均一に混ぜ合わせる．これとは別に昇華硫黄60gを取り，加熱して溶解させ，薬粉を入れたら十分に攪拌し，それを平らに広げ，冷えるのを待って塊にして用意する．

３mmの厚さにスライスした生のひねショウガを阿是穴に置き，一塊の灸薬をショウガ片に載せる．灸薬は，大きすぎると皮膚を傷め，小さすぎると火力が足りないので，丁度いいものを選ぶ．そして灸薬に点火したら，それが燃えるに任せる．施灸時には，ピンセットでショウガ片を挟み，狭窄して硬くなった筋腱の長軸に沿わせて移動させてもよい．毎回３～６壮すえ，患者に熱くて腫れぼっ

たい感覚があり，それが腕に向かって伝導し，局部が軽くなったような感じがあればよい．隔日に1回治療し，7～10回を1クールとする．

★治療効果★　22例を治療した結果，治癒15例，有効6例，無効1例で，有効率は95.5%だった．

穴位マイクロウエーブ照射 --

★取穴★　主穴：阿是穴．

配穴：列缺，合谷．

★治療方法★　主穴は毎回必ず取り，配穴から1つ選ぶ．刺鍼して得気したら，マイクロ波に繋いで，毎回10～20分治療する．毎日1回治療し，10回を1クールとする．

★治療効果★　61例（筋腱炎を含む）を治療した結果，治癒46例，有効9例，無効6例で，有効率は90.2%だった．

挑治（挫刺） --

本法は主に指屈筋腱腱鞘炎の治療に使う．

★取穴★　主穴：阿是穴．

★治療方法★　患側の手掌を上に向け，手背は脈枕の上に載せ，術者は右手親指で阿是穴を探し，印して消毒したあと，局部を2%プロカイン2mlで浸潤麻酔する．そして三稜鍼を皮下へ垂直に刺し，針先で探って硬いシコリに当たれば，それが腱鞘である．そこで少し鍼を進めて（約0.3mm）腱鞘に針先を刺し，その深さに保ちながら，術者は手首の回転力と中指の圧迫力を使い，三稜鍼を腱鞘の縦軸方向に沿わせ，上方へ向けて斜めに跳ね上げる．跳ね上げているときに，絡み付いた紐を切っているような感覚やサクサクと音がするが，それは正常な証拠である．さらに同じ深さを保ったまま，腱鞘の縦軸方向に沿わせて針体を傾け，平行移動させながら引き続き針先で5回ぐらい跳ね上げ，紐が絡まっている感じが消えたら，針先を皮下まで引き上げて，患者の指を屈伸させる．そこで弾撥音が残っているようならば，さっきのように再び跳ね上げ，指が自由に動くようになり，弾撥音も消えたら鍼を抜き，消毒ガーゼで傷口を塞ぐ．そして患者に4時間後，患指の屈伸運動をするよう指示する．1日3回おこない，3日で治癒する．

★治療効果★　163例を治療した結果，治癒151例，著効8例，無効4例で，有効率は97.5%だった．

小鍼刀 ---

　★取穴★　主穴：阿是穴.

　★治療方法★　刃渡り0.8〜2mmの平口小鍼刀（マイナスドライバーのような鍼）を使う．阿是穴を消毒して無菌穴布を被せ，1％プロカインか2％リドカインで局部を浸潤麻酔する．消毒した小鍼刀の先を筋腱の走行方向と一致させて結節へ刺入し，腱鞘まで達したら，腱鞘狭窄部位で縦方向に動かして狭窄を緩める．狭窄の緩みは，弾撥現象が消えたことを指標とするが，消えたとき患指の屈伸運動は正常に回復している．もし狭窄の剥離が不完全であれば，元の切口から小鍼刀を入れて，再び切開剥離する．何回かに分けて剥離してもよい．1回目の剥離から1週間したら次の治療をする．治療が終わったら局部を無菌ガーゼで覆い，3日間は清潔にして感染しないようにする．

　★治療効果★　157例を治療した．そのうち60例は治療が終わったとき，プレドニゾン0.5mlと1％プロカイン1mlを注入した．その結果，全員が治癒した．そのうち1回で治癒した者140例，2回で治癒した者5例，3回で治癒した者2例だった．60例の患者は，半年にわたって追跡調査したが，1例の再発もなかった．

火鍼 ---

　★取穴★　主穴：阿是穴.

　★治療方法★　皮膚を75％アルコールで消毒し，1寸の毫鍼をアルコールランプで針先が赤くなるまで焼き，すばやく穴位を速刺速抜する．刺入と抜鍼は1秒以内に終わらせる．患者は，軽い灼熱感を覚えるだけで，治療部位が小さな点状に赤くなるだけである．治療したあとは局部を乾燥させて清潔に保ち，感染しないようにする．毎週1回治療する．

　★治療効果★　治癒－患指の痛み，圧痛，結節が消え，屈伸機能も正常に回復した．好転－症状が軽減したが，治癒の基準を満たしていないか，3回以上治療しても治癒しないもの．

　48例を治療し，治癒43例，好転5例で，有効率は100％だった．

鍼灸 ---

　★取穴★　主穴：阿是穴，陽谿，偏歴，曲池．

　★治療方法★　阿是穴には「恢刺」する．まず斜刺で刺入し，得気したら絶えず刺入方向を変え，患者に腕関節の屈伸運動をさせる．ほかの穴は平補平瀉し，

15分置鍼する．抜鍼したあと，阿是穴には厚さ4mmのショウガ片を置き，その上に直径1.5cm，高さ1.8cmのモグサを載せて点火する．毎回3〜5壮すえる．10回を1クールとする．

★治療効果★　105例を治療した結果，治癒87例（82.86％），好転13例（12.38％），無効5例（4.76％）で，有効率95.24％だった．

穴位注射 --

本法は主に，橈骨茎状突起の狭窄性腱鞘炎を治療する．

★取穴★　主穴は2組に分ける．①陽谿，陽池．②外関．

★治療方法★　薬液：プレドニゾロン2ml，2％プロカイン注射液2ml（最初に皮膚試験をおこない，陽性ならばリドカイン2mlにする）．このうち，いずれか1つを選ぶ．

2つのうち1組を選ぶが，患側だけを使う．選んだ薬液を注射器内に吸入させ，均一に混合したら，6号か5号の注射針を使い，穴位に直刺して得気があれば，各穴に2mlずつ注入する．2〜5日に1回治療し，3回を1クールとする．

★治療効果★　治癒−治療したあと腫痛が消え，関節も正常に動き，半年内に再発がない．有効−ほとんど局部の腫痛が消えたが，運動機能は健側に劣る．無効−治療の前後で，はっきりした違いがないか，1回だけ治療して止めたもの．

290例を治療した結果，治癒255例，有効30例，無効5例で，有効率は98.3％だった．

80. ガングリオン

❖ 概論

ガングリオンは，関節包周囲の結合組織の変性による疾患の1つである．皮下の表層が半球形に隆起するもので，軟らかくて押すと移動し，手首の中央に多発するのが主な特徴である．触ると皮下が満ちていて，囊胞が揺れ動く感じがあり，手首の無力，不快感や痛みを伴うが，怠い痛みや放散痛であることが多く，ある程度の機能障害を伴う．

中医学では，本疾患を聚筋や筋瘤と呼び，筋膜の外傷によって邪気が居座り，鬱滞してスムーズに運化せず，水液（痰）が骨節や経絡に溜って発生したと考える．

本疾患に対する現代鍼灸の治療は，1958年が最初であり，ショウガ灸によっ

て優れた効果があった．60年代では刺鍼して加圧する方法が多く用いられ，70年代でも三稜鍼を使った点刺や灸頭鍼で効果を高めた．80年代からは本疾患に対する各種の穴位刺激の報告が非常に増え，以前の各方法を継承しただけでなく，火鍼，指鍼（指圧），刺鍼と抜罐の併用，穴位注射などが付け加えられた．再発防止のため，刺鍼したあと局部を加圧することが多い．これまでのデータによると，鍼灸は本疾患に対する確かな保存療法の1つであると言える．

❖ 治療

鍼灸 --------

★取穴★　主穴：阿是穴．

阿是穴の位置：ガングリオンの最高点（以下も同じ）．

★治療方法★　阿是穴を消毒し，ガングリオンが小さければ直接刺鍼する．大きければ，注射器でガングリオンの内容物を吸い出してから刺鍼する．刺鍼の方法は2つある．①揚刺．中心に1本直刺し，ガングリオンの四隅から中心に向けて対峙するように斜刺し，瀉法する．②恢刺．28号1.5寸の毫鍼を使い，ガングリオンの最高点に直刺する．針先が結節腫の嚢壁を突き破り，ガングリオンの中に入ったら，刺鍼の深度を周囲の嚢壁を突き破る程度にし，45度と75度の角度で，それぞれ周囲に向けて刺したり抜いたりして点刺したあと，20～30分置鍼する．抜鍼したらガングリオンを力を入れて摘み，それを破裂させる．患者によっては置鍼中に灸頭鍼する．熱ければ熱いほどよいが，火傷させないようにする．また抜鍼したあと回旋灸か，TDP（遠赤）照射を15分してもよい．抜鍼したら局部を加圧して包帯を巻く．毎日1回治療し，10回を1クールとする．

★治療効果★　425例を治療した結果，治癒379例，有効43例，無効3例で，有効率は99.3％だった．

挑治（挫刺） --------

★取穴★　主穴：阿是穴．

★治療方法★　患者の手首を掌側に曲げさせてガングリオンが露出したら，ガングリオンの両側に消毒綿花を置き，術者は左手親指と人差指でガングリオンを挟み込んで固定し，2％ヨードチンキと75％アルコールで十分に消毒する．右手には消毒済み三稜鍼を持ち，ガングリオンの最高点へすばやく刺入するが，結節腫の下層を突き破ってはならない．速刺速抜し，ガングリオンを掴んでいる

左手に力を込める（抜鍼と加圧は同時に開始する）。ガングリオンが大きければ，両手の親指でガングリオン周囲を中心に向けて圧して絞りだし，結節腫内のゼリー状粘液（透明なグリース状粘液）を鍼孔から全部排出するように務める。もしガングリオンが大きすぎ，時間も経ており，粘液が完全に排出できず，途中で鍼孔が塞がってしまったならば，塞がった鍼孔へ消毒した三稜鍼を突き込み，ガングリオンの内部を軽く数回弾いて，粘液を完全に排出する。そのあと消毒済みのスベスベした小さな竹ヘラ（20×15mm²）をガングリオンに密着させ，包帯を巻く（あまり強く巻きすぎると，局部の血流が悪くなる）。そして患者には，生水で濡らさないよう，そして手首を使いすぎないように指示し，3日後に包帯と竹ヘラを取り去る。もし再発したら，同じ方法で治療すればよい。

★治療効果★　259例を治療した結果，治癒256例，無効3例で，有効率は98.8％だった。

火鍼

★取穴★　主穴：阿是穴。

★治療方法★　2号の火鍼か，細い三稜鍼（大頭鍼でもよい）を使う。止血鉗子で鍼を挟み，アルコールランプで焼いたら，左手の親指と人差指でガングリオンを摘み，内容物を一方に集め，血管を避けて，ガングリオンを隆起させる。赤く焼いた鍼で，すばやくガングリオンの深部を刺し（ガングリオンの基底部に達すればよい），速刺速抜する。ガングリオンの大きさにより2～3カ所刺してもよい。そのあと両手に乾いた綿花を持って，鍼孔の周囲を圧迫し，グリース状の液体を絞り出す。きれいに絞り出したら，アルコール綿花で拭き取って消毒し，消毒した乾綿花で局部を圧迫して包帯する。3日のうちは水に濡らさず，4日目に取り外す。もし1回で治らなければ，5～7日後に再び治療する。

★治療効果★　396例を治療し，1例を5回治療しただけで，あとは1～3回のうちに治癒した。治癒率は100％だった。

灸頭鍼と抜罐

★取穴★　主穴：阿是穴。

★治療方法★　ガングリオン局部は26号か28号1寸の毫鍼を使い，中央に1本，その両側に1本ずつ刺入する斉刺法をおこなう。各鍼には2cmの長さに切った棒灸を挿し，下部から点火する。棒灸が燃え尽きたら抜鍼し，小型ガラス抜罐を3～5分ほど吸着させ，黄色く粘稠な液体を吸い出す。抜罐を取り去った

ら消毒ガーゼで加圧固定する．1回で治らなければ2～3日後に再び治療する．

★治療効果★　21例を治療し，治癒20例，好転1例で，全員に有効だった．

刺鍼と穴位注射--

★取穴★　主穴：阿是穴．

★治療方法★　まず発赤して軟らかくなるまでガングリオンを5分ほど揉む．次に局部を消毒したら，三稜鍼を結節腫の縁から中心へ向けてすばやく刺入し，中心に達したら抜鍼する．抜鍼するとき，鍼孔と反対側に親指を当て，鍼孔へ向けて押し，圧迫しながら鍼を抜いて，ガングリオンの内容物を鍼孔から外に出し，出し尽くしたら終える．そのあと鍼孔から注射針を入れ，プレドニゾン12.5～25mgと0.5％プロカイン2mlを注入し，薬液を注入し終わったら，さらに多方向へ刺鍼して結節腫壁を突き破る．針を抜いたあと少し按圧し，圧迫したまま包帯を巻く．1週間後にもガングリオンが残っていたり，再発していれば，同じ方法を繰り返す．

★治療効果★　84例を治療し，1～3回の治療で全員が有効だった．そのうち治癒79例（94％），好転5例（6％）だった．

81. 寝違い

❖ 概論

寝違いは，一側の項背部の筋肉が怠く痛み，動きが制限される疾患である．その症状は起床時に現れることが多く，後頸部が硬直して左右に回せず，局部が怠く痛み，圧痛があるが，赤い腫れはない．

本疾患を古医籍では項強と呼んでおり，唐代の孫思邈が著した『備急千金要方』にも鍼灸治療が記載されている．現代，特に最近の20年で，寝違いの鍼灸治療に関する報告が非常に増え，刺鍼，抜罐，指圧（指鍼），耳穴圧丸，眼鍼，磁鍉鍼，電気刺激などの穴位刺激があり，いずれも治療効果が優れている．

❖ 治療

抜罐--

★取穴★　主穴：阿是穴．

配穴：風門，肩井．

阿是穴の位置：頸部で最もはっきりした圧痛点（以下も同じ）．

★治療方法★　阿是穴は，力を入れてしばらく揉み，消毒したあと三稜鍼で3～5回快速点刺するか，皮膚鍼（梅花鍼）で中程度に叩刺するが，叩刺する面積は抜罐の口径とする．そのあと適切な口径の抜罐を使って吸玉する．配穴は1～2穴取り，刺鍼して得気したら置鍼し，その鍼の上から抜罐する．抜罐の時間は，いずれも10～15分ほどである．抜罐を取り去ったら，阿是穴には棒灸で5～7分ほど回旋灸をしてもよい．毎日1回治療し，治療回数は数えない．

★治療効果★　260例を治療した結果，全員が1～3回のうちに治癒し，治癒率は100％だった．

体鍼--

★取穴★　主穴：懸鐘，養老，後谿．

配穴：内関，外関，中渚，陽陵泉．

★治療方法★　主穴を主にし，毎回1穴のみを取り，効果が劣っていれば配穴を加えるか，配穴に改める．懸鐘穴は1.5～1.8寸ほど直刺して強か中刺激し，得気したら15～20分置鍼する．養老穴は針先を上へ向けて1.5寸斜刺し，鍼感を肩部へ伝わらせる．後谿は0.5～0.8寸に直刺し，得気したら1～3分ほど捻転するか，パルス密度40～50回/分の連続波で電気鍼する．配穴はマニュアル通りに深刺し，できるだけ強い鍼感があるようにする．こうした穴位へ刺鍼しているときは，患者が最初は小さく，徐々に大きく自分で頸部を動かし続けなければならない．いずれも15分置鍼する．毎日1回治療する．

★治療効果★　624例を治療した結果，全員が1～3回のうちに治癒し，治癒率は100％だった．

穴位電気刺激--

★取穴★　主穴は2組に分ける．①養老，新設，外関，肩中兪．②風池，肩井，大椎傍ら1寸（喘息），肩外兪．

新設の位置：第3第4頸椎間から外側に1.5寸．

★治療方法★　①②ともすべて取る．直流の低周波治療器を使い，直径3cmの円い経皮電極で操作する．そのうち陽極は①組に，陰極は②組の穴位に使う．通電する前に，しばらく穴位を軽く揉んだのち，低周波治療器で通電するが，電圧は2～10Vへと徐々に上げ，患者が耐えられる程度の強さで，毎回3～5秒通電する．患側の筋肉が収縮したら，すぐに20～40mAの直流電流に変更し，

やはり毎回3〜5秒通電する．治療時は，患者に頸部を動かさせる．全体の治療時間は5〜10分である．毎日1回治療し，3回を1クールとする．

★治療効果★　242例の寝違い患者を治療した結果，治癒182例，著効60例で，有効率は100％だった．

指鍼（指圧）--

★取穴★　主穴：外関，内関，阿是穴．

配穴：風池，肩井，肩貞，養老，天柱，風府，大椎，理想穴．

理想穴の位置：風池と肩井穴の中点．

★治療方法★　主穴を主にし，効果が劣っていれば配穴を加える．最初に痛む阿是穴を1分ほど軽く叩くか，指で按圧する．次に術者は患者の内関穴を親指で指圧し，中指か人差指は外関穴へ当てて，毎回2〜3分ほど指圧する．力は最初に軽く，徐々に強くしてゆき，圧力が内関から外関へ突き通るようにして，患者には酸，麻，脹，熱感などの感覚があるか，こうした得気感が上に伝わる感じがなければならない．指圧中には，患者の頸部を左右へ回すようにさせる．配穴は，片手で風池穴を20回，両手で肩井穴を20回ずつ按摩し，残りの穴は各穴に1〜2分ほど指圧法をするか，上下左右に按摩する．こうした方法は毎日1回おこない，3回を1クールとする．

★治療効果★　257例を治療した結果，治癒252例，緩解5例で，全員が1〜3回で治り，有効率は100％だった．

耳穴圧丸 --

★取穴★　主穴：耳穴の頸と神門．

★治療方法★　両耳の主穴を全部取る．市販の活血止痛膏か傷湿止痛膏（いずれもサロンパス）を $1 \times 1\,cm^2$ に切り，1〜2粒の緑豆（もやし豆）を載せて耳穴へ貼る．縁は剥がれないように密着させる．そのあと耳穴を30秒から1分按圧するが，手法は弱から始めて強くしてゆき，熱い脹れぼったさや痛みを感じるとよい．それと同時に患者は2〜3分ほど頸部を運動する．患者は毎日3回自分で按圧し，治癒したら圧丸を外す．

★治療効果★　68例を治療し，すべて1回で治った．

鍼灸 --

★取穴★　主穴：大椎．

配穴：肩井．

★治療方法★　患者を椅子に腰掛けさせて，頭を前に倒す．正確に取穴したあと，針先を少し患側に向けて0.5～1寸の深さへ刺入し，鍼感を患側の頸や肩へ伝導させる．得気したら，術者は片手で患側の肩井穴を圧し，患者にできるだけ頸を左右に回すようにさせ，それと同時に片手は3～4分捻鍼する．もし効果が劣っていれば，長さ5cmの棒灸を鍼柄に挿して点火し，灸が終わってから抜鍼する．さらに穴位には10～15分ほど抜罐する．毎日1回治療する．

★治療効果★　62例を治療した結果，治癒52例，著効6例，好転4例で，全員に有効だった．

82. ぎっくり腰

❖ 概論

　ぎっくり腰は，急に身体をひねったため腰部の筋肉が引きつって起こるものである．よく損傷する筋肉は，大腰筋，腰背筋などだが，腰方形筋が損傷されることもあり，臀部の中臀筋が損傷されているものや，まれには腸骨筋が損傷されているものもある．身体を動かすと，急に腰部に激しい痛みが起こり，運動制限があって，咳嗽や深呼吸で痛みが増し，腰部にはっきりした圧痛点が現れる場合もある．症状は，ひねったあと数時間か数日でひどくなる．

　ぎっくり腰は鍼灸治療が最も有効な症状の1つである．現代の最も早期の報告は1920年代の中期にあり，半世紀余りにわたって豊富な治療経験が積み上げられている．近年のぎっくり腰の鍼灸治療には，いくつかの特徴がある．その1つはいろいろな穴位刺激法が使われていることで，伝統的な刺灸して抜罐を吸い付ける治療のほかにも，耳鍼，電気鍼，レーザー鍼，火鍼，マイクロウエーブ鍼灸など，ほとんどすべてが本病の治療に使われ，優れた治療効果をあげた．また多くの症例が比較観察され，有効な穴位および組み合わせ処方が厳選されたことである．最近ある人が，足太陽膀胱経の痛みでは後谿が最も効果が優れ，督脈の痛みは水溝の効果がはっきりしており，足太陽膀胱経と足少陽胆経の痛みには腰痛穴が最も理想的な効果があると，分析して検証した．このほか鍼灸と同時に自動運動させることが強調され，同じ穴位を使っても，自動運動を組み合わせると，刺鍼のみの治療よりも効果がはっきり優れていた．このように，ぎっくり腰に対する鍼灸治療の効果は絶えず向上している．

❖ **治療**
体鍼の1 --

★取穴★　主穴：水溝（あるいは水溝から左右1cm傍ら），後谿（あるいは睛明），腰痛穴．

配穴：委中，命門，陽関，大腸兪，合谷．

腰痛穴の位置：手背で，第2第3，第4第5中手骨底の間．背側の腕関節横紋の先1寸，片手に2穴．腰腿点の手前0.5寸．

★治療方法★　一般的には主穴だけを使い，効果がはっきりしなければ配穴を加える．痛む部位に基づいて取穴する．

腰正中線の痛みには，水溝に0.1～0.2寸直刺し，2分ほど捻転する．または水溝の傍ら1cmのところから刺入するが，左手の親指と人差指で，患者の上唇を摘み，右手で2寸の毫鍼を持って左側から刺入し，反対側から針先を出したら，押したり引いたりして5～10秒強刺激する．刺鍼と同時に術者は患者の後ろに立ち，患者の腰と腹の境目（章門，京門穴付近）をきつく支え，患者を助けて腰部を20回ぐらい，前後に曲げさせたり左右にひねったりさせる．

腰の軟組織が損傷し，面積が小さいものは，対側か痛む側の後谿を取り，合谷に向けて1～1.5寸ほど深刺し，大きな捻転提插で2分ほど強刺激する．これは合谷を取って後谿に透刺してもよい．または痛む側の睛明を取って0.5～1寸刺入するが，ゆっくりと刺入して血管を損傷しないようにする．得気したら軽く捻転するが，提插でつついてはならない．このように操作するとともに，前のように腰部を運動させる．腰の軟組織の損傷で，範囲が広くて脇肋まで痛みが及ぶものは，対側の腰痛穴を取り，2本の鍼を掌心に向けて0.8～1寸斜刺し，得気があれば大きな捻転提插で2分強刺激を続け，やはり腰部を運動させる．

以上に述べた方法は，すべて15分置鍼し，その間1～2回運鍼する．

それでも痛みがあったり，はっきりした変化が現れないものは，大腸兪に2.5～3寸深刺し，鍼感を激発させて足根部まで放散させ，委中から刺血し，命門や腰陽関，そして圧痛の最もはっきりしたところに刺鍼して抜罐する．

★治療効果★　治癒－痛みが消え，正常に動かせて仕事ができる．著効－ほとんど痛みが消え，正常に動かせるが，時どき軽い痛みがある．無効－治療の前後で症状に変化がなかった．

1418例を治療した結果，有効率98.3～100％で，治癒率は59.4～83.1％

に達した．

体鍼の2 --

★取穴★　主穴：委中，阿是穴．

配穴：華佗夾脊穴，腎兪，志室，腰眼．

阿是穴の位置：腰背部の圧痛点が腹部で対応するところ．例えば圧痛点が督脈にあれば，任脈上で圧痛点の裏側になる部分を取穴する．

腰眼の位置：第4腰椎棘突起の下で，背骨の傍ら3～4寸の凹み．

★治療方法★　まず患者を硬い板のベッドで腹臥位にし，両手を頭の上に置かせる．術者は両手の親指と人差指で，腰仙椎間および両腰の筋肉を圧して圧痛点を探し出す．

背骨の正中を損傷していたら，術者は右手の手掌部を圧痛点におき，左手を右手手背の上に重ねて軽く押す．患者が息を吐くときに，力を込めて1～3回押す．そのあとで鍼を委中に1.5寸刺入し，捻転提挿して鍼感を足に伝わらせる．引き続いて華佗夾脊穴（疼痛点両側の夾脊穴）と阿是穴に刺鍼して瀉法し，置鍼しないで抜鍼する．

腰部軟組織の損傷では，委中を上と同じように刺鍼する．阿是穴は瀉法する．配穴を選んで2.5寸ていどに深刺し，平補平瀉する．やはり置鍼しない．毎日1回治療する．

★治療効果★　701例（一部にぎっくり腰以外の腰痛を含む）を治療し，有効率95～100％だった．

頭鍼 --

★取穴★　主穴：枕上正中線，枕上旁線．

配穴：阿是穴．

阿是穴の位置：腰部の圧痛点（以下同様）．

★治療方法★　前述した穴位は全部取る．まず主穴に28～30号1.5寸の毫鍼を刺入する．正中線の腰痛には枕上正中線を主とし，両側の腰痛なら枕上旁線を主にして交叉取穴（左右を逆に取る）する．鍼を帽状腱膜に達する深度で，下へ向けて1寸ぐらい刺入し，一定の鍼感（酸，痛，脹が多い）が発生したら100～150回/分，捻転角度360～720度で2～3分捻転する．運鍼と同時に，患者は腰部を前後に屈伸したり，左右に曲げたり，回転させたりしながら20～30分置鍼する．もし完全に症状が緩解しなければ，さらに2～3分捻鍼し，阿

是穴へも刺鍼して，得気したら2分ほど提插捻転し，強烈な鍼感を発生させ，すぐに抜鍼するか10分置鍼する．治療効果を安定させるため，頭鍼は1～2時間置鍼し，患者が家に帰ったら自分で抜くように指示する．

★治療効果★　75例（70例のギックリ腰と5例の腰椎ヘルニアを含む）を治療した結果，治癒48例，著効27例で，有効率100%だった．

抜罐--

★取穴★　主穴：阿是穴．

配穴：委中，養老．

★治療方法★　阿是穴は必ず取り，抜罐する．抜罐は，3つの方法に分ける．

①鍼罐法：患者を坐位か腹臥位にし，阿是穴へ直刺して得気があれば，さらに鍼の周囲に数本を刺入し，得気したら中心の鍼を除いてゆっくりと抜鍼する．中心の一鍼は架火法（鍼尾に95%アルコールを浸した綿花を付けて点火する）か，ポンプ式で抜罐し，15～20分留罐する．毎日1回治療して4回を1クールとする．

②抜罐法：阿是穴とその付近に，閃火法で2～3個抜罐し，30分留罐して内出血させる．抜罐を外したあと，抜罐した部位を手掌を使って，軽→重→軽の手法で数分按圧する．これは毎日か隔日に1回治療し，治療クールは数えない．

③刺絡抜罐法：術者は最も痛む阿是穴を取り，しばらく手掌で揉んで周囲の絡脈を怒張させる．そのあと消毒し，すばやく三稜鍼で3～5回点刺し，2～5mlほど出血させたあと，その上に投火法で抜罐を吸着させ，10～15分留罐し，局部が赤くなればよい．抜罐を外したあと薬条灸（薬の入った棒灸）で5～7分ほど温和灸する．これは隔日に1回治療し，治療クールは数えない．

配穴は毎回1穴を取る．養老穴は提插捻転の強刺激して抜鍼し，置鍼しない．委中穴は三稜鍼を使って6～8滴ほど点刺出血する．ふつう抜罐を併用する．

★治療効果★　急性腰部捻挫275例を治療し，有効率は95～100%だった．

指鍼（指圧）と灸---

★取穴★　主穴：阿是穴．

★治療方法★　親指の腹で阿是穴を指圧する．軽から重へと徐々に力を入れ，患部に怠い腫れぼったさの得気感があれば1～2分圧し，ゆっくりと力を抜く．これを5～7回繰り返したあと插法する．これも軽から重へと力を入れ，得気したら30秒～1分ほど圧して，ゆっくりと力を抜く．指揉法も併用する．そのあ

とショウガ灸を4〜6壮すえ，灸が終わったら局部を回旋しながら揉む．毎日1〜2回治療する．

★治療効果★　166例を治療し，治癒88例，著効71例，無効7例で，有効率95.8％だった．

耳鍼

★取穴★　主穴：腰痛点，阿是穴．

配穴：腰骶椎，神門，腎，交感，内分泌．

腰痛点の位置：上対輪脚と下対輪脚起始部の突起の下方．

阿是穴の位置：対輪正中の圧痛点．

★治療方法★　主穴を1穴取り，0.5〜1寸28号の毫鍼を刺入したあと快速捻転し，患部に怠くて腫れぼったい感じや，焼けるような感じが起きたとき，腰部を10〜30分運動させ，抜鍼する．そのほかの耳穴には王不留行の種を貼り，患者に毎日3〜4回，各穴を5〜6度ずつ按圧させる．隔日に1回貼り替える．

★治療効果★　105例を治療した結果，治癒41例，著効22例，有効37例，無効5例で，有効率95.2％だった．

腕踝鍼

★取穴★　主穴：下$_6$，下$_5$．

下$_6$の位置：足関節の上三横指，アキレス腱の外側．

下$_5$の位置：外踝尖端の直上三横指．

★治療方法★　腰部正中の痛みは下$_6$区，両側の痛みは下$_5$区を取る．一側が痛ければ一側の穴区を取り，両側が痛ければ両足の穴区を取る．1.5寸30号の毫鍼を切皮し，皮膚と水平に放ち，皮膚に密着させて体幹方向へ刺入する．患者に酸麻脹痛などの得気がないよう，無感覚で刺入する．感覚があれば深く入っているので，引き上げて刺し直す．鍼を1寸入れて30分置鍼し，置鍼中は患者に腰部を動かさせる．

★治療効果★　135例を治療した結果，治癒117例，著効10例，有効7例，無効1例で，有効率99.3％だった．

83. 潰瘍病の急性穿孔

❖ 概論

　胃や十二指腸潰瘍が急性穿孔したもので，潰瘍病の重症併発症の1つである．典型的な臨床症状は，急な発作性の激しい腹痛で，腹式呼吸が弱まり，腹筋の痙攣や硬直が起こり，触るとはっきりした圧痛があるか反跳圧痛があり，悪心嘔吐して，もがいて苦しみ，発熱し，ひどければ初期のショックが現れる．

　胃や十二指腸潰瘍の急性穿孔に対する鍼灸治療には，特殊な治療効果がある．最近の二十数年，鍼灸は急性腹部症状の救急治療として重要な位置を占めている．大多数の患者は刺鍼の後，はっきりと腹痛が軽減し，気持ちが落ち着いて腹筋が緩み，腸鳴がすぐ回復する．客観的な基準を設けて動態観察したところ，呼吸曲線は刺鍼後直ちに改善され，腹筋の筋電図では，放電が徐々に少なくなって消失したが，前者は刺鍼により，すぐに痛みが消えたことを示し，後者はおそらく穿孔が癒合したのであろう．現在，鍼灸は主に潰瘍病の急性穿孔第1期（穿孔が起こってから穿孔が閉じるまで）に使われている．治療では体鍼が主となるが，電気鍼でも同じような効果があり，腹痛がひどければ穴位注射も併用する．近年，穿孔の第1期に刺鍼し，第2期（癒合して腹膜症状が消えるまで）に漢方薬を併用して91例を治療したところ，96.7%の治癒率だった．

　潰瘍病の急性穿孔に対する鍼灸治療のメカニズムについて，動物実験によって観察されたものは以下である．鍼灸は大網を病巣に向かわせて穿孔の閉合を促す．腹腔滲出液の吸収を促し，胃の分泌と運動を調節する．身体の特異性あるいは非特異性の免疫作用を高め，白血球の呑食能力を強めるとともに腹腔が感染しないように防御する力を強める．

❖ 治療

体鍼 --

　★取穴★　主穴：足三里（あるいは阿是穴），孔最，中脘，梁門，天枢．
　　配穴：内関．
　　阿是穴の位置：足三里の下方で，圧痛のはっきりしているところ．

　★治療方法★　主穴を2～3穴取り，腹痛や嘔吐症状がはっきりしていれば内関を加える．深刺して得気があれば大幅に捻転提挿し，強い手法で1～2分運鍼

する．そのあと1～6時間置鍼して，15分置きに前と同じ方法で運鍼する．また運鍼したあとでG6805パルス器に接続し，疎密波で1時間パルス刺激をしてもよい．電流の強さは患者が耐えられる程度とする．1日に3～4回治療し，10時間ぐらい観察したほうがよい．

★治療効果★　効果が優れている－1～2回の治療の後，腹痛がはっきりと緩解し，部分的な圧痛がある．腹壁は緩み，板状の腹ではなくなる．腸鳴が回復したり，オナラが出たり，排便があれば，穿孔はすでに癒合している．効果が劣る－症状がはっきり良くならなかったり，症状が繰り返し起こり，やはり手術をしなければならない．

　71例を治療した結果，治療効果の優れていたものは51例（71.8％），効果の劣るものは20例（28.2％）だった．1万に近い症例の統計によると，60～70％の患者で短期の治療効果が得られた．鍼灸治療には鎮痛剤が必要なく，抗生物質もいらない．

　刺鍼はかなりはっきりした長期効果があり，潰瘍により穿孔した多くの患者で，刺鍼を主とした治療だけで手術をしなくても，もともとあった潰瘍病巣も治癒している．

電気鍼 ------

★取穴★　主穴：中脘，天枢，内関．
　　　　　配穴：足三里，合谷．

★治療方法★　患者を仰臥位にし，毎回2～4穴を取り，低周波パルスで治療する．腹部の穴位は斜刺か横刺して得気させる．四肢の穴位は直刺して，はっきりした鍼感を得る．そのあとパルス電流に繋ぐが，腹部は陽極（有効極），四肢は陰極に接続し，180～200回/分で1～2時間ぐらい通電する．もし痛みが緩解しなければ4～6時間置いて再度治療する．また30分刺鍼して15分休み，続けて8時間刺鍼してもよい．

★治療効果★　急性胃穿孔患者68例を治療した．そのうち64例は治療後30分で腹痛が軽減し，2～4時間で痛みがほとんど消え，腹筋も柔らかくなった．体温や白血球が正常に戻るまでは4～6日かかる．4例は手術した．

穴位注射 ------

★取穴★　主穴：足三里．

★治療方法★　薬液：ビタミンB_1注射液（50mg/ml）．

足三里は両側取り，5号歯科注射針で刺入し，強い得気があれば薬液を1ml ずつ注入する．3時間に1度治療する．症状が緩解したら毎日2回の治療に改める．治療と同時に清熱解毒や通裏攻下の漢方薬や現代薬を服用する．

★治療効果★　155例を観察した結果，150例が治療に成功し，手術に変えたもの3例，死亡2例で，有効率96.8%だった．

84. 胆石症

❖ 概論

胆石症は，胆管系統のどこかに結石ができる病気である．症状は胆石の動態，部位および併発症によって決まるが，胆道疝痛（痛みが激しくて汗が出，顔面蒼白となる），悪心嘔吐そしていくらかの黄疸や発熱が主な症状である．胆道疝痛は一般的に短いが，数時間に及ぶこともある．

胆石の治療は，以前は手術に頼っていた．1950年代から中医による排石法が開始され，1959年に本病の最初の鍼灸治療が報告された．この20年で，鍼灸を含む一連の非手術療法を主とした治療方案が模索され，中国全土に推し進められた．70年代の後期に，ある施設が鍼灸を主要な治療法とし，硫酸マグネシウムを併用して胆管結石を治療したところ，満足できる効果を得た．そのあとに耳鍼，電気鍼およびレーザー鍼などの穴位刺激法でも優れた治療効果のあることが分かり，特に南京の耳穴圧丸法が盛んになったが，それは症状をはっきり改善するだけでなく一定の排石効果もあり，方法も簡単で安価なうえ，痛みもないためかなり歓迎された．患者869例の統計を調べたところ，鍼灸の有効率は69～96.6%で，排石率は46.23～82.1%だった．また，電気鍼治療を含む中西結合による非手術治療で，胆石症に対する長期効果を1～22年にわたって分析した結果，安定していることが分かった．

本病に対する鍼灸治療のメカニズムは，鍼灸は胆汁の流量を増加させ，胆嚢の容積を縮め，胆嚢を蠕動させるとともに溜った胆汁を排出させ，括約筋に緊張と弛緩を繰り返させるので胆石の排出に有利に働くというものだ．

鍼灸治療が適応できる患者は，①総胆管の結石が直径1cm前後で，胆管の下端に器質性の狭窄がないもの．②肝臓内の細胆管に結石が多発しているもの．③直径が1cm以内の胆嚢結石で，胆嚢の排出機能がよいものである．

❖ 治療

電気鍼 --

★取穴★　主穴：日月，期門．

配穴：阿是穴，胆兪．

阿是穴の位置：巨闕と右の腹哀を繋ぐ線の中点．

★治療方法★　主穴を主とし，痛みがひどかったり，胆嚢が腫れていれば配穴を加える．すべて右側の穴位のみ使う．切皮したら胆兪は脊柱に向けて斜刺し，阿是穴は6寸の毫鍼を胆嚢腫大部の中心に向けて斜刺して，外腹斜筋の下に到達させる．得気があったらG6805パルス器を繋ぎ，疎密波を使って患者が耐えられる最大の電流を60分続けて流す．抜鍼したあとは50％の硫酸マグネシウムを50ml飲む．1日1回治療し，10回を1クールとする．

★治療効果★　522例を治療し，安定型，急性発作型，ショック型の3つに分けて調べたところ，排石率は，安定型35％，急性発作型89.7％，ショック型50％で，排石率78.4％だった．50％硫酸マグネシウムを服用しただけの対照群と比較すると，電気鍼の治療効果が明らかに高かった（P＜0.01）．

耳穴圧丸 --

本法は主に安定期に使う．

★取穴★　主穴：肝，膵胆，十二指腸，交感．

配穴：脾，胃，三焦，神門，肩，食道，大腸，耳迷根，内分泌．体穴の章門，胆嚢穴，天枢．

胆嚢穴の位置：陽陵泉の下1〜2寸で圧痛のある部位．

★治療方法★　主穴は毎回必ず取り，配穴は症状によって加える．治療効果がはっきりしないものは体穴を1〜2穴加える．王不留行の種を耳穴に貼り付ける．毎回一側に貼り付けて，左右交替で使う．患者は食後20分たったとき，耐えられる強さで10〜20分ぐらい按圧する．普通は1日に3〜4回按圧するが，胆道疝痛が起きたときも按圧してよい．1週間に2〜3回貼り替え，20回を1クールとする．体鍼も右側だけに刺鍼し，捻転提挿で強烈な得気を激発させたら，すぐに抜鍼して置鍼しない．便秘症状がはっきりしていれば33％硫酸マグネシウムを1回に10〜15ml，1日3回服用する．

★治療効果★　症状：著効－症状が消えたか，はっきりと軽くなった．有効－症状が軽減したか，あるいは症状は消えたが軽度の再発がある．無効－症状が改

善されなかったり，改善されたが再発して元に戻った．

　排石効果：短期治癒－大便を調べると結石があり，治療後にエコーで調べても結石は消えている．著効－大便を調べると結石がある．治療前後の結石の減少が，エコーで半分以下になっている．有効－大便を調べると結石があるもの．無効－結石が便に出ておらず，エコーでも改善がない．

　234例を観察し，排石効果については，治癒と著効が併せて22.65％で，有効率94.44％だった．症状に対する有効率は82.11～100％だった．57例を観察したところ，排石の有効率は36.8％だった．排出された結石はすべて1cmより小さかった．

耳穴電気鍼 --

　★取穴★　主穴：胰胆，肝，三焦，胃，十二指腸，食道．
　配穴：痛みがひどければ交感と神門，黄疸には腎上腺と内分泌，排石困難なら耳迷根と交感を加える．

　★治療方法★　考慮して主穴を取り，症状により配穴を加える．痛みがはっきりしていれば密波，黄疸には疎密波，排石困難なら疎波を使う．毎回4個の穴位を取り，パルスに繋いで，患者が耐えられる程度の電流で10分治療する．毎日1回治療し，1カ月を1クールとする．

　補助治療：毎朝スクランブルエッグを2個食べる．便秘には33％硫酸マグネシウムを30ml服用する．毎日1回．

　★治療効果★　510例を治療した結果，症状と徴候が顕著に好転したもの508例，無効2例で，有効率99.6％だった．排石したのは462例で，排石率90.59％．そのうち全部が排石されたのは90例で19.48％を占めた．

眼鍼 --

　本法は主に胆道疝痛を治療する．

　★取穴★　主穴：肝胆，中焦．

　★治療方法★　主穴はすべて取る．両側とも使う．反応点を探し，眼窩縁の外側0.2寸に30号0.5寸の毫鍼を沿皮刺する．提挿捻転などせず，骨膜に達しない深度にして眼窩の出血を防ぐ．左眼は補法（時計回りに刺入），右眼は瀉法（逆時計回りに刺入）して5～15分置鍼する．毎日1～2回治療する．

　★治療効果★　著効－治療して5～10分で痛みが完全に消えるか，はっきり軽減する．有効－治療して5～10分で痛みが1/2以下になったが，局部には圧

痛が残り，食事制限が必要．無効-治療して5〜10分経ても症状が変わらない．

122例，延べ250人を治療した．効果は延べ人数で，著効156人，有効89人，無効5人で，有効率98％だった．しかし一定の再発率がある．

穴位埋植

★取穴★　主穴は5組に分ける．①鳩尾から巨闕の透刺，幽門．②日月から期門の透刺，腹哀（すべて右）．③上脘から中脘の透刺，梁門．④肝兪，胆兪（すべて右）．⑤陽陵泉．

★治療方法★　症状に基づいて毎回2〜3組の穴位を取る．穴位を消毒し，1％プロカインで局所麻酔したあと，埋線針を使って長さ0.5〜1cmの消毒した羊腸線を穴位の筋層へ入れる．①鳩尾は平刺し，巨闕へ透刺してから幽門へ透刺する．いずれも1.5〜2寸刺入する．②日月は期門へ1.5寸に透刺したあと，腹哀へ40度角で1.5寸刺入する．③上脘は45度角で，中脘と梁門へ1.5〜2寸ずつ刺入する．他の穴位は直刺するが，背部の穴位は深すぎないようにする．羊腸線を押し入れたあと，穴下の脂肪組織を少し破り，針孔から少量の血を絞り出して消毒ガーゼを貼り付ける．7〜15日に1回治療し，3〜5回を1クールとする．

★治療効果★　869例を治療した結果，臨床治癒522例，著効270例，有効77例で，有効率100％だった．

レーザー鍼

★取穴★　主穴：胆兪，阿是穴．

阿是穴の位置：右上腹部にあり，触ると痛みが最もはっきりしているところ．

★治療方法★　胆兪は右側だけを取る．6328Åのヘリウム-ネオンレーザーを使い，ハンドピースと皮膚を30〜60cm離し，出力2mW，光斑直径を2cm程度にして，各穴に10分ずつ，1日2回照射する．同時に33％硫酸マグネシウムを1回10〜20ml，1日3回服用する．

★治療効果★　50例にレーザー鍼治療し，有効率98％，排石率は80％だった．

85. 急性虫垂炎

❖ 概論

急性虫垂炎は非常に多い腹部疾患である．その症状は持続性で陣発的に痛む右

下腹部痛で，悪心や嘔吐があり，ほとんどの患者で白血球や好中球が増加する．右下腹部の虫垂区（マックバネー点）に圧痛があるのが，本病の重要な特徴である．急性虫垂炎は一般に，急性単純性虫垂炎，急性化膿性虫垂炎，壊疽性および穿孔随伴性の虫垂炎，虫垂周囲膿瘍の4つに分けられる．

急性虫垂炎に対する鍼灸治療は，現代の報告では1950年代の初めである．50年代の後期に，中国の医療界に本病を鍼灸で治療しようとする風潮が生まれ，1958年9月27日の『文匯報』に専用のコラムを作って報告された．50年代の末期になると，ある施設で各種の急性虫垂炎1542例に対する鍼灸治療が統計され，有効率は成人で84.2％，小児では66.3％とまとめられた．60年代の初め，急性虫垂炎患者2925例に対して刺鍼のみで治療した結果を分析すると，急性単純性虫垂炎の有効率80.06％，慢性虫垂炎の急性発作に対する有効率52.68％，虫垂膿瘍に対する有効率35.60％だった．この20年に及ぶ多くの臨床治療結果によって，鍼灸は単純性虫垂炎と軽症の化膿性虫垂炎に対する主要な治療方法となっただけでなく，他の型の急性虫垂炎に対しても有効な補助療法とされた．治療方法も，すべてが揃っている．ほとんどの穴位刺激法が報告されているが，特に最近のレーザー鍼は，治療効果も他の方法と同じぐらいあり，安全で無痛なため患者に受け入れられやすい．

急性虫垂炎に対する鍼灸の治療メカニズムについても，いくつもの研究がされている．50年代の末期には，上海に治療メカニズムの研究班が作られた．実験の結果は，鍼灸は虫垂への血液供給を改善し，炎症によって発生する有害物質を排除して回復させるとともに，虫垂の有益な蠕動運動を促し，虫垂腔にある内容物の排泄および炎症を鎮めるのに有利に働くとともに，身体の免疫力を増強させ，それによって病変した虫垂を回復させるというものだった．

人の虫垂は退化した不要な器官などではなく，免疫活性物質を分泌していることが最近分かった．虫垂を切除した人達では，悪性腫瘍の発生率が明らかに高い．それを考えても，急性虫垂炎を鍼灸で治療することは，重要な意義がある．

❖ 治療

体鍼の1

　★取穴★　主穴：闌尾穴，足三里，阿是穴．
　配穴：悪心や吐き気には上脘と内関を加える．発熱には曲池と尺沢を加える．

腹脹には大腸兪と次髎を加える.

闌尾穴の位置：足三里の約2寸下.

阿是穴の位置：右下腹部で最もはっきりした圧痛点（マックバネー点）．以下同様.

★治療方法★　一般に主穴から常に2〜3穴取る．はっきりした症状があれば配穴を1〜2穴加える．操作方法は，尺沢を三稜鍼で刺血する以外，他の穴位は大きな捻転と提挿を組み合わせた瀉法を使って，強刺激で1〜2分運鍼し，30〜60分置鍼して，5〜10分ごとに運鍼する．またG6805パルス器を繋ぎ，疎密波で電流の強さを患者が耐えられる程度とし，通電してもよい．1日1〜2回治療する．

★治療効果★　近年の各地の報告によると，急性単純性虫垂炎と，軽症化膿性虫垂炎に対する刺鍼治療の平均有効率は85〜90%である．ある人が461例の患者を19〜21年後に再調査して長期効果を調べたことがあった．その結果，手術をしなかった患者は38.9%で，再発していないものは31.4%だった．これは鍼灸治療に長期効果もあることを示している．

体鍼の2 --

★取穴★　主：膝四，大横.

膝四穴の位置：右膝蓋骨外縁の上4寸.

★治療方法★　主穴はすべて取る．28号2寸の毫鍼を膝四穴へ直刺し，得気する深さへ刺入したら，親指を後ろ，人差指を前に押して捻転し，鍼感を大腿に沿わせて上部へ伝導させ，鼠径部を過ぎて下腹へ達すればよい．大横穴は，腹に沿わせて下へ45度角に斜刺し，親指を前，人差指を後ろに引く捻転により鍼感を下の鼠径部へ伝達させる．上下の鍼感が繋がったら30分置鍼し，10分ごとに捻転する．毎日1〜2回治療する．

★治療効果★　急性虫垂炎患者750例を治療し，短期間で735例が治癒して98%を占めた．残りの15例は，6例が慢性虫垂炎で長期に急性症状を繰り返し，局部がシコリとなっている．9例は急性穿孔を起こしており，手術した．

抜罐の1 --

★取穴★　主：神闕，膈兪.

配穴：天枢，中脘，関元，闌尾穴.

★治療方法★　患者を仰臥位にし，まず配穴から2〜3穴選んで刺鍼する．得

気があれば強刺激の瀉法し，1時間ぐらい置鍼して，置鍼中は10～15分ごとに捻転提挿する．抜鍼したら患者を坐位にし，皮膚鍼（梅花鍼）で主穴を弾刺して局部を発赤させ，少し出血する程度になったら神闕は大罐，膈兪穴は左右に中罐を吸着させ，15～20分ほど留罐して局部の皮膚が深紅色になればよい．こうした方法は症状に基づいて毎日1～2回治療し，治療クールは定めない．

★治療効果★　50例を治療し，全員が臨床的に治癒した．

抜罐の2 --

★取穴★　主穴は2組に分ける．①府舎，腹結，闌尾穴．②大横，阿是穴，闌尾穴．
配穴：悪心や嘔吐に上脘，反跳圧痛に天枢，身体が弱っていれば関元を加える．

★治療方法★　毎回1組の主穴を取る．闌尾穴は両側を取るが，そのほかは右側を取る．腹部の穴位は関元を除き，すべて三稜鍼で5～10回点刺して抜罐する．関元穴は点刺せず抜罐だけにする．どちらも15分留罐する．闌尾穴は刺鍼のみで，刺鍼して得気したら30分置鍼し，置鍼中は1度だけ捻転瀉法する．2つの組は交互に使い，毎日1回治療して，7回を1クールとし，各クールは3日空ける．

★治療効果★　46例を治療し，治癒28例，著効8例，有効7例，無効3例で，有効率93.5％だった．

電気鍼 --

★取穴★　主穴：闌尾穴，阿是穴，右天枢，関元，中脘，気海，膈兪，血海，大腸兪．

配穴：曲池，合谷，内関，内庭，支溝，陽陵泉．

★治療方法★　主穴の闌尾穴は必ず取り，ほかにも主穴を順番に4～5個選ぶ．配穴は症状によって取る．穴位を消毒して1.5寸の毫鍼を0.5～1寸刺入し，捻転提挿手法で得気したらG6805パルス器に繋ぎ，80～120回/分の連続波で，患者が耐えられる強さのパルスを流すと同時に，TDP神灯（遠赤）を腹部の圧痛点に照射する．そのまま40分置鍼する．一般に1回の治療で痛みが軽減する．毎日1～2回治療し，7回を1クールとする．

★治療効果★　36例を治療し，治癒30例，著効4例，無効2例で，有効率94.4％だった．

耳鍼 --

★取穴★　主穴：新闌尾点．
配穴：発熱には皮質下と耳輪，嘔吐には耳迷根を加える．

新闌尾点の位置：対輪と耳甲介腔の縁で，臀と腰椎の間．

★治療方法★　主穴は各側に注射用蒸留水を0.2mlぐらい注入する．1日2回注入するが，症状が緩解したら1日1回にする．症状に基づいて配穴から1～2穴を加える．敏感点を探し出して，すばやく毫鍼を刺入したら，強刺激で2～3分捻転し，30～60分置鍼して，間欠的に運鍼する．1日1～4回治療する．耳輪穴には1日1回刺血法する．

★治療効果★　治癒－自覚症状がなくなり，腹部の圧痛と反跳圧痛が消え，血液像も正常に回復する．有効－状態が改善し，腹痛も和らぎ，腹部の圧痛や反跳圧痛が軽減したり消えた．無効－治療の前後で改善しなかったり，悪化した．

80例（15例は慢性虫垂炎）を治療した結果，治癒74例，有効4例，無効2例で，有効率97.5％だった．

穴位注射 --

★取穴★　主穴：闌尾穴．

★治療方法★　闌尾穴は両側を取る．身体が頑健で，鍼感が鈍ければ，針先を上へ向け，皮膚と45度角で斜刺し，注射速度を速くして，各穴へ10mlずつ注入し，5分以内に注射を終わらせる．虚弱体質で，鍼感が鋭敏ならば，針先を直刺か下へ向けた斜刺で，各穴へ5mlずつ徐々に注入する．毎日1回治療して，3～4回を1クールとする．

★治療効果★　97例を治療し，全員が1クール以内で治癒した．1～5年の追跡調査では再発していない．

86. 胆道回虫症

❖ **概論**

胆道回虫症とは，回虫が胆管に入り込んで起きた急性症状の1つである．剣状突起の下が急に強烈に痛くなり，その痛みが肩甲骨間や右肩に向けて放散し，患者によっては悪心や嘔吐が起こる．さらに感染すると，発熱，白血球の増加などが起こる．間欠期では，痛みが消失したり軽減したりする．

本病に対する鍼灸治療の報告も1950年代の末からである．鍼灸と烏梅湯を服用して48例の胆道回虫症患者を治療したところ，全員が治癒した．この20年余りの間に，非手術療法は徐々に本病の主要な治療法となってゆき，鍼灸治療

でも，方法あるいは治療効果を問わず大きく発展して向上した．診断によると80％の患者の胆嚢穴に圧痛や硬結がある．取穴では，各地の治療結果からすると循経取穴と局部取穴を組み合わせた効果が優れている．刺激法については，毫鍼，粗鍼，電気興奮，穴位注射，電気鍼および耳鍼などが使われている．各資料を総合すると，本病に対する鍼灸治療の平均有効率は95％前後であるが，特に初期に治療すると効果が優れている．

　胆道回虫症に対する鍼灸の治療メカニズムは，いくつかの実験により証明された．有効な穴位は，オッディ括約筋に対して痙攣を鎮める作用があり，また総胆管を収縮させるが，それにより胆管に入った回虫を排出すると思われる．

❖ **治療**

体鍼の1 --

　★取穴★　主穴は2組に分ける．①中脘から梁門への透刺，大横．②胆兪，脾兪．配穴：迎香から四白への透刺，至陽，期門，太衝，足三里．

　★治療方法★　主穴は毎回1組だけを使い，効果が思わしくなかったら配穴を加える．両組の主穴は交替で使ってもよいし，1組のみを使ってもよい．中脘から梁門への透刺では，右側の腹痛がはっきりしていれば右梁門に向けて透刺し，左側の腹痛がはっきりしていれば左梁門に向けて透刺する．大横穴は2寸ほど深刺する．胆兪と脾兪は28号の毫鍼を使い，脊柱に向けて斜刺し，怠い，痺れる，腫れぼったいなどの強い得気感を得る．そのほかの穴位でも，はっきりした得気感を激発しなければならない．そのあと大幅な捻転提挿で，瀉法の強刺激をしたあと30分置鍼し，5分ごとに運鍼する．1日1～2回治療する．

　★治療効果★　825例を観察した．刺鍼を主として薬物の虫下しを併用した平均治癒率は95％だった．そのうち520例は②組の主穴だけを使って治療し，1～3回で309例（59.42％）が治癒した．

体鍼の2 --

　★取穴★　主穴：阿是穴1，阿是穴2．

　阿是穴1の位置：足三里の下で，圧痛が最も強いところ．

　阿是穴2の位置：右側臀部で，仙骨管裂孔と大転子最高点を繋ぐ線の上外1/3にある敏感点．

　★治療方法★　どちらか1つの主穴を選ぶ．まず阿是穴1を繰り返し按圧する

と，腹部の激痛がはっきりと軽減したり消えたりする場所があるので，その部位に刺鍼する．刺鍼して得気があれば，「気を病の所に至らせる法」を繰り返し使って，鍼感を腹部に伝導させる．置鍼する時間は症状によって決める．置鍼中は間欠的に運鍼する．

阿是穴2は5寸の長鍼を2～3寸に直刺し，5分ほど捻転して痛みが大幅に減ったあと20～30分置鍼し，置鍼中に2～3回運鍼するか，痛みの状況によって運鍼を加える．

刺鍼と同時に烏梅湯を加味したものか，あるいは食酢を適量服用する．1日3回服用する．患者にはできるだけ高脂肪の食物を摂らせる．疼痛がなくなって24時間経ったら，クエン酸ピペラジン3.5gを2日続けて服用する．

★治療効果★　283例を治療し，有効率96.8～100%だった．

粗鍼--

★取穴★　主穴：主穴．

配穴：上合谷，胸椎7から胸椎9への透刺．

主穴の位置：第6胸椎棘突起の上縁．

上合谷の位置：第1，第2中手骨間の基底部．合谷の上方．

★治療方法★　まず主穴を取り，すぐに痛みが止まらなかったら配穴を加える．患者を座らせて頭を低くさせ，背中を露出する．直径1mm，2.5寸の粗鍼（赤医鍼）を使い，皮膚と30～40度角で下に向けて斜刺で切皮し，そのあと背骨に沿わせて1.5～2寸横刺（平刺）で刺入して置鍼する．上合谷は28号3寸の毫鍼で，初めに1～1.5寸直刺し，得気があったら皮下まで引き上げ，皮膚に沿わせて第2中手骨から中手指節関節に向けて透刺する．また同じような太さと長さの毫鍼で，第7胸椎棘突起の上縁から第9胸椎に向けて沿皮刺する．置鍼の時間は症状の変化によって変える．1日1回治療し，3回治療したら隔日1回の治療に改める．

★治療効果★　920例を治療し，治癒率は95%前後だった．

耳鍼--

★取穴★　主：胰胆，耳迷根．

配穴：肝，十二指腸，神門，交感．

★治療方法★　主穴を主とし，状況に応じて配穴を加える．まず右側に刺鍼し，痛みが止まらないようだったら，さらに左側にも刺鍼する．捻転の強刺激したあ

と30～60分置鍼し，5～10分ごとに運鍼する．または0.25％のプロカインを上述した耳穴に0.3mlずつ注入する．1日1～2回治療する．

★治療効果★　106例を治療し，鎮痛の有効率は84～97％だった．

指鍼（指圧） --

★取穴★　主穴：胆兪．

★治療方法★　患者を腹臥位にし，術者は両母指で胆兪穴を按圧する．頑健な患者には力を入れ，痩せて虚弱ならば軽くし，怠く腫れぼったい感じがあればよい．毎回5～10分施術する．

★治療効果★　20例を治療し，痛み消失10例，著効8例，無効2例で，有効率90％だった．

穴位注射 --

★取穴★　主穴：期門，阿是穴，胆兪，鳩尾．

配穴：中脘，陽陵泉．

阿是穴の位置：腹部で圧痛の最もはっきりしているところ．

★治療方法★　薬剤：ビタミンK注射液，ビタミンC注射液，当帰注射液あるいは注射用蒸留水．

主穴を主とし，治療効果がはっきりしなければ配穴に替える．阿是穴は必ず取り，毎回1～3穴を使う．阿是穴は皮下注射の針を使って，注射用蒸留水を0.3～0.4ml皮内に注入し，局部をミカンの皮（蚊に刺されて腫れた痕）のようにする．治療効果に影響するので皮下には注入しないように注意する．そのほかの穴位には3種類の薬物のうち，いずれか1つを選び，刺針して得気したら，ゆっくりと注入する．ビタミンKは毎穴0.5ml，ビタミンCは各穴に0.3～0.5g，当帰注射液は0.3～0.5mlずつ注入する．穴位注射は毎日1～2回する．

★治療効果★　165例治療したところ，胆嚢の痛みに対する有効率は93～100％だった．

87. 泌尿器系結石

❖ **概論**

泌尿器系結石は，泌尿器系では一般的な病気である．泌尿器系のいかなる部位にも発生するが，腎臓に多い．その症状は急に発病し，強烈な腰痛があり，痛み

は持続的か間欠的で，尿管から骨盤内に沿って会陰および陰囊に放散する．血尿や膿尿が起こり，排尿困難や尿の出が中断するなどの症状が現れる．

　本病の鍼灸治療は1950年代の末期から報告されている．60年代にもいくつかの資料があるが，尿管と膀胱の結石が多い．この10年余りでさまざまな穴位刺激法が使われ，いろいろな尿結石が治療され，まず満足できる効果が得られるようになった．現在では，鍼灸は結石による泌尿器系の痛みを鎮めるだけでなく，小さい結石ならば排出するように促す．これまでは漢方薬の内服を主とし，刺鍼や電気興奮および鎮痙の薬物を併用することで排石率を高められると考えられていたが，最近いくつかの施設で，鍼灸だけを使って，あるいは鍼灸を主として治療しても同じように優れた効果があった．各種の穴位刺激方法を使った1043例の治療統計では，有効率72.93～95%，排石率50～65.3%だった．

　刺鍼が尿結石を排出するメカニズムは，いくつかの実験で示されているが，刺鍼は尿管の蠕動振幅を増大させ，尿の流量を増加させるので，結石が下に移るよう促す．

❖ 治療

穴位注射 --

　　★取穴★　主穴：腎兪，関元，陰陵泉．
　　配穴：足三里，三陰交，陽陵泉，交信，大横，腹結，中極，環跳．
　　★治療方法★　薬剤：10%ブドウ糖注射液．
　主穴は毎回かならず取り，配穴は症状に基づいて加減する．下腹部痛が睾丸から大腿内側まで及べば交信を加える．疝痛発作で腰から脇が引きつけ，激痛がひどければ陽陵泉と環跳を加える．排尿困難や血尿には三陰交を加える．下腹が脹って尿が中断すれば中極を加える．腹が脹って吐き気がすれば足三里を加える．臍の周りが痛ければ腹結と大横を加える．鍼を刺入したら，少し提插捻転を加えて，はっきりした得気感が得られるまで待ち，得られたら各穴位に薬剤を2～8ml注入する．毎日あるいは隔日に1回治療し，30回を1クールとする．

　　★治療効果★　治癒－症状がなくなったかほとんど消え，結石は体外に排出されるか，レントゲンで陰性となった．有効－ほぼ症状は改善し，一部の結石が体外に排出され（1個の結石が分散して一部が排出されるか，2つの結石のうち1つが排出された），あるいはレントゲンで結石が2cm以上，下方に移動した．

無効－2クール（60回）治療しても症状がいくらか改善した程度で，レントゲンでも下方に移動しておらず，結石も排出されていない．

805例を治療し，治癒494例（61.37％），有効93例（11.55％）で，有効率72.92％だった．本法で治療できる結石は，直径1.7cm以内，横幅が1cm以内の結石で，腎結石に対する治療効果もよい（治癒率は44.12％）．

電気鍼

★取穴★

○腎結石

主穴：腎兪（－極），関元，陰陵泉（＋極）．

配穴：京門，膀胱兪，照海，天枢．

○尿管結石

主穴：中から上段では，腎兪（－極），膀胱兪（＋極）．下段は，腎兪（＋極），水道（－極）．

配穴：中から上段は，気海，三焦兪．下段は，次髎，中極．

○膀胱，尿道結石

主穴：関元，中極（－極），水道，三陰交（＋極）．

配穴：交信，腹結，内関．

★治療方法★　腹背部の穴位はすべて患側を取る．毎回主穴から2穴取り，症状によって配穴を加える．主穴には電気鍼するが，刺鍼して得気があれば，提挿を主とする提挿捻転し，鍼感が患側の腎区か下腹部に感伝したら，G6805パルス器に接続し，断続波か疎密波を使い，患者が耐えられる強さの電流で通電する．配穴は毫鍼を刺鍼し，提挿に捻転を加えた中強刺激を使って，できるだけ経気を激発させて病巣部に至らせる．すべて40分置鍼するが，疼痛が激しければ1時間まで置鍼を延長してよい．体鍼は置鍼中に2～3回運鍼する．

★治療効果★　83例を治療し，前の基準で評価すると，有効率は平均73％だった．結石部位が輸尿管の中段～下段にあり，結石の横幅が1cm以内で，形が丸くてデコボコしておらず，尿管にも変形がなく，患側の腎機能もよいものが排石効果に優れていた．治療時期は，結石の活動期にあるときの結果がよかった．

耳穴圧丸

★取穴★　主穴：腎，輸尿管，三焦，膀胱，耳迷根，皮質下，神門．

配穴：肝，脾，交感，腰椎，内分泌．

★治療方法★　毎回3～5穴選び，一側の耳に貼り付ける．主穴を主とし，考慮して配穴を加える．王不留行の種か，380ガウスの磁石粒を7×7mmの絆創膏で選んだ穴位に貼り付ける．また耳穴をパルス刺激したあと貼り付けてもよい．そして患者に毎日3～4回，1回に各耳穴を3分ずつ按圧させる．3日に1回貼り替えて，両耳を交互に使う．

★治療効果★　118例を治療した結果，治癒41例，著効38例，有効21例，無効18例で，有効率84.7％だった．

体鍼と耳鍼

★取穴★　主穴は2組に分ける．①体穴の腎兪，陰陵泉，京門，気海，中極，帰来．②耳穴の腎，輸尿管，膀胱，尿道，交感，三焦．

配穴：痛みが激しければ耳穴の神門と耳迷根を加える．

★治療方法★　主穴はすべて使い，症状に基づいて配穴を加える．まず腹臥位で腎兪と京門へ刺鍼して15～30分置鍼する．続いて仰臥位になり，気海，中極，帰来，陰陵泉へ刺鍼して瀉法し，15～30分置鍼して，10分ごとに捻転する．毎日1回治療し，10回を1クールとする．鍼したあとは耳穴へ円皮鍼を入れて絆創膏で固定する．毎回一側を取り，両耳を交互に使って2日で鍼を交換する．患者に埋鍼部を毎日3～4回，1回で各穴を1分ずつ按圧するように指示する．

★治療効果★　58例を治療した．腎疝痛33例のうち，治療して痛みが止まった27例，痛みが減った6例．血尿や尿意逼迫，尿が切れないなどは44例で，刺鍼後は治癒28例，改善16例．水腫8例は，刺鍼後に6例が消失．結石が排出したりX線で消えたものは52例だった．

体鍼と漢方薬

★取穴★　主穴は2組に分ける．①腎兪，京門，陰陵泉，中極．②太谿，飛陽，三陰交，膀胱兪．

配穴：腎疝痛には湧泉と阿是穴を加える．

阿是穴の位置：圧痛点．

★治療方法★　毎回主穴を1組取る．交互に取ってもよいし，1組だけ使ってもよい．①組から毎回2～3穴を取る．すべて患側に刺鍼する．患者は膝を曲げ，患側を上にした側臥位になる．腎兪は京門へ透刺し，中極と京門は鍼感を会陰へ放散させる．すべて強刺激で，平補平瀉したあと30分置鍼し，5分ごとに運鍼

する．②組は３〜４穴選び，刺鍼して得気したら迎随補瀉するが，太谿は補法，他の穴位は瀉法して30〜60分置鍼し，6〜7分ごとに運鍼する．配穴にも瀉法する．毎日１〜２回治療する．

服用する漢方薬：金銭草50g，冬葵子18g，石韋12g，滑石15g，川断12g，白朮12g，鼈甲15g，王不留行12g，生蒲黄10g，胡桃肉10g，琥珀末３g，車前草12g．

瘀血には三棱と莪朮を９ｇずつ，湿熱には木通を加える．毎日１剤を３碗の水で30分煎じ，１碗になったら温めて服用する．

★治療効果★　281例を治療し，排石率は73.4〜97.5％だった．

88. 直腸脱

❖ 概論

直腸脱とは，直腸粘膜，肛門管，直腸および一部のS字結腸が下に偏位し，肛門外へ反転脱出する一種の慢性疾患である．排便時に直腸粘膜が脱出し，下腹が垂れ下がったような痛みがあり，完全に排便できない．重症になると直腸粘膜に充血，浮腫，潰瘍，出血などが発生する．その脱出程度は３段階に分けられる．

中医学では脱肛と呼び，気血不足，気虚下陥，湿熱が大腸に下注したなどが原因と考える．

本疾患の鍼灸治療は，唐代の『千金翼方』，宋代の『鍼灸資生経』，明代の『類経図翼』や『医学綱目』などに記載があり，主に灸で治療している．現代の報告は1957年が最初である．60年代になると，複数症例の臨床データが現れ，電気鍼が応用された．70年代は関係する文献が多くないものの，穴位敷貼（天灸）と刺鍼を併用して効果を得ている．この10年で，直腸脱の治療に関する文もいくらか増えたが，内容は小児の脱肛が主で，臨床の現実と一致している．

❖ 治療

鍼灸--

★取穴★　主穴を２つに分ける．①長強，承山，大腸兪，気海兪．②百会，次髎．気海兪の位置：第３腰椎棘突起下の横1.5寸．

★治療方法★　①組の穴位は刺鍼，②組の穴位には施灸する．毎回２〜３穴を

取り，穴位は順番に使う．刺鍼して得気すれば20～30分置鍼し，棒灸で各穴へ20分ほど回旋灸する．毎日1回治療し，7回を1クールとして，各クールは3～5日空ける．

★治療効果★　62例を治療した結果，治癒27例，著効30例，有効5例で，有効率は100%だった．

体鍼--

★取穴★　主穴：長強，会陽．

配穴：承山，百会．

★治療方法★　主穴は全部取り，配穴から1つを加える．長強穴は尾骨先端の陥凹部へ切皮し，針先を上に向けて仙椎と平行に1.5寸刺入する．会陽穴は針先を内に向けて1.5寸刺入する．すばやく切皮したあと，緊按慢提（強く押し込み，ゆっくり引き上げる補の提插）を9回おこなう．配穴は弱刺激で，ゆっくりと4～5回捻転する．20分置鍼し，毎日1回治療して，6回を1クールとする．

★治療効果★　88例を治療したが，全員が小児だった．その結果は，治癒81例，著効2例，有効1例，無効4例で，有効率は95.5%だった．

施灸--

★取穴★　主穴：百会，長強．

配穴：大腸兪，上巨虚，脾兪，腎兪，気海，関元．

★治療方法★　2法に分ける．1つは棒灸，1つはショウガ灸．

棒灸ならば，主穴は毎回必ず取り，配穴から2～3穴を順番に取る．棒灸へ点火したあと，患者が暖かさを感じるが火傷しない程度に，穴位から3～5cm離す．百会へ施灸するときは，左手で頭髪を掻き分け，人差指と中指を施灸穴の両側に置いて，穴位を露出する．一般に各穴へ5～7分施灸し，局部が赤くなればよい．百会には温和灸をしたあと，さらに5～10分ほど雀啄灸するとよい．小児へ施灸するときは，常に時間と温度を調節し，火傷させないようにする．この方法は毎日1回おこない，7回を1クールとし，各クールは3日間空ける．

ショウガ灸は，主に小児の脱肛に使い，百会1穴だけを取る．親に子供を抱えて椅子に腰掛けさせ，術者は後ろに立って，まず親指で百会を揉み，熱感があれば，2.5mmの厚さにスライスした生のひねショウガ片を穴位に貼りつける．そして緑豆大のモグサでショウガ灸する．もし子供が熱がれば，ショウガ片を穴位から持ち上げる．こうして毎回2～4壮すえる．毎日1回おこない，3～5日続

けて施灸する．

　★治療効果★　棒灸で治療したのは18例あり，その結果は，治癒16例，有効2例で，有効率は100％．ショウガ灸で小児の脱肛を治療したのは45例で，全員に満足できる効果があった．

棒灸と穴位埋線--
　★取穴★　主穴：百会，長強，承山．
　★治療方法★　患者を腰掛けさせて百会穴を十分に露出し，棒灸フードを使って15～20分施灸し，局部の発熱が下へ向かって伝わったと患者が感じればよい．そのあと患者を腹臥位にし，棒灸で長強へ15分ほど雀啄灸し，肛門が上に向かって収縮する感じがあればよい．毎日1回治療し，7回を1クールとする．承山は両側を取って消毒し，局所麻酔したら，縫合針の角針を使って30号の羊腸線を皮下に入れ，消毒ガーゼで覆って絆創膏で固定する．20日に1回治療する．
　★治療効果★　150例を治療した結果，治癒105例，著効30例，有効9例，無効6例で，有効率は96％だった．

灸と耳鍼--
　★取穴★　主穴：百会，足三里．
　配穴の耳穴は2つに分ける．①心，肝．②脾，腎．（すべて両耳を使う）
　★治療方法★　百会には①の配穴を使い，足三里には②の配穴を使う．毎回いずれかを使い，2つの処方を交替で使用する．百会と足三里は施灸する．術者は点火した棒灸を持ち，患者が暖かさを感じる程度に20分ほど雀啄灸する．耳穴には刺鍼する．0.5寸のステンレス毫鍼を使い，針先が皮下と耳介軟骨の間に達したら20分置鍼し，5分ごとに捻転する．施灸と刺鍼は，どちらも毎日1回治療し，12回を1クールとして，各クール間を5日空けてから2クール目の治療を始める．
　★治療効果★　42例を治療し，治癒32例（76.2％），好転9例（21.4％），無効1例（2.4％）で，有効率は97.6％だった．

89. 痔

❖ **概論**
　痔とは直腸粘膜の末端，肛門管，そして肛門縁の皮下静脈叢が鬱血して静脈瘤

となり，広がって柔らかい血管腫となった病変である．痔の部位により，外痔，内痔，混合痔に分けられる．発作時には血便，痛み，脱肛，腫れぼったく垂れ下がった感じなどがある．

中医学でも痔とか痔瘡と呼び，臓腑の本虚，気血の虧損が痔を発病させる原因とされ，それに情志の内傷，過労，長期の便秘，飲食不節，妊娠などの誘因が加わって，臓腑の陰陽が失調し，気血運行がスムーズにできず，経絡が滞って，燥熱が内生し，熱と血が一緒になって，気血が入り乱れ，経脈が交錯し，結滞して散らなくなって起こったと考えている．

唐代の『備急千金要方』には，本疾患の鍼灸治療に関する多くの穴位処方が記載されている．『鍼灸資生経』にも「痔が深くなければ，尾閭骨の下に近い穀道（肛門）へ灸1穴，その効果を称える」とある．明代の『類経図翼』にはショウガ灸を使った痔の治療が記載され，『雑病歌』や『鍼灸大成』などにも記載されている．

現代で刺鍼を使った痔の治療報告は1956年が最初である．60年代からは電気鍼を使った本疾患の治療が展開され，同時に日本やルーマニアなどでも痔の鍼灸治療の臨床データが現れた．70年代の末から現代は，穴位挑治（挫刺）と刺鍼が提唱され，古代で多用されていた灸治療は，かえって少なくなってしまった．

❖ 治療

体鍼--

★取穴★　主穴：二白，承山．

二白の位置：前腕掌側で，腕関節横紋の上4寸．橈側手根屈筋腱の両側．両手で4穴．

★治療方法★　毎回1穴のみを取り，効果が劣っていれば両穴を同時に取る．二白穴は約1寸刺入し，得気があれば，三進一退の補法したあと20分置鍼し，5分ごとに運鍼する．承山穴は，患者を腹臥位にし，術者は片手で患者のカカトを支え，力を込めて術者の手を蹴るようにいい，その間にもう一方の手で承山に印をつける．そのあと26号2寸の毫鍼を使い，すばやく1.5寸ほど刺入し，強刺激で350回/分の快速捻転をおこない，患者に酸麻脹などの鍼感があり，それが膝窩や下腿，足底部へ向かって放散したら30分置鍼し，5分ごとに運鍼する．隔日に1回治療し，2週間を1クールとする．

★治療効果★　199例を治療した結果，臨床治癒64例，著効70例，有効62

例，無効3例で，有効率98.5%だった．

刺血

★取穴★　主穴：齦交（齦は歯槽の意味）．

★治療方法★　患者を仰臥位にし，術者は左手の親指と人差指で，患者の上唇をめくって穴位を露出させ，唇内の正中で歯槽と交わる上唇小帯から，形状がさまざまで，大きさも不揃いな，隆起した濾胞か白いイボを探す．それが見つからなければ，上唇小帯で赤くなった部位を取穴する．その部分を消毒し，手術用のメスか三稜鍼を使って，すばやく点刺して1滴ほど出血させるか，隆起した濾胞やイボを切除して，少量出血させたら消毒ガーゼで覆って圧迫止血する．

★治療効果★　各種の痔（血栓性外痔，混合痔，内痔，単純性外痔，痔漏など）483例を治療し，一部には漢方薬も服用した．その結果，治癒295例，著効50例，有効92例，無効46例で，有効率90.5%だった．

挑治（挫刺）

★取穴★　主穴は2組に分ける．①阿是穴．②八髎，腰兪，大腸兪．

配穴：長強．

阿是穴の位置：背部の腰三角の近くで，督脈と帯脈の間にあり，淡黄色か薄茶色で，皮膚から少し盛り上がった針先ほどの丘疹（もし感染していれば，赤かピンク色）．

★治療方法★　主穴は1組を選び，毎回1～2穴（阿是穴は1～2点）を取って挑治する．自然光の下で，患者を椅子に後ろ向きに腰掛けさせ，正確に穴位を探したら消毒し，2%プロカイン注射液0.2～0.5mlで局所麻酔する．術者は左手の親指と人差指で穴位部分の皮膚を摘み上げ，右手に三稜鍼か鋒鍼を持って，経絡方向と垂直に5mmほど皮膚を跳ね破り，さらに奥へ向けて5～8mmほど入れたら皮下脂肪を切断し，乳白色の繊維状物質を引き出して切る．これは刺鍼口の下に障害が感じられなくなるまで続ける．少量の出血があれば消毒ガーゼで圧迫止血し，絆創膏で固定する．長強穴は1.5寸の毫鍼を0.5～1寸に直刺し，得気したら抜鍼する．7日ごとに1回治療する．挑治したあとは，患者に肛門を引き上げる運動と腹式深呼吸を朝晩30回ずつ続けるよう指示する．

★治療効果★　269例を治療した．そのうち阿是穴治療は200例あり，治癒60例，著効52例，有効53例，無効35例で，有効率82.5%だった．大腸兪のみを取って治療した19例の内痔出血患者では，治癒14例，有効5例だった．

残りの 50 例は，治癒 21 例，著効 12 例，有効 7 例，無効 10 例で，有効率 80％だった．

抜罐--

★取穴★　主穴：阿是穴．

阿是穴の位置：長強の上端で，臀裂の尽きる端の中央．

★治療方法★　患者をベッドで腹臥位にし，穴位を定めたら消毒し，左手で局部の皮膚を摘み上げ，右手で三稜鍼を持ってすばやく切皮し，絡脈を破ったら抽気法（排気ポンプ）か貼棉法（アルコールを含んだ綿花を抜罐に貼って点火する）を使って抜罐する．この部分は吸着しにくいので，できるだけポンプを使って吸着させ，10～15 分ほど留罐し，局部が赤くなればよい．毎日 1 回治療し，5 回を 1 クールとし，各クールは 3～5 日空ける．

★治療効果★　80 例を治療し，治癒 74 例，有効 4 例，無効 2 例で，有効率 97.5％だった．そのうち内痔と混合痔の治療効果が最も優れ，63 例治療して，全員が治癒した．外痔と痔裂の合併は劣り，6 例のうち 4 例が有効，2 例が無効だった．

施灸--

本法はさまざまな痔の治療に使う．

★取穴★　主穴：八髎．

★治療方法★　取穴したあと消毒し，皮膚鍼（梅花鍼）で，ゆっくりと往復させて，局部が少し出血する程度に何回も叩刺する．そのあと丁桂散（丁香，肉桂を等量，粉末にしたもの）を均一に八髎へ撒き，四角く切った関節止痛膏を貼る．そのあと棒灸を使い，最初に薬物で覆った部分へ 10 分ほど回旋灸し，さらに八髎穴へは各穴へ 3～5 分ほど雀啄灸をし，患者の局部に灼熱感があればよい．隔日に 1 回治療し，10 回を 1 クールとする．

★治療効果★　44 例を治療した．内痔出血は 16 例で，治癒 4 例，有効 11 例，無効 1 例．外痔浮腫は 17 例で，治癒 2 例，有効 15 例．混合痔の腫痛は 11 例で，治癒 2 例，有効 8 例，無効 1 例だった．有効率は 95.5％だった．

耳穴圧丸--

★取穴★　主穴：肛門，交感，直腸下段，敏感点（反応点）．

配穴：神門，大腸，肺，皮質下．

★治療方法★　主穴から 3～4 穴取り，配穴から 1～2 穴を加える．芸薹子（ナ

タネ）か王不留行の種を7×7mmの絆創膏に載せ，選んだ耳穴に貼りつけて，痛くて灼熱感があり，耳介が発熱して紅潮するほど何回も按圧する．そして患者に毎日4〜5回，自分で按圧するように指示する．毎回一側の耳を使い，両耳を交互に使って，1〜2日ごとに貼り替え，10回を1クールとする．

★治療効果★　53例を治療した結果，臨床治癒51例，無効2例で，有効率96.2％だった．

90. 輸液輸血反応

❖ 概論

輸液輸血反応で激しいのは，発熱とアレルギー反応である．発熱は，しばしば輸血や輸液の1〜2時間後に起こり，急に寒気がして高熱（39〜40℃）となり，皮膚が紅潮して頭痛，悪心嘔吐を伴い，ひどいときは譫妄や昏睡状態になる．アレルギー反応は，皮膚が痒くなり，限局性あるいは広範囲のジンマシンが起きたり，血管神経性浮腫や気管支痙攣が起こり，アレルギー性ショックが起こることもある．

輸液輸血反応の鍼灸治療は1970年代の初めから報告されている．方法は耳鍼を主としているが，それが治療に適しているからである．予防治療では予防に重点があるが，特に発熱反応の予防に関するものが多い．十数年に及ぶ臨床により，鍼灸は輸液輸血反応の予防に対して，はっきりと効果のあることが分かっている．臨床で対照群を使って観察したところ，刺鍼しなかった群では発熱やアレルギー反応を起こす率がはるかに大きかった．薬物治療群と比べても，耳鍼で治療すると反応程度が軽減し，反応時間も短縮するなどはっきりした効果があった．だから近年編纂された黄家駟主編の『外科学』では，耳鍼が発熱反応の予防法として収録されている．

❖ 予防と治療

耳鍼--

★取穴★　主穴：神門，腎上腺，肺．
配穴：発熱反応には交感と皮質下．アレルギー反応には内分泌と風渓（蕁麻疹点），そして体穴の曲池と血海を加える．

★治療方法★　主穴は必ず取り，現れる反応によって配穴を1〜2穴加える．予防のためには耳穴だけを使い，治療では体穴を加える．治療は，毫鍼を刺入したあと，続けて強刺激で捻転し，症状が治まったら30分置鍼して，間欠的に捻転する．体鍼は瀉法を使い，置鍼時間も耳鍼と同じである．予防には，輸血や輸液する10〜15分前に，王不留行の種か，立方体に切ったマッチの軸を絆創膏で耳穴に貼り付け，粒を5〜15分圧迫刺激する（間欠刺激でよい）．輸血や輸液をするものは，耳穴を按圧し，片側の頭に怠い痺れ感，あるいは重く腫れぼったい感じが起こり，耳介が紅潮して熱くなったら輸液や輸血できる．

★治療効果★　輸液と輸血反応960例を予防治療した結果，有効率は95〜99％だった．

体鍼--

★取穴★　主穴は2組に分ける．①中衝，合谷．②大椎．

配穴：発熱には少商と商陽，前頭痛には印堂，後頭痛には列缺，胸悶や悪心には内関と足三里を加える．

★治療方法★　主穴は毎回1組を取り，効果が劣っていれば症状に基づいて配穴を加える．0.5寸の毫鍼を中衝へ刺し，軽ければ2〜15分置鍼する．重症なら中衝を挑治して1〜2滴ほど出血させ，2寸毫鍼を合谷へ直刺して平補平瀉の強刺激したあと5〜10分置鍼する．配穴の少商と商陽，印堂は点刺出血し，他の穴位は刺鍼して平補平瀉したあと2〜10分置鍼する．大椎は毫鍼を上へ向けて0.5寸に斜刺し，強刺激で捻転して10分置鍼する．もし寒戦発熱（発熱して寒気がして震える）が起きているときに刺鍼すれば，さらに効果が優れている．

★治療効果★　輸液反応患者19例を治療した結果，治癒（刺鍼後30分以内に症状が完全消失）15例，有効2例，無効2例で，有効率89.5％だった．

灸---

★取穴★　主穴：命門．

★治療方法★　患者が輸液中に寒気がし，寒戦するならば，すぐに命門穴へ施灸する．方法は，術者が棒灸を持って穴位周囲5cmを旋回させ，灼熱感はあるが火傷しない程度に局部を2〜3分温める．施灸の時間は長くとも10分以内とする．それと同時に輸液速度を70〜40滴/分に下げる．全身反応がひどければ輸液を中止する．

★治療効果★　54例を治療し，5分を限度に観察した結果，著効（体温が

37.5℃以下となり，すべての症状が消えた）45例，有効（体温が38℃以内となり，主な症状が消えた）6例，無効3例で，有効率94.4％だった．

91. リンパ結核

❖ 概論

　リンパ結核は瘰癧とも呼ばれる皮膚結核の1つである．リンパ結核，骨結核，関節結核に続いて発生する．初期には皮膚に結節ができ，それが柔らかくなって壊死し，最後に破れて潰瘍や瘻管が形成され，乳汁のような薄い膿液が排出される．本病は現代医学では抗生物質などで治療するが，治療が長引き，慢性化して治りにくい．

　リンパ結核に対する現代鍼灸の治療は，1920年代から始まったが，やはり灸が使われた．50年代になると報告は急激に増加し，火鍼，挑治，根切除術などが使われ，なかでも根切除術が流行して，この治療を133例におこない，2年4カ月後に再調査した結果，はっきりした長期効果のあることが分かった．近年になって抗生物質が広く使われるようになったが，鍼灸治療の臨床も多く，穴位刺激方法も多様化している．注目すべきことは，王楽亭老中医が6寸の金鍼を主とし，火鍼と肘尖の灸を補助として治療したが，これはリンパ結核に著効があり，伝統的な方法を発掘することも無視できない臨床的な意義があると分かった．1報告40例以上の臨床統計が多く，計3436例の有効率は83.6〜100％である．

❖ 治療

挑治--

　★取穴★　主穴：肺兪，肝兪，胆兪，脾兪，胃兪，督兪，膈兪，三焦兪，腎兪，厥陰兪．

　配穴：天井，肩井，臂臑，気海，缺盆，少海，極泉．

　督兪の位置：第6胸椎棘突起下の両側1.5寸．

　★治療方法★　つねに主穴から1穴（両側）を取り，配穴は発病部位の違いによって選ぶ．操作方法には2つある．1つは劃撥挑治法で，患者をうつむきの坐位にし，消毒した後で2％プロカインを使って局所麻酔し，消毒した三稜鍼を2〜5cmの深さに刺入して筋膜層に達した感覚があれば，三稜鍼で3〜5回

かもっと多く，0.5～1cmの幅で上下に擦る．患者が痺れや軽い痛みを感じれば，すぐに抜鍼して鍼孔を消毒ガーゼで覆って固定する．この方法は本病の結節型の初期に使われる．次は切割挑治法で，まず穴位を消毒して局所麻酔した後，メスで皮膚を1cmの長さに切り，皮下に達したら今度は挑鍼（挫刺鍼）を刺入し，白色の線維組織を少し引き出して断ち切る．その後で切り口を縫合し，ガーゼで覆う．この方法は末期患者に使う．挑治は主穴に使い，配穴は毫鍼で刺鍼し，得気があったら平補平瀉したあと20～30分置鍼する．毎日1回治療する．穴位は順番に使用し，10回を1クールとして，各クール間は3～7日停止した後，さらに治療を続ける．一般に20～25回の治療が必要である．

★治療効果★　ほぼ治癒－腫大した結節は全部消失するか$0.05cm^3$以下に縮小して硬くなるか，破れた瘡面が癒合した．著効－腫大した結節の2/3以上消退したか，破れた瘡面が2/3以上癒合した．有効－病状は軽減したが，著効までの基準に至らないもの．無効－改善しなかったか，むしろ悪化した．

2585例を治療し，ほぼ治癒1372例（53.2％），著効618例（24.3％），有効487例（18.7％），無効108例（3.8％）．本法は長期効果に優れている．頸部と鎖骨上窩の病変に対する効果は優れているが，顎下と腋下の効果は劣っている．

火鍼

★取穴★　主穴：阿是穴．

配穴：肩井，天井，手三里，足三里，四花穴，結核点．

阿是穴の位置：患部（以下同様）．

四花穴の位置：左右の膈兪と胆兪の四穴．

結核点：大椎の傍ら3.5寸．

★治療方法★　主穴は常に使い，配穴からは2～4穴を選ぶ．患部の阿是穴は火鍼を使う．まずアルコールランプで鍼を真っ赤に焼き，リンパ結核の患部に直刺する．例えば腫塊結核型ならば，最初にできたものか最大の結節腫塊の上中下に，それぞれ1本ずつ中心へ向けて速刺速抜する．もし腫塊が化膿しているがまだ破れていなければ，太い火鍼を病巣の中心に向けて直刺し，膿をすべて出し尽くす．すでに破れてしまっていれば，破れた口の周囲5mmのところを火鍼で浅く囲刺する．すでに瘻管ができていれば，適当な太さの火鍼を管腔に刺入するが，その深さは正常な組織を傷付けない程度とする．もしリンパ結節が大きな塊に

なっていれば，その腫塊の周囲1〜2cmのところを囲刺して焼いてもよい．火鍼は毎週1回治療し，連続して4〜12回を1クールとする．

配穴：刺鍼して平補平瀉し，隔日1回治療する．

すでに液化や乾酪化して潰れたり瘻管ができているリンパ結核は，火鍼と薬捻を組み合わせる．つまり火鍼を瘻管に刺入して，膿汁が排出されたら，すぐに薬捻を差し込み，消毒ガーゼで覆う．分泌物の量によってガーゼは毎日取り替える．

薬捻の製造：長年熟成させた酢と，豚の胆汁を500mlずつホウロウの鍋に入れ，煮詰めてベトベトにした後，紅花5g，軽粉2gを加えて混ぜ，2〜5cmの長さでマッチ棒ぐらいの太さの薬捻を作り，陰干ししたあと密閉できる容器に入れて用意しておく．

★治療効果★　651例を治療し，ほぼ治癒483例，著効65例，有効67例，無効36例で，有効率94.5％だった．

金鍼

★取穴★　主穴：曲池，臂臑．

配穴：肘尖，阿是穴．

肘尖の位置：肘を屈したとき，尖る部分の先端．

★治療方法★　主穴には透刺法を使う．6寸の金鍼（ステンレス毫鍼で代用してよい）の針先に，殺菌した少量のグリセリンをかけ，曲池から臂臑まで正確に皮下を一直線に透刺する．患者は両腕の肘を曲げて胸の前で組み合わせ，鍼体と上腕を45度角にして，すばやく穴に2mm〜1cmの深さに切皮したあと，すこし引き戻して皮下に沿わせて刺入する．針先が臂臑まで達すると患者に腫れぼったくて重い感覚が起こる．そのあと術者は左手で曲池穴周辺の皮膚を撫で，右手親指の爪先で鍼柄を反対方向に6〜9回擦り上げる．そして患者に熱くて腫れぼったい感じが起これば，15分置鍼したあとで，さらにもう1回鍼柄を擦り上げる．局部が赤く腫れて熱を持って痛むときは瀉法を使い，硬いが赤くも痛くもないときは補法を使う．捻転補瀉では，鍼体に180度の捻転幅が必要である．15分置鍼したあと，もう1回捻転するので，全体で30分置鍼する．

病気が長引いて，腫塊が硬くなって消えなくなったり，膿腫となって潰れそうで潰れてないものは，前と同じ方法で火鍼を使う．腋窩部のリンパ結核が慢性となって治らなければ，肘尖穴に無瘢痕灸を三壮すえる．

この方法は，1週間に1回火鍼する以外，すべて隔日1回治療し，12回を1クー

ルとする．

★治療効果★　200例治療し，前と類似した評価基準で判定すると，ほぼ治癒45例（22.5%），著効48例（24.0%），有効100例（50.0%），無効7例（3.5%）で，有効率96.5%だった．

92. 乳腺房増殖

❖ 概論

　乳腺房増殖は乳腺間質の良性増殖性疾患で，周期的な乳房腫痛，および多発性の乳房のしこりが主な症状である．月経前期に起こったり悪化したりする．本病は女性に多い病気で，25〜40歳で多く見られる．本病のはっきりした原因は分かっていないが，おそらく卵巣機能の失調と関係があると思われる．現代医学では男性ホルモンを使ったり手術をしているが，理想的な治療法ではない．本病の患者のうち何人か（2〜3%）は癌に変わる可能性があり，中国では1978年から本病を前癌状態の1つとし，徐々に人々に注目されるようになってきた．

　現代の鍼灸を使った乳腺房増殖の治療は，1950年代の後期に火鍼が使われ，はっきりと効果があった．それ以降の報告は多くない．70年代になってから，本病の治療は再び，徐々に鍼灸界に重視されるようになった．そのなかで陝西中医学院の20年以上に及ぶ本病の臨床治療と実験観察は，貴重な経験を積み上げたといえる．中国の別の施設でも体鍼，耳鍼，冷凍鍼，マイクロ波鍼およびレーザー鍼を使って本病を治療するようになった．刺鍼群と豆抽出物群（身体の免疫作用を高める働きがある），それに現代薬群を比較した結果，刺鍼群は他の2つの群より治療効果が高かった．また冷凍鍼群と普通の刺鍼群，漢方薬群を比較した結果，冷凍鍼群の効果の優れていることが観察された．そのほか，男性の乳腺房増殖に対しても鍼灸治療は有効だった．現在では本病に対する鍼灸の有効率は90%以上で，長期効果もある．

　この10年，治療メカニズムも多く研究されている．動物実験を含めたさまざまな研究結果では，刺鍼は体内の性ホルモンの分泌を調整し，身体の免疫力を高めるために治療できるのであろうとされている．最近の研究では，刺鍼は主に視床下部−脳下垂体−卵巣ラインの乱れている内分泌機能を調整し，それによって増殖細胞のコピーを抑え，細胞の増殖速度を遅くすることにより，増殖した乳腺

細胞が正常に回復することが証明された．

❖ **治療**

体鍼の１ --

★取穴★　主穴は２組に分ける．①屋翳，足三里，膻中，合谷．②天宗，肩井，肝兪，乳根．

配穴：辨証に基づいて選穴する．

○肝鬱気滞：気分がすっきりせず，両乳が脹り，しこりがあって刺痛があり，感情変化によって消長する．口が苦くて咽喉がカサカサする．脈は弦で滑．

配穴：合谷を取り除く．太衝，俠谿，膈兪，期門を加える．

○衝任失調：生理不順，胸膈が脹ったようで，生理の前にしこりが大きく脹って痛み，生理が終わると小さくなる．

配穴：肝兪を取り除く．脾兪，三陰交，足三里を加える．

★治療方法★　１回の治療で主穴を１組ずつ使い，両組を交替で使う．配穴は症状に応じて加える．

操作：屋翳穴は25度角で，外側に向けて1.5寸刺入する．膻中穴は下に向けて横刺で1.5寸刺入する．肩井穴は針先を前に向けて１寸ほど横刺する．天宗穴は針先を25度角にして外下方に1.5寸刺入する．すべて得気があればよい．そのほかの穴位は，一般的操作をする．鍼感があったら，提挿と小刻みな捻転を組み合わせ，肝鬱気滞では瀉法，衝任失調なら平補平瀉を使って運鍼し，20～30分置鍼する．置鍼中は，前と同じ方法で２回ずつ運鍼する．毎日か隔日１回治療し，10～14回を１クールとして，各クール間は３～５日空ける．生理時は一般に治療を停止する．

★治療効果★　治癒－乳房の痛みとしこりがなくなった．著効－生理前や腹をたてた，疲れた後などの乳痛が，治療前と比べてはっきりと軽くなり，体積も半分以下に縮小し，軽い圧痛がある程度．有効－生理前や腹をたてた，疲れた後の乳痛が軽減し，しこりも軟らかくなり，体積も縮小したが半分にまでならない．圧痛がある．無効－治療前と比べて症状や状態とも変化がない．

622例を治療し，治癒271例（43.6％），著効181例（29.1％），有効133例（21.4％），無効37例（5.9％）で，有効率94.1％だった．何も治療しなかった80例の自然治癒では，著効２例（2.5％），有効６例（7.5％），無効72例（90.0％）

で，有効率が10％に過ぎなかった．これは鍼灸治療の効果が確かなものであることを示している．そのほか86例と66例の患者を1〜3年にわたって追跡調査した結果では，それぞれの長期効果は81.4％と92.4％だった．鍼灸は長期にわたる効果でも優れている．

体鍼の2 --

★取穴★　主穴：阿是穴．

★治療方法★　穴位を消毒して28〜30号の毫鍼5本を取る．最初にシコリの中央へ皮膚と垂直に1本直刺し，中心に当たればよい．残りの4本は囲刺し，皮膚と45度角で病巣の中心めがけて斜刺する．囲刺の順序は，シコリを円形と見なし，それを時計のように12分割する．1回めは3・6・9・12時の4点，2回めは2・5・8・11時の4点．3回めは1・4・7・10時の4点へ刺鍼し，4〜6回めは1〜3回めと同様に繰り返す．毎回，前の鍼孔を避けて刺鍼し，鍼孔が円を描くようにする．刺鍼して得気があれば平補平瀉し，30分置鍼する．毎日か隔日1回治療し，6回を1クールとして，各クール間は3日空ける．

★治療効果★　133例を治療し，治癒130例，有効3例で，全員に有効だった．2年の追跡調査では23例が再発したが，やはり本法を使って治療すると効果があった．

電気鍼 --

★取穴★　主穴は2組に分ける．①屋翳，膻中，合谷．②天宗，肩井，肝兪．
配穴：太衝，太谿，足三里，気海，三陰交，乳根．

★治療方法★　主穴を主とし，2つの組を交互に選び，症状に基づいて配穴を加える．屋翳は鍼体を外へ15度に向けて1.5寸の平刺，膻中穴は下へ向けて1寸の平刺，肩井は後ろから前へ向けて1.5寸の平刺，天宗穴は外下方へ向けて1.5寸に平刺する．そのほかの穴位はマニュアル通りに刺鍼する．刺鍼して得気したらパルス器に繋ぎ，60回/秒の連続波，患者が耐えられる電流で20〜30分通電する．毎日1回治療して10回を1クールとし，月経中は治療を中止する．

★治療効果★　260例を治療し，治癒167例，著効47例，有効41例，無効5例で，有効率98.1％だった．

マイクロ波鍼灸 --

★取穴★　主穴は2組に分ける．①乳根，陽陵泉．②膺窓，膻中．
配穴：豊隆，足三里，血海，膈兪．

外科疾患

★治療方法★　1回の治療で主穴を1組取り，配穴から1穴を加える．マイクロ波を使って治療する．治療時には発振管のマグネトロンを穴位の上に載せ，患者が灸頭鍼のような感じを覚えるように調整するが，一般に出力は20～25Wである．最初は各穴に20分ずつ照射し，症状が軽くなってきたら15分ずつ照射する．1日1回治療し，20回を1クールとして，各クール間は5～7日空け，さらに治療を続ける．

★治療効果★　53例を治療し，治癒25例（47.2％），著効13例（24.5％），有効12例（22.6％），無効3例（5.7％）で，有効率94.3％だった．

耳鍼

★取穴★　主穴：乳腺，内分泌．

配穴：神門，交感，皮質下，子宮．

乳腺穴の位置：対輪部で，前切痕と水平（つまり胸穴）の下方．

★治療方法★　主穴はすべて使い，配穴は症状に基づいて加える．病変が一側にあるものは，一側の耳だけを使って両耳を交互に使う．病変が両側にあるものは両耳を使う．耳穴は敏感点を探した後，すばやく鍼を刺入し，腫れぼったい痛みなどの得気があったら2～3時間置鍼する．また耳穴圧丸法を使ってもよい．これは王不留行の種を前述した耳穴へ貼り付け，毎日3～4回，1回に4～5分按圧する．刺鍼は毎日1回治療し，10回を1クールとして，各クール間は3～5日空ける．耳穴圧丸は月経の15日前から始め，3日置きに貼り替えて，3つの月経周期を1クールとする．一般に1～4クール治療する．

★治療効果★　53例を治療し，治癒26例，有効18例，無効9例で，有効率83％だった．

灸

★取穴★　主穴：乳中（患側），足三里．

配穴：太衝，気海，太谿．

★治療方法★　主穴を主として使い，効果がはっきりしなければ配穴を加える．棒灸を使って，1回の治療で20～40分施灸する．肝鬱気滞では，患者が局部を心地よいと感じればよく，灸の時間は一般に短い．衝任失調は，火力を強くして，灸の時間も長くしなければならず，灸のあと患者が胸内に発熱を感じ，下肢に熱っぽい怠さが現れればよい．灸は1日1回治療し，10回を1クールとする．各クール間では灸を3日休み，さらに治療を続ける．

★治療効果★　本法は男性の乳腺房増殖の治療に使った．25例を治療し，治癒13例（52％），著効6例（24％），有効4例（16％），無効2例（8％）で，有効率は92％だった．

冷凍鍼灸 --

★取穴★　主穴：膻中，乳根，阿是穴．

阿是穴の位置：乳房のシコリ中央（以下同様）．

★治療方法★　電子冷凍増熱鍼灸治療機を使って治療する．上に挙げた穴位をすべて使う．刺鍼して平補平瀉で運鍼し，鍼柄温度を−10℃〜−20℃に保って15〜20分置鍼する．1日1回治療し，6〜12回を1クールとして，各クール間は3〜5日空ける．

★治療効果★　30例治療し，前の基準によって評価すると，治癒25例（83.4％），著効3例（10.0％），有効1例（3.3％），無効1例（3.3％）で，有効率96.7％だった．普通の刺鍼や漢方薬を服用した群と比較すると，冷凍鍼灸の有効率は高い．

レーザー鍼 --

★取穴★　主穴：阿是穴．

阿是穴の位置：乳房のシコリ中央．

★治療方法★　患者を仰臥位にし，患部を露出させてゲンチアナバイオレットで阿是穴に印を付ける．ヘリウム−ネオンレーザーを使い，出力5〜7mW，光斑直径1.5〜10mm，照射距離10〜20cmで垂直に20分照射する．もし腫塊が大きければ，凹レンズを付けたり，部分に分けて照射する．部分に分けて照射するときは，各部分を5〜10分照射する．毎日1回照射し，10回を1クールとし，各クール間は3〜5日空ける．

★治療効果★　50例を治療し，治癒44例（88％），著効2例（4％），有効3例（6％），無効1例（2％）で，有効率98％だった．

93. 慢性前立腺炎

❖ 概論

前立腺炎は成人男子に普通に起こる病気の1つである．急性と慢性があり，慢性が多い．慢性の前立腺炎では頻尿，排尿してもすっきりしない，排尿後にもタ

ラタラと尿が漏れる，あるいはタラタラと白色の分泌物が出たり，会陰が重くて腫れぼったかったり，遺精，早漏，インポなどが起こり，目まいや疲労感などの全身症状を伴う．本病の病因は，感染，異常反応および局部の充血などと関係がある．現代医学では理学療法，按圧および対症療法の消炎以外に治療法がない．

　現代の慢性前立腺炎の鍼灸治療は，1970年代以降になって重視されはじめ，関係する文献も徐々に多くなっていった．最近の10年間では，主に以下の作業が続けられている．①効果的な穴位刺激法．70年代後期から，磁石を穴位に貼り付けて治療する方法が始まり，のちには表面磁場が800～1500ガウスの稀土類コバルト合金円形磁石のS極を穴位に置き，それにG6805パルス器をつないで，断続波と疎密波で刺激し，良好な結果を得た．その次に，伝統的な刺法から芒鍼を深刺して，これも治療効果を高めた．最近になって本病に対するレーザー鍼治療が注目され，特製のグラスファイバーで作った鍼を直接前立腺に刺入してレーザーを照射したほうが，レーザーを穴位に照射するより治療効果が高いことが発見された．②有効な穴位．大量の臨床治療の結果，下腹部と仙骨部の穴位を使った治療効果が優れていることが分かり，さらにいくつかの新穴が発見されて繰り返しテストされた結果，それが有効であることが分かった．③鍼治療の適用範囲の確定．現在，鍼灸治療が適応だと考えられている症状は，一般に以下のようなものである．a 会陰部が落ち込んで腫れぼったく，腰や下腹部が痛み，頻尿で尿が切れず，性機能減退．b 肛門から調べると，前立腺にはっきりした圧痛のあるもの．c 前立腺液の検査で炎症を起こしていると考えられるものや，超音波で炎症が起きていると考えられるもの．④治療原理の探求．細菌や動物実験により，レーザー鍼などは血清の食菌能力とリゾチーム濃度を増加させることが観察されたが，特に前立腺中の局部免疫であるIgA抗体とリゾチーム濃度を増加させる．それによって，刺鍼は局部と全身の免疫水準を高めて治療することが明らかになった．本病に対する鍼灸治療の有効率は90％前後である．

❖ 治療

芒鍼--

　　★取穴★　主穴は2組に分ける．①前立腺穴．②会陰，腎兪．
　　配穴：気海，中極，関元，秩辺から帰来への透刺．
　　前立腺穴の位置：前立腺特定穴とも呼ばれる．会陰から肛門に至る中点，ある

いは肛門の下縁から1～2cm離れた正中線上にある．

★治療方法★　常に1組の主穴を使う．2組を単独に使ってもよいし，交替で使っても構わない．配穴からは2～3穴を使う．前立腺穴には3寸28～30号の芒鍼を使って1.5～2.5寸の深さに直刺で刺入し，20分置鍼する．置鍼中は間欠的に運鍼して鍼感を強める．会陰穴は4寸の芒鍼を2～3寸の深さに直刺し，怠くて腫れぼったい感じが起こったら，提挿と小刻みな捻転を併用し，3～5回運鍼してから抜鍼する．腎兪には28号2寸の毫鍼を脊柱に向けて斜めに1～1.5寸刺入し，局部に怠くて腫れぼったい感じが起こったら抜鍼する．気海，中極，関元は4寸の芒鍼で3～4寸の深さに直刺し（刺鍼前に排尿して膀胱を空にしておく），鍼感を尿道に伝わらせる．秩辺は7寸の芒鍼を使って，同側の帰来穴に向けて5～6寸透刺し，強く痺れるような感覚を尿道に伝わらせ，1分平補平瀉したあと抜鍼する．毎日か隔日1回治療し，10回を1クールとして，各クール間は3～5日空ける．

★治療効果★　治癒－自覚症状が消え，前立腺液検査でも白血球は10個/HPより少なく，レシチン小体が以前より75％以上増加した．著効－ほぼ自覚症状が消え，前立腺液検査でも白血球が以前より2/3以上減少し，レシチン小体も50～70％である．有効－自覚症状は明らかに軽減し，前立腺液検査でも白血球が治療前に比べて減少し，レシチン小体が以前より増加しているが50％未満である．無効－治療の前後で症状や状態が改善しなかったり，はっきりした変化がなかった．

200例を治療し，上の評価基準に当てはめると，治癒70例（35％），著効60例（30％），有効38例（19％），無効32例（16％）で，有効率84％だった．

鍼灸--

★取穴★　主穴：中極，太衝，会陰，太谿．

配穴は5組に分ける．①大椎，尺沢，合谷．②次髎，天枢，足三里．③秩辺，三陰交．④腎兪，関元．⑤膀胱兪，陰陵泉，行間．

★治療方法★　いつも主穴を2～3穴取り，配穴は5組の中から1組選んで順番に使う．中極と関元は深刺して鍼感を会陰部に放散させる．次髎は後仙骨孔に深刺し，鍼感を会陰部や下腹部に伝わらせる．そのほかの穴位は，得気があれば平補平瀉し，20分置鍼する．関元と太谿は刺鍼のあと，それぞれ大豆ぐらいの艾炷で無瘢痕の直接灸を3壮すえる．会陰穴は按圧と棒灸を交替で15～30分

おこなう．鍼灸は毎日か隔日1回治療し，20回を1クールとする．1クールが終わったら，鍼灸を1週間停止し，さらに治療を続ける．

★治療効果★　91例を治療し，前に類似した評価基準で判定すると，治癒66例(72.5％)，有効15例(16.4％)，無効10例(11.1％)で，有効率88.9％だった．

穴位敷貼 --

★取穴★　主穴：神闕．

★治療方法★　敷薬の作成：王不留行子，石菖蒲，青黛，艾葉，金銭草，茜草，蒲公英，煅龍骨，煅牡蛎を粉末にし，100メッシュのフルイにかける．毎回3～5gの薬粉を取り，同じ分量のアルコールを混ぜて，ジメチルスルホキシド2mlを加え，ペースト状に調整したら30分静置して準備する．

ぬるま湯で臍を洗い，臍と周囲を軽く摩擦して局部に赤く熱感を持たせ，きれいなガーゼで薬ペーストを包んで臍の上に載せ，クラフト紙で覆って絆創膏で留める．夜に貼って昼は外し，毎日1回治療して7回を1クールとし，クール間は2日空ける．局部が赤くかぶれたら対症療法するか，しばらく貼るのを中止する．

★治療効果★　182例を治療した結果，治癒103例，著効48例，進歩26例，無効5例で，有効率97.3％だった．

灸 --

★取穴★　主穴：関元，気海，会陰．

★治療方法★　主穴を全部取り，灸照射器を使って施灸する．患者を仰臥位にし，灸照射器の灸ヘッドを穴位に向け，皮膚と3～4cm離して，出力周波数60回/分とし，患者が暖かく感じるが熱くない程度で照射する．毎回20分治療して10回を1クールとし，3～5日空けて次のクールを治療する．

★治療効果★　80例を治療した結果，ほぼ治癒21例，有効50例，無効9例で，有効率88.8％だった．

刺血 --

★取穴★　主穴：阿是穴．

阿是穴の位置：第5腰椎を中心に，上下左右に1寸ずつ離れた点．

★治療方法★　患者を腹臥位にし，穴位を露出して消毒する．術者は右手に大号の三稜鍼を持ち，左手で皮膚を摘み上げ，最初に上下，次に左右の順で，すばやく1cmの深さに刺入したら速抜する．そのあと20分ほど火罐し，十分に出血させる．5回に1回治療し，6回を1クールとする．

★治療効果★ 40例を治療し，治癒25例，有効15例で，有効率100％だった．普通の体鍼や漢方薬よりも効果が優れている．

レーザー鍼--

★取穴★ 主穴は2組に分ける．①前立腺穴，次髎，白環兪．②会陰穴．
配穴：腎兪，三陰交，中極，関元．

★治療方法★ 主穴は常に1組を使う．①組は1〜2穴取り（前立腺穴は必ず使う），配穴から1〜2穴選ぶ．刺入式のヘリウム－ネオンレーザーを使い，波長6328Å，出力0.5〜1.8mWで，グラスファイバーによってレーザーを穴位に集める．初めに主穴を消毒し，注射針のように中空で筒のような鍼の中にグラスファイバーを入れ，左の人差指を肛門の中に差し込んで前立腺を誘導して，ファイバー鍼を会陰穴から前立腺内部に刺入し，出力1.8mWで20分照射する．そのほかの穴位には，針を刺入したあと，出力0.5mWのレーザー束に繋いで15〜30分照射する．1日1回治療し，4回を1クールとする．治癒しないものは1週間休んだあと再び照射を続ける．

★治療効果★ 184例を治療し，前と類似した評価基準で判断すると，治癒97例（52.7％），著効55例（29.9％），有効29例（15.8％），無効3例（1.6％）で，有効率98.4％だった．

穴位注射--

★取穴★ 主穴：会陰．

★治療方法★ 薬液：5％当帰液4mlに2％プロカイン注射液2mlを加える．10ml注射液に薬液を吸入させる．患者は膝を曲げ，股関節を屈曲した左側臥位となり，術者は左手人差指に指サックを塡め，肛門へ差し入れて誘導する．右手には7号注射針を付けた注射器を持ち，会陰穴へ1〜1.5寸刺入して，提插捻転法で得気を強化し，そこへ3mlの薬液を注入する．さらに1〜1.5寸刺入して，鍼下に弾力性のあるものに触れたら，それは前立腺の被膜を通過して腺体へ刺さっている．そこでも3ml注入する．毎週1〜2回治療し，5回を1クールとする．無効ならば治療を止め，好転していれば1週間後に1クール治療する．

注意：プロカインにアレルギーがあったり，前立腺の急性炎症，局部や全身に感染があれば使えない．

★治療効果★ 124例を治療し，治癒68例，有効40例，無効16例で，有効率87.1％だった．

94. 前立腺肥大

❖ **概論**

　前立腺肥大は前立腺の増殖症で，老人病の1つであり，頻尿，排尿困難，尿貯溜などの症状があるが，その原因は現在もはっきりしていない．現代医学では主に手術によって治療をしている．最近では女性ホルモンやα－受容体遮断剤などを使って治療し，初期の前立腺肥大に対しては一定の効果があるが，副作用も多い．

　現代の鍼灸を使った前立腺肥大の報告は，1960年代に「会陰旁穴」を使って前立腺に直接刺鍼した治療がおこなわれ，その治療メカニズムが研究された．70年代になると，同じ方法にパルス電流を加えた治療がされ，一部の患者の前立腺が縮小することが分かった．この10年余りで多くの臨床文献が現れ，刺鍼のほかにも灸や挑治，耳穴電気鍼を使ったりしている．現在になっても前立腺肥大の鍼灸治療では，さらなる蓄積と改良が必要だが，本病を薬物治療しても効果があがらない場合は，やはり鍼灸を使ってみる価値がある．

❖ **治療**

総合療法 --

　★取穴★　主穴は2組に分ける．①中極，関元，三陰交．②会陰旁穴（または肛周穴）．

　配穴：曲骨，腎兪．

　会陰旁穴の位置：会陰穴の横1寸．

　肛周穴の位置：肛門周囲の3時と12時のところ．

　★治療方法★　主穴を主とし，①組と②組を交替で使う．尿貯溜には曲骨，身体が弱っていれば腎兪を加える．中極と関元は1.5～2寸の深さに直刺するが，尿貯溜があれば，中極から曲骨へ透刺して30～60分置鍼する．三陰交は1～1.5寸の深さに直刺して雀啄し，怠く痺れる感じが現れたら30～50分置鍼する．腎兪は棒灸で15～20分温め，局部が赤くなればよい．会陰旁穴か肛周穴は，刺鍼する前にゴム手袋か指サックを付け，左手の人差指を肛門の中に挿し入れて前立腺に触れたらそれを誘導し，右手で鍼を持って肥大した前立腺を目がけて，会陰旁穴ならば2つの穴に，肛周穴ならば3時と12時の位置から2～2.5寸の深さに刺入し，100回/分のパルス電流に接続して，患者が耐えられる程度の電

流で30～40分通電する．1日1回治療し，15回を1クールとして，7日空けたら次のクールをおこなう．

★治療効果★　69例を治療した．そのうち64例の治療効果を分析すると，短期治癒43例（67.2％），有効18例（28.0％），無効3例（4.8％）で，有効率95.2％だった．残りの5例は肛周穴だけを使って電気鍼をしたが，これも全員に一定の効果があった．

耳穴電気鍼 --

★取穴★　主穴：前列腺．

配穴：尿道，膀胱．

前列腺穴の位置：膀胱穴の上方で，耳輪近く．

★治療方法★　主穴は必ず取り，配穴は交互に使用する．28号1寸の毫鍼を0.2～0.3cmほど刺入し，捻転して患者に腫れぼったい痛みが感じられたらパルス器に接続し，連続波の患者が耐えられる程度の電流で，30分通電する．毎日1回治療して，5回を1クールとし，各クール間は2日空ける．

★治療効果★　12例を治療し，治癒4例，著効6例，有効2例で，有効率100％だった．

穴位敷貼 --

★取穴★　主穴：神闕．

★治療方法★　神闕を食塩水で洗い，軽く摩擦して局部に赤く熱感を持たせ，さらにアルコールで消毒したら，金匱腎気丸（八味地黄丸）1/2丸をコインほどの大きさにして神闕穴へ載せ，上にショウガ片を置いて，大豆ぐらいのモグサで施灸する．ショウガ片の上で連続6壮すえる．灸が終わればショウガ片を取り去り，ガーゼで腎気丸の薬餅を覆って絆創膏で固定する．患者は帰宅したあと，毎晩眠る前に薬餅の上から棒灸で10～15分温める．3日に1度薬を貼り替えて，6回を1クールとする．

★治療効果★　36例を治療し，治癒12例，有効22例，無効2例で，有効率94％だった．

火鍼 --

★取穴★　主穴：会陰，曲骨，三陰交，腎兪．

★治療方法★　毎回2～3穴を取って消毒する．細い火鍼をアルコールランプで赤くなるまで焼いて点刺する．曲骨と会陰は，あまり深く刺さない．隔日1回

か週に2回治療し，10回を1クールとする．

★治療効果★　28例を治療し，治癒21例，有効6例，無効1例で，有効率96.4％だった．

95. 下肢の静脈瘤

❖ 概論

　下肢の静脈瘤とは，下肢の表在静脈が伸びたり曲がりくねったりして蛇行するもので，多く見られる疾患である．局部の外観が変化する（拡張や増大して，曲がりくねった静脈となり，ひどければ渦巻きになる），怠くて腫れぼったい，重い，痛み，腫れなどが主な症状である．さらに皮膚の萎縮，色素沈着，潰瘍，出血なども伴ったりする．

　静脈瘤の鍼灸治療は1956年に始まったが，90年代になってから注目され始めた．本疾患の臨床的特徴を考えると，伝統的な鍼灸では効果を得ることが難しい．そこで鍼や取穴，操作方法が，大きく改良されなければならなかった．主に使われるのは高周波電気鍼と磁圓梅鍼（磁石梅花鍼．鍼がない）である．現在のデータからすると，この2法は簡単で安全，かつ経済的な特徴がある．

❖ 治療

高周波電気鍼 --

　★取穴★　主穴：阿是穴．

　阿是穴の位置：静脈瘤の部位．

　★治療方法★　患者を仰臥位にして局部を消毒し，0.25〜1.25％のプロカインで麻酔する．高周波電気鍼を調節したら，電気鍼で静脈瘤の部位を刺鍼治療するが，鍼とは1mmほど離す．鍼で血管前壁を貫き，後壁に達するが，健康な組織は傷付けない．鍼を刺入する深さは同じにし，鍼を血管内に3〜5秒ほど留める．鍼を引き上げると出血するが，電気鍼と皮膚が1mmほど離れたときに火花放電が起こり，それが皮膚を焼いて止血する効果と感染予防の作用をする．放電の方式は，電気鍼を創面で格子状に横移動したあと縦移動させれば，瘢痕が残らないか，残ってもわずかである．怒張した静脈が長ければ，いくつかに分けて治療する．膨れたり，塊になった部分は，まず膨らんだ周囲から刺鍼治療し，

最後に中心を治療する．治療が終わったら創面に包帯する（アクリノールガーゼで覆い，2日に1回交換する）．毎日1回鍼し，6回を1クールとし，各クールは2日空ける．

本法は治療する前に検査し，深部や表在静脈の閉塞や血栓がないことを確認し，表在静脈瘤だけにおこなう．また本法は，心臓脳血管疾患や血友病があれば使えない．

★治療効果★　295例を治療した結果，1回で治癒263例，2回で治癒29例，無効（2クール治療しても改善しない）3例で，有効率99％だった．

磁圓梅鍼 --

★取穴★　主穴：足三里→解谿，三陰交→陰陵泉，阿是穴（静脈瘤の部分）．

★治療方法★　患者の重心を患肢に掛けて直立にし，静脈瘤を怒張させる．術者は左手で患肢を固定し，右手に磁圓梅鍼を握って，手首のスナップで叩刺する．最初は足三里から胃経に沿って解谿まで叩刺し，次に三陰交から脾経に沿わせて陰陵泉までをすばやく3〜5往復叩刺する．そのあと術者は左手親指を使い，曲がりくねった静脈集団の最上部（心臓に近い端）を押さえて固定し，拡張した静脈を遠端から近端へと垂直に叩刺して，徐々に静脈集団の盛り上がりに達すると，青いミミズのように膨らんだ静脈瘤が消え，温度も上昇する（局部が赤くなるか，手で触れると発熱している）ようにする．15日に1回治療し，3回を1クールとする．

本法は操作する前に，深部静脈が流れているか調べ，流れているものに対してだけ磁圓梅鍼で治療する．

★治療効果★　治癒 – 皮膚の色が正常になり，静脈瘤が消え，軽快に歩ける．著効 – ほぼ皮膚の色が正常になり，ほぼ静脈瘤が消え，治療前よりも軽快に歩ける．有効 – 静脈瘤が部分的に消えた．無効 – 徴候，症状ともに改善しない．

519例を治療した結果，治癒340例，著効136例，有効2例，無効41例で，有効率92.1％だった．静脈瘤の程度が軽いほど，治療効果もよかった．

穴位注射 --

★取穴★　主穴：阿是穴．

配穴：足三里，三陰交．

阿是穴の位置：膨らんだ静脈叢．

★治療方法★　阿是穴は必ず取り，大伏在静脈瘤なら三陰交，小伏在静脈瘤な

ら足三里，大小両方の伏在静脈瘤には三陰交と足三里を加える．

　薬液は，複方麝香注射液と10%ブドウ糖注射液を4mlずつ混合した液．

　まず阿是穴だが，怒張した静脈を避けて垂直に刺入し，得気したら薬液を2ml入れる．配穴の薬物注入量も同じだが，三陰交穴では鍼感が上へ伝導して膨らんだ静脈叢に達しなければならず，足三里穴では鍼感が下へ伝導して膨らんだ静脈に達しなければならない．毎日1回治療して，10回を1クールとする．一般に3クール治療する．

　★治療効果★　48例を治療し，治癒43例，有効3例，無効2例で，有効率95.8%だった．

96. 毒蛇の咬傷

❖ 概論

　毒蛇の咬傷とは，毒蛇が人を咬んで毒液を注入したため現れる一連の症状である．毒蛇に咬まれると，深くて対となった点状の歯型が皮膚に残る．その症状は，毒蛇の種類や毒素などによって異なる．神経毒は，傷口局部に痛痒感があり，それが上に向かって広がり，リンパ節の腫れや圧痛が起こり，視野がぼやける，目まいがして眠りたがる，言葉がはっきりしない，牙関緊閉，流涎して昏睡となり，窒息して死亡する．出血毒は，咬んだ局部に激痛が起こり，はっきりと腫れ，皮膚が黒くなり，出血，水疱，リンパ節の炎症，全身が高熱となり寒気がして震える，心悸してもがく，筋肉の痛み，血尿や便血，ひどければ意識がなくなってうわごとを言い，循環不全となる．混合毒では，前述した2つの症状が同時に現れる．

　毒蛇の咬傷に対する鍼灸治療は，晋代の『肘後備急方』に最初に見られる．その後は唐代，宋代，明代，清代の医籍にも記載され，灸が使われている．現代の報告は1973年が最初で，灸法を使って優れた効果があった．80年代以降は，大量のサンプルを使った臨床治療が始まり，刺絡抜罐や鍼灸などの穴位刺激方法があるが，本疾患は急性で重篤なため，現代医学と協力して救急治療しなければならない．

❖ 治療

抜罐 --

★取穴★　主穴：阿是穴．

阿是穴の位置：咬まれた部分，瘀血や腫れがひどい部分．

★治療方法★　患者の患肢を高く上げ，動かないようにして，毒液が拡散しないようにする．そのあと出血して液が滲出する程度に，三稜鍼で阿是穴を点刺する．さらに咬まれた部分に合った口径の抜罐を選び，貼棉法かポンプを使って30分ほど吸着させる．

注意：血性の大きな水疱があれば，すぐに三稜鍼で突き破って毒液を排出する．傷口が感染していれば，外科の治療を組み合わせる．併発症があったり，全身症状がひどければ，輸液，血清，抗感染の治療もする．

刺絡抜罐は1日2回おこない，3日を1クールとする．

★治療効果★　治癒－局部と全身の症状が全部消え，少しも不快感がない．著効－ほぼ局部と全身の症状が消えたが，疲れを感じる．有効－局部と全身の症状が明らかに軽減した．無効－治療後も症状が改善しない．

108例を治療し，治癒75例，著効23例，有効4例，無効6例で，有効率94.4％だった．この治療法は神経毒に対して効果が優れ，混合毒では劣り，出血毒では悪かった．さらに咬まれて30分から3時間内に診療したものの効果が最も良く，治癒率が100％に達した．

体鍼 --

★取穴★　主穴：外関から内関への透刺．

★治療方法★　穴位を消毒し，すばやく切皮したら提挿捻転瀉法で1～1.5寸刺入し，20分置鍼して5分ごとに運鍼する．抜鍼したあとは消毒綿花で鍼孔を数分ほど圧迫し，蛇毒により出血が止まらなくなるのを防止する．

★治療効果★　毒蛇に咬まれて不整脈となった患者26例を，治療したところ，全員に有効だった．最長で3日以内に不整脈が消えた．

第 3 章

婦人科疾患

97. 無月経

❖ 概論

　無月経とは，女子が18歳を過ぎても初潮がなかったり，月経周期が確立された後に，妊娠したり授乳期，閉経期でもないのに月経が3カ月以上中断する症状である．前者を原発性無月経，後者を続発性無月経と呼んでいる．症状は，月経期に月経がないのが重要な特徴である．続発性無月経は，最初に経血量が減少したり，月経周期が延長することが多く，徐々にひどくなって停止することが多いが，急に月経が止まったり，また腟から不正出血があり，引き続いて月経が止まることもある．

　無月経に対する現代の鍼灸治療の報告は，1920年代にはあったが，60年代まで1例の治験例が主で，説得力のある統計資料に欠けていた．70年代になると複数症例の臨床観察がおこなわれた．80年代からは関係する報告が徐々に増え，鍼灸，穴位按摩，灸頭鍼，耳穴圧丸などの方法が使われて，優れた効果があった．ただし全体から見ると，無月経の鍼灸治療のデータは，まだ蓄積中であり，その臨床法則も今一歩の開示が求められる．

❖ 治療

体鍼の1 ----------

　本法は続発性無月経に使う．

　★取穴★　主穴：長強．

　配穴：腎兪，陰交，三陰交，地機，八髎．

　★治療方法★　長強を主とし，効果が劣っていれば配穴を加える．まず患者を腹臥位にさせ，尾骨下端と肛門の中点陥凹部を取穴し，28号の毫鍼を1寸刺入して強刺激したら20分ほど置鍼し，5分ごとに運鍼する．配穴は，前の3穴は刺鍼して補法か平補平瀉の中刺激する．後の2穴は指鍼（指圧）で5〜6分揉む．毎日か隔日に1回治療し，10回を1クールとする．

　★治療効果★　40例を治療した結果，治癒36例，無効4例で，有効率は90％だった．

体鍼の2 ----------

　★取穴★　主穴：中極，十七椎下，公孫，次髎．

配穴：①型は，衝脈，任脈，督脈の3脈が不足し，気血虧虚のため脈絡が栄養されないもので，関元，気穴，百会，神門，肝兪，志室，肓兪，復溜，期門を加える．②型は，邪が衝脈任脈を侵し，気血瘀阻となり，脈絡失宣（行き渡らない）となったもので，中脘，大赫，子宮，腰兪，肝兪，脾兪，蠡溝，三陰交を加える．

★治療方法★　主穴を主とし，証の違いによって配穴を加え，毎回6～8穴を取る．穴位を消毒したあと，刺鍼して捻転，提挿，徐疾の補瀉法を使い，仙骨部の穴位では得気したあと雀啄法をする．①型は，腰部の関元や気穴へ刺入して，得気すれば浅層から深層へゆっくりと入れる運鍼を1～3分おこない，暖かく感じるまで待つか，1～3壮の灸頭鍼する．②型は，背部の穴位では浅刺し，捻転補法する．隔日に1回治療し，3カ月を1クールとして，月経があれば治療を停止し，月経が終わったら治療を再開する．一般に1クール治療する．

★治療効果★　30例を治療した結果，著効13例，有効14例，無効3例で，有効率90％だった．

耳穴圧丸 --

★取穴★　主穴：内生殖器，内分泌，皮質下．

配穴：肝，腎，心．

★治療方法★　主穴を主とし，考慮して配穴を加える．毎回2～3穴を取るが，両耳を同時に取穴する．王不留行の種を貼り，貼ったあと親指と人差指を使い，耳介が赤く充血するまで按圧し，患者に毎日自分で3～4回按圧するように指示する．3日で貼り替える．月経があったあとも1クールほど治療し，治療効果を固める．一般に3～5回貼り替えて1クールとする．

★治療効果★　40例を治療した結果，38例に効果があり，無効2例，有効率95％だった．

98. 生理痛（月経困難症）

❖ 概論

生理痛は，女性が月経期や月経前後に，下腹部が急性で発作性に痛むものである．その主な症状は，月経期が始まると痛みが徐々にひどくなったり，すぐに痛みが激しくなり，発作的に下腹と腰仙部に痙攣が起き，重症なら顔面蒼白，冷や汗，全身が怠い，四肢厥冷（手足が冷たくなる），目まいがして失神するなどである．

生理痛も続発性と原発性があり，鍼灸は主に原発性の生理痛に使う．

　現代で生理痛を鍼灸により治療した報告は1951年が最初であり，50年代には生理痛の鍼灸治療データがかなり多かった．なかには数十例の患者を観察したものもあり，鍼灸が重度や中度の疼痛に対し，はっきりした鎮痛効果を持つことが実証された．日本の鍼灸家も皮内鍼を使って生理痛を治療し，やはり良い結果を得ている．60〜70年代になると，棒灸や耳穴，穴位注射などで本疾患を治療するようになったが，データは多くない．80年代からは，生理痛の鍼灸治療の臨床報告が急激に増え，有効穴の選別はもちろんのこと，穴位刺激法も拡大し，症例数の蓄積でも大きく進展した．集めた資料統計では，生理痛に対する鍼灸治療の有効率が90％以上である．

❖ **治療**

体鍼の1 --

　★取穴★　主穴を2組に分ける．①承漿，大椎．②十七椎下，阿是穴．
配穴：承山，三焦兪，腎兪，気海兪．
阿是穴の位置：下腹部の圧痛点．
気海兪の位置：第3腰椎棘突起下の両側1.5寸．

　★治療方法★　主穴は毎回1組を取り，効果が劣っていれば配穴を加えるか，配穴に改める．承漿穴は28号1寸の毫鍼で，下へ向けて0.5寸斜刺し，患者に鍼感があれば，快速で10分提挿捻転し，30分置鍼して10分ごとに運鍼する．大椎穴は切皮したあと，ゆっくりと深部へ刺入し，鍼感が背部の下方へ伝導したら，やはり30分置鍼する．十七椎下は，28号1.5〜2寸の鍼で切皮し，針先を第5腰椎棘突起下へ向けて斜刺したら，斜刺で捻転提挿して鍼感を子宮へ到達させ，また会陰へ向けても放散させる．痛みが緩解したら症状に合わせて提挿捻転の運鍼を5〜10分続け，30分置鍼する．阿是穴は棒灸を使うが，局部が暖かく感じるが火傷しない程度の距離にして温和灸する．承山は両側を取り，6寸の毫鍼で切皮して，捻転しながら，ゆっくりと刺入し，強烈な鍼感があれば15〜30分置鍼する．そのほかの穴位も提挿捻転し，鍼感が下腹部に広がったら15分置鍼する．こうした方法は毎日1回，治療クールを数えずに治るまでおこなう．

　★治療効果★　治癒－治療して症状が完全に消え，1年の追跡調査では再発してない．著効－ほぼ症状が消えたが，月経期になると腹部に少し不快感がある．

有効 – 症状が軽減したが，1年以内に再発した．無効 – 治療しても症状が改善しない．

182例を治療し，治癒148例，著効24例，有効7例，無効3例で，有効率98.4％だった．

体鍼の2 --

★取穴★　主穴は，証によって3つに分ける．①気滞血瘀は，中極，気海，三陰交．②気血両虚は，関元，足三里，血海．③寒湿凝滞は，命門，帯脈，帰来．

配穴：腎兪，次髎，地機，天枢．

★治療方法★　辨証の型に基づいて主穴を選び，考慮して配穴を加える．28号2寸の毫鍼で切皮し，皮下に沿わせて1.5寸刺入する．刺入する方向は，腹部や背部の穴位では下へ，四肢の穴位は上を向ける．そのあと提挿に小さな捻転を加えた補瀉手法で運鍼する．気滞血瘀型は瀉法，寒湿凝滞型は平補平瀉法，気血両虚型は補法するが，軽く刺激して20～30分置鍼し，3～5分ごとに運鍼する．鍼が終わったら関元，足三里，帰来には棒灸を使って15分ほど温和灸する．毎日1回治療し，治療クールは数えずに治るまで続ける．

★治療効果★　134例を治療し，治癒93例，著効24例，有効12例，無効5例で，有効率96.3％だった．

皮膚鍼（梅花鍼） --

★取穴★　主穴：行間，公孫，隠白，太衝，三陰交，関元．

★治療方法★　主穴はすべて取る．皮膚を消毒したあと，七星鍼を用いて，手首のスナップを使って弾刺する．刺鍼では，穏やかで正確に，皮膚と垂直に鍼を落とさなければならない．毎分70～90回の速さで叩刺する．各穴を1分ずつ，中刺激して局部が少し出血すればよい．月経が始まる3日前から治療を始め，毎日1回治療し，3回を1クールとして，3クール（3カ月）観察する．

★治療効果★　106例を治療し，臨床治癒30例，著効39例，有効25例，無効12例で，有効率88.7％だった．

耳穴圧丸 ---

★取穴★　主穴：内生殖器，肝，胆，腎，腹，内分泌，腎上腺，耳背溝，耳迷根，皮質下．

配穴：悪心嘔吐には胃，心煩して落ち着かなければ心と神門を加える．

★治療方法★　主穴から毎回3～4穴を取り，症状に合わせて配穴を加える．

王不留行の種を所定の耳穴へ絆創膏で貼りつける．毎回一側の耳を使い，両耳を交互に使う．そして患者に毎日いつでもよいから按圧させる．1日10回ぐらい，毎回2〜3分按圧する．耳穴に発熱があれば，さらに効果が優れている．毎週2〜3回貼り替える．治療を始める時期と治療クールは，前の毫鍼と同じである．

★治療効果★　1080例を治療した結果，臨床治癒891例，著効159例，有効24例，無効6例で，有効率99.4％だった．

冷灸（天灸）

★取穴★　主穴：中極，関元．

★治療方法★　灸薬の作成：ツチハンミョウと白芥子20gを粉末にし，50％ジメチルスルホキシドで軟膏状に調整する．

主穴は毎回1穴を取り，交互に使用する．いつも月経の5日前に1回目を貼り，月経が来たか腹痛を感じ始めたら2回目を貼る．2つの月経周期を1クールとする．貼布時は，麦粒大の薬膏を絆創膏に載せて貼る．一般に3時間で薬膏を取り去るが，水疱ができていて，それが段々と大きくなり，2〜3日すると乾燥してカサブタになる．もし擦って水疱が破れたら，ゲンチアナバイオレットを塗って感染を防ぐ．

★治療効果★　82例を治療し，1クール終わったあとでは，著効56例，有効8例，無効18例で，有効率78％だった．

穴位敷貼（天灸と同じ）

★取穴★　主穴：神闕，関元．

配穴：三陰交．

★治療方法★　敷薬の作成：2処方に分ける．①号は肉桂，細辛，呉茱萸，延胡索，乳香，没薬を各10g粉末にする．②号も丁香，肉桂，延胡索，木香を等量ずつ粉末にし，100メッシュのフルイで粒を揃えて準備する．

神闕穴には①号の処方を使う．月経の3日前に本品2〜3gを取って，陽和膏（熟地黄500g，鹿角膠150g，芥子100g，肉桂と甘草50gずつ，麻黄と炮姜25gずつ）とともに均一に混ぜて，穴位に貼る．2日に1回，月経まで3日貼り続け，3回の月経周期を1クールとする．これとは別に紫蘇葉（シソの葉）100〜150gを煎じた液で，腟を洗う．

②号は関元へ貼るが，痛みが激しければ三陰交にも貼る．月経が始まるときか，痛みが激しいときに敷薬2gを絆創膏で穴位に貼る．毎日か隔日に1回治療し，

毎月6日貼りつけて1クールとする．

　この2処方は，どちらか1つを使ってもよい．

　★治療効果★　89例を治療した．そのうち①号で治療したのは54例，著効28例，有効23例，無効3例で，有効率94.4％．②号は35例を治療し，著効30例，有効5例で，有効率100％だった．

灸頭鍼--

　★取穴★　主穴：太衝，足三里，三陰交，内関，腎兪．
　配穴：関元，命門．

　★治療方法★　主穴は毎回2穴，配穴は考慮して1穴を取る．すべて両側を取る．28号の毫鍼を刺入して，得気があれば置鍼する．そして1対の主穴を選んで灸頭鍼する．その方法は，薄い鉄板を巻いて，高さ3〜5cm，直径2〜4cmの筒を作り，筒の壁には5〜7列の穴を開ける．各列には8〜10個の穴を開ける．筒の下端1.5cmの所は，内側に曲げて櫛のようにし，モグサを詰める．まず生ショウガ片の中心に穴を開け，鍼体に被せて皮膚に貼りつけ，筒の下端からモグサに点火したら，筒を鍼柄に被せて固定し，ときどき底部からゴム球で空気を送って燃えるのを助ける．皮膚に灼熱感があれば，さらに生ショウガ片を追加し，筒内の温度を一定に保つ．月経の始まる3〜5日に最初の灸頭鍼し，それから毎週1回おこなって，3回を1クールとする．

　★治療効果★　425例を治療した結果，臨床治癒254例，著効157例，無効14例で，有効率96.7％だった．

電気鍼--

　★取穴★　主穴：中極，関元，血海，三陰交，曲骨．
　配穴：足三里，地機，太衝，商丘，合谷．

　★治療方法★　主穴を主にし，効果が劣っていれば配穴を加えるか配穴に変更する．主穴の前4穴は，28号の毫鍼を刺入して得気があればパルス器に繋ぎ，周波数200回/分の連続波とし，患者が耐えられる電流で通電する．曲骨穴は，毎回30分ほど赤外線を照射する．配穴の電気鍼も，上と同じである．毎日1回治療する．

　★治療効果★　45例を治療し，臨床治癒35例，有効8例，無効2例で，有効率95.6％だった．

皮膚鍼（梅花鍼）と灸

本法は主に，原発性月経困難症の治療に用いる．

★取穴★　主穴：胸椎9から腰椎3までの督脈．

★治療方法★　患者を腹臥位にし，施術部位を消毒したら，七星鍼で3～5往復ほど中度の叩刺し，続いて棒灸で温和灸を10～15往復おこない，最後に棒灸で上から下へ順々に施灸するが，主穴の各椎体の棘突起間は，火傷しない程度に5分ずつ雀啄灸する．毎日2回治療し，6日を1クールとする．

★治療効果★　68例を治療した結果，著効54例，好転12例，無効2例で，有効率97.1％だった．

穴位のレーザー照射

★取穴★　主穴：耳穴の内生殖器，体穴の三陰交．

★治療方法★　主穴は全部取る．ヘリウム－ネオンレーザーで，出力2.5mW，光ファイバーの減衰率1.5mW，波長6328Åで，各穴へ5分ずつ照射する．毎回一側の穴位を使い，交互に照射する．月経の10日前から治療を始め，隔日に1回治療して5～6回を1クールとする．

★治療効果★　68例を治療し，著効35例，有効21例，無効12例で，有効率82.4％だった．

99. 急性機能性子宮出血

❖ 概論

急性機能性子宮出血は，内分泌の失調によって起こる婦人科の急病である．経血の量が多く，はげしく出血し，患者に貧血症状が現れる．内科や婦人科の検査でははっきりした器質性の病変が発見できないものが多い．

本病の鍼灸治療の現代報告は，1940年代が最初である．40年余り，特に1980年代以降で関係する資料は非常に多くなった．方法では伝統的な刺灸法のほか，電気鍼，穴位注射など，現代の穴位刺激法もあり，また民間療法である挑治法，耳穴や梅花鍼の叩刺なども効果がある．現在では急性機能性子宮出血に対する鍼灸治療の効果は，平均有効率が90％以上となっている．

❖ **治療**

体鍼--

★取穴★　主穴：関元から中極へ透刺，血海，地機．
配穴：三陰交，隠白，交信，合陽．

★治療方法★　主穴は急性出血期に使い，配穴は回復期に使う．関元から切皮し，平刺（横刺）で下に向けて中極に透刺して20分置鍼する．地機と血海は1～1.5寸直刺する．みな提挿に小さな捻転を加えて1～2分運鍼したあと10分置鍼し，再び皮下まで引き上げて，今度は脾経に沿わせ下に向けて1寸刺入したあと絆創膏で固定し，まる1日置鍼する．配穴はマニュアル通り刺鍼して平補平瀉し，すべて15～30分置鍼するか灸法を使う．毎日1～2回治療し，7回を1クールとする．

★治療効果★　71例を治療し，有効率90.1%だった．

耳穴圧丸（注射） ---

★取穴★　主穴：子宮，耳中（膈）．
配穴：脾，内分泌，内生殖器（卵巣），皮質下，神門，肝，腎上腺（下屏尖）．

★治療方法★　主穴は必ず使い，配穴から1～2穴を選ぶ．毎回一側の耳穴を取り，王不留行の種を貼り付けて毎日3～4回，患者に上から15～20分按圧させる．あるいは両側の主穴に，それぞれビタミンKを0.1mlずつ注入する．耳穴圧丸法は隔日に1回治療し，15回を1クールとする．耳穴の注射ならば1日1回とし，続けて3回注射する．

★治療効果★　160例を治療し，有効率は97%前後だった．そのうち70例は耳穴の注射で，治癒と著効は85.7%だった．90例は耳穴圧丸法で，著効率が71.1%だった．

灸--

★取穴★　主穴は2組に分ける．①大敦，隠白．②関元．

★治療方法★　①組は毎回1～2穴取る．麦粒灸の直接灸で，無瘢痕灸を毎回5～7壮すえる．②組は隔姜麺餅灸とする．姜麺餅は，生ショウガ60gをペースト状にし，適量の小麦粉とこねて厚さ1.5cm，直径3cmの餅にする．この姜麺餅を関元穴へ置き（あらかじめ穴位には厚さ5mmのティッシュを敷く），モグサ30gを固くひねって円錐状にし，姜麺餅の中心に載せて点火し，約30分施灸する．①組は毎日1回，②組は5日に1回治療する．

★治療効果★　66例治療し，治癒と著効46例，有効16例，無効4例で，有効率93.9％だった．

皮膚鍼（梅花鍼） --

★取穴★　主穴は2組に分ける．①出血期：腰部，仙骨部，帯脈区，下顎三角区，下腿内側，百会，三陰交，足三里．②調整期：脊柱の両側，下腹部，鼠径部，帯脈区，下腿内側，中脘，期門，肝兪，胆兪，脾兪，胃兪．

配穴：腰痛や下腹部痛なら，腰部，下腰部，三陰交が重点．食欲がなくて下痢すれば，胸椎5～12の両側，腰部，上腹部，中脘，足三里が重点．頭痛や目眩があれば，腰部，頭部，太陽，風池，内関，三陰交が重点．気虚で力が入らなければ，腰部，仙骨部，大椎，中脘，足三里を重点にして叩刺する．

★治療方法★　まず胸椎9～11の両側，腰，仙骨部を検査する．ヒモ状や結節，泡状の軟性物が見つかるが，それが陽性反応物である．三陰交穴は圧痛が多い．次に出血の有無に基づいて①組か②組を取る．出血期には，鼠径部や下腹部を叩刺しないよう注意する．七星鍼で叩刺する．穴区は，直径0.5～1.5cmの範囲で，均一に20～50回叩刺し，脊柱の両側（頸，胸，腰，仙骨部，尾骨）は上から下へ3行ずつ叩刺する．陽性反応物は密刺で重刺する．頭部はネット状に数行叩刺する．帯脈区は，帯脈に沿って腰腹部を巻くように3回転叩刺する．下腹部は上から下へ8～9行叩刺し，左から右へ横に4～5行叩刺する．鼠径部は外から内下方へ2～3行叩刺する．下腿内側は3～4行叩刺する．下顎三角区は上から下へ4～5行叩刺するが，この区は人迎穴を重点的に密刺する．刺激手法は一般に中刺激がよく，スナップを利かせて弾刺する．身体が虚していれば軽刺激から始め，徐々に刺激を強くする．頑健な体格や急性ならば，強い刺激がよい．毎日1回治療し，7回を1クールとする．1クールが終わったら隔日1回に改め，15回を1クールとする．各クール間は半月空ける．

★治療効果★　19例治療し，基本的に治癒5例，著効6例，有効7例，無効1例で，有効率94.7％だった．そのうち11例を2カ月半から半年にわたり追跡調査したところ，治療効果が安定していた．多くの患者は1～2回の治療で出血量が減り，4～5回で出血が止まる．平均治療回数は22.1回だった．

レーザー鍼 --

★取穴★　主穴：関元，腎兪，三陰交，気海，百会，命門，帰来，足三里．
配穴：太衝，肝兪，脾兪，中極，神門，心兪，大赫．

★治療方法★　主穴と配穴を2組に分け，各組から4～6穴を取る．治療時には患者を坐位か臥位にする．ヘリウム−ネオンレーザーで，波長6328Å，出力2～30mWに調整し，光斑直径2mm，出力密度32～38mW/cm²とする．レーザーのハンドピースは穴位と垂直にし，皮膚に接触させて各穴へ5～10分照射する．毎日1回治療して，2つの組を交互に使用し，5～10回を1クールとする．

★治療効果★　124例を治療し，治癒104例，有効18例，無効2例で，有効率98.4%だった．そのうち78例は毎年1回，最長5年追跡調査し，治癒64例，有効13例，無効1例だった．

100. 子宮下垂・子宮脱

❖ **概論**

子宮下垂は子宮が正常な位置より下がり，子宮脱は膣が外部へ飛び出る疾患である．子宮下垂は分娩時に傷付いたことと関係があり，現代医学では手術する以外に効果的な方法がない．

現代鍼灸の子宮下垂・子宮脱の治療は1950年代の後期から始まっている．当時の報告は多いが，南京中医学院付属鍼灸実験医院では，本病を命題にして取り組み，深く研究した．60年代には耳鍼も本病治療に試された．70年代の中期から芒鍼を使った子宮下垂・子宮脱の治療が広くおこなわれ，刺鍼法がまとめられた上に，いくつかの新穴が発見された．正確な手法で刺鍼して，患者に子宮が上がってくる感覚が起こりさえすれば，だいたい優れた効果が得られた．このほか穴位注射，電気鍼あるいは鍼治療と補中益気湯の内服を併用したものなど，いくらかの経験が積み上げられた．注意しなければならないことは，子宮下垂・子宮脱があって感染を併発していれば，まず感染を治療してから鍼治療しなければならない．またひどい腹水や，門脈静脈の血圧が高いもの，下腹部に悪性腫瘍などのある患者などに刺鍼してはいけない．本病に対する鍼灸治療の対象者は，第1度と第2度の子宮下垂・子宮脱の患者であり，現在の有効率は90%前後である．

❖ **治療**

芒鍼--

★取穴★　主穴：維道，維胞，維宮，環上．

配穴：関元，曲骨，陰陵泉，三陰交，百会．

維胞の位置：維道の下1寸．

維宮の位置：維道の下2寸．

環上穴の位置：尾骨から大転子まで繋ぐ線の上2寸が環中穴，その外上方0.5寸が環上穴．

★治療方法★　主穴は1回の治療で1穴を選び，配穴からは2～3穴を取る．維道，維胞，維宮の操作方法は，患者を仰臥位にし，両膝を曲げて足を立たせ，腹部を触診するような体位にしたら，26号6寸の芒鍼を使ってすばやく切皮する．針先は鼠径靱帯に沿わせて恥骨結合へ向け，筋肉層と脂肪層の間をゆっくりと透刺する．両側同時に刺入し，得気があったら捻転するが，捻転角度とスピードは，最初に小さくゆっくり，徐々に大きく速くして，最後は患者が我慢できる程度の強さにする．こうして運鍼すると会陰部に引きつるような感覚があり，子宮体が徐々に上昇してゆくように感じる．環上穴の操作法は，患者を側臥位にし，下の足は膝をまっすぐに伸ばして上の足を曲げ，やや前かがみになってエビのような格好になり，26号7寸の芒鍼を使って，針先を子宮体に向けて4～6寸の深さに直刺し，雀啄法を使って提挿して，電気ショックのような鍼感を発生させ，その感覚を前陰部や下腹部に向けて放散させる．飛び出した子宮が上がっていく感じが起こるまで運鍼する．環上穴に刺鍼するときは捻転せず，1回の治療で一側だけ使う．前述した穴位に刺鍼するときは，刺鍼の前に排尿しておく．鍼の手法が激しすぎると，痛みが起きたり不快感が残ったりする．これらの穴位には置鍼しない．1日1回治療し，交替で穴位を使う．配穴は，百会穴は横刺し，鍼の後で15～20分棒灸する．関元と曲骨は直刺し，鍼感を会陰部に放散させる．三陰交と陰陵泉は，針先を少し上に向けて直刺し，鍼感を上に伝わらせる．すべて平補平瀉し，30分置鍼する．これも1日1回治療する．芒鍼法は10回を1クールとし，各クール間は5～7日空ける．

★治療効果★　治癒－子宮の位置が元に戻り，症状はすべて消え，労働力が回復した．著効－子宮体の下降がはっきりしなくなり，自覚症状もなくなったが，疲労するとやはり下がる感じがある．有効－子宮体は前より上昇し，3度のものが2度になったり，2度のものが1度になって，症状もいくらか軽くなった．無効－症状や状態に改善が見られない．

502例を治療し，治癒342例（68.1％），著効71例（14.1％），有効55例

(10.9％)，無効34例（6.9％）で，有効率93.1％だった．

体鍼

★取穴★　主穴:百会，気海，子宮，関元，大赫，三陰交，維道，曲骨，横骨．
配穴：足三里，腎兪，太谿，脾兪．
子宮穴の位置：中極の外側3寸．

★治療方法★　主穴は1回の治療で4穴を使い，順番に使用するが，百会は常に取る．配穴は症状によって2穴を使う．子宮，維道，気海は恥骨結合に向けて45度角で斜刺し，関元，大赫，曲骨，横骨は直刺する．腹部の穴位はすべて1.5〜2寸の深さに刺入し，得気があれば捻転補瀉を主として運鍼する．患者に膣や子宮が引き上げられる感覚があれば，下腹部を縮めて深呼吸させ，術者は親指を前に突き出す補法の捻転で鍼感を強め，子宮が上がるのを促す．下肢の穴位は少し上に向けて刺入し，背部の穴位は脊椎方向に刺入して補法する．百会は棒灸を使って15〜20分雀啄灸をする．本法では2〜3時間置鍼するが（背部の穴位には置鍼しない），病状の軽いものや発病してから間がないものでは，1〜2時間置鍼すればよい．毎日か隔日1回治療する．長く置鍼するなら一般に1〜2回の治療で効果が現れるが，効果が劣っていれば治療を続ける．

★治療効果★　165例を治療し，前の基準に当てはめると，治癒111例（67.3％），著効12例（7.3％），有効25例（15.2％），無効17例（9.8％）で，有効率90.2％だった．

電気鍼

★取穴★　主穴：子宮，横骨．
配穴：中極，足三里，三陰交，照海，曲骨，大赫，気海．

★治療方法★　主穴は1回の治療で1穴を取り，交替に使う．配穴は2〜3穴を加える．主穴は恥骨結合に針先を向けて45度角で斜刺し，配穴は直刺する．得気があればパルス電流に繋ぎ，慢波（疎波）か疎密波を使い，腹部の穴位では患者が耐えられる程度の強い刺激，四肢の穴位では軽く，20分通電する．関元と気海は抜鍼したあと15分棒灸し，局部を赤く潤わせる．1日1回治療し，10回を1クールとして，各クール間は5〜7日空ける．第2クールからは，隔日1回治療する．

★治療効果★　57例を治療し，治癒35例（61.4％），著効6例（10.5％），有効11例（19.3％），無効5例（8.8％）で，有効率91.2％だった．

穴位埋線 --

★取穴★　主穴：足三里，三陰交，提宮穴．

配穴：子宮，関元，中閙，長強．

提宮穴の位置：骨盤閉鎖孔で，恥骨の下 0.5 寸．

中閙穴の位置：中極穴の外側 0.2 寸．

★治療方法★　排尿して膀胱を空にし，婦人科の検査して，子宮を正常な位置に戻したあと，毎回 2〜3 穴を選び，交替で穴位を使う．まず穴位を特定し，消毒したあと局部の皮内を麻酔し，3 号の羊腸線を 1〜1.5cm に切って，20 号の骨穿刺針に入れ，垂直に穴位へ刺入して鍼感が発生したら，羊腸線を押し入れながら針を抜く．そのあと無菌ガーゼで針孔を覆い，絆創膏で固定する．半月に 1 回治療し，埋線を 2〜3 回続ける．埋線した最初の日から患者の症状に基づいて，補中益気丸や龍胆瀉肝丸などを症状が改善するまで服用する．同時に棒灸で長強穴を毎日 1 回，1 回 15 分ずつ温める．

★治療効果★　80 例治療し，1〜3 回治療して，治癒 64 例，有効 13 例，無効 3 例で，有効率 96.3％だった．そのうち 3 例の無効者は，いずれも第 3 度の子宮脱垂，年齢 50 歳以上，病歴 25 年以上の患者だった．

101. 子宮筋腫

❖ 概論

　子宮筋腫は女性の生殖器に最も多い良性腫瘍の一種である．ほとんどは無症状だが，なかには膣から出血したり，腹部を触るとしこりがあったり，圧迫されるなどの症状があったりする．茎捻転などで痛むものは，多発性子宮筋腫に多い．本病のはっきりした原因は不明で，現代医学ではホルモン療法や手術などをするが，理想的な治療法はない．

　現代の本病に対する鍼灸治療の報告は，1950 年代の中期から 60 年代初頭にかけて 100 例以上の臨床例が観察され，阿是穴の火鍼と遠道穴の刺鍼を組み合わせて効果をあげた．80 年代からは，さらに効果的な臨床がまとめられ，耳穴を使って子宮筋腫を診断する．その方法は細いマッチ棒のような金属棒で両耳の子宮，内分泌穴を触診し，皮下組織に太さ 1mm ぐらいのヒモ状のシコリが触知でき，消えないものを陽性と診断する．70 例の患者を観察し，陽性者が子宮筋

腫になっている確率は90％以上だった．これは本病の診断に一定の価値がある．治療は体鍼を主とし，耳鍼を組み合わせると優れた効果がある．

❖ 治療

体鍼の1 --

★取穴★　主穴：子宮，曲骨，横骨．

配穴：耳穴の皮質下，三陰交，次髎，血海，腎兪，復溜．

子宮の位置：中極穴の外方3寸．

★治療方法★　主穴から1～2穴取り，交替で使用する．症状によって配穴を加える．子宮穴は0.8～1.0寸の深さに斜刺し，曲骨と横骨は直刺で0.6～0.8寸の深さに得気があるまで刺入し，平補平瀉をしたあと15～20分置鍼する．配穴は，耳穴に円皮鍼を入れるか磁石を貼り付ける以外は，主穴と同じ操作をする．体穴はすべて両側を取り，耳穴は両側を交互に使う．刺鍼は隔日1回治療し，10回を1クールとする．耳穴の円皮鍼は1週間に1回貼り替え，磁石は2回貼り替えて，15回を1クールとする．

★治療効果★　治癒－エコーの検査では，子宮筋腫はすべて消失している．ほぼ治癒－子宮筋腫の体積が2/3以上縮小した．有効－子宮筋腫の体積の縮小が2/3に満たない．無効－治療の前後で体積が縮小しない．

346例治療し，治癒288例（83.2％），ほぼ治癒39例（11.3％），有効19例（5.5％）で，有効率100％だった．治療した筋腫で最大は子供の頭ほど，最小は卵黄ぐらいの大きさだった．

体鍼の2 --

★取穴★　主穴：阿是穴，内関，照海．

阿是穴の位置：筋腫．

★治療方法★　主穴は全部取り，体穴は両側とも使う．患者に排尿させて膀胱を空にし，阿是穴へ3～4本，0.6～0.8寸の深さに直刺する．内関と照海はマニュアル通り刺鍼し，平補平瀉したあと15～30分置鍼する．隔日に1回治療し，7回を1クールとして，各クールは5日空ける．

★治療効果★　20例を治療した結果，治癒15例，著効3例，有効2例で，有効率100％だった．

電気鍼

★取穴★　主穴：関元，子宮，秩辺．
配穴：気海，血海，陽陵泉，三陰交．

★治療方法★　穴位を消毒し，32号2寸の毫鍼を直刺する．得気があればパルス器に接続し，70Hzの連続波で，毎回10分刺激する．毎日1回治療し，15回を1クールとして，各クールは7日空ける．

★治療効果★　42例を治療した結果，治癒33例，有効9例で，有効率100％だった．

火鍼

★取穴★　主穴：中極，関元，水道，帰来，痞根．
配穴：曲池，合谷，足三里，腎兪．
痞根穴の位置：第1腰椎棘突起下から横に3.5寸．

★治療方法★　主穴と配穴の腎兪には火鍼法を使い，そのほかは毫鍼を使う．主穴は毎回必ず全部取り，配穴は状態によって加える．火鍼は長さ2寸，太さ8mmのタングステンマンガン合金の鍼を使う．針先をアルコールランプの火炎上1cmで5秒間ほど加熱し，鍼体の前から3cmを真っ赤にしたら，すばやく穴位を速刺速抜する．刺入から抜鍼まで1秒以内で終える．刺鍼の深度は腹部穴で3cm，腎兪と痞根は1.5cmとする．腹部穴は15分の箱灸を加えてもよい．配穴の照海と足三里は提挿捻転補法し，そのほかの穴位は瀉法して15～20分置鍼する．毎週3回治療して12回を1クールとする．一般に3クールの治療が必要である．

★治療効果★　50例を治療し，治癒7例，著効18例，有効17例，無効8例で，有効率84％だった．

102. 慢性子宮頸管炎

❖ 概論

慢性子宮頸管炎は婦人科に多い病気である．白帯が増えて粘っこくなり，ときには膿が混じったり血が混じるのが主な症状である．現代医学は薬物療法や物理療法をするが，効果的とは言えない．

1958年，西安医学院の学報に『子宮頸部糜爛の鍼治療の明らかな治療効果（針

刺治療子宮頸糜爛療効顕著)』と題する報告があった．それ以降の資料は多くない．70年代から80年代にかけて，臨床文献が徐々に増え，簡便で有効な方法が模索され，1000例以上の症例が治療された．現在では，本病の鍼灸治療の有効率が80～90％である．

❖ **治療**

腕踝鍼に体鍼を加える． --

　★取穴★　主穴：下$_1$穴．

　配穴：関元，帰来，気海．

　下$_1$穴の位置：内踝の尖ったところから上3寸．アキレス腱の前1横指．

　★治療方法★　一般に主穴だけ使い，効果がはっきりしなければ配穴から1～2穴加える．下$_1$穴の刺鍼法は30号1.5寸の毫鍼を使い，針先を体幹に向け30度角で迅速に切皮し，鍼柄を水平にして鍼体を皮膚に貼り付けるように，ゆっくりと1～1.5寸沿皮刺する．患者に何の鍼感もないようにして20～30分置鍼する．配穴は直刺して鍼感を会陰部に放散させた後，平補平瀉して20～30分置鍼する．1日1回治療し，10回を1クールとして，各クール間は3～5日空け，さらに治療を続ける．

　★治療効果★　治癒－子宮頸部のビランした部分が癒合し，白帯も正常になるか，明らかに減り，自覚症状もなくなった．有効－子宮頸部のビラン部分が縮小し，白帯も明らかに減少し，自覚症状も少なくなった．無効－症状や状態とも改善が見られない．

　1118例を治療し，治癒686例（61.4％），有効312例（27.9％），無効120例（10.7％）で，有効率89.1％だった．そのうち1010例をさらに分析したところ，1度と2度の子宮頸部のビランには効果が優れ，平均有効率92.6％だったが，3度では悪く，有効率75.8％だった．

103. 慢性骨盤内炎症性疾患

❖ **概論**

　慢性骨盤内炎症性疾患は，女性の内生殖器およびその周囲の結合組織，骨盤腹膜の慢性炎症などを指す．主な症状は生理不順，白帯が多い，腰腹部の痛みや不

妊などであり，すでに慢性子宮付属器炎が起きていれば，しこりが触知できる．

　現代の慢性骨盤内炎症性疾患の鍼灸治療は，1950年代の後期から60年代にかけて，徐々に資料が増えていった．伝統的な刺灸法を使い，症状を消失させるだけでなく，しこりも縮小させることが観察された．70年代からは穴位注射が広くおこなわれ，薬液も胎盤注射液，当帰注射液などが多く使われ，穴位埋植法も一定の効果があった．80年代からは本病にレーザー照射することが関心を集めた．ヘリウム-ネオンレーザーの微弱な熱効果や，電磁場の効果など総合刺激作用により，エネルギーを変換し，経絡を温めて通らせ，経気を触発することによって気血の運行を促進させ，痰湿を温めて運び去り，血を活かして滞りをとかし，気を進ませて塊を消す治療ができる．本法の治療法を使っても，患者の白血球，肝機能，卵巣機能には，何の悪影響もないことが観察された．だから本法は無痛な上，安全で有効な方法である．レーザー鍼以外では，ショウガ灸も多く使われる．現在，各種の治療法の有効率は90％前後である．

❖ 治療

ショウガ灸 --

　★取穴★　主穴：気海，中極，帰来．
　配穴：大腸兪，次髎．
　★治療方法★　主穴を主とし，効果がはっきりしなかったら配穴を加える．毎回2〜3穴を使う．操作では伝統的なショウガ灸か灸照射器を使う．伝統的な方法は，温灸用モグサで直径1.5cm，高さ1.8cmの艾炷を作り，4mmの厚さに切った新鮮なショウガ片の上に載せて点火する．各穴に3壮灸ずつすえ，1壮が燃えるのに6〜7分必要である．灸器を照射する方法は，穴位に2mmの厚さに切ったショウガを載せ，灸器の温度は患者が心地よく感じる程度とし，1回の治療で20分照射する．どちらの方法も毎日1回治療をし，10回を1クールとして，各クール間は3〜5日空ける．だいたい2〜3クール治療する．
　★治療効果★　71例治療し，治癒35例（49.4％），著効19例（26.8％），有効16例（22.4％），無効1例（1.4％）で，有効率98.6％だった．伝統的なショウガ灸と灸器を比較しても差がなかった．軽症の治療効果は中くらいで，重症の効果が優れていた．灸治療の後はIgM濃度が上昇した．

体鍼

★取穴★　主穴：関元，水道，足三里，三陰交，帰来，蠡溝．

配穴：腰が怠ければ腎兪，次髎，委中を加える．白帯が多ければ地機と陰陵泉を加える．生理不順には照海と行間を加える．腹脹すれば帯脈と気海を加える．炎症性のシコリには府舎を加える．

★治療方法★　1回の治療で主穴から2～3穴を使い，症状によって配穴を加える．関元穴の鍼感は膣まで達するようにし，水道と帰来では子宮付属器に刺激が放散するようにする．これらは均一な提插と小刻みな捻転を併用し，鍼感が得られるようにする．運鍼を止めたとき，患者の腹腔内に一過性の腹痛があれば効果が優れている．そのほかの穴位は得気があれば平補平瀉する．いずれも15～20分置鍼し，腹部の穴位には置鍼中に灸頭鍼する．刺鍼のときは炎症部分やシコリ部分に直接刺入してはいけない．生理期間中は灸頭鍼を使わない．毎日か隔日1回治療し，10回を1クールとして，各クール間は3～5日空ける．

★治療効果★　67例を治療し，治癒38例（56.7％），有効23例（34.3％），無効6例（9.0％）で，有効率91.0％だった．

抜罐

★取穴★　主穴：関元，腎兪，三陰交，十七椎下．

配穴：気海，腰眼，大椎，八髎．

★治療方法★　主穴を主とし，効果が劣っていれば配穴を加えたり，配穴に改めたりする．毎回2～3穴取り，まず穴位を按摩して周囲の絡脈が浮き出たら，三稜鍼で点刺する．点刺の回数や刺入深度は症状の程度によって変更する．さらに投火法かポンプを使って5～10分ほど抜罐する．そのとき少なくて3～5ml，多ければ数十ml出血する．

また先に閃火法で15～20分ほど抜罐し，さらに三稜鍼（または皮膚鍼）を使った散刺の軽刺で，十数回点刺して僅かに出血させてもよい．引き続き棒灸で15分熏灸する．

こうした方法は毎日か隔日に1回治療し，穴位を順番に使って，10回を1クールとする．

★治療効果★　220例を治療した結果，治癒148例，著効22例，有効44例，無効6例で，有効率97.3％だった．

穴位敷貼

★取穴★　主穴：下腹部痛には帰来，水道．腰痛には命門，腎兪，気海兪，腰陽関．腰仙痛には関元兪，膀胱兪，上髎，次髎．炎症性のシコリがあれば阿是穴．

気海兪の位置：第3腰椎棘突起下の両側1.5寸．

関元兪の位置：第5腰椎棘突起下の両側1.5寸．

阿是穴の位置：病巣部．

★治療方法★　敷薬の作成：炮姜30g，草紅花24g，肉桂15g，白芥子と胆南星を各18g，麻黄，生半夏，生附子を各21g，紅娘子と紅芽大戟を各3g．これを2500gのゴマ油で水分がなくなるまで揚げてカスを捨て，500gの油ごとに樟丹240gを加え，1500gの油ごとに麝香4gと藤黄麺30gを加えて膏薬とし，それを大膏薬1枚6g，小膏薬1枚3gにして準備する．

使うときは穴位を洗って拭き，膏薬を温めて溶かしてから穴位に貼る．阿是穴は大膏薬を貼るが，ほかはすべて小膏薬を貼る．夏季には12時間で貼り替え，冬季なら2日で貼り替える．生理中は使用を止め，12回を1クールとする．

★治療効果★　301例を治療した結果，臨床治癒81例，著効130例，有効71例，無効19例で，有効率93.7％だった．

灸頭鍼

★取穴★　主穴：関元，帰来，足三里．

★治療方法★　排尿して膀胱を空にし，1.5〜2寸の毫鍼を穴区に刺入し，得気したら1〜2分ほど中刺激する．そのあと2〜3cmの棒灸を鍼柄に挿して点火する．火傷を防ぐため穴区に紙を敷き，棒灸が燃え尽きて鍼が冷えたら抜鍼する．毎日1回治療し，10回を1クールとして，各治療クールは3日空ける．一般に3クール必要である．

★治療効果★　60例を治療し，治癒18例，著効34例，有効6例，無効2例で，有効率96.7％だった．

レーザー鍼

★取穴★　主穴：子宮．

配穴は3組に分ける．①中極，気海，関元，腎兪，血海，足三里，関元兪，三陰交．②八髎．③耳穴の子宮，内分泌，盆腔，内生殖器（卵巣）．

子宮穴の位置：中極の両側3寸．

★治療方法★　主穴は毎回必ず使い，子宮付属器炎や卵管閉塞などがあれば，

①組の配穴を加えて，1回の治療で4穴に照射する．もし骨盤腔内にシコリがあれば，②組の配穴を加え，効果がはっきりしなければ③組の耳穴を加える．

波長6328Åのヘリウム－ネオンレーザーを使う．

主穴に①組の配穴を加えたものは，出力3～5mWで子宮穴に10分照射し，配穴には5分ずつ照射する．

主穴に②組の配穴を加えたものには出力25mWで，毎回，全体で20分照射する．

③組の耳穴にはハンドピースを直接皮膚に接触させ，出力7mW，直径4mmで面積$12.56mm^2$の光斑を照射する．1回の治療で2～3穴を選び，各穴に5分ずつ照射する．

1日1回治療し，15回を1クールとする．

★治療効果★　871例治療し，有効率は86.7～97.0%だった．そのうち758例は3～5mWのレーザー穴位照射によって治療し，うち子宮付属器炎532例，卵管閉塞80例，炎症性のシコリ19例で，治癒と著効が85.4%，有効11.6%，無効3.0%だった．25mWレーザーで骨盤腔炎症性のシコリを治療した127例では，治癒と著効が74.0%，有効19.7%，無効6.3%だった．758例のうち不妊症を併発していたのは405例で，治療後に妊娠したもの179例，延べ妊娠回数184回，妊娠率45.4%（184/405）だった．

穴位注射

★取穴★　主穴：維胞，中極，帰来，関元．

配穴：足三里，三陰交．

維胞穴の位置：維道の内斜下1寸．

★治療方法★　薬液：胎盤組織液，当帰注射液，ビタミンB_1注射液50mg/mlを2mlに生理食塩水5mlを加えたもの．1回の治療で，いずれか1つの薬液を使ってもよいし，また違う薬液を異なった穴位に注入してもよい．

主穴2穴と配穴1穴を選び，各穴に薬液を0.5mlずつ注入する．穴位は順番に使用する．注射をするときには，あまり深く刺鍼してはならず，得気があればゆっくりと薬液を注入する．毎日か隔日1回治療し，6～10回を1クールとする．

★治療効果★　380例を治療し，治癒21例（5.5%），著効189例（49.8%），有効162例（42.6%），無効8例（2.1%）で，有効率97.9%だった．

104. 不妊症

❖ 概論

　夫婦が同居して2年以上になり，避妊しているわけでもないのに妊娠しないものを不妊症という．そのうちまったく妊娠したことがないものを原発性不妊，以前に妊娠したり流産してから2年以上経っても妊娠しないものを続発性不妊症と呼ぶ．不妊の原因は男性（性機能障害，精液異常など）に問題があるものもあるが，ここでは女性の原因が主となるものを取り上げる．それは排卵障害，卵管，子宮，子宮頸部などの障害を含むが，いろいろな原因で卵巣機能がおかしくなって排卵しない不妊症が鍼灸の主な治療対象である．

　不妊症に対する鍼灸治療の現代資料は1920年代にある．50年代に日本の鍼灸家が不妊症の灸治療を発表し，それが翻訳されて中国に渡った．それ以降この分野での進歩はあまりない．80年代になると再び重視され始めただけでなく，進歩も早かった．その方法には2つある．1つは伝統的な中医学理論から始まった辨証施治で，世界中の人々が試みて，かなり効果をあげた．もう1つは現代医学によるもので，鍼灸で排卵を促して妊娠させるものである．穴位刺激法では，伝統的な刺鍼以外に，電気鍼，埋線，レーザー鍼，マイクロウエーブなどがある．

　鍼灸による不妊症治療のメカニズムは，現在ではいくらかの基礎的だが有意義な研究がされている．例えば電気鍼による排卵は，手掌の皮膚温度変化と一定の関係があり，もともと低かった手掌の皮膚温度が電気鍼したあと上昇する患者では，排卵率が著しく上昇した．さらに黄体ホルモンが現れる排卵のピークになると，三陰交などの穴位の電気抵抗が増加することが多く，エストロゲン（卵胞ホルモン）を飲ませると，穴位の電気抵抗が低下することも観察された．これは穴位の電気抵抗と，体内の性ホルモンの変化に関係があることを示している．

❖ 治療

体鍼--

　★取穴★　主穴：子宮，中極．

　配穴は辨証取穴する．①腎虚型は腎兪，命門，関元，気海，然谷，三陰交，血海，照海．②肝鬱型は三陰交，照海，血海，太衝．③痰湿型は脾兪，胞門，曲骨，商丘，豊隆，関元，足三里，中脘．

子宮穴の位置：中極の傍ら3寸．

胞門穴の位置：臍下3寸で，前正中線の横2寸．左が胞門，右が子戸．

★治療方法★　毫鍼で刺鍼する．月経が終わったあとから毎日1回治療する．刺鍼して得気したら，腎虚型は補法，肝鬱型と痰湿型には瀉法する．連続して治療し，15回を1クールとする．漢方薬も内服する．

★治療効果★　著効 – 1クール治療して妊娠し，出産した．有効 – 妊娠したが流産したため出産できなかった．無効 – 症状も徴候も治療前と同じ．

314例の患者を治療した結果，著効207例（65.9%），有効86例（27.4%），無効21例（6.7%）で，有効率93.3%だった．

総合療法 --

★取穴★　主穴：関元，子宮，秩辺，水道．

配穴：耳穴の内分泌，卵巣，腎上腺，縁中，三焦．

★治療方法★　主穴を主とし，1回の治療で2〜3穴を選び，症状により配穴を加える．耳鍼は片耳ずつ取り，円皮鍼を1週間に2回貼り付ける．体鍼の操作だが，初診時には腹部の穴位を使い，再診では背部の穴位を使うなどのように，交互に使ってもよい．体鍼は運鍼したあとパルス電流に繋ぎ，パルス間隔60回/分，電流の強さは耐えられる程度にし，症状に基づいて5〜20分通電する．最初は1日1回治療して3回続けたあと週2〜3回に改め，10〜12回を1クールとし，各クール間は5〜7日空ける．

★治療効果★　不妊症106例を治療した．出産46例（43.4%），妊娠18例（17.0%），治癒率60.4%だった．

電気鍼 --

★取穴★　主穴：三陰交，中極，子宮，関元．

配穴：大赫，血海，地機，足三里．

★治療方法★　1回の治療で主穴を2〜3穴，配穴から1〜2穴を取る．生理から生理までの間に連続3日治療するか，月経周期の第12〜14日目から（無月経は腹腔気体造影や腹腔鏡などで検査を終えた1カ月あと），毎日1回，続けて3日治療をする．鍼を刺入したら平補平瀉を使い，中刺激で30秒運鍼する．腹部の穴位では鍼感が外生殖器へ放散してからパルス電流に繋ぎ，周波数60〜120回/分の連続波か16〜18回/分の疎密波で，電流の強さは5mA以下か，患者が心地よく感じる強さにして1時間通電する．電気鍼は2〜7周期を1クー

ルとする．効果がはっきり現れなければ，さらに治療を1クール続ける．

★治療効果★　179例を治療し，排卵141例（78.8%），無排卵38例（21.2%）で，有効率78.8%だった．そのうち96例の結果は，妊娠59例で，妊娠率61.5%だった．

穴位埋植

★取穴★　主穴：三陰交．

★治療方法★　一般の患者は生理が終わって3〜7日目から治療を始め，生理のない患者では，排卵していないのを確認した後で治療を始める．1回の治療で両側の三陰交を取り，注射針を使って穴位埋植する．2cm0号の羊腸線を腰椎穿刺針に入れ，穴位を消毒して局所麻酔した後，腰椎穿刺針を垂直に刺入し，得気があれば羊腸線を穴位内に押し込み，針孔を消毒ガーゼで覆う．埋線したあと，基礎体温が二相になって明らかに黄体ホルモンが不足しているものには，次の生理の後，絨毛性ゴナドトロピン（性腺刺激ホルモン）を1000単位，週2回筋肉注射をする．基礎体温が上昇してきたら，毎日1000単位の筋肉注射を2日続け，黄体の機能を維持する．1回目の埋線で効果がなければ，1カ月後に羊腸線が吸収されるのを待ってから，再び埋線する．

★治療効果★　24例を治療し，18例が排卵（75.0%），そのうち16例が妊娠し（患者全体の66.7%），無効6例（25%）だった．

マイクロ波鍼

★取穴★　主穴：帰来．

配穴：中極，関元，子宮．

★治療方法★　主穴は必ず取り，1〜2個の配穴を加えるが，必ず対となるようにする．28号2〜3寸の毫鍼を刺入し，得気したら鍼柄にコイルを被せ，マイクロ波に繋ぎ，25〜28Wで20分置鍼する．毎日か隔日に1回治療し，10〜15回を1クールとして，各クールは5日空ける．

★治療効果★　94例を治療した結果，治癒（妊娠）64例，有効28例，無効2例で，有効率97.9%だった．

レーザー鍼

★取穴★　主穴：気海，関元．

配穴：大赫，気穴，水道，帰来，子宮．

★治療方法★　主穴を主とし，考慮して配穴を加える．毎回患側から4〜5穴

取り，ヘリウム－ネオンレーザーで出力5mW，光斑直径2mmとし，毎日5分照射する．月経が終わった3～5日後から毎日1回照射を始め，月経と同じ周期で治療し，15～20日を1クールとする．1～3クール治療が必要である．

★治療効果★　卵管炎症性の不妊症患者43例を治療し，治癒14例，著効2例，有効27例で，有効率100％だった．その効果は薬物治療群より優れていた．

105. 外陰白斑症

❖ 概論

外陰白斑症は慢性の外陰部栄養不良で，女陰の皮膚や粘膜の栄養障害によって，組織の変性と色素変化が起こる疾病である．外陰部が乾いて痒く，白色斑ができて徐々に表面が角質化し，キメが粗くなって硬くなり，赤切れとなるのが主な症状である．増殖型，硬化苔蘚型および混合型に分けられ，30歳以上の女性に多い．本病は原因不明で，末期には少数だが癌に変化する．現代医学では手術することが多いが，再発率がきわめて高い．現在は局部の薬物治療により一定の効果をあげている．

本病に対する鍼灸治療は古代の文献にはない．現代で早いのは1970年末である．80年代になると多くの施設で本病が治療され，良好な効果があった．鍼灸法では，よく使われる毫鍼，灸，耳鍼，穴位注射，レーザー照射などのほか，いろいろと模索された．例えば民間に伝わる伝統的な麻線灸法を発掘し，漢方薬を外用したものは優れた効果があった．また新しくできた電熱鍼は，刺鍼局部に輻射熱を拡散させて，白斑の面積を小さくし，色も変える．そのほか子午流注鍼法は，全身症状の改善において，普通の鍼治療と比べると治療効果がさらに優れていることが分かった．近年報告された700例以上の統計によると，90％以上の有効率である．

外陰白斑症に対する鍼灸治療メカニズムの研究は，最近になって始まった．実験により鍼灸治療後は，低かったE－ロゼット形成と免疫グロブリンの値が上昇した．これは細胞免疫と体液免疫機能が強くなって治癒したことを示している．

❖ 治療

電熱鍼 --

★取穴★　主穴は2組に分ける．①会陰，曲骨．②阿是穴．

配穴：中極．

阿是穴の位置：損傷部分（以下同様）．

★治療方法★　1回の治療で1組の主穴を使い，効果がはっきりしなければ中極を加えるか，2つの組の主穴を同時に使う．鍼の刺入は，鍼体と皮膚の角度が15～45度となるように横刺か斜刺を使う．刺鍼方向は，すべて病変部位に向け，1.5～2cm刺入する．阿是穴は次に述べる．萎縮型では表皮が薄く，皮下の血管も少ないので病変部を深刺する．増殖型では，皮膚が肥厚したり浮腫があり，皮下の血管も前者よりも豊富なので浅刺する．身体の穴位は1本ずつ刺入するが，阿是穴では患部の大きさによって刺入する本数を決める．鍼を刺入したら電熱鍼器に繋ぎ，50～70mAの電流を流す．5～10分したら皮膚の温度を測定し，37～42℃に保ちながら30～40分置鍼する．初めは1日1回治療し，7～10日したら隔日1回に改め，30回を1クールとする．

★治療効果★　臨床治癒－陰部の痒み，痛みなどが消え，女陰粘膜の色ツヤ，弾力性も正常に回復した．著効－自覚症状が消え，白色病変部分の色ツヤもピンク色あるいは膚色，薄茶色に変わり，弾力性もほとんど回復した．有効－陰部の痒み，痛みなどの自覚症状が軽減したが，色ツヤの変化ははっきりしない．無効－治療前後で症状，状態ともにはっきり変化しなかった．

430例を治療し，上の基準に当てはめると治癒率66～88％，有効率95～100％だった．治療を終えてから半年以上して患者62人を追跡調査したところ，結果の分かったものは58例あり，そのうち退院時の状態を保っていたもの52例（89.7％），退院したときより悪化したもの6例（10.3％）で，一定の長期効果があることが分かった．

総合療法 --

★取穴★　主穴：曲骨，横骨，腎兪，陰阜穴，三陰交．

配穴：耳穴の外生殖区，皮質下，神門．体鍼は，萎縮には脾兪，血海，坐骨点を加える．痒みには陰廉と太衝を加える．

陰阜穴の位置：クリトリスの上から横に一横指．

坐骨点の位置：坐骨棘．

★治療方法★　主穴は1回の治療で4～5穴を取り，毫鍼で刺鍼する．曲骨と横骨は2～2.5寸の深さに直刺し，鍼感を会陰部まで放散させ，鍼柄に1寸のモグサを挿して灸頭鍼する．腎兪は背骨に向けて75度角で斜刺し，局部に得気があったら捻転補法する．陰阜穴は大陰唇の皮膚に沿わせて下方に刺入し，膣口と水平の高さまで到達させ，両側の大陰唇が膨張したような感じがあればよい．三陰交は針先をほぼ上に向けて刺入し，提挿して感覚を探し，鍼感を上に伝わらせたら平補平瀉する．全部20～30分置鍼する．

配穴は症状によって選ぶ．耳穴は毫鍼を刺鍼し，得気があれば30分から1時間置鍼する．もし円皮鍼を使うならば1週間に2回取り替える．毫鍼ならば両耳を同時に使い，円皮鍼ならば一側だけの耳を使って左右交互に使用する．脾兪，血海，坐骨点は穴位注射する．1回の治療で1～2対の穴位を選び，ビタミンB_{12}（100μg/mlを含む）か丹参注射液を，各穴に1～2mlずつ注入する．そのうち坐骨点には，長い注射針を使い，針尖を45度角にして膣方向へ1.5～2寸の深さに刺入し，鍼感を膣の上下に放散させたあと，ゆっくりと薬液を注入する．その他の配穴には，刺鍼して得気があったら平補平瀉し，20～30分置鍼する．上の方法はすべて隔日1回治療し（耳穴の円皮鍼を除く），10回を1クールとして，各クール間は5～7日空けたあと，次の治療を始める．

★治療効果★　123例を治療し，前の基準に当てはめると，治癒23例（18.7％），著効49例（39.8％），有効46例（37.4％），無効5例（4.1％）で，有効率95.9％だった．そのうち痒みや痛み，および外陰部の色素は減退したり正常に回復するものが多く，効果は89.8～97.6％と良かったが，萎縮が回復したものは63.9％しかなかった．

麻線灸法 --

★取穴★　主穴：阿是穴．

★治療方法★　薬麻線を作る：元麻（黄麻）を搓って木綿糸ぐらいにし，20％の雄黄酒（硫化砒素酒）に8～10日浸したあと陰干しにし，再び瓶に入れて，今度は少量の麝香粉，雄黄（硫化ヒ素），モグサを加えて瓶の口を密閉する．

操作：まず外陰部を消斑洗剤で洗った後，薬麻線に点火し，すばやく阿是穴に接触させる．灸が終わったら患部に胡麻油で調整した塗り薬を付けるが，乾いて痒みが激しければ軟膏を塗る．麻線灸が毎日2～3回，内服薬は毎日1剤を2回に分けて飲む．30日を1クールとする．

消斑洗剤の作り方：苦参と蛇床子を各 15g，黄柏と荊芥を各 9g，蜂房と花粉を各 6g，白蘚皮 30g を 3L の水で煮出して作る．

塗り薬の作り方：硫黄と青黛を各 15g，黄柏粉 3.5g，氷片 0.6g を細かな粉にして用意する．使うときは胡麻油で調える．

軟膏の作り方：生石灰 9.5g，硫黄 7.5g，雄黄と麝香粉を各 0.5g，巴地草灰 0.2g，苦麻菜根粉 0.4g を全部細かな粉末にし，ラード 70g で調整して軟膏を作る．

内服薬：当帰，蒼朮，白朮を各 9g，薏苡仁，沢瀉，白蘚皮を各 12g，茯苓，黄柏，丹皮，蒲公英を各 15g，蜂房と生甘草を各 6g ずつ煎じ，1 日 2 回に分けて飲む．

★治療効果★　50 例を治療し，治癒 26 例（52％），有効 24 例（48％）で，有効率 100％だった．

灸と耳鍼

★取穴★　主穴：足三里，三陰交，阿是穴．

配穴：耳穴の神門，外生殖器，皮質下，内分泌．

★治療方法★　主穴には灸，配穴は耳鍼を使う．最初に一側の耳から圧痛が最もはっきりしている部位を選んで，耳穴に 0.5 寸の毫鍼を刺入し，得気があれば 30 分置鍼する．別の耳には 380 ガウスの磁石を貼り付ける．耳鍼している間は，棒灸を使って阿是穴に回旋灸し，そのほかの主穴には雀啄灸する．各穴を 10～15 分温めて，局部を赤く潤ませる．以上の方法は毎日か隔日 1 回治療して，10 回を 1 クールとし，各クール間は 3～5 日空ける．

★治療効果★　20 例を治療し，治癒 9 例（45％），著効 8 例（40％），有効 3 例（15％）で，有効率 100％だった．

穴位埋植

★取穴★　主穴：横骨，曲骨，血海．

配穴：阿是 1，阿是 2．

阿是 1 の位置：大陰唇の上端．

阿是 2 の位置：坐骨結節の内上方 1 寸．

★治療方法★　主穴は全部取り，配穴から 1 穴選ぶ．消毒した 3cm の 3 号羊腸線を腰椎穿刺針に入れ，すばやく穴位に切皮して，血管を避けて，ゆっくりと必要な深さに入れ，患者に怠い，腫れぼったい，痺れるなどの感覚があれば，羊腸線を軽く押し出し，抜針したあと無菌ガーゼで軽く針孔を圧迫する．そのうち横骨から曲骨の透刺は横刺する．阿是 1 は大陰唇の両側の上端から下端へ直刺す

る．血海穴は経に沿って0.5寸ほど斜刺するが，この穴では1cmの線が必要である．20日に1回治療し，3回を1クールとする．

★治療効果★　50例を治療し，治癒12例，著効28例，有効9例，無効1例で，有効率98％だった．

レーザー鍼 --

★取穴★　主穴：横骨，会陰．

配穴：血海，神門．

★治療方法★　主穴を主とし，配穴を加える．1回の治療で2～3穴（両側）を取り，ヘリウム-ネオンレーザーを使い，波長6328Å，出力3～5mW，光斑直径2mm，照射距離2～5cmで，各穴に5分ずつ照射する．毎日か隔日1回治療し，12回を1クールとして，各クール間は5～7日空ける．

★治療効果★　35例を治療し，治癒10例（28.6％），著効13例（37.1％），有効8例（22.9％），無効4例（11.4％）で，有効率88.6％だった．

106. 逆児（胎位異常）

❖ 概論

　逆児とは，一般に妊娠30週以降，子宮内での胎児の位置が不正なものを指し，腹壁が緩んだ妊婦や経産婦に多い．殿位，横位，後頭後位，顔位などがあるが，殿位が多く，横位が母子ともに最も危険である．逆児は程度の差があれど，出産に困難や危険をもたらすので，初期に逆児を矯正することが，難産の予防に重要な意義がある．

　鍼灸を使って逆児を矯正し，難産を予防する方法は，中国の古い医籍にも記載されている．例えば『類経図翼・十一巻』は「至陰を三稜鍼で出血させれば，横のものが，すぐにまっすぐになる」と記載している．とりわけ灸法は出産中の胎児矯正に用いられ，『類経図翼』に「横逆難産で，危険なときの治療では……すぐに妊婦の右足小指の先へ灸三壮，小麦ほどのモグサで，火が下りれば，すぐに出産する．効果は神の如し」とある．

　現代で鍼灸を使った逆児の矯正は，1950年代に始まる．1960年からは，至陰穴へ施灸して逆児を矯正した臨床報告が大量に登場する．そして80年代には，体鍼，耳鍼，レーザーの穴位照射，電気鍼などが加わって，効果もよかった．しか

し全体からすれば，灸法が最も多く使われ，穴位も至陰が最も理想的である．鍼灸は一般に妊娠29～40週の逆児の妊婦に用いられ，その有効率は85～95％であり，矯正したあとの再発率は約10％である．ただし再び治療すれば，やはり頭位となる．海外の報告では，逆児が自然に矯正される確率は60％だという．つまり鍼灸の治療効果は信頼性が高く，いかなる不良反応もないことを表している．

❖ 治療

施灸の1 --

　　★取穴★　主穴：至陰．
　　配穴：隠白，三陰交，京門．
　　★治療方法★　一般には両側の至陰穴のみを取り，効果が劣っていれば配穴を加えたり，1～2個の配穴に改める．長さ30cm，直径1.2cmの棒灸2本に点火し，術者は両手に1本ずつ棒灸を持って，両側の穴位に温和灸する．火と穴位は2～3cm離し，焼けるような痛みはないが，はっきりと暖かいようにする．毎回10～15分施灸する．毎日1回治療し，4回続けて1クールとする．
　　施灸するときは，妊婦は腰掛けて椅子に足を載せ，腹帯を緩める．また仰臥位で，両足を伸ばしてもよい．そして施灸した夜は，眠るときに腹帯を解き，胎児の背と対側を向いて横になるよう，妊婦には指導する．灸治療したあとは毎日再診し，逆児が治ったら施灸を止めるが，検査は続けなければならない．
　　★治療効果★　2313例を治療した結果，成功率は77.05～90.3％だった．ほとんどは1クール内に成功した．横位の成功率が最も高く，殿位と続き，足位が最も効果が劣っていた．ある程度の再発率があるが，再発した妊婦も施灸を続ければ，ほとんどの患者で逆児が矯正される．

施灸の2 --

　　★取穴★　主穴：至陰．
　　★治療方法★　両側とも取る．モグサを麦粒大の円錐形にし，至陰穴へ直接載せて点火する．局部が熱くて耐えられなくなれば，そこで別のモグサと替える．各穴に毎回4～5壮ずつすえる．もし局部に小さな水疱ができれば，ゲンチアナバイオレットを塗って，消毒ガーゼで包帯し，感染しないようにする．毎日1回治療（水疱があれば，その場所を避ける）し，3回を1クールとする．
　　★治療効果★　402例を治療した結果，成功341例，無効61例で，有効率

84.8％だった．横位の妊娠の治療効果が，左仙骨前位や右仙骨前位と比較して有意に高く，妊娠32〜35週のほうが，40週以上に比べて治療効果が高かった．

電気鍼

★取穴★　主穴：至陰．

★治療方法★　患者は，膝を曲げた仰臥位になり，腹帯を緩めたら，1寸の毫鍼を穴位に0.2〜0.3寸刺入し，パルス器に接続して，連続波か密波を使って30分通電する．電流の強さは患者が耐えられる程度にする．毎日1回治療し，3回を1クールとする．

★治療効果★　161例を治療した結果，有効154例，無効7例で，有効率95.7％だった．

鍼灸

★取穴★　主穴：至陰．

★治療方法★　両側とも至陰穴を取り，0.5寸の毫鍼を上へ向けて0.1〜0.2寸に斜刺し，平補平瀉したあと30〜60分置鍼する．鍼柄を棒灸で暖めてもよいし，抜鍼したあと睡眠前に棒灸で10〜15分暖めてもよい．毎日1回治療し，3〜7回を1クールとする．

★治療効果★　290例を治療した結果，有効255例，無効35例で，有効率87.9％だった．

耳穴圧丸

★取穴★　主穴：内生殖器，転胎穴，交感，皮質下．

配穴：腹，肝，脾，腎．

転胎穴の位置：内生殖器穴の下方．

★治療方法★　主穴は前の2穴を取ってもよいし，全部とってもよい．効果が劣っていれば，考慮して配穴を選ぶ．内生殖器と転胎穴を使うのであれば，内生殖器は両側ともに取り，転胎穴は右側のみを使う．すべての主穴を使うのであれば，毎回一側を取り，両耳を交互に使う．王不留行の種を貼って按圧するが，種を貼る前に，必ず探索棒か耳穴探測器を使い，選抜した穴区から敏感点を丹念に探す．そして種を貼ったら，貼りつけた種の部位を，妊婦が朝，昼，晩と，毎日100回ずつ按圧するよう指示する．按圧するときには姿勢が大切である．例えば横位ならば椅子に腰掛ける．殿位ならば尻を上げて頭を低くした仰臥位になり，下肢を曲げて，尻を20〜30cm持ち上げるか，平らに寝る．また胎児の位置矯

正は，空腹時におこなうことに注意しなければならない．耳穴圧丸は4日貼って1クールとする．もし逆児が矯正されなければ，耳穴の種を貼り替えて治療を続ける．

★治療効果★　逆児の妊婦493例を矯正した．多くは3日以内に矯正された．そのうち413例は，成功率83.8％だった．また耳穴圧丸法の矯正効果は，膝胸位による矯正法に比較して有意に優れていることが，比較対照試験によって明らかになった．

穴位敷貼----------

★取穴★　主穴：至陰．

★治療方法★　生のひねショウガをペースト状に潰し，眠る前に両側の至陰穴へ貼り，ビニール袋で覆って乾燥しないようにする．毎晩1回取り替えて，7日を1クールとする．

★治療効果★　239例を観察した結果，有効185例，無効54例で，有効率77.4％だった．

穴位電気刺激療法----------

★取穴★　主穴：至陰．

★治療方法★　妊婦を椅子に腰掛けさせるか臥位にし，両側の至陰穴に生理食塩水を塗る(導電作用を起こす)．パルス器を使い，閉路電圧6～9V，一側は正極，一側は負極にして，それぞれ両側の至陰穴を挟む．電源との接触点は，正確に穴位を取る．そのあと周波数を1～2回/秒に調整し，妊婦が感じる程度の電流で，毎回15～25秒ほど通電する．毎日1回治療し，3回を1クールとする．

★治療効果★　380例を観察した結果，矯正が成功したのは372例（そのうち再発したのが3例），無効8例で，有効率97.9％だった．

指切（指圧）と灸----------

★取穴★　主穴：至陰．

★治療方法★　治療時間は午後申の刻（4時ぐらい）とする．患者に，空腹なとき，大小便とも空にするように指示し，全身の力を抜いて，下腹部に意識を集中させる．術者は，両側の至陰穴を数十回指圧し，局部に腫れぼったい痛みを起こさせる．これは5分ごとに繰り返す．そのあと棒灸を使って，各穴に15分ずつ温和灸する．このとき熱感が経絡に沿って上行し，胎児が回ったような感覚があるとよい．毎日1回治療し，7回を1クールとする．

★治療効果★　40例を治療し，胎位が矯正されたのが35例，無効5例で，有効率87.5％だった．

穴位レーザー照射--

★取穴★　主穴：至陰．

配穴：会陰．

★治療方法★　まず主穴のみを取り，ヘリウム–ネオンレーザーを使い，出力2〜6mW，波長6328Åで照射する．治療前に妊婦は，排尿して膀胱を空にし，椅子に腰掛けて腹帯を緩め，靴と靴下を脱ぐ．照射口と穴位は30cm離し，光斑直径3mmで，両側の穴位を同時に，毎回10〜20分照射する．毎日1回治療し，3回を1クールとする．もし3回治療して無効だったなら会陰穴を加え，前と同じ方法で治療する．

★治療効果★　1242例を治療した．そのうち1000例は妊娠して28〜39週の殿位妊婦で，矯正されたもの673例，有効率67.3％だった．残りの242例は，会陰穴を加えて4回治療し，矯正されたもの230例で，有効率95.04％だった．

107. 習慣性流産

❖ **概論**

妊娠して20週にもならないのに，胎児の体重が500gに満たず，妊娠が中断するものを流産と呼ぶ．習慣性流産とは，流産が3回以上続くものをいう．腟からの出血や，発作性の腹痛が主な症状である．習慣性流産の原因は複雑で，現代医学でも効果的な治療方法がない．

中医学では習慣性流産を「滑胎」と呼び，腎気不足のため，衝脈任脈が胎児を繋がないと考えている．発病前の予防治療が提唱され，主に補腎健脾や固気養血の法が使われる．

古医籍では『鍼灸資生経』『類経図翼』『神灸経綸』などの医学著作で，本疾患に対する鍼灸治療が記載されている．だが現代鍼灸の習慣性流産に対する治療報告は多くない．60年代には，足三里へプロゲステロンを注射して，習慣性流産の切迫流産を予防した．近年になって『済陰綱目』に転載された，北宋は徐之才の「胎は十二経に属す」という学説に基づいて，鍼灸を使った習慣性流産の予防が試みられ，10年余り観察して，基本的な成功を勝ち取った．現在は，患者が

妊娠したあとで，流産しやすい月に鍼灸して流産を予防したり，妊娠中に流産の前駆症状が現れたら，妊娠月に基づいて，それに対応する経穴で治療したりする．当然，全体からすれば，本疾患に対する鍼灸は，まだ治療手段を模索中の段階ではある．しかし習慣性流産は，現代の難病の1つであることを考えて，特に参考として載せる．

❖ 治療

体鍼の1

★取穴★　主穴は2組に分ける．①中極，帰来，漏谷，足三里．②曲骨，子宮，地機，三陰交．

配穴：内関．

子宮穴の位置：中極の外方3寸．

★治療方法★　2組の主穴は，妊娠5カ月以内であれば①組へ刺鍼する．妊娠5カ月以上で，胎位が骨盤まで下がっていれば②組へ刺鍼する．腹痛が激しければ内関を加える．下腹部の穴位は，刺鍼して得気したら補法する．下肢の穴位は平補平瀉して15〜30分置鍼する．毎日1回治療し，15回を1クールとする．

★治療効果★　7例を治療した．そのうち4例が習慣性流産（1〜3回流産している）だが，全員が成功した．5例を追跡調査すると，全員が順調に出産していた．

体鍼の2

★取穴★　主穴は9組に分ける．①太衝，曲泉．②陽陵泉，帯脈．③神門，少海．④陽池，支溝．⑤陰陵泉，地機．⑥足三里，天枢．⑦尺沢，太淵．⑧曲池，臂臑．⑨太谿，石関．

★治療方法★　前述した9組の穴位は，妊娠月または流産しやすい月に基づいて，異なる穴位グループを使う．例えば妊娠1カ月だったり，1カ月目に流産しやすければ①組．妊娠2カ月だったり，2カ月目に流産しやすければ②組．以下も同じように類推する．流産を予防するときの具体的な取穴方法だが，予防性の鍼灸は，流産しやすい月の穴位グループを取り，隔日に1回治療して，10回を1クールとし，3クール治療する．治療性の鍼灸は，妊娠中に流産の前駆症状が現れたら，妊娠月と対応するグループの経穴へ刺鍼し，隔日に1回で，治療クールを数えず，症状が治まったら治療を停止し，引き続き観察する．これらは全部

補法を使い，30分置鍼する．

★治療効果★　558例を治療したところ，86〜93.4%の有効率だった．本法は，妊婦の禁鍼説が，必ずしも絶対ではないことを証明している．

灸頭鍼--

★取穴★　主穴：百会．

配穴：足三里，外関，行間，三陰交，血海，関元．

★治療方法★　主穴は必ず取り，配穴は状態によって交替で使う．銀と銅からできた太さ20号ぐらいの銀鍼を使う．百会穴は前に向けて横刺し，捻転手法で運鍼して得気したら置鍼する．次に鍼柄へ3寸に切った棒灸を挿して点火する．足三里，外関，三陰交，血海，関元などの穴位では直刺し，提挿手法する．行間穴は上へ向けて斜刺し，得気したら強刺激する．

★治療効果★　41例を治療した．そのうち27例は30〜40週の出産で，胎児の体重は2600〜3800gだった．4例の妊婦は31〜33週の早産で，10例は無効だった．

108. 人工妊娠中絶

❖ 概論

妊娠して28週経過したあと，母体や胎児に原因があるため，人工の方法で子宮を収縮させて妊娠を終わらせることを人工妊娠中絶と呼ぶ．

現代鍼灸で妊娠中絶に使われているのは，やはり古代から使ってきた合谷と三陰交である．1960年代にも多数の報告があり，80年代からは大量の臨床観察と実験研究で，この両穴は確かに中絶効果があり，母体や胎児に悪影響を及ぼさないことが実証されている．ある施設が電気鍼を，オキシトシンの静脈点滴による中絶効果と比較したところ，両者の成功率にほとんど差がなかった．鍼灸は有効で，安全で簡便な方法と考えられる．実験により鍼灸は，妊娠初期と末期の妊婦に対する影響がはっきりしており，中期の妊婦に対しては感受性が弱いことが分かっている．明らかに頭が骨盤より大きかったり，膣が塞がっていたり，胎盤の機能がかなり減退しているケースでは，鍼灸による中絶は効果がない．

鍼灸によってなぜ中絶できるのかは，はっきり分かっていない．すでに観察された臨床例から推測すると，神経と体液によって流産を誘発するのではないかと

思われる．

❖ 人工妊娠中絶

体鍼--

★取穴★　主穴：合谷，三陰交．

配穴：次髎，足三里，至陰，血海，秩辺．

★治療方法★　主穴を主とし，次髎には電気鍼を使い，血海は中絶後の腹痛を抑え，他の穴位は効果を強める．体鍼操作は，合谷と足三里が中強刺激の補法，三陰交が強刺激の瀉法するが，どちらも鍼感を腹部に伝わらせる．秩辺は深刺して鍼感を前方の下腹部に伝わらせる．捻転と提挿を併用して2〜5分運鍼したあと，20〜30分置鍼し，間欠的に運鍼する．至陰は棒灸を使い，焼けて痛まない程度に15分ほど温める．1日2回治療し，3日続けて1クールとする．電気鍼を使った操作方法は，すでに破水していれば一側の主穴を取り，破水していなければ両側の次髎を加える．刺鍼して得気があればパルス器に繋ぎ，中強刺激の疎密波で15〜30分通電する．1日1〜2回治療する．中絶後に腹痛すれば，三陰交と血海を取り，慢按緊提で中刺激の捻転提挿を1〜2分して抜鍼する．

★治療効果★　優 – 刺鍼のあとで子宮が収縮し，1クール以内で流産するか，最後に刺鍼した24時間以内に流産が終わる．良 – 刺鍼によって子宮が収縮し，それと同時に他の処置や薬物を併用して流産した．無効 – 刺鍼してもはっきりした子宮収縮が起きず，1クールしたが，やはり他の方法で流産したもの．

体鍼で85例を中絶し，上の基準に当てはめると，優30例（35.3％），良26例（30.5％）で，有効率65.8％だった．

電気鍼では911例を中絶させた．そのうち妊娠中期である37〜44週は823例あり，成功率は72.1〜92.3％だった．

刺鍼により中絶後の腹痛を止めたものは92例あり，薬物のみを使った平均治療日数は3日，刺鍼のみによる平均治療日数は1.9日で，薬物と刺鍼の併用では平均1.7日だった．

電気鍼--

★取穴★　主穴：合谷，三陰交，足三里，至陰．

★治療方法★　妊婦を仰臥位にし，合谷は1寸に直刺して捻転補法する．三陰交は1.5寸に直刺して提挿瀉法し，局部に怠い，痺れる，腫れぼったいなどの

感覚があればよい．足三里は2寸に直刺し，捻転補法する．至陰穴は0.3寸に直刺するか，足心へ向けて斜刺する．足三里と至陰穴は，鍼柄にG6805パルス器を接続し，300〜600回/分の連続波で，妊婦の耐えられる電流とし，30分置鍼する．

★治療効果★　17例を治療し，1〜2回で順調に中絶した．

109. 難産

❖ 概論

力みや膣，胎児などの異常によって，分娩のプロセスが障害され，胎児が出てこれないものを異常分娩，俗に難産と呼ぶ．

鍼灸には出産を促す作用があるが，現代で最初に報告されたのは1950年代初めのことで，実際に治療で多く使われるようになったのは70年代の中期以降からである．多くの臨床観察から，鍼灸は子宮を収縮させ，子宮口を開いて出産プロセスを短縮することが分かっている．刺鍼，灸，電気鍼，耳鍼そして穴位注射を問わず，ほぼ似たような作用がある．現在の鍼灸を使った分娩促進の有効率は85％前後である．鍼灸は主に子宮の収縮力が弱い場合に適しており，はっきりした骨盤の狭窄，頭と骨盤の大きさが釣り合わない，膣の異常などがない場合の異常分娩に使われる．このほか妊娠29〜40週におけるさまざまな胎児の位置異常に灸を使った治療では，胎児の矯正率は90％以上である．

鍼灸によって出産が促されるメカニズムについては，あまり深く研究されていない．一般に神経や体液の機能を調整（例えばヒポフィジンの分泌を増加させるなど）して出産を促すと考えられている．

❖ 出産を促す方法

体鍼---

★取穴★　主穴：合谷，三陰交，足三里．

配穴：秩辺，曲骨，横骨，太衝，陰陵泉，中脘，次髎．

★治療方法★　主穴を主とし，あまり産気づかなかったら，症状に基づいて配穴を加える．例えば血圧が高ければ太衝，尿が出にくければ陰陵泉，食欲がなければ中脘などを加える．合谷と足三里は，中刺激で捻転提插の補法する．三陰交

は強刺激で瀉法し，鍼感を上に向けて放散させる．秩辺は26〜28号3〜4寸の毫鍼で2.5寸ぐらい（3寸を超えてはならない）刺入し，捻転と小幅の提挿を併用した瀉法で，鍼感を前の下腹に到達させる（もし鍼感が下や肛門に伝わるなら調整する）．曲骨と横骨は0.8〜1寸直刺し，鍼感を外陰部に伝わせるか，下腹部全体に重く腫れぼったい感じが起こるようにする．そのほかの穴位は平補平瀉する．20〜30分置鍼するが，長いものは1時間置鍼してもよい．置鍼中は間欠的に運鍼する．主穴にはG6805パルス器を接続し，疎密波で患者が耐えられる程度の電流を使って通電する．一般に1回だけ治療する．出産予定日を過ぎていれば，午前と午後に1回ずつ，連続3日治療する．

★治療効果★　優 – 子宮の収縮力が元の2倍以上になり，抜鍼したあとは出産時間が少なくて済むもの．だいたいの初産婦は抜鍼後9時間以内，経産婦は4時間以内で分娩を終える．良 – 子宮の収縮力が元の30〜100%アップするか，刺鍼時は子宮の収縮力が強くなったが持続せず，その後再び普通の子宮収縮に戻り，出産時間も正常範囲に留まるもの．無効 – 刺鍼後の子宮の収縮力アップ率が30%以下か，変化のなかったもの．

134例を治療し，優61例（45.6%），良48例（35.8%）で，有効率81.4%だった．

これとは別の予定日を過ぎた30例では，自然分娩率が治療により90%に達した．

電気鍼

★取穴★　主穴：背部方穴，腹部方穴，肩井．

★治療方法★　三穴同時に取ってもよいし，肩井だけ，あるいは腹部や背部の方穴のみを使ってもよい．

腹部方穴の刺鍼方法は，10cmの毫鍼2本を使う．1本は左の外陵から右の外陵に透刺し，もう1本は右の帰来から左の帰来に透刺する．2本を平行に皮下へ平刺する．

背部方穴は7.5cmの毫鍼4本を使う．上髎，中髎，下髎の3対のうち，いずれか2対を取り，後仙骨孔から1〜1.5寸直刺する．

肩井は両側を取り，0.8寸ぐらい直刺する．得気があればよく，深く刺しすぎないように注意する．

刺鍼したあとG6805パルス器へ繋ぎ，一般に15〜30mA，周波数40〜60回/秒で，30〜60分通電する．

★治療効果★　電気鍼を177例に使った結果，有効率は87〜92.21%だった．

腹部方穴と背部方穴は鎮痛効果がはっきりしており，腹部方穴は出産過程を短縮する作用もある．

耳鍼--

★取穴★　主穴：子宮，皮質下，腰骶椎，内分泌．

配穴：神門，腎．

★治療方法★　主穴を主とし，状態によって配穴を加える．まず3～4穴を取る．敏感点を探し，刺鍼して捻転で強刺激したあと，分娩の第3過程が終わるまで置鍼するか，さらに引き続いて1時間置鍼したあと抜鍼する．置鍼中は3～5分ごとに捻転して刺激を強めるか，あるいは他の穴位に刺鍼すると同時に，子宮穴（両側）にオキシトシン（1mlに10単位含む）を0.2mlずつ注入する．

★治療効果★　186例に使い，有効率は80％前後である．

穴位注射--

★取穴★　主穴：合谷．

★治療方法★　オキシトシン2単位を一側の合谷へ穴位注射する．針を刺入して，患者に怠い，痺れる，腫れぼったい感覚があれば薬液を注入する．5分観察して子宮の収縮が起きなければ，同側か対側の合谷穴へも再度注射する．

★治療効果★　本法は，子宮口が開き，胎児の頭が骨盤底にあったり，頭が見えていて，骨盤の狭窄などないが，子宮が収縮しないために出産できない患者に使う．注意すべきは，穴位注射時に分娩2期（娩出期）が1時間半を超えてはならない．

20例を治療した結果，有効（穴位注射後，子宮が収縮して5～20分で出産した）16例，無効4例で，有効率80％だった．

110. 乏乳症

❖ 概論

乏乳症は，出産しても乳汁が不足したり，まったく出ない疾患の1つである．一般的に，出産して2週間しても乳汁が分泌されなければ，無乳症と見なされる．もし産後6週でも，乳汁の分泌量が新生児1回の授乳量に足りなければ，乳汁分泌過少症である．近年この疾患は，世界的に増加傾向にあるので，ますます注目されるようになっている．

乏乳症の鍼灸治療は，古医籍では『鍼灸資生経』に初めて記載され，それからは歴代の医学書にも記述されている．それによって蓄えられた経験や穴位処方（例えば少沢や膻中）は，現在でも臨床価値を失わない．現代の報告では，1950年代の中期に，大量のサンプルを使った臨床例が何編も記載され，また乏乳患者の血中プロラクチン含有量に対する鍼灸の影響を調べた研究報告もあった．それから40年以上過ぎ，特に最近20年では臨床に関するデータが増えて，穴位刺激法でも刺鍼だけでなく，面鍼，耳穴圧丸，穴位注射，皮膚鍼などが加わった．ただし体鍼が最も多く使われ，効果も最も確実である．その治療メカニズムの研究でも，刺鍼は脳下垂体のプロラクチン放出を顕著に促すことが明らかになった．

❖ 治療
体鍼--

　★取穴★　主穴：乳根，膻中，少沢，足三里．
　配穴：湧泉，太衝，曲池，後谿．
　★治療方法★　一般に主穴のみを取り，効果が劣っていれば湧泉穴に改めたり，他の配穴を加える．まず両側の足三里へ刺鍼して中刺激する．次の乳根穴は，乳房へ向けて1〜1.5寸沿皮刺し，鍼感を四方に拡散させ，腫れぼったい感じにする．続いて膻中も皮下に沿わせ，両側の乳房方向へそれぞれ1〜1.5寸刺入し，平補平瀉する．少沢は刺血して置鍼しない．湧泉穴は，患者を仰臥位にし，両側からすばやく刺入して，得気したら3分ほど雀啄法の強刺激する．その他の穴位は，マニュアル通りに操作する．少沢を除いて15分置鍼する．抜鍼したら，膻中に患者の両手を平らに置き，膻中から乳頭へ向けて5〜10分按摩する．毎日1回治療して，5回を1クールとする．
　★治療効果★　885例を治療し，治癒率82.7〜100％だった．

面鍼--

　★取穴★　主穴：膺乳．
　膺乳穴の位置：目頭の少し上方で，鼻梁外縁の陥凹部．
　★治療方法★　28号1寸の毫鍼を使い，針先を対側の肩部（つまり鼻梁）へ向けて15度に斜刺し，針先が骨膜に達したら15分置鍼する．毎日1回治療し，5〜7回を1クールとする．
　★治療効果★　100例を治療し，有効率89％だった．初産の患者で，出産し

て40日以内の患者に対する効果が優れていた．

耳鍼--

　★取穴★　主穴：胸，内分泌，皮質下，交感．

　配穴：胃，肝，神門，縁中．

　★治療方法★　主穴を主に，考慮して配穴を加え，毎回3～4穴を取る．両耳を同時に取穴し，一側は刺鍼して先瀉後補し，得気したら20～30分置鍼する．もう一側は王不留行の種を貼り，毎日4～5回，1回に各穴を1分ずつ按圧する．2つの方法を左右の耳で交互に使い，毎日1回治療して，3回を1クールとする．

　★治療効果★　295例を治療した結果，治癒247例，有効40例，無効8例で，有効率97.3％だった．

抜罐--

　★取穴★　主穴：乳中，膻中，乳根，少沢．

　配穴：太衝，足三里．

　★治療方法★　一般に主穴のみを取り，効果が劣っていれば配穴を加える．患者を仰臥位にし，全身の力を抜く．まず2本の鍼を膻中穴へ横刺する．針先を乳頭へ向けて，約1.5寸刺入する．乳根穴は，乳房に沿わせて上へ向け1～1.5寸に平刺（横刺．水平刺の意味）し，得気したら捻転提挿して，患者が乳房部に痺れるような腫れぼったさを感じればよい．そのあと少沢へ刺鍼する．すべて15分置鍼して，5分ごとに捻転する．そして膻中と乳根の鍼を抜き去り，大きな抜罐で，閃火法かポンプ式を使い，それぞれ両側の乳中（乳頭を中心とする）と膻中穴を1分交替で順繰りに抜罐する．多くは産後で身体が弱っているため，長時間の抜罐は悪い．最後に少沢穴の鍼に，少し捻転を加えたあと抜鍼する．毎日1回治療して，7回を1クールとする．

　★治療効果★　62例を治療し，治癒59例，有効3例で，有効率100％だった．

穴位注射--

　★取穴★　主穴：臂中，膻中．

　臂中穴の位置：腕関節横紋の中点と，肘窩横紋の中点を結んだ線の中点．

　★治療方法★　10％ブドウ糖注射液10mlを吸入させ，7号の注射針で臂中穴へ垂直に刺入し，酸麻重などの感覚があれば注射液を注入する．注射すると鍼感が乳根へ伝わることがある．針を抜いたら両腕を10分ほど揺り動かして鍼感の伝導を強める．このとき，さらに毫鍼を膻中穴へ刺入して15分置鍼する．治

療して2時間ほどしたら，チキンスープや豚足スープなどを飲む．毎日1回治療し，3回を1クールとする．

　★治療効果★　200例を治療し，著効124例，有効56例，無効20例で，有効率90％だった．

第4章

小児科疾患

111. 乳児の下痢

❖ **概論**

　乳児の下痢は，さまざまな原因によって起こる総合症状である．主に2歳以下の乳児に発生する．急性では2つに分けられる．軽症の下痢では，毎日数回から十数回排便し，便は玉子スープのようで，時には乳汁が口から溢れたり嘔吐し，軽い腹脹がある．重症ならば毎日10回以上から数十回排便し，水様便で嘔吐，発熱，顔色が灰色になる，煩躁して落ち着かないなどの状態となり，ひどいときは意識不明や，ヒキツケを起こし，脱水症状やイオンバランスの乱れなどの症状が起こる．

　乳児の下痢は鍼灸治療の主な適応症の1つである．1950年代の中期から関係する報告は日に日に多くなっていった．穴位刺激では，刺鍼，灸，電気鍼，耳鍼，穴位注射などさまざまあるだけでなく，患者が小児であることを考慮して，80年代からはレーザー鍼や粒を貼り付ける方法も開発された．こうした方法は痛みがなく，治療効果も優れているので子供や家族の同意が得られやすい．鍼灸治療は，乳児の下痢に対して著効がある．穴位注射を，筋肉注射または規定量のペニシリン服用した患者を対照群として比較した結果，穴位注射群では排便回数および体温が正常になるまでの平均所要時間が対照群よりも短かった．これは鍼灸だけで軽症の下痢を治療できることはもちろんだが，現代医療や漢方薬と組み合わせれば，重症の下痢で入院している患者に対しても著効があることを示している．

❖ **治療**

体鍼--

　★取穴★　主穴：足三里，四縫，長強．

　配穴：天枢，関元，神闕，曲池，三陰交．

　四縫穴の位置：掌側で，近位指節間関節中央．第2指から第5指まで，四穴．

　★治療方法★　一般に主穴だけを使い，効果が劣っていれば配穴を加えるか配穴に改める．30号1寸の毫鍼を足三里に0.5～0.6寸直刺し，捻転提挿か震顫（雀啄法）を使って30～60秒運鍼したあと抜鍼する．四縫は26号の毫鍼か三稜鍼を使って点刺し，すぐに抜鍼して黄白色の粘液を絞り出す．長強は腹臥位にし，尾骨下縁から刺鍼し，尾骨と直腸の間に0.5～0.8寸刺入して，2分ほど

小刻みで速い捻転したら抜鍼する．神闕は臍の下縁に0.6〜0.8寸刺入し，5〜7回捻転したら抜鍼する．天枢，関元，三陰交の刺鍼法は，足三里と同じである．熱が高いときは曲池を点刺出血するとよい．

　★治療効果★　1216例を治療し，平均治癒率は約95〜96.2%だった．

灸--

　★取穴★　主穴：中脘，天枢，神闕，止瀉．

　配穴：足三里，上巨虚．嘔吐には内関と公孫，発熱には大椎と曲池を加える．

　止瀉穴の位置：前正中線で，臍の下2.5寸．

　★治療方法★　主穴を主とし，効果がはっきりしなかったり，特定の症状がはっきりしていれば配穴から1〜2穴を加える．主穴には灸法する．神闕を中心として，上下左右の穴位に棒灸を使って15〜30分回旋灸する．1日2〜3回治療する．配穴は，刺鍼して得気があれば，少し提挿捻転で運鍼し，すぐに抜鍼する．これは1日1回治療する．

　★治療効果★　35例を治療し，有効率は97.7%だった．

穴位敷貼の1 --

　★取穴★　主穴：足三里，天枢，中脘，関元．

　配穴：嘔吐には内関，発熱には大椎を加える．

　★治療方法★　代鍼丸の組成：呉茱萸，五倍子，公丁香，霊磁石，白芥子を等量と，少量の冰片か麝香を加える．各薬物を粉末にしてフルイにかけて粉を取り，冰片か麝香を混ぜ合わせたら，油で調整して大豆ぐらいの粒にして用意する．

　主穴はすべて取り，症状によって配穴を加える．穴位を定めたらアルコールで皮膚を消毒し，代鍼丸を1/4の大きさに切った傷湿膏（サロンパス）の上に載せ，穴位に適度な強さで貼り付ける．薬は毎日1回取り替え，5回を1クールとする．

　★治療効果★　250例を治療し，有効率は96.2%だった．そのうち治癒したものは182例（72.8%）だった．

穴位敷貼の2 --

　★取穴★　主穴：足三里，合谷，大腸兪，神闕，長強．

　★治療方法★　舒康貼膏（主成分は山楂ヌクレオプロタミン）を3.5×3.5cmに切り，穴位に貼り付ける．毎日1回，毎回12〜24時間ごとに貼り，3回を1クールとする．

　このほかにゲンタマイシンを1日3000〜5000単位/kgを1〜2回に分けて

静脈点滴し，症状に基づいて輸液や体温を下げるなどの措置をする．

★治療効果★　乳幼児の秋季下痢75例を治療し，治癒51例，有効18例，無効6例で，有効率92%だった．

体鍼と捏脊

★取穴★　主穴：天枢，止瀉，足三里．

配穴：発熱には曲池，嘔吐には内関，下痢がひどければ長強を加える．

★治療方法★　主穴は必ず取り，症状によって配穴を加える．30号1寸の鍼を直刺し，30秒ほど捻転提挿して抜鍼する．鍼が終わったら子供を腹臥位にし，捏脊法（背骨両側の肉をつまむ）で，長強から大椎まで3～6往復ほど捏脊するが，特に関元兪（第5腰椎棘突起下の外方1.5寸）と大腸兪を重点的にする．さらに膀胱兪から風門までの膀胱経で，握って持ち上げて放つ捏脊法を3～6往復ほどおこない，両親指で同時に脾兪と胃兪を1分揉む．この方法は毎日1回する．

★治療効果★　575例を治療し，全員治癒した．平均治療日数は2.64日で，薬物療法より効果が優れていた．

頭鍼

★取穴★　主穴：額旁2線．

★治療方法★　額旁2線の取穴方法は，頭臨泣穴から前髪際下1cmまでを上，中，下の3点に分ける．刺鍼時には子供を半坐位にし，親が両手で子供の両コメカミを支え，皮膚を消毒したあと左手親指で穴傍らを指圧し，右手に1寸鍼を持って，上，中，下の3点に刺入する．半刺法（皮膚に刺して，速刺速抜する）を使い，浅刺して抜鍼する．刺入深度は子供の同身寸の0.1寸で，皮膚を破れば得気がある．毎日1回治療して，3回を1クールとする．

★治療効果★　治癒－治療したあと排便回数が1日2回以内となり，便の形も正常．好転－治療して，排便回数が治療前の半分以下となり，形も正常に近づいている．無効－1クール治療したが，排便回数も形も変化がない．

354例を治療し，治癒320例，好転12例，無効22例で，有効率93.8%だった．現代薬より効果が明らかによかった．

抜罐

★取穴★　主穴：大腸兪，神闕，脾兪，胃兪．

配穴：曲池，四縫，足三里，膈兪．

四縫穴の位置：掌側で，近位指節間関節中央．第2指から第5指まで4穴．

★治療方法★　毎回1～2個の主穴に，閃火法で抜罐（1～4罐）する．配穴は1～2穴取り，四縫は点刺して粘液を絞りだし，他の穴位は平補平瀉して抜鍼し，5～10分留罐する．毎日1回治療し，治療クールは計算しない．

★治療効果★　200例を治療し，治癒189例，著効7例，無効4例で，有効率98％だった．

耳穴圧丸

★取穴★　主穴：大腸，直腸下段，胃，交感．

配穴：盆腔，小腸，脾，神門．

★治療方法★　一般に主穴だけを使い，効果が劣っていれば配穴を加える．王不留行の種を穴位に貼り付け，それを家族が圧迫刺激する．毎日3～4回，1回3分ずつ刺激する．

★治療効果★　114例を治療し，治癒62例，著効25例，有効18例，無効9例で，治癒率92.1％だった．

レーザー鍼

★取穴★　主穴：天枢，足三里，上巨虚，神闕，止瀉．

★治療方法★　毎回2～3穴を選び，波長6328Å，出力1.5mWのヘリウム－ネオンレーザーで，光斑直径1～2mmとし，発光部と皮膚を30cm離して，各穴に3～5分ずつ，毎日1～2回照射する．

★治療効果★　本法は乳児の下痢治療に使う．有効率は92～95％だった．

穴位注射

★取穴★　主穴：足三里あるいは上巨虚，天枢．

配穴：止瀉．

★治療方法★　薬剤：ペニシリン注射液，ビタミンB_1注射液（50mg/ml），654-2注射液（塩酸アニソダミン：漢方薬）のうち，どれか1つを選ぶ．

主穴を主とし，毎回1～2穴を選ぶ．両側に注射し，各穴に0.1～0.2mlずつ注入する．1日1回注射し，続けて3～5日治療する．

★治療効果★　245例を治療し，治癒率83.9～97.3％だった．

112. ヒキツケ

❖ 概論

　ヒキツケは小児の中枢神経の器質性，または機能性の乱れによる緊急状態である．臨床症状は，急に意識が喪失し，両目で上や斜めを凝視して，頭をほとんど後ろに倒し，顔面の筋肉および四肢が硬直したり，痙攣性の抽搐（震え）が起こる．一般に数秒から数分で自然に治まるが，発作を繰り返したり，発作が止まらない場合もある．病因により感染性と非感染性に分かれるが，鍼灸治療は主に感染性で使う．

　ヒキツケに対する鍼灸治療の現代報告は1920年代の中期にある．それ以来，こうした文章が掲載された．治療では体鍼を主とし，高熱によるヒキツケには刺血法を併用してさらに効果を高めた．また按摩と刺鍼を組み合わせて，優れた効果をあげている．近年では，治療効果の客観化の研究が進み，薬物群と比較対照し，痙攣を止める時間は刺鍼が優れていた．鍼灸のヒキツケを抑制する有効率は95％以上である．

❖ 治療

体鍼の1 --------

　★取穴★　主穴：水溝，印堂，後谿から労宮への透刺，湧泉，合谷．
　配穴：曲池，少商，四縫，大椎，足三里．
　四縫穴の位置：手掌で，近位指節間関節中央．第2指から第5指まで4穴．
　★治療方法★　主穴を主とし，毎回2〜3穴を取り，症状によって配穴を加える．すべて速刺で刺入する．水溝は針先を30度角で上へ向け，0.5〜1cm刺入して，高速で大幅な捻転瀉法する．もし効果がはっきりしなければ，他の穴位を加える．そのうち後谿は労宮に向けて透刺し，捻転に小幅の提插を加えて強刺激したら抜鍼する．そのほかの穴位でも透刺以外は同じ方法を使い，置鍼しない．また印堂，少商，四縫などでは三稜鍼で点刺出血するが，一般に出血させる量は，緑豆から大豆ぐらいでよい．もしヒキツケが治まらなかったら置鍼する．毎日1〜2回治療する．

　★治療効果★　2866例を治療し，平均有効率は99.4％だった．

小児科疾患　**391**

体鍼の２

★取穴★　主穴：百会．

配穴：十宣，曲池，大椎，水溝，太衝，行間，四縫．

★治療方法★　主穴を主とし，症状に基づいて配穴を加える．百会は28号1.5寸のステンレス毫鍼で，頭皮に沿わせて鍼体の2/3ほど刺入し，6時間置鍼する．配穴は四縫穴と十宣穴を点刺して血を絞り出す以外，残りの穴位は強刺激して抜鍼する．毎日1回治療する．

★治療効果★　71例治療し，治癒64例，有効6例，無効1例で，有効率98.6％だった．

刺鍼と按摩

★取穴★　主穴は2組に分ける．①刺鍼穴は，曲池，合谷，十宣，大椎，太衝，迎香．②按摩穴は，膻中，身柱，臀臑と肩髃の間，筋縮の傍ら2寸の範囲内．

配穴：痰濁による意識不明は労宮と豊隆を加える．口噤してうなじがこわばれば風府と廉泉を加える．

★治療方法★　主穴を主とし，刺鍼と按摩を併用する．刺鍼操作は，曲池と合谷および配穴では，刺鍼して瀉法したあと抜鍼し，置鍼しない．そのほかの穴位は三稜鍼で点刺出血する．按摩の操作は，術者は左手で患者の肢体を持ち，掌心か大小の両魚際（手掌の盛り上がったところ，掌底）に力点を置き，卵の白身を潤滑剤として塗り，上に挙げた穴位を上から下に向けて軽く摩擦する．局部の皮膚内に，毛のような細いトゲ状の物質が現れ，それが密集してきたら止める．毎日1～2回治療する．

★治療効果★　34例治療し，33例（97％）のヒキツケは治り，1例が死亡した．生まれてから15日以内の新生児では，さらに効果が優れている．

耳鍼

★取穴★　主穴：輪$_6$．

配穴：屏尖，縁中．

★治療方法★　まず穴区を2％ヨードチンキで消毒し，さらに75％アルコールで拭き取り，28号0.5寸の毫鍼で輪$_6$を刺す．左手で耳と針先を摘み，右手で鍼柄を強く数回ほど捻転したら抜鍼し，血を2～3滴ほど絞り出す．重症患者には配穴を加え，同じ方法で刺鍼する．毎回一側の耳を使い，重症なら両側を取る．毎日1～2回治療する．

★治療効果★　治癒 – 体温が36°Cに下降し、角弓反張や痙攣などの症状が消えた。有効 – 体温が37.5°Cに下降し、肢体の痙攣回数も減った。無効 – 症状が改善されないか、高熱が続き、ヒキツケも治らない。

248例を治療し、1〜2回刺鍼した結果、治癒211例、有効31例、無効6例で、有効率97.6％だった。

113. 水頭症

❖ 概論

水頭症は脳内の疾患によって脳脊髄液の分泌や循環あるいは吸収が障害を受け、脳内の脳脊髄液の量が増加して脳室が拡張する病気である。頭の成長速度や円周が正常な乳児より大きく、円形となって、前額部は突出し、大泉門が隆起して頭蓋骨の縫合が分離し、知能の発育不全や落日徴候（眼球を下に向けて、上部の強膜を露出する）があり、頭痛、複視、嘔吐などの症状が現れる。水頭症には閉塞性と交通性があり、前者が多い。現代医学では手術以外に適当な方法がない。

本病の鍼灸治療は、古代の医学書には記載がない。現代では1959年に最初の報告があり、1例の患者の委中と合谷などに刺鍼して治癒した例が紹介されている。その後70年代になると、鍼灸界は再び本病の治療に注目し始めた。最近の10年間では、大量の臨床例を観察したものがだんだん増え、穴位刺激方法でも刺鍼と棒灸、薬線灼灸、漢方薬の湿布などを組み合わせて治療し、分類治療でも詳しく検討されるようになった。すでに基礎的な知識はできている。中医辨証から分類すると、腎陽虚の治療効果が優れ、脾腎陰虚では劣る。現代医学の分類からすると、鍼灸治療は交通性水頭症に対する有効率は高く、長期効果も安定しているが、閉塞性水頭症に対する治療効果は低く、予後も劣る。

❖ 治療

体鍼---

★取穴★　主穴：百会から四神聡へ透刺、三焦兪から腎兪へ透刺、三陰交から復溜へ透刺。

配穴：型に分けて取る。

○腎陽虚型：頭が大きく、縫合が開き、大泉門は膨れ上がっているが、嘔吐や

落日徴候はない．肢体の動きはよく，食欲や大小便は正常．これは主穴だけを使う．

○脾腎陽虚：頭が大きく，縫合が開き，大泉門は膨れ上がって，張力が高いが，嘔吐や落日徴候ははっきりしない．腹が脹って便が水っぽい．元気がないが食欲はまあまあ．手足の動きはよい．大椎，足三里を加える．

○脾腎陰虚：頭が大きく，縫合が開き，大泉門は広く膨れ上がって，張力が高く，顔色が白い．額に青スジが現れ，意識がぼんやりして，もがく．身体が痩せて頸が細く，嘔吐やヒキツケがあり，落日徴候がはっきりしている．大椎，風池，風府，足三里，水分から中極へ透刺，陰陵泉から三陰交へ透刺を加える．

★治療方法★　主穴は1回の治療で必ずすべてを使い，中医辨証によって分類し，腎陽虚型以外は，症状によって配穴を加える．刺鍼では短時間の中刺激を使い，軽い捻転とゆっくりした提插を併用して，各穴に捻転3回，緊按慢提を1回，これを3往復繰り返して抜鍼する．鍼治療が終わったら毎回，尾骨から肩背部までを軽くゆっくり背骨に沿って摑み上げることを3往復繰り返すか，梅花鍼で督脈と膀胱経を軽く3往復叩刺する．1日1回治療し，30回を1クールとする．各クール間は3～5日空ける．3クール治療しても効果がはっきりしなければ，他の方法に改める．

★治療効果★　治癒－頭の円周が同年齢の児童の標準以内に回復し，大泉門が平坦になったり凹み，頭蓋骨の縫合も完全に閉じて，手足の運動や食欲，大小便とも正常になった．有効－頭の円周が正常になったか，同年齢の児童の標準よりやや超過している程度で，大泉門は少し出ているか平坦だが，張力は高くない．そのほかの症状も程度の差はあれ改善した．無効－1～3クール治療しても，状態，症状ともはっきりした変化が見られなかった．

76例を治療し，上の評価基準に当てはめると，治癒44例（57.9%），有効13例（17.1%），無効19例（25.0%）で，有効率75.0%だった．腎陽虚型の治療効果が高く，脾腎陰虚が最も悪かった．

鍼灸

★取穴★　主穴：百会，関元，湧泉．

配穴：閉塞性水頭症には腎兪と脾兪，交通性水頭症には大椎と命門を加える．

★治療方法★　鍼のあと施灸する．主穴は必ず取り，配穴は型の違いによって選ぶ．関元には補法し，湧泉には瀉法して，いずれも得気したあと抜鍼する．百会は平補平瀉したあと1時間置鍼する．配穴は得気したあと抜鍼する．そのあと

穴位を選んで施灸する．そのうち百会と湧泉は必ず施灸する．棒灸フードで棒灸を固定し，穴区が赤くなるが，水疱にならない程度で，各穴に1本ずつ施灸する．毎日1回治療し，3カ月を1クールとし，1カ月治療を停止したのち次のクールを始める．

　★治療効果★　子供27例を1〜6クール治療した．治癒6例，著効6例，有効4例，無効11例で，有効率59.3%だった．

総合療法 ---

　★取穴★　主穴は2組に分ける．①水溝，支溝，四神聡，合谷，水分，陰交，中極，水道，陰陵泉，足三里，三陰交，復溜．②風府，風池，大椎，命門，腰兪，殷門，委中，承山，絶骨．

　★治療方法★　1回の治療で1組の穴位を使うが，患者の状態によって加減する．最初は点刺か短時間の刺激を主とし，慣れてきたら四肢の穴位に20〜30分置鍼する．刺鍼する前に，梅花鍼で夾脊穴を上から下に向けて，皮膚が赤くなるまで軽く叩刺する．尿が少なく，大泉門が縮まず手足の冷えるものには，棒灸で水分，陰交，関元穴に毎回5〜10分ほど回旋灸する．治療効果を強めるため，患者の頭部に漢方薬を湿布する．1日1回刺鍼し，30〜50回を1クールとして，各クールは10日空ける．漢方薬は隔日1回貼り替える．

　湿布する漢方薬：大戟10g，芫花10g，甘遂10g，商陸10g，氷片1g，麝香1mgを細かい粉にし，酢かワセリンでペースト状にする．

　★治療効果★　69例を治療し，有効51例（73.9%），無効18例（26.1%）だった．そのうち35例を分析すると，13例の交通性水頭症は，有効11例（84.6%），無効2例（15.4%）だった．閉塞性水頭症22例では，有効9例（40.9%），無効13例（59.1%）だった．6カ月から6年にわたる追跡調査では，交通性水頭症がほぼ治癒7例，引き続いてよくなっている5例，悪化1例．閉塞性水頭症で，ほぼ治癒1例，引き続いてよくなっている9例，悪化8例，死亡4例だった．これによって短期効果ばかりか長期効果でも，交通性が閉塞性より効果が優れていることが分かる．

114. 小舞踏病

❖ 概論

　小舞踏病は，シデナム舞踏病とも呼ばれ，原因不明の脳障害である．急性リウマチ熱の症状の1つである．本疾患は5〜15歳の児童に多く見られる．ほぼ亜急性に発病するが，感情の激動により急に発病することもある．症状は，きわめて速い不規則な跳動，および不随意な舞踏様動作，筋張力の低下や無力などであるが，だいたい精神障害を伴う．現代医学では症状に対して処置するだけで，特別な治療法はない．

　本疾患に対する現代鍼灸の治療は，1956年に初めて見られる．その後は続々と臨床報告されたが，1例のみの症例報告が多かった．大量のサンプルを使った臨床観察が現れ出したのは，80年代の後期になってからである．この10年の臨床によって，鍼灸は本疾患に対し確実な効果のあることが明らかになっている．治療方法は体鍼が主であるが，頭鍼も優れた効果がある．取穴では，督脈の穴位が提唱されている．治療効果は，発病して半年以内の治癒率が高く，長期の治療効果も強固である．これだけでなく鍼灸は，片側舞踏病（半側舞踏病とも言う）に対しても優れた効果がある．この病気は，大脳基底核の血管障害によって発生したものが多い．舞踏動作は上肢がひどく，顔や下肢は軽い．

　小舞踏病の刺鍼治療に関する作用メカニズムは，中枢神経と身体の免疫機能を調整する作用と関係があると思われるが，さらなる研究が待たれる．

❖ 治療

体鍼 --

　★取穴★　主穴：大椎，風府，百会，水溝．

　配穴：頭を揺らして眉をひそめれば，風池と太陽．口を突き出して舌を動かせば，頬車と地倉．上肢には合谷，内関，郄門．下肢には足三里，三陰交，太衝．腹部には中脘を配穴する．

　★治療方法★　主穴を主とし，症状に基づいて配穴を加える．風府と大椎は，患者の年齢に基づいて厳格に刺入深度を把握する．風府穴では1.5寸以上刺入せず，得気すればよい．大椎穴は2寸以内で，鍼感を上肢か周囲に放散させるが，もし術者が未熟ならば得気すればよい．百会と足三里は補法，その他の穴位

は提挿と捻転を併用した瀉法し，鍼感が周囲か遠端に伝導すればよい．症状が治まったら主穴をやめ，1つの配穴のみを使う．大椎と風府は一般に置鍼しないか，10〜15分だけ置鍼する．そのほかの穴位は60分置鍼し，置鍼中に1〜2回運鍼する．毎日1回治療し，10回を1クールとして，各クール間は3日空ける．

★治療効果★　治癒−舞踏症状が完全に消え，血液検査も正常．著効−ほぼ舞踏症状が消え，はっきりと動きの幅も小さくなり，血液検査も正常．有効−舞踏運動が減少し，動く幅も小さくなったか，短期に症状が好転したが再発しやすい．

85例を治療し，治癒74例，著効7例，有効4例で，有効率100％だった．そのうち治癒した29例を追跡調査したところ，3例が再発した．

頭鍼

★取穴★　主穴：舞踏震顫区．

配穴：頂顳後斜線（百会から曲鬢までのライン），枕下旁線（後頭部で，外後頭隆起の下から横1寸にある垂線．玉枕から天柱までのライン）．

★治療方法★　一般には主穴のみを取り，効果が劣っていれば配穴の頂顳後斜線に改め，小脳の平衡障害ならば枕下旁線を加える．舞踏震顫区は，28号1.5寸の毫鍼を使い，頭皮と30度で，すばやく帽状腱膜へ刺入し，150〜200回/分で3分連続捻転したら10分休憩する．こうして2回ほど運鍼を繰り返して抜鍼する．頂顳後斜線は上から下へ向け，1.5寸の鍼で3〜5本をリレーさせる．枕下旁線は，1.5寸の鍼を下へ向けて1〜1.2寸に平刺する．症状に基づいて抽気法（瀉法）か進気法（補法）する．抽気法の操作は，刺鍼して得気したら，すぐに鍼を皮下まで引き上げて，得気した部位まで刺し戻す動きを3〜5回繰り返す．鍼を引き上げるときに力強く，入れるときに弱くする．進気法の操作は，これと逆にする．2〜24時間置鍼して抜鍼する．こうした治療は，毎日あるいは隔日に1回おこない，10回を1クールとして，各クール間は7日空ける．

★治療効果★　38例を治療し，治癒18例，著効11例，有効5例，無効4例で，有効率89.5％だった．

頭鍼と体鍼の併用

本法は片側舞踏病に使う．

★取穴★　主穴：舞踏震顫区，平衡区（どちらも頭穴）．

配穴：足三里，血海，三陰交，太衝，太谿，風池．

★治療方法★　主穴は全部使い，症状に基づいて配穴から3穴を取る．刺鍼方

法は，前と同じ．毎日1回治療して，治療クールは数えず，症状が消えるまで治療する．

★治療効果★　11例を治療し，5〜16回の刺鍼により，全員治癒した．

115. 汚言症（トゥレット症候群）

❖ 概論

トゥレット症候は，近年かなり重視されている遺伝性児童神経症の一種で，4〜16歳に多く見られる．多発性の不随意運動，チック，声帯痙攣などが特徴で，瞬きしたり，口を尖らせたり，頭を揺らしたり，肩をすくめたり，拳で胸を叩いたりし，叫び声を上げたり，犬の鳴き声をする．症状は緩慢に発生し，発病率が高いが，西洋薬の神経遮断剤は副作用が強いため，中医の鍼灸治療が，ますます求められている．

この疾患は中医学の振掉に似ているが，その病機は脾虚により痰が掻き乱し，肝脈が失調していると考えるので，病位が脾，肝，心にあるとする．この十数年は漢方薬治療により，ある程度の効果が得られた．

本疾患の鍼灸治療の臨床報告は1990年代が初めてで，あまり年数を経ていないが300例以上の症例観察が蓄積されており，刺鍼，耳穴貼圧，両者の併用などがあって，いずれも効果が優れている．また刺鍼と西洋薬で治療を比較対照したところ，はっきりと鍼灸の短期効果が西洋薬現代薬より優れているだけでなく，長期の治療効果も鍼灸が優れていることが判明した．さらに脳波が異常なトゥレット症候群児童に鍼灸すると，そのあとで大多数が正常に回復したことを証明した実験もある．これは鍼灸が，大脳辺縁系と錐体外路系に作用することを示唆している．

❖ 治療

体鍼

★取穴★　主穴は2つに分ける．①陽明積熱群：太って頑健そうで，血色もよく，下卑た言葉をカン高く頻発し，頭を激しく揺らし，舌が赤く潤い，舌苔が厚くて膩（ネバネバ）か黄，脈が洪大か滑数ならば，内庭，曲池，偏歴，四白．②髄海不足群：身体が痩せて貧弱，青白い，下卑た言葉を小さい声で喋って言葉数が少

ない，頭や身体の揺れが軽くて緩慢，舌の色が淡くて胖（膨らんでいる），脈が細弱ならば，瘂門，廉泉，神門，復溜．

配穴：3つに分ける．①印堂，合谷，足三里．②腰奇，腎兪．③大椎，風池，合谷．腰奇の位置：尾骨尖端から直上2寸．

★治療方法★　証に基づいて主穴を取り，効果が劣っていれば毎回1組の配穴を加える．内庭，曲池，偏歴は提挿瀉法，四白は雀啄瀉法して，鍼感を下へ伝導させる．神門と復溜は捻転補法する．瘂門は1.5〜2寸に深刺し，上肢に電撃感があったら抜鍼する．廉泉は雀啄手法で，局部に怠くて腫れぼったい感覚を発生させる．配穴はマニュアル通りに刺鍼して，平補平瀉する．前述した穴位は毎日1回刺鍼し，瘂門を除く穴位では30分置鍼する．10回を1クールとし，各クールは3日空ける．

★治療効果★　治癒−チックや汚言がすべて消えた．有効−チックする部分や回数，頻度が減少し，汚言が大部分消えた．無効−症状が明確に好転しなかったり悪化した．

168例を観察した結果，治癒126例，有効30例，無効12例で，有効率92.9%だった．

体鍼と耳穴圧丸

★取穴★　主穴は2つに分ける．①膻中，章門，中脘，肝兪，大陵，陽陵泉，廉泉，筋縮．②耳穴の肝，脾，心，腎上腺，皮質下，脳点，内分泌．

配穴も2つに分ける．①陰陵泉，豊隆，大椎，行間，太衝，中封，期門，内関，神門，脾兪，巨闕．②耳穴の肺，交感，神門，耳尖，三焦，肝陽．

★治療方法★　体鍼と耳穴圧丸を併用する．いずれも主穴を主にし，考慮して配穴を加える．1回に体穴から4〜5穴を選び，耳穴5〜6穴取る．体鍼の操作は，刺鍼して得気したら，大椎，太衝，豊隆，肝兪では瀉法し，内関，神門，脾兪，巨闕では補法，そのほかの穴位では平補平瀉する．毎日1回刺鍼し，30回を1クールとする．耳穴には毎回一側の耳へ王不留行の種を貼り，各穴を毎日3回，1回1分按圧する．両耳を交互に使う．耳穴は15回を1クールとする．

★治療効果★　68例を治療し，前述した基準に当て填めると，治癒21例，有効40例，無効7例で，有効率89.7%だった．

耳穴圧丸

★取穴★　主穴：肝，神門，風溪．

配穴：脾，胃，皮質下，枕，腎，面頬，額，肩，肘，膝，髖．

風渓の位置：舟状窩で，指と腕の間．旧名は過敏区，蕁麻疹区，結節内など．

★治療方法★　主穴は必ず取り，症状やチックと対応する耳穴から配穴を2～3穴選ぶ．両耳とも取り，王不留行の種を1絆創膏に1～2粒ほど貼り付け，家族に按圧させる．耳介が発熱して腫れぼったくなり，我慢できる程度に按圧する．毎日3回，1回3分ほど按圧する．毎週1回耳穴を取り替え，5回を1クールとする．一般に2クールは治療する．

★治療効果★　75例を治療し，前述した基準に当て填めると，治癒38例，有効30例，無効7例で，有効率90.7％だった．

体鍼と穴位敷貼（天灸） --

★取穴★　主穴は2つに分ける．①百会，四神聡，定神，風池．②神闕．

配穴：肝兪，胆兪，脾兪，長強．

定神穴の位置：人中溝の下1/3と上2/3の交点．

★治療方法★　主穴の①組と配穴では，主穴を主にし，考慮して配穴を加え，刺鍼して得気すれば瀉法し，30分置鍼して5分ごとに運鍼する．毎日1回治療し，12回を1クールとする．主穴の②組には敷貼法する．薬物成分は，天麻，鈎藤，地龍，胆南星を15gずつ，防風20g，人指甲5g，珍珠粉10g．最初の6味を土鍋に入れてカラ炒りし，粉末にしたら珍珠粉を加えて均一に混ぜ，瓶に密封して用意する．そして刺鍼の1クールが終わって3日ほど過ぎ，2クール目の治療から敷貼を併用する．まず湯で臍を洗って拭き取り，瓶の薬物を臍に詰め，水平まで詰めたら絆創膏で密封固定する．薬は3日ごとに交換する．絆創膏でかぶれるならば，ガーゼで小さな袋を作り，薬の粉末を詰めたら包帯を使って臍に固定する．これは薬を取り替える必要はなく，治癒するまで置いておく．

★治療効果★　5例を治療し，2～5クール続けたところ，治癒4例，有効1例だった．平均して各患者を38日ずつ治療した．

体鍼と頭鍼 --

★取穴★　主穴：合谷，太衝，舞踏震顫区．

配穴：足三里，豊隆，風池，大椎，太谿．

★治療方法★　主穴を主にし，考慮して配穴を加える．いずれもすばやく刺入する．体鍼では，刺鍼して得気したら平補平瀉するが，子供が耐えられる限度の軽い手法とし，30分置鍼して，置鍼中は10分ごとに3回捻転する．頭鍼で

は200回/分以上の速度で捻転し，それを30秒間続け，10分置きに捻転して，全部で3回運鍼する．毎日1回治療して，7回を1クールとし，3日休んでから次のクールを始める．

★治療効果★　17例を治療したところ，治癒11例，有効5例，無効1例で，有効率94.1%だった．これを体鍼のみで治療した刺鍼群と比較すると，治癒率が有意に高かった（$P < 0.05$）．

116. 流行性耳下腺炎（おたふく風邪）

❖ 概論

流行性耳下腺炎は，おたふく風邪のウイルスによって引き起こされた，小児ではよく見られる急性の伝染病である．耳下腺の腫大と痛みが特徴である．急に発病し，発熱して少し不快感があり，食欲が減退して時々頭痛がしたり，嘔吐などの症状がある．成人では睾丸炎などの併発症が起こる．

現代の鍼灸治療は，1950年代の中期から現在まで多くの症例が報告されている．刺鍼，電気鍼，梅花鍼，灯火灸および刺鍼に漢方薬湿布を加えた方法などがあるが，80年代からは耳穴圧丸やレーザー鍼治療がおこなわれ，児童の患者に歓迎されている．治療効果については，本編が収録した2000例余りでは，かなりはっきりした効果があり，ほとんどの患者が数回の治療で症状がよくなったり，腫れた耳下腺が正常に回復している．ここで注目すべきは，おたふく風邪の流行している幼稚園と小学校で，まだ発病していない児童に耳鍼したところ，はっきりと予防効果があったという事実である．

❖ 治療

耳穴圧丸 --

★取穴★　主穴：腮腺．

配穴：耳尖．

★予防法★　まず予防者の耳尖穴を細い三稜鍼で点刺して1〜2滴出血させ，そのあと王不留行の種を腮腺穴へ貼る．そして毎日2回，50回ずつ按圧する．3〜4日に1回貼り替えて，7日を1クールとする．

★治療効果★　2000例を予防した結果，予防効果は100%だった．

体鍼

　★取穴★　主穴：翳風，頰車，少商，合谷．

　配穴：列缺，豊隆，解谿，聴会．

　★治療方法★　主穴を主とし，効果がはっきりしなければ配穴を加える．少商は三稜鍼で点刺出血し，そのほかの穴位には徐疾補瀉（すばやく鍼を一定の深さに刺入して得気を探り，何層かに分けて提插捻転しながらゆっくりと抜鍼する）を使い，強刺激で運鍼を繰り返す．顔面部の穴位（患側のみ）では鍼感を病巣部に放散させて30～60分置鍼し，置鍼中は2～3回運鍼する．毎日1回刺鍼するが，重症ならば2回治療する．

　★治療効果★　2153例を治療し，全員治癒した．

体鍼に敷貼を加える．

　★取穴★　主穴：合谷，翳風，角孫．

　配穴：頰車，曲池．

　★治療方法★　一般に主穴だけを取り，配穴は症状によって加える．まず患側（あるいは腫れのひどい側）の穴位に刺鍼し，さらに対側に刺鍼する．まず手の穴位に刺鍼してから頭面部に刺鍼する．すばやく刺入し，速い捻転と小幅の提插を組み合わせ，十数回運鍼して強刺激し，すぐに抜鍼する．刺鍼の後で患部に，新鮮な蛇苺（全草）か仙人掌（ウチワサボテン）を潰してペースト状にしたものを塗り付け，油紙かラップで覆い，絆創膏で貼り付ける．毎日1回湿布を取り替え，続けて1～4回貼る．

　★治療効果★　296例を治療し，すべて1～7日の間に治癒した．

電気鍼

　★取穴★　主穴：阿是穴，合谷，角孫，少商．

　配穴：曲池，内関．

　阿是穴の位置：患側の耳垂の後下方，つまり腫大した耳下腺の上縁．

　★治療方法★　主穴だけを使うが，高熱があれば曲池，嘔吐には内関を加える．まず阿是穴に刺鍼する．腫大した耳下腺の上縁から，45度角で中心に向けて1～1.5寸斜刺する．引き続き患側の合谷に刺鍼して得気があれば，両穴にG6805パルス器を繋ぎ，100～120回/分の連続波で，患者が耐えられるかぎりの電流とし10～15分通電する．抜鍼後には両側の少商から三稜鍼で3～5滴ほど刺血する．角孫は強刺激のみで置鍼しない．曲池と内関も同じである．毎

日1回治療するが，重症ならば2回治療する．

★治療効果★　350例を治療し，全員治癒した．95％は3日以内に治癒した．

皮膚鍼（梅花鍼）

★取穴★　主穴：手三里，温溜．

配穴：頸椎1～5，病巣部．

★治療方法★　主穴は，手陽明経の手三里から温溜まで，七星鍼を使い，上から下へと中刺激で3～5往復叩刺する．効果がはっきりしなければ，頸椎1～5の両側皮膚を3行ほど連続叩刺し，耳下腺の腫れた部分を円状に2～3周叩刺する．毎回1回，5分ずつ治療する．

★治療効果★　100例を治療し，全員が5回以内に回復した．ほとんどが1～2回で治癒した．

耳鍼

★取穴★　主穴：屏尖，面頬．

配穴：腎上腺，胃，胰胆，対屏尖．

★治療方法★　主穴の屏尖は毎回必ず取り，効果がはっきりしなければ1～2個の配穴を加える．屏尖穴の刺鍼法は，消毒したあと左手親指と人差指で耳珠を摘み，親指の爪を屏尖上縁に当て，右手で30号1寸のステンレス毫鍼を直刺する．屏尖内側の皮膚を貫かない深さに刺入し，捻転して得気したら抜鍼する．他の穴位は捻鍼法で刺入し，60～120分置鍼して，30分ごとに運鍼し，2回運鍼したら抜鍼する．毎回一側の耳穴を取り，両耳を交互に使う．毎日1回治療し，治療クールを数えないで治るまで治療する．

★治療効果★　1160例を治療し，有効率97.4～100％だった．比較対照試験では，耳鍼治療はルーチンな薬物治療より優れていた．

抜罐

★取穴★　主穴：身柱，阿是穴．

★治療方法★　2種の抜罐法があり，いずれか1つを選ぶ．1つは刺絡抜罐．患者を正坐位にし，阿是穴へ1～1.5寸30号の毫鍼を0.8～1寸の深さに刺入し，得気したら捻転瀉法で30秒ほど運鍼して抜鍼し，消毒綿で軽く圧迫して流血させない．続いて子供を腹臥位にし，身柱穴を消毒したあと，小さな三稜鍼で一突きしたら抜鍼し，両親指で鍼孔を摘んで一滴ほど出血させる．次に年齢に基づいて適当な大きさの抜罐を選び，架火法（小さな抜罐に95％アルコールに浸

して絞った綿花を入れて点火する）か，ポンプ式抜罐器を身柱穴へ7～10分（局部が赤くなる程度）吸着させる．隔日に1度治療し，治療クールを数えない．

　もう1つの方法は水罐法である．子供を正坐させ，小型のポンプ式抜罐内に半分ほどの湯を入れ，口を上にして阿是穴へ倒す．罐を密着させたら，子供にゆっくりと仰臥位になるように指示し，罐の口を下にしたら空気を抜いて罐を穴区に吸着させ，湯が皮膚と接触するようにする．もし子供の耳下腺が大きく腫れていたら，一度に2～3個を吸着させる．15分ほど留罐する．罐を外すときは，罐の口を上に向けて取り外す．毎日1～2回吸引し，治療クールを数えない．

　★治療効果★　285例を治療した．刺絡抜罐78例は満足できる効果だった．水罐は207例で，治癒率95％以上，多くは5～7日以内に治癒した．

灯火灸

　★取穴★　主穴：角孫．
　配穴：耳穴の耳尖と体穴の列缺．

　★治療方法★　主穴を主とし，効果がはっきりしなければ配穴に改める．毎回1穴のみを取る．一側が発病していれば患側穴へ点灸し，両側が発病していれば両側に点灸する．灯心草（イ草）1本の端をナタネ油に浸し，点火したあと穴位に向けて，すばやく点灸する．そのとき乾いた「パチッ」という音がすればよい．灯心に油を付けすぎてはならない．付けすぎれば燃焼しているときに油が垂れて火傷する．燃えた灯心を皮膚に強く押しつけてはならない．表皮が火傷する．施灸したあと，穴位に緑豆ぐらいの白い水疱ができる．それを患者が破らないようにさせる．水疱は自然に消える．毎日1回治療し，5回を1クールとする．

　★治療効果★　730例を治療し，治癒647例（治療して2～5日以内），無効83例で，有効率88.4％だった．

刺血

　★取穴★　主穴：少商，関衝，少沢．
　配穴：大敦，合谷，関元，大椎．

　★治療方法★　主穴は毎回1～2穴取る．少商は毎回必ず取り，配穴は症状に基づいて加える．頭痛には合谷，発熱は大椎，睾丸炎を併発していれば関元と大敦を加える．取穴したあと，消毒した三稜鍼（または28号0.5寸の毫鍼）で主穴を点刺し，3～6滴の血を絞り出す．両側が腫れていれば両側，一側が腫れていれば一側を取る．そのあと消毒綿花で按圧する．配穴の大椎と大敦は，やはり

同じように点刺し，合谷と関元は28～30号の毫鍼を刺鍼して，得気したら瀉法か平補平瀉して抜鍼する．軽症なら隔日に1度，重症なら毎日1度治療する．5日以上も頬の腫れが消えなければ錫類散膏を貼り，リンパ節が腫れていれば紫金錠膏を貼る．具体的には錫類散か紫金錠0.1～0.2gを3～5cmの絆創膏に載せ，酢を1～2滴垂らして絆創膏の中央に広げ，患部に貼り付ける．隔日に1回治療する．

★治療効果★ 510例を治療し，治癒504例，無効6例，有効率98.8％だった．多くの子供は刺鍼して2時間で熱が下がって腫れが退き始め，平均1～5日で治癒した．

レーザー鍼 --

★取穴★ 主穴：翳風，頬車，外関，合谷．

★治療方法★ 毎回2～3穴を取る．波長6328Å，出力効率1.5mWのヘリウム-ネオンレーザーで，各穴を3分照射する．1日1回治療する．

★治療効果★ 100例を治療し，有効率は98％だった．発病してから1～2日でレーザー鍼治療したものの効果が優れていた．

117. 百日咳

❖ 概論

百日咳は百日咳杆菌によって起きた急性の気道の伝染病である．初期では風邪をひいたような感じだが，引き続いて痙攣性の咳嗽がでる．発作時には続けて10回から数十回咳嗽が続き，咳嗽が終わると吸気時に吼えるような音が出る．ときどき吐き気がし，顔に浮腫ができたり，紫斑，眼球結膜の下から出血するなどの症状がある．

本病は1958年9月5日の『解放日報』に，鍼灸治療によって効果があったというニュースが載ってから，60年代にかなり推進された．刺鍼，梅花鍼，穴位注射および抜罐などで，わりと満足のゆく効果があった．80年代から臨床結果がまとめられ，治療効果もはっきりするようになった．収集したいくつかの資料から見ると，有効率は100％近い．現在の本病に対する取穴では，肺と関係した穴位を取ることが多い．刺鍼は小児を治療することから点刺出血か軽刺激し，置鍼しないのが普通である．

❖ 治療

体鍼--

★取穴★　主穴：肺兪, 風門, 天突.

配穴：嘔吐には内関, 発熱には大椎と曲池, 身体が弱っていれば足三里, 咳嗽がひどければ尺沢と少商を加える.

★治療方法★　一般には主穴だけを使い, 症状によって配穴を加える. 主穴は軽刺激で捻転し, 置鍼しない. 刺鍼のあと抜罐し, 皮膚が紅潮したら取り去る. 少商は三稜鍼で点刺し, 粟粒ほど出血させればよい. 他の穴位では, 大椎と曲池に少し強い捻転刺激するほか, すべて軽刺激で置鍼しない. 1日1回治療する.

★治療効果★　285例を治療し, 治癒260例, 有効19例, 無効6例で, 有効率98％だった.

挑治（挫刺）--

★取穴★　主穴：四縫.

配穴：少商, 商陽.

四縫穴の位置：掌側で, 近位指節間関節中央. 第2指から第5指まで4穴.

★治療方法★　一般には四縫だけを使う. 効果がはっきりしなければ配穴を加えたり, 配穴に改める. 四縫は三稜鍼（乳児では28号, 0.5寸の毫鍼）で点刺し, 黄白色の粘液を絞り出す. 少商と商陽は点刺出血し, 粟粒大の血が出ればよい. 刺鍼後は乾いた綿花で鍼孔を圧迫する. 主穴は1日1～2回, 1回に片方の手を使い, 両手を交互に治療し, 配穴は5日に1回治療する.

★治療効果★　治癒−典型的な症状がすべて消え, 白血球数とリンパ球が正常に回復したか正常に近くなり, 併発症もない. 著効−典型的な症状の大部分が消えたか, はっきりと軽くなった. 白血球数とリンパ球は正常値に向かい, 併発症もない. 無効−治療の前後で変化がないか, 部分的に軽くなることがあっても, 再発したり併発症がある.

142例を観察した. そのうち112例は主穴だけ使い, 上の評価基準に照合すると, 治癒82例（73.2％）, 著効21例（18.8％）で, 有効率92％だった.

抜罐--

★取穴★　主穴：大椎, 肺兪, 風門.

配穴：少商, 商陽, 曲池, 商丘, 足三里, 列缺.

★治療方法★　主穴は毎回1対取り, 順番に使用する. 配穴は症状に基づいて

1～2対取る．まず主穴に刺鍼し，すばやい捻転だけの軽刺激して，提挿せずに抜鍼する．深さに注意しないと気胸などが起きる．そのあと閃火法かポンプ式で抜罐し，局部の皮膚が赤くなるまで5～10分留罐する．抜罐を外したら，配穴へ刺鍼する．少商と商陽は三稜鍼で0.05寸（1mm）ほど点刺し，出血させればよい．軽く，速く，浅く刺す．他の穴位は，強刺激で捻転したあと抜鍼する．毎日1回治療して，治療クールは数えない．

★治療効果★　68例を治療した結果，治癒58例，有効7例，無効3例で，有効率95.6%だった．

眼鍼と敷貼

★取穴★　主穴：肺区，上焦区．

配穴：肺兪，内関，膻中．

★治療方法★　眼鍼と穴位敷貼を併用する．

敷薬の作成：皂莢10g，川貝母5g，硫化アンモニウム3g，樟脳10g，甘草10g．粉末にして混合し，瓶に貯蔵する．

主穴には眼鍼法する．30号0.5寸の毫鍼を眼窩外から斜刺し，10分ほど置鍼する．配穴には敷貼法する．穴位を選び，生ショウガ片で穴位を擦り，皮膚が赤くなったら，粉薬10gをワセリンで調えて，子供の小指の先ほどの大きさにしたら，麝香追風膏（サロンパス）で穴位に貼り付ける．この両法は同時におこなう．2日に1回治療し，5回を1クールとする．

★治療効果★　40例を治療し，治癒28例，著効12例で，治癒と著効率は100%だった．

穴位注射

★取穴★　主穴：天突，肺兪，定喘．

配穴：足三里，曲池．

定喘の位置：第7頸椎棘突起と第1胸椎棘突起間の外側0.5寸．

★治療方法★　薬液：注射用蒸留水，ビタミンC注射液，クロロマイセチン注射液のうち，いずれか1つを選ぶ．

主穴は毎回1穴（両側）を取る．効果がはっきりしなければ配穴を加える．軽妙な動きで穴位注射し，子供を泣かさない．そのうち天突は4号注射針を使い，胸骨柄上縁から45度角で1cm刺入して薬液を注入する．

各側の薬剤量は，クロロマイセチン40～50mg/kg，注射用蒸留水0.5ml，

ビタミンC注射液2mlである．毎日1回注射し，5～8回を1クールとする．
★治療効果★　196例を治療し，有効率99.1～100％だった．

118. 小児の脳炎後遺症

❖ 概論

　本節で検討する小児の脳炎は，さまざまな原因によって起こる脳炎や先天的，後天的な原因によって起きた脳実質の損傷を意味し，各種の脳炎，脳膜炎および脳の発達障害などを含む．予防や治療が手遅れだったりすると，後遺症が残ることが多い．その主な症状は以下のようなものである．①知能障害：程度の違いによって白痴，痴愚，魯鈍の3つに分けられるが，白痴が最も重症である．②手足の麻痺：中枢性の麻痺（一肢や多肢の痙性麻痺）や錐体外路系の麻痺．無意味で不随意な動きを特徴とするもので，協調運動障害，不安定歩行，速くしたり遅くしたりの動作がうまくできないなどの3つがある．③神経や精神の変化：失語症やはっきり喋れない，視覚や聴覚の喪失や減退，嚥下困難，震えや癲癇様発作など．

　現代の小児の脳炎後遺症に関する鍼灸治療では，1950～60年代には日本脳炎による後遺症の鍼灸治療が多く，また中毒性脳炎や他の脳炎後遺症のデータもある．70年代の中期以降，特に80年代からは鍼灸の方法が刺鍼や電気鍼だけでなくなり，徐々に多様化し，穴位刺激法も日に日に増えていった．穴位注射，梅花鍼，頭鍼，耳鍼などのほか，刺鍼に赤外線や漢方薬を組み合わせたもの，そして頭皮の一定部分に薬物注射する方法などを使い，有効率は絶えず上がっていった．臨床例の多い穴位注射を例にすると，各種脳炎の後遺症101例と，脳発育不全270例を治療したところ，前者の有効率は82.2％，脳発育不全の有効率も64.8％前後だった．近年では，小児の知能低下に対する鍼灸治療は，ますます鍼灸従事者の関心を集めている．

　中国以外での，小児の脳炎後遺症に対する鍼灸治療の報告は，日本が比較的多く，方法も中国とほぼ同じである．近年アメリカ人が指圧と『機体反応教育系統(Physical Response Education System)』を組み合わせた訓練で，各種脳炎による麻痺，ダウン症候群，遺伝性疾患の小児を治療し，74％の患者で知能や運動，感情障害などがはっきりと改善されたと報告している．

　全体からすれば，現在でも重症な脳炎後遺症や，重症な脳の発達障害による白

痴型の知能障害や重度の麻痺，知力障害，神経精神症状など主な症状に対して，鍼灸は他の治療法にない効果がある．そのうえ操作が簡単で安全なため，試してみる価値があり，将来性のある治療法である．

小児の脳炎後遺症に対する鍼灸の治療メカニズムについて，関係する資料は多くない．脳波，レオエンセファログラム（脳血流図）および血液の臨床検査や放射免疫測定法により，脳内の神経伝達物質であるβエンドルフィンの濃度を測定し，脳炎後遺症群に対する鍼治療の影響を観察すると，刺鍼して有効だった症例では，上述した指標の大部分が程度の差はあれ改善した．これは小児の脳炎後遺症の刺鍼で効果が現れる理由の1つになっていると推測される．

❖ 治療

体鍼の1 --

★取穴★　主穴：四神聡，風池，角孫，水溝．

配穴：肩髃，曲池，外関，合谷，後谿，環跳，腰陽関，陽陵泉，足三里，太衝，絶骨．

失語や流涎には瘂門，廉泉，通里を加える．口を開けにくければ頬車と下関を加える．小便がタラタラ流れて止まらなければ関元，中極，三陰交を加える．眼瞼麻痺には陽白，魚腰，攢竹を加える．

★治療方法★　毎回主穴から2～3穴取るが，四神聡は必ず加え，配穴を3～4穴選ぶ．片手ですばやく切皮したあと，捻転しながら刺入し，そこで5分ほど捻転を続ける．6歳以下の患者では，鍼感があれば数回捻転して抜鍼する．7歳以上なら20分置鍼し，5分ごとに運鍼して，鍼感を維持して効果を強める．隔日に1回治療し，15回を1クールとして，各クール間は5日空ける．

★治療効果★　ほぼ治癒 − 知能，言語，肢体の運動機能なども，ほぼ正常に回復した．有効 − 知能は少し劣る．言語は断続的か，明瞭さに欠ける．肢体の運動機能は改善が著しい．無効 − 知能低下がある．肢体の運動は部分的に回復したか，回復が見られない．そのほかの症状は改善がはっきりしない．

25例を治療し，治癒6例（24％），著効8例（32％），好転9例（36％），無効2例（8％）で，有効率92％だった．

体鍼の2 --

本法は主に知能低下に使う．

★取穴★　主穴：四神鍼，智三鍼．

配穴：動いてじっとしていない陽証ならば，太衝，合谷，内関，労宮，湧泉を加える．静かで動かない陰証ならば瘂門と通里を加える．運動障害には曲池，肩髃，外関，環跳，陽陵泉，懸鐘を加える．長患いで身体が弱っていれば心兪，肺兪，脾兪，肝兪，腎兪を加える．

四神鍼の位置：百会穴の前後左右，それぞれ1.5寸．全部で4鍼．

智三鍼の位置：神庭穴に1鍼，左右の本神穴に1本ずつ．全部で3本．

★治療方法★　主穴は全部取り，症状に基づいて配穴を加える．30号1.5寸のステンレス毫鍼を頭部に1寸ぐらい平刺し，四肢は規定の深さに直刺して，得気があれば30分置鍼し，10分ごとに平補平瀉で捻転する．陰陽に偏盛があれば，証に基づいて補瀉する．最初の20日は毎日1回治療し，そのあと隔日1回にして，全クールを4カ月とする．

★治療効果★　本法は主に，知恵遅れの児童の記憶力，計算力，理解力，言語能力および表情，反応，下肢の跛行（不安定歩行），手や後頸部の無力，多動の9項目を基準とし，総合的に判断する．

著効－最初の4項目中3項目が向上するか，前4項目の2項目と後5項目の4～5項目が改善．有効－前4項目の2項目が向上するか，前4項目の1項目と後5項目の2～3項目が改善．無効－前4項目ともに変化がないか，1項目だけ少し向上するか，後5項目の1項目だけが改善．

558例の知恵遅れ児童を治療した結果，著効127例，有効314例，無効117例で，有効率79％だった．

体鍼の3 --

★取穴★　主穴は2組に分ける．①腎兪，三陰交，脾兪，中脘，気海，絶骨，命門．②四透．

配穴：手足の引きつりには太衝と合谷．肢体麻痺には足三里，陽陵泉から陰陵泉の透刺，曲池から少海の透刺，外関．痴呆には心兪，通里，神門，豊隆．失語には瘂門，廉泉．難聴には聴宮，耳門．盲目には睛明，陽白，四白．嚥下困難には天突，人迎，風府．流涎には地倉，頬車，合谷を加える．

四透穴の位置：前頂，後頂，左右の絡却穴．四穴とも百会へ向けて透刺する．

★治療方法★　主穴は毎回1組を取り，両組を交互に使う．刺鍼するときは，落ち着いて，正確に，軽く，すばやい動作が求められる．刺鍼したあとは「実な

ら瀉し，虚では補う」という原則に基づいて補瀉する．まず得気させ，沈（引っ張られる），渋（動きにくい），緊（締めつけられる）などの手応えがあれば，子供の状態を見て徐疾補瀉し，2～10分置鍼する．各組の穴位は選んで使う．さらに症状に基づいて辨証配穴を加える．

配穴の太衝と合谷は，どちらも緊提慢按の瀉法で2分運鍼したあと10分置鍼し，さらに緊按慢提の補法で2分運鍼したあと10分置鍼する．他の穴位には補中寓瀉の法を使う．つまり最初は天部（全刺入深度の表面1/3）へ刺入し，緊按慢提で数回運鍼して得気させ，そのあと地部（予定深度）へ刺入して，緊提慢按で数回運鍼したら15～20分置鍼する．置鍼中は緊提慢按で3回運鍼する．睛明穴は，ゆっくりと1寸ほど刺入する．

上述した方法は，毎日か隔日に1回治療し，15回を1クールとして，各クール間は2～3日空けて，次のクールを治療する．

★治療効果★　短期治癒-知能，言語，肢体の運動機能が，ほぼ正常に回復した．有効-少し知能が劣り，言語は断続的だったり明瞭でなく，肢体の運動機能が明らかに改善した．無効-知能低下，肢体の運動機能が部分的に回復したか回復が見られず，他の症状もあまり改善しない．

165例を治療し，有効率90％（短期治癒率は50～70％）だった．早期に治療した患者ほど効果が優れている．

電気鍼

本法は主に脳性麻痺で，術後に下肢の筋力が低下した子供を治療する．

★取穴★　主穴：百会，前頂．

配穴は2組に分ける．①髀関，足三里，陽陵泉，然谷，懸鐘，復溜．②環跳，承扶，殷門，委中，承山，崑崙．

★治療方法★　主穴は毎回全部取る．第1クールは①組の配穴を加え，第2クールは②組の配穴を加える．刺鍼して得気したらG6805パルス器に繋ぎ，3～5回/秒の連続波で，患者が耐えられる刺激量として15～30分通電する．毎日1回治療し，7回を1クールとする．同時に毎日5～6回リハビリする．

★治療効果★　優-仰臥位で，足をまっすぐにして高く上げたまま10秒維持でき，足が60度以上上がり，足関節が90度曲がり，腹臥位で足を5秒反らすことができ，自力で立ったり，しゃがんだ状態から起立できる．良-仰臥位で，足をまっすぐにして高く上げたまま5秒維持でき，足が40～60度上がり，足

関節が70〜90度曲がり，腹臥位で足を反らして床から離すことができ，何かを支えにして立ったり，しゃがんだりできるが，起立はできない．普通－仰臥位で，足をまっすぐにして少し床から離せ，20〜40度上がり，足関節が50〜70度曲がり，誰かに支えてもらって立ち上がり，支えがないとしゃがめない．失望－以上の基準が満たされない．

　32例を治療し，全員が抜糸して8日後から治療を始め，2クールほど観察した結果，優25例，良6例，普通1例で，有効率100%だった．リハビリのみに比較して，明らかに優れていた（P＜0.01）．

頭鍼の1 --

　本法は大脳皮質の機能部分によって部位を選ぶほか，症状と関係ない皮質受損区も使う．

　★取穴★　　主穴：顳三鍼，額五鍼，運動前区．

　顳三鍼の位置：翼点（眼の外眥の後ろ3.5cmから，さらに2.5cm上がった点）と頭頂結節を結ぶ線上にある．第1鍼：頭頂結節下縁の約1cm前から後ろに向けて3cm刺入する．第2鍼：耳尖の上約1.5cmから後ろに向けて3cm刺入する．第3鍼：耳尖の下2cm，さらに後ろ2cmから後ろに向けて3cm刺入する．以上の3鍼は水平線と15〜70度角で刺入する．作用：言語の感受性と記憶の保存を増強する．

　額五鍼の位置：髪際から2cm上，左右の外側大脳裂表面の間（外眼角の後3.5cmから，さらに1.5cm上と頭頂結節を結ぶ線）を，前から後ろに向けて扇状に3cmの長さに5本刺入する．作用：精神障害と知能減退．

　運動前区の位置：運動区上点の4cm前から後ろに3cmの線に3本刺入する．真ん中の1本は運動区上点の4cm前から正中線に沿わせて後ろへ3cm刺入し，それと平行に1.5cm離して左右に1本ずつ後ろに向けて3cm刺入する．作用：痙性の筋張力増強を主治する．

　★治療方法★　28号1.5寸の毫鍼をすばやく皮下に刺入し，帽状腱膜下に達したら，捻転も強刺激もせずに90〜120分ぐらい置鍼する．置鍼中は患者に自由に運動させる．隔日1回治療し，10回を1クールとして，各クール間は5〜7日空け，さらに治療を続ける．

　★治療効果★　73例を治療し，著効34例（46.6%），有効38例（52%），無効1例（1.4%）で，有効率98.6%だった．

頭鍼の2

★取穴★　主穴は3組に分ける．①運動麻痺には運動区の上，中，下区．②言語障害には言語一，二，三区．③知能低下には精神情感区．

配穴：瘂門，百会，神庭．

精神情感区の位置：血管舒縮区と胸腔区の間．前後正中線と平行して，左右に2cm開いたところ．刺入して胸腔区の上点に到達させる．

★治療方法★　アセチルグルタミン250mg 1本とフルスルチアミン（アリナミンF）20mg 1本を使用時に混合する．

主穴は症状に基づいて取る．上の薬物を各1本ずつ混合し，5号歯科注射針を使って，皮下に4cmの長さに沿皮刺したあと，薬液を押し出しながらゆっくりと注射針を引き抜く．各穴に1mlずつ注入し，鍼を抜いた後で局部を20分ぐらい圧迫して出血を防止する．そして6時間後に温湿布して薬液の吸収を促す．毎日か隔日1回治療し，10回を1クールとして，各クール間は3日空ける．120回を1クールとする．病状のひどいものは2～3クール必要である．

★治療効果★　50例を治療し，著効37例（74%），有効7例（14%），無効6例（12%）で，有効率88%だった．

穴位注射

★取穴★　主穴は4組に分ける．①瘂門，腎兪．②風池，足三里．③大椎，内関．④副瘂門，百会．

配穴：上肢麻痺 – 肩髃，肩髎，曲池，外関，尺沢，合谷．下肢麻痺 – 環跳，殷門，委中，髀関，陽陵泉，血海，崑崙，解谿．嚥下と咀嚼障害 – 上廉泉，合谷，頬車，翳風．言語障害 – 上廉泉，通里．視力障害 – 承泣，球後．聴覚障害 – 耳門，翳風．多動や舞踏症状 – 身柱，筋縮，命門．

副瘂門穴の位置：瘂門穴の下から横に1寸．

上廉泉穴の位置：廉泉穴の上1.5寸．

★治療方法★　一般に神経や筋肉を栄養する薬物を使う．アセチルグルタミン注射液，ピラセタム注射液，複方麝香注射液，ビタミンB_1注射液．眼部にはビタミンB_{12}注射液（0.1mg/ml）か眼寧注射液（牛や羊の眼球抽出物）を使う．

一般の穴位注射の方法で，各穴に0.3～2ml注入する．薬物の注入量は，病状や部位，薬物の性質や濃度によって違う．頭面部や筋肉の薄い部位は注入量が少なくてよく，四肢や腰背部など筋肉の豊満な部位では多くする．隔日1回治療

し，10回を1クールとして，各クール間は7～10日空けたのち，さらに治療を続ける．一般に3クールは続けなければならない．

★治療効果★　571例を治療し，有効率は64.8～96.8%だった．

119．小児麻痺

❖ 概論

　小児麻痺はポリオの後遺症である．ポリオの急性期で麻痺が起きているのに，治療しないため起きたものである．受損した筋肉群は萎縮し，肢体が変形して骨格の発育が阻害されるのが特徴である．最近ではポリオワクチンによって発病が大幅に減少している．しかし完全な統計ではないが，まだ中国には300万人の患者がいるといわれる．現代医学では，小児麻痺を回復させる優れた治療法はない．最初はベンダゾールやガランタミンなど神経伝達機能を強める薬物を使っていたが，はっきりとした効果が現れないので，最近ではあまり使われなくなった．上海医科大学主編の八版『実用内科学』など中国の権威ある著作では，本病に対する治療は鍼灸が主となっている．

　小児麻痺の鍼灸治療は1950年代の初期から大量の報告があり，その多くが100例から数万例に及ぶ臨床観察だった．1956年3月16日の『健康報』に「鍼灸を使った小児麻痺治療の経験」が載った．これらは回復期の治療を主に紹介したものだったが，そのなかには発病して1年以上経過した後遺症患者も含まれており，それにもある程度効果があった．方法は伝統的な循経取穴を使い，陽経を主として，使用する穴位も多かった．50年代末期から，鍼灸の従事者は小児麻痺治療に重点を置くようになり，刺鍼，棒灸，穴位注射などの方法を使い，いくらか有効率も向上した．60年代の終わりから70年の中頃にかけて，中国の鍼灸界では小児麻痺治療が流行し，穴位刺激結紮法を主とした一連の治療法が完成して，麻痺した肢体の筋力を高め，ある種の変形を矯正するのに優れた効果をあげた．また小児麻痺治療の新穴が多く発見され，それが大量の臨床治療によりテストされ，いくつかの穴位は確かな効果のあることが実証された．この10年では上に述べた方法で治療したり，組み合わせて治療しているが，やはり新しい内容も加わっており，例えば芒鍼による透刺や電排鍼法もいくらか治療効果を高めている．資料を分析すると現在の鍼灸や穴位刺激を使った小児麻痺に対する有効

率は90％以上で，治癒率が30％ぐらいである．

最近では小児麻痺に対する鍼灸の作用について，喜ばしい発見があった．例えば刺鍼の前後で，血液中のモノアミン類神経伝達物質の濃度を測定したところ，本病の治療では，5-HT（セロトニン）システムが作用するが，この作用は血管運動を増強させるので，それによって萎縮した筋肉群の血液供給が改善される．また小児麻痺患者の大腿四頭筋の筋電図でも，刺鍼後には運動単位が新たに出現したり数が増え，電圧が高くなって時間も伸び，多相の電位が現れることが観察されたが，これは筋力が増加していることを示している．

❖ 治療

電排鍼--

★取穴★　主穴は2組に分ける．①髀関，梁丘，足三里，豊隆，解谿，箕門，血海，陰陵泉，三陰交など，足太陰脾経，足陽明胃経の経絡と穴位．②環跳，風市，陽陵泉，陽輔，丘墟，臨泣，秩辺，殷門，委中，承山，崑崙など，足少陽胆経，足太陽膀胱経の経絡と穴位．

配穴：大椎，身柱，命門，気海，中脘，関元など任脈，督脈の穴位．

★治療方法★　主穴は2組を交替で使う．配穴からは1回の治療で2～3穴を取る．取穴は患者の病変部位に基づいて，経絡の走向や麻痺した筋肉群の分布および機能障害の程度によって決める．刺鍼時間は時間配穴の子午流注納子法に基づき，脾胃の経脈の気血が盛んになる辰巳の刻（午前7時から11時まで）に治療するとよい．

操作：関係のある経絡を確定したら，損傷部位の起始部の端から順に刺鍼する．穴位には正確に刺せなくとも経脈は正確に取る．鍼と鍼の間隔は3cmとし，互いに列を成すように，1回の治療で2本の経脈の穴位に刺鍼する．そのあと順に運鍼して得気があったら，親指に力を込めて，押し込む動作を主にして，強く押し込んで，軽く引き上げる提插を繰り返し，鍼感を病変した経絡の上下に伝わらせる．最後に細い銅線で各鍼を繋いだあと，パルス電流に接続して電気刺激する．刺激方法は，最初に密波で1分，疎波で7分，疎密波で2分通電し，最後に断続波で10分刺激する．電流の強さは波形を変えるときに徐々に強くする．1回に20分治療し，1日1回刺鍼する．12回を1クールとし，各クール間は1週間空ける．3クールを1段階として，6カ月休んだら，さらに1段階の治療

をする．

★治療効果★　著効 – 跛行が治ったかほぼ治り，走ったり5000m以上歩け，患肢の踏む力は15～20kg，片足で20～50回飛び跳ねることができ，筋力差は3/4以上に縮小し，足の円周差は1/3以上に縮小する．腱反射は健側と同じぐらいである．有効 – 治療前は松葉杖をついたり補助器具を付けて歩いていたのが，治療してから杖がいらなくなったり，2つの杖が必要だったのが1本で済むようになった．患肢の踏む力は10～15kg，筋力差は半分以上に縮小し，足の円周差も1/4以上に縮小した．腱反射は健側よりも弱い．好転 – 運動能力や筋力が治療前よりも好転した．無効 – 症状や状態が改善しない．

　1000例を治療した結果，著効360例（36％），有効340例（34％），好転260例（26％），無効40例（4％）で，有効率96％だった．年齢が幼く，発病してから短い（5年以内）ものは効果が優れ，大臀筋，中臀筋，小臀筋の回復は早く，大腿四頭筋や内転筋の回復は遅い．

芒鍼--

★取穴★　主穴：長強から命門へ透刺，命門から至陽へ透刺，至陽から大椎へ透刺．

　配穴：上肢麻痺には，肩髃から曲池へ透刺，外関から曲池へ透刺する．下肢麻痺には，委中から承扶へ透刺する．足の外反には内踝尖端から三陰交へ透刺する．足の内反には外踝尖端から光明へ透刺する．膝関節が後ろに曲がれば，足三里から膝陽関へ透刺する．

★治療方法★　主穴は1回の治療ですべて使い，配穴は症状によって選ぶ．6寸から8寸の26号芒鍼を使う．すばやく切皮し，鍼体と皮膚が15度角となるように沿皮刺し，針先が目的の穴位に到達したら3～5回押したり引いたりする．最初の治療では置鍼しないが，子供が恐がらなくなったら5～10分置鍼する．1日1回治療し，10回を1クールとして，各クール間は3～5日空ける．

★治療効果★　本法は回復期や，症状が軽い小児麻痺患者に使う．310例を治療し，治癒158例（50.9％），著効110例（35.5％），有効39例（12.7％），無効3例（0.9％）で，有効率99.1％だった．

レーザー鍼--

★取穴★　主穴：肩髃，曲池，外関，合谷，髀関，伏兎，梁丘，足三里，下巨虚，解谿，血海，陰陵泉，大腸兪，秩辺，環跳，承扶，太谿，絶骨．

配穴：足内反には飛陽と丘墟，外反には三陰交と商丘を加える．

★治療方法★　主穴を主とし，症状によって配穴を選ぶ．毎回4～6穴取り，6328Åのヘリウム－ネオンレーザーを，出力5～7mW，出力密度9600mW/cm^2，グラスファイバー直径200μmとし，各穴に8分ずつ直接照射する．毎日1回治療し，12回を1クールとして，各クール間は1週間空け，3クールを1区切りとする．各区切りは3カ月空ける．

★治療効果★　100例治療し，著効36例，有効34例，好転26例，無効4例で，有効率96％だった．

総合療法

★取穴★　主穴：肩髃，臂臑，曲池，手三里，合谷，環跳，風市，四強，陽陵泉，足三里，絶骨，髀関．

配穴：肝兪，脾兪，腎兪，天宗，秩辺．

四強の位置：膝蓋骨上縁で，中点の直上4.5寸．

★治療方法★　本法は刺鍼，穴位注射，穴位埋線，電気興奮法などの方法を使い，病状に基づいて総合治療をおこなう．

①刺鍼：麻痺の部位に基づいて，1回の治療で主穴から2～3穴を選ぶ．速くて強い刺激をし，置鍼しない．肢体の機能が回復したら，平補平瀉に改めて低周波パルスに接続し，15～20分置鍼する．本法は弛緩性麻痺で，程度がひどくないものに使う．

②穴位注射：ビタミンB注射液と麻痺霊注射液のどちらか1つを選ぶ．筋肉が軽度に萎縮しているもの，腕や足が細くなり力がなくなっているもの，運動麻痺のひどいものに使う．1回の治療で3～4穴を使うが，そのうち主穴2～3穴，配穴1穴を使う．刺入したら速い提插で刺激し，はっきりした得気があれば，各穴に薬液を0.5～0.8mlずつ注入する．週に2回注入する．

ビタミンB注射液の作り方：ビタミン$B_1$100mg 1本と，ビタミンB_{12}100μg 1本を混ぜて使う．

麻痺霊の作り方：ガランタミン1mg 160本，ストリキニーネ2mg 60本，当帰注射液2ml 120本，ビタミンB_1注射液100mg 120本，ビタミンB_{12}注射液500μg 80本．これらを混合して2mlの瓶400本に入れる．

③穴位埋線：腰臀部，肩腕部および大腿部の筋肉が麻痺し，明らかに萎縮しているものに使う．1回の治療で1カ所に羊腸線を埋め，1～2穴を使う．局部

を消毒してから浅層を麻酔し，3～5mm切り開いたら血管鉗子を穴内に挿し込み，患者に強い怠さや痺れ感があるまで局部をマッサージする．そのあと部位や麻痺の状態に基づいて，穴位結紮，縫合針による埋線あるいは1cmぐらいの羊腸線を直接切り口の中に入れるなどの方法を採る．一般的に肩や臀部の麻痺で，萎縮がひどいときは結紮法を使う．腰部は穿刺針による埋線，上腕や大腿部，あるいは萎縮がはっきりしないものに埋線法を使う．20日に1回埋線する．

④電気興奮法：直流の低周波電流かパルス電流を使う．本法は筋肉萎縮のない麻痺肢体に使う．1回の治療で3～4穴を使う．円柱形の経皮電極を3～4枚のガーゼで包み，生理食塩水で湿らせたあと，電気刺激するが，強すぎる刺激はよくない．毎日か隔日1回治療し，穴位は順番に使う．

棒灸：棒灸を使う．肢体が冷え，麻痺のはっきりしているときに使う．1回の治療で4～5穴を取り，回旋灸で各穴を15～20分温め，局部を赤く潤わせる．1日1回治療するが，患者自身か家族に灸をさせる．

★治療効果★　臨床治癒－肢体の機能が正常に回復したか，ほぼ正常に回復した．有効－肢体の変形および機能がいくらか回復し，筋肉の萎縮も改善され，日常生活が自分でできるようになった．好転－筋力が少し強くなり，皮膚も温まって肢体の変形や運動機能が少し回復した．無効－症状や状態が治療の前後で変化しない．

1085例を治療し，臨床治癒349例，有効509例，好転222例，無効5例で，有効率99.5％だった．

120．多動症候群（ADHD）

❖ 概論

多動症候群は，近年になって注目されるようになった辺縁系の精神異常である．よく動いて注意が集中できず，知覚力や運動機能障害があり，知能が劣って学習困難などの症状がある．ほとんどは学齢期になって分かり，6～16歳の子供に多い．はっきりと原因が分からず，現代医学では適当な治療法がない．教育や訓練，薬物治療などで一定の効果をあげているが，長期間服用すると副作用がある．

中医学には似たような症状の病名がない．一般に本病は心神が虚散したと考えられているが，これは小児の腎水が十分に成熟していないことや，心陰が虧損し

ていることと関係がある．気を助けて腎を温め，陰を滋養して心を養う治療する．最近の臨床例からすると，一定の効果がある．

本病の鍼灸治療は，古代の文献ではっきりとした記載はないが，いくつかの鍼灸書籍，例えば『鍼灸大成』には「失志痴呆」の鍼灸治療があり，参考になる．本病が鍼灸界の注目を集めだしたのは，1980年代の中期からである．これに関する文献は多くないが，多くの症例が観察されている．穴位刺激方法に関しては，穴位電気刺激と耳穴圧丸，体鍼と梅花鍼の併用など，組み合わせて使われる傾向がある．治療効果では，漢方薬や現代薬と比較したところ，鍼灸の治療効果が最もはっきりしていた．鍼灸治療の有効率は90％前後である．

❖ 治療

体鍼と梅花鍼

★取穴★　主穴：内関，太衝，大椎，曲池，腎兪．

配穴：注意が集中できなければ百会，四神聡，大陵を加える．多動には定神，安眠，心兪を加える．落ち着かなければ神庭，膻中，照海を加える．

定神穴の位置：人中溝の下から1/3．

安眠穴の位置：翳風と風池を繋ぐ線の中点．

★治療方法★　1回の治療で主穴から2〜3穴，配穴から症状に基づいて1〜2穴を選ぶ．刺鍼して得気があったら，捻転と小幅な提挿を組み合わせて瀉法し，10〜15分置鍼する．ジタバタするものには置鍼しない．

抜鍼後，梅花鍼で督脈と背部の膀胱経に沿って，上から下に向かって皮膚が赤くなるまで繰り返し叩刺する．

もし効果がはっきり現れなかったら，疎密波を使って通電してもよい．強さは子供が耐えられる程度で，通電時間は置鍼時間と同じ．この方法は毎日か隔日1回治療し，10回を1クールとして，各クール間は3〜5日空ける．

★治療効果★　以上の方法で48例を治療し，臨床治癒39例（80.3％），有効5例（10.4％），無効4例（8.3％）で，有効率91.7％だった．

電気刺激と耳穴圧丸

★取穴★　主穴は2組に分ける．①神門，内関，足三里，三陰交，絶骨．②耳穴の腎上腺，縁中，胰胆，皮質下，交感，肝，神門．

★治療方法★　1回の治療で2組の穴位を使う．まず電子穴位器（電子穴位儀）

で，耳，体穴に通電する．つまり陰極を体穴に，陽極を耳穴に繋ぐ．体穴から4～5穴取り，耳穴から5～8穴使う．直流の矩形波を使い，出力電流120～3000μAに調節し，60～200回/分のパルス電流で刺激する．電流が強いほど，また周波数が高いほど刺激は強いので，子供の状態をよく観察しながら調節する．それぞれの穴位を1～2分刺激し，電気刺激が終わったら耳穴に王不留行の種を，小さな絆創膏（7×7mm）で貼り付け，患者に1日2回，1回に200回ずつ按圧させる．1回の治療で一側の耳を使い，両耳に交替で貼り付け，1週間に2回貼り替える．3～6カ月治療して1クールとする．

★治療効果★　著効－症状がはっきりと好転し，授業中にバタバタすることがなくなり，授業をおとなしく聞くようになり，治療期間の平均して30点以上成績が上がった．有効－症状が好転し，授業中に動くことも少なくなり，思考も以前より集中できるようになり，成績もいくらか上がった．無効－1カ月間治療を続けたが，症状が改善しなかったり，かえって悪くなった．

76例（そのうち37例は，漢方薬や現代薬を併用した）を治療し，著効50例（65.8％），有効21例（27.6％），無効5例（6.6％）で，有効率93.4％だった．39例は本法のみを使って治療し，著効19例（48.7％），有効17例（43.6％），無効3例（7.7％）で，有効率92.3％だった．

体鍼----------

★取穴★　主穴：風池，風府．
配穴：印堂，頭維，曲池，合谷．

★治療方法★　患者を坐位にし，30号2寸の毫鍼で風池を斜刺する．針先を対側の眼球へ向けて0.5～1寸刺入し，対側眼球に怠くて腫れぼったい感覚があればよい．風府穴は垂直に0.5寸刺入する．配穴はマニュアル通り刺入する．30分置鍼し，毎日1回治療して，7回を1クールとする．

★治療効果★　15例を治療し，臨床治癒13例，有効2例，有効率100％だった．

総合療法の1----------

★取穴★　主穴は2組に分ける．①百会，大椎，身柱，神道，筋縮，命門，腰奇，合谷，申脈．②印堂，鳩尾，気海，神門，陽陵泉，太衝，太谿．
配穴：耳穴の神門，心，肝，脾，腎，縁中，交感．
腰奇穴の位置：尾骨尖端の上2寸．

★治療方法★　まず主穴を取る．毎回1組を取り，2つの組を交互に使う．刺

鍼して得気したら捻転法で2～3分平補平瀉し，30分置鍼する．置鍼中は2回ずつ運鍼する．抜鍼したあと3～5個の配穴を取り，王不留行の種か磁石粒を毎回一側の耳に貼る．左右を交互に貼る．そして患者に1日3～4回，毎回3～5分按圧させる．週に2～3回刺鍼と貼布を施し，10回を1クールとする．

これとは別に漢方薬も併用する．腎陰虚（舌尖が赤く，盗汗）ならば，菖蒲，明天麻，五味子，枸杞子などを甘麦大棗湯と合わせた「小児智力糖漿1号」．腎気虚（顔色が悪く，食欲がない）ならば，乾菖蒲，明天麻，焦白朮，炙黄耆などを甘麦大棗湯と合わせた「小児智力糖漿2号」．いずれも毎日2～3回，1回10mlずつ服用する．

★治療効果★　117例を治療し，著効45例，有効64例，無効8例で，有効率93.2%だった．

総合療法の2

★取穴★　主穴は3組に分ける．①百会，内関，太衝，曲池，大椎．②耳穴の心，腎，縁中，皮質下，神門．③心兪，肝兪，腎兪．

配穴も3組に分ける．①四神聡，定神，神庭．②耳穴の腎上腺，交感，三焦，脳干．③身柱，胆兪，三焦兪，膏肓．

★治療方法★　主穴を主とし，考慮して配穴を加える．3組を一緒に取る．①組は体穴で，得気したあと瀉法し，年齢が大きければ電気鍼にする．60～120回/分の連続波で，子供が耐えられる電流にして20～30分置鍼する．②組は毎回4～5穴取り，380ガウスの磁石粒を一側の耳に貼る．左右交互に使い，毎日3回，1回に30秒から1分ほど，耳が発赤して発熱する程度に按圧する．③組は毎回3～4穴取って抜罐し，10～15分留罐する．こうした方法で毎週2回治療し，10回を1クールとして，各クール間は5日空ける．

★治療効果★　143例を治療し，著効48例，有効61例，無効34例で，有効率76.2%だった．

121. 遺尿症（オネショ）

❖ 概論

遺尿はオネショと呼び，3歳以上の小児が睡眠中にオシッコし，目覚めてから気が付く病気である．重症では毎晩1～2回あるいはもっと多い．本病の原因は，

いろいろな要因によって大脳の働きが乱れたことと関係があるが，はっきりした原因はまだ分かってはいない．現代医学でも効果的な治療法はない．

現代鍼灸を使ったオネショの治療は，1950年代の初めに臨床観察がされ，それから40年の間に大量の報告があった．その文献や症例報告は，鍼灸治療のなかでも滅多にないほど多い．80年代からは取穴や穴位刺激方法などが大きく発展したことはいうまでもない．取穴では，臓腑の虚実や三焦の部位から辨証取穴したり，また病変のある中枢神経系や膀胱壁の末梢感覚器などを辨病取穴したものもある．伝統的な穴位から治療穴を探索するだけでなく，いくつかの有効な新穴も発見され，1988年11月6日の『健康報』には「陰三角」穴によるオネショの治療例が掲載された．穴位刺激方法では，頭鍼，耳鍼，耳穴圧丸法，芒鍼，穴位注射，腕踝鍼，穴位埋植，足鍼，手鍼，電気鍼，レーザー鍼および経絡の磁場療法など，新しい穴位刺激法がほとんど試みられた．本病に対する鍼灸の治療効果については，ある人が1172例の統計をとったところ，有効率は92.3％だった．

遺尿に対する鍼灸治療のメカニズムも，いくらか研究されている．実験観察で鍼刺激は，交感神経と副交感神経を調整して，膀胱の排尿筋に作用し，それによって膀胱の尿貯溜と排尿機能を調整する．また鍼灸は橋や中脳の排尿中枢のパルス放電にも大きな影響を与える．オネショ患者に鍼灸した後は，尿の比重が増加して総尿量が減少する．もちろん結論を出すにはさらなる研究が必要である．

❖ 治療

体鍼--

★取穴★　主穴は2組に分ける．①関元（または曲骨），三陰交．②陰三角．
　配穴：百会，睛明，箕門，夜尿点（手指穴）．
　陰三角の位置：全部で3穴．穴1-陰茎正面の根部の上5mm．穴2-陰茎背面の根部の右側5mm．穴3-陰茎背面の根部の左側5mm．3穴で二等辺三角形ができる．もし女児ならば，穴1を恥骨結合の正中線の上1cm，穴2と穴3は，それぞれ穴1の左右2cmに取る．
　夜尿点の位置：手掌面で，小指の近位指節間関節横紋の中点．
　★治療方法★　主穴は1回の治療で①組だけ，あるいは②組だけを単独に使ったり，交互に使ってもよい．もし効果がはっきりしなかったら，両方一緒に使ったり配穴を加える．1回の治療で2～3穴を使う．各穴の操作方法は以下である．

関元穴は0.5～1寸に直刺し，繰り返し提挿して鍼感を探し，鍼感を外生殖器に伝わらせる．曲骨穴は28号の毫鍼で，最初に15度角で下向きに斜刺し，得気があれば20～30回刮法（親指の爪先で軽く鍼柄を上下に擦る）し，鍼を皮下まで後退させ，さらに左右へ35度角で筋肉層に刺入したあと，同じく刮法してから抜鍼する．三陰交は針先を少し上に向けて刺入し，得気があったら提挿と小幅な捻転を併用した補法で運鍼し，鍼感を膝部に向けて放散させる．陰三角の3穴は，すべて5mmに直刺し，局部に重く腫れぼったい痺れるような鍼感が起こればよい．百会穴は頭皮に沿わせて前に0.5～1寸ぐらい横刺し，重く腫れぼったい感じがあればよい．夜尿点は0.2～0.3寸直刺する．箕門穴は動脈を避けて1寸に直刺し，得気があったら捻転補法する．睛明穴は患者の顔を上に向け，目を閉じさせて，すばやく切皮したら眼窩内縁に沿わせて0.5～1寸刺入し，得気があったら捻転も提挿操作もせずに置鍼する．

上に挙げた穴位は，すべて30分置鍼し，5分ごとに運鍼する．睛明穴と夜尿点は，爪で軽く刮法し，そのほかの穴位では，補法を使うところ以外は平補平瀉する．1日1回治療し，7～10回を1クールとして，各クール間は3～5日空ける．

★治療効果★　治癒－オネショしなくなり，小便は正常となって，1年後に追跡調査しても再発していない．著効－オネショがなくなり，小便は正常になったが，1年の追跡調査では時々オネショをする．有効－オネショの回数が以前に比べて減少した．無効－刺鍼の前後で症状の改善が見られない．

1192例を治療し，治癒939例（78.8%），著効60例（5.0%），有効134例（11.3%），無効59例（4.9%）で，有効率95.1%だった

電気鍼

★取穴★　主穴は2組に分ける．①百会旁．②気海，関元．
配穴：足三里，三陰交，中極，曲骨．
百会旁穴の位置：百会穴の横0.5寸．

★治療方法★　主穴は1回に1組使い，配穴1対（任脈穴なら2つ）を加える．
操作：患者を仰臥位にし，百会旁穴は28号1.5寸の毫鍼を使い，後ろに向けて1.2寸，両側に刺入する．痺れるような腫れぼったい感覚があればよい．腹部の穴位は直刺し，鍼感を会陰部に放散させる．下肢の2穴は，直刺して得気があったら，平補平瀉で2分運鍼する．そのあと200回/分以上の連続波パルス

電流を接続し，患者が耐えられる限度の電流で30分通電する．1日1回治療し，10回を1クールとして，各クール間は3〜5日空ける．

　★治療効果★　226例を治療し，治癒141例（62.4%），著効6例（2.7%），有効58例（25.7%），無効21例（9.3%）で，有効率90.7%だった．

抜罐--

　★取穴★　主穴：関元，天枢，水道．

　配穴：腎兪，足三里．

　★治療方法★　主穴は毎回2〜3穴選び，抜罐法する．小型のポンプ式抜罐に半分ほど湯を入れ，口を上に向けて穴位へ押しつける．そして口を下にし，ポンプで空気を抜いて15分留罐する．配穴は棒灸で雀啄灸するが，治療前に子供に排尿させ，膀胱を空にする．こうした方法は毎日1回治療し，7回を1クールとして，各クールは3日空ける．

　★治療効果★　40例を治療し，治癒36例，有効4例で，有効率100%だった．

手鍼--

　★取穴★　主穴：夜尿点．

　配穴：気海，関元，三陰交．

　★治療方法★　一般には夜尿点のみを取り，効果がはっきりしなければ配穴を加える．まず患者の手掌を上に向け，小指をまっすぐに伸ばし，30号0.5〜1寸の鍼を0.2〜0.3寸に直刺する．そして軽く捻転し，痺れるような腫れぼったさを手掌部へ放散させる．配穴はマニュアル通り刺鍼し，重くて腫れぼったい感覚があれば45分置鍼して，15分ごとに運鍼する．隔日に1回治療し，10回を1クールとする．

　★治療効果★　170例を治療した結果，治癒134例，著効34例，無効2例で，有効率98.8%だった．

灸--

　★取穴★　主穴：関元，気海，三陰交，膀胱兪．

　配穴：腎兪，神門．

　★治療方法★　薬艾の作製：丁香3g，虫草3g，硫黄5gを粉末にし，粉末に麝香0.5gを加えたあと，モグサ20gと均一に混ぜ，大豆ぐらいの艾炷とする．

　毎回3〜5穴を取り，まず1%プロカインを0.5ml注射して局所麻酔し，薬艾炷を穴位に載せて点火する．灸が1壮終わったら綿棒で灰を取り除き，艾炷を

替えて5〜7壮すえる．そして施灸した部分に淡水膏を貼り付けて化膿を促す．灸したあとは普通3〜15日ほど化膿する．膿が多ければ毎日2回貼り替え，少なければ1回貼り替える．20〜35日で灸瘡が愈合し，瘢痕が残る．10〜15日に1回施灸するが，一般に4回を限度とする．

★治療効果★　16例を治療し，治癒12例，有効3例，無効1例で，有効率93.8％だった．

耳鍼--

★取穴★　主穴：腎，膀胱，脾，縁中．

配穴：尿道，肺，腰骶．

★治療方法★　主穴を主とし，配穴を組み合わせる．1回の治療で3〜5穴を使う．最初の5回目までは0.5寸の毫鍼で，耳の軟骨を貫かない程度に刺入し，得気があったら30分置鍼する．1日1回治療する．6回目から王不留行の種を耳穴に貼り付け，指で1〜2分按圧し，患者に怠くて痛い感じを起こさせる．毎回一側を取り，両側を交互に使って，週に2回貼り替える．そして患者に自分で1日2回，そして寝る前に1回按圧させる．1回に5分按圧し，耳介が発熱して赤くなればよい．5回を1クールとする．

★治療効果★　254例を治療し，有効率は93.7％だった．

頭鍼--

★取穴★　主穴：足運感区（あるいは頂中線）．

配穴：気海，関元，中極，陰陵泉，足三里．

★治療方法★　主穴を主とし，配穴を加える．足運感区は2.5〜3寸28号の毫鍼を使って，正確に取穴したあと，すばやく筋層へ刺入し，前に向けて1.5平刺したら，親指と人差指で200回/分の捻転を3分続け，5分置鍼する．これを2回繰り返して抜鍼する．頂中線も同様に毫鍼を使い，百会から前頂穴に1.5寸ほど筋層に沿皮刺し，上の方法ですばやく1回捻転したあと4〜8時間置鍼する．配穴は1回の治療で腹部穴2個，下肢の穴位を1個取る．腹部穴の操作は，気海から関元へ透刺，または関元から中極へ透刺する．下肢の穴位は直刺して得気すればよい．どちらもすばやい捻転と提挿を組み合わせて1〜2分運鍼し，強い反応があったら抜鍼する．毎日か隔日1回治療し，10回を1クールとして，各クール間は3〜5日空ける．

★治療効果★　248例を治療し，治癒181例（73.0％），著効21例（8.5％），

有効29例（11.7%），無効17例（6.8%）で，有効率93.2%だった．

皮内鍼

★取穴★　主穴：列缺．

配穴：三陰交，関元．

★治療方法★　一般には主穴のみを使う．効果がはっきりしなければ配穴を加えるか，配穴に変更する．1回に片側だけ治療する．9の字形の皮内鍼（腹部と下肢は円皮鍼を使う）を高圧消毒したあと穴位に刺入し，怠いとか腫れぼったいなどの鍼感があれば，絆創膏を貼って留める．毎日眠る前に数回按圧させる．2～3日置鍼したら，今度は反対側に貼る．関元に刺入するときは，腹膜まで達しないよう注意する．3回を1クールとし，1週間休んで，次の治療を始める．

★治療効果★　500例を治療し，治癒268例（53.6%），著効98例（19.6%），有効63例（12.6%），無効71例（14.2%）で，有効率85.8%だった．

腕踝鍼

★取穴★　主穴：下$_1$穴．

★治療方法★　30号2寸の毫鍼で，皮膚と30度角の斜刺で切皮したあと，鍼を水平にして，鍼体を皮膚と平行にゆっくりと上へ向けて1.5寸刺入する．この時，患者に得気や痛みがあってはならない．両側に刺入して30分置鍼する．また埋線療法を使ってもよい．0/2号の羊腸線を2cmの長さに切り，腰椎穿刺針に入れて，上と同じ方法で1.5寸刺入したあと，スタイレットを押しながら徐々に抜鍼する．この時に鍼を深層に刺入してはならず，肉眼で皮下の鍼が透けて見える程度がよい．抜鍼後は30～40秒ほど針孔を圧迫して出血を防ぎ，消毒ガーゼで覆う．1回で一側に埋線し，15日ごとに埋線して，3回を1クールとする．刺鍼は1日1回治療し，10回を1クールとする．

★治療効果★　刺鍼治療で135例を治療し，治癒111例（82.3%），有効21例（15.5%），無効3例（2.2%）で，有効率97.8%だった．埋線療法はさまざまな治療をして効果がなかったオネショ18例に使い，全員が治癒した．

レーザー鍼

★取穴★　主穴は3組に分ける．①会陰，三陰交．②命門，中極．③中髎，関元．

配穴：足三里，上髎，気海．

★治療方法★　主穴は1回の治療で2組ずつ選び，効果がはっきりしなければ配穴を加える．ヘリウム－ネオンレーザーを照射するとき，1mのグラスファ

イバーがついたハンドピースを使って光を分け，2つの穴位を同時に照射する．波長6328Å，出力密度14.29mW/cm²で，各穴に5分ずつ，1回の治療で4～6穴に照射する．1日1回治療し，10回を1クールとして，各クール間は3～5日空ける．

★治療効果★　315例治療し，前に類似した評価基準に当てはめると，治癒172例(54.6%)，著効13例(4.1%)，有効114例(36.2%)，無効16例(5.1%)で，有効率94.9%だった．

穴位注射 --

★取穴★　主穴は2組に分ける．①三陰交．②耳穴の腎と膀胱．

★治療方法★　薬液：①アトロピン注射液0.5mlに生理食塩水2mlを加える．②ビタミンB_{12}（100μg/ml）．

1回の治療で①組穴あるいは②組穴を単独に使って治療してもよいし，交替で使ってもよい．①組の穴位には①組の薬液を使い，5号歯科注射針を付けて，一側の三陰交に刺入し，得気があったら血が注射器に逆流してこないことを確かめてから，薬液を1ml注入する．そして反対側にも同じように注入する．注射した後3～5分観察する．②組は②組の薬液を使う．耳穴の敏感点を探し，4号注射針で皮下に刺入し，耳介軟骨に針先が当たったら，血液が逆流して注射器に入ってこないことを確かめてから，各穴に薬液を0.2mlずつ注入する．両側の耳穴をすべて使う．上の方法は隔日1回治療し，5回を1クールとして，各クール間は1週間空けてから治療を続ける．

★治療効果★　以上の方法で429例を治療し，治癒318例(74.1%)，著効61例(14.2%)，有効27例(6.3%)，無効23例(5.4%)で，有効率94.6%だった．

第 5 章

耳鼻咽喉・眼科疾患

122. 急性結膜炎

❖ 概論

　急性結膜炎は，細菌あるいはウイルスによって起きた急性で流行性の結膜炎症で，普通に見られる外眼病である．眼球結膜および結膜円蓋が充血し，眼に発熱感と軽度の異物感があり，粘液性，あるいは粘っこい膿が大量に分泌する．ひどければ眼瞼の浮腫となる．

　1950年代から70年代まで，かなりの施設で本病に対する鍼灸の治療結果を発表している．しかし全体からすれば，方法も症例も少なかった．80年代からは，刺鍼，穴位注射，耳鍼，指圧，抜罐およびレーザー鍼などが使われ，鍼灸で本疾患を予防する多量の臨床がなされた．なかでも耳穴刺血法はデータが多く，満足できる効果が得られる．耳部の圧痛点から放血したものと，清熱解毒，涼血祛瘀，疎風明目などの漢方薬を内服したものを比較して，前者の治療効果が後者よりはっきり優れていることが分かった（$P < 0.01$）．この方法は予防効果にも優れている．現在本病に対する鍼灸治療の有効率は90%以上である．

❖ 治療

刺血の1 --

　★取穴★　主穴：耳の耳尖，耳背静脈，圧痛点．
　配穴：体穴の太陽，攢竹，睛明．
　圧痛点の位置：毫鍼の柄かマッチ棒で，患者の両側耳垂を均一に按圧し，互いに対称な圧痛点を探す．この点は周囲の皮膚とは少し異なり，やや色が濃くて粟粒大の結節がある．もし探し出せなければ眼点を使う．

　★治療方法★　主穴は1穴だけ取っても，組み合わせて使ってもよい．治療効果がはっきりしないときは，さらに配穴から1～2穴加える．主穴の操作法は，耳尖は指で繰り返し揉んで充血させ，耳を前に折って三稜鍼で皮膚を破る．また耳背の隆起で最もはっきりしている静脈や，耳垂の圧痛点を点刺する．点刺したら親指と人差指を揃えて圧迫し，一般に4～5滴の血を絞り出すが，重症ならば7～10滴絞り出す．太陽と攢竹は点刺したあとで緑豆大の血を数滴絞り出す．睛明は0.4～0.5寸に浅刺し，提揷や捻転せずに15分置鍼する．毎日1～2回治療し，両耳を交替で使う．

★治療効果★　治癒-3日治療し,眼の痛みや光が眩しい(羞明),涙が出る(流涙)などの症状がなくなり,眼瞼や眼球結膜の水腫や充血が消えた.著効-5日治療し,上に述べたような症状や病態が軽減した.有効-7日治療し,上に述べたような症状や病態が軽減した.

901例を治療した結果,有効率は97.8～100％で,多くは5～7日以内に効果が現れた.

刺血の2

★取穴★　主穴：中衝,印堂.

★治療方法★　一側の発病ならば一側を取り,両側ならば両側を取る.毎回1穴を取る.術者は左手の親指と人差指で穴区を強く挟み,充血してきたら右手に三稜鍼を持って点刺する.少し加圧して,血を数滴絞り出す.毎日1回治療し,3回を1クールとする.

★治療効果★　408例を治療し,3日以内の治癒と著効率は96～98.5％だった.

体鍼

★取穴★　主穴：睛明,太陽,風池,合谷.

配穴：四白,攅竹,瞳子髎,絲竹空.

★治療方法★　主穴を主とし,はっきりした効果がなかったら配穴を加えたり,配穴に改める.28～30号2～2.5寸の毫鍼を使い,太陽は1.5～2寸に直刺する.風池は同側の眼球方向へ直刺し,軽く提挿捻転して,鍼感を眼の深部へ放散させる.合谷は針先を上に向けて軽く刺し,鍼感を上へ向けて伝導させる.睛明穴は30～32号2.5寸(日本鍼なら2寸)の毫鍼を1.5～2寸直刺する.患者を閉眼させて静かに腰掛けさせる.ゆっくりと軽く刺入し,提挿や捻転せずに,眼球に怠くて腫れぼったい感じがあればよい.そのほかの穴位では軽くゆっくりと刺入する.15～20分置鍼する.太陽穴は,抜鍼したあと血を数滴ほど絞り出す.毎日1回治療して,治療クールは数えない.

★治療効果★　607例を治療し,有効率は99～100％だった.

抜罐と刺血

★取穴★　主穴：大椎.

配穴：体穴の少沢,太陽,攅竹.耳穴の耳尖,腎上腺,眼.

★治療方法★　患者を坐位にし,まず配穴から2～3穴取って刺絡する.穴

位を三稜鍼で点刺し，数滴の血を絞り出したあと，消毒綿花で圧迫止血する．続いて頭を前傾させ，大椎が露出したら，三稜鍼で0.5〜0.8寸の深さに点刺し，すぐに抜鍼して少し摘み，血を出す．その上に貼綿法かポンプ式で抜罐し，15〜20分留罐する．毎回の出血量は，成人で10ml以内とし，皮膚に出血斑が現れるようにする．効果が劣っていれば，梅花鍼のように点刺する．つまり大椎へ1刺，次に大椎の上下左右0.5寸へ各1刺ずつ点刺して，さらに閃火法かポンプ式で抜罐し，5分留罐して15〜20ml出血させる．毎日1回治療し，治療クールは数えない．また25%クロラムフェニコール（クロロマイセチン）入り目薬か，これと酢酸コルチゾンと混ざった目薬を併用する．

★治療効果★　1549例を治療した結果，治癒1511例，有効27例，無効11例で，有効率99.3%だった．

レーザー鍼

★取穴★　主穴：耳穴の目$_1$，目$_2$，眼．

★治療方法★　主穴をすべて使う．出力効率7mW，波長6328Å のヘリウム－ネオンレーザーを使い，ハンドピースで穴位に直接照射する．光斑直径3mmで，各穴に5分ずつ，毎日1回照射し，7日を1クールとする．

★治療効果★　283例を治療し，治癒136例（48.1%），著効95例（33.5%），有効52例（18.4%）で，有効率100%だった．

穴位注射

★取穴★　主穴：耳穴の眼，体穴の太陽．

★治療方法★　薬液：ビタミンB$_{12}$（0.1mg/ml）．

主穴のうち，いずれか1つを選び，両側とも取る．太陽穴には各側へ0.5mlずつ注入し，眼穴には0.2〜0.3mlずつ注入する．毎日1回治療し，3日を1クールとする．0.25%クロラムフェニコール（クロマイ）入り目薬を毎日4〜6回さす．

★治療効果★　352例（そのうち太陽穴のみの注射は206例，耳穴だけは146例）を治療し，治癒150例，著効101例，有効80例，無効21例で，有効率94%だった．耳穴への注射が，効果が優れていた．

123. 麦粒腫

❖ 概論

　麦粒腫とは，瞼板腺や睫毛の毛包周囲にある皮脂腺が，ブドウ球菌に感染したため急性化膿性炎症が起きたものである．局部が赤くなって腫れ，痛み，硬結や黄色い膿点が現れる．

　麦粒腫の鍼灸治療だが，1950年代の末には，複数例を観察した臨床データがあった．それから70年代まで，中国の中医や西医の刊行物で，挑治，灸，耳鍼などを使った本疾患の治療が続々と報告され，いずれも一定の効果があった．80年代からは，穴位のレーザー照射，腕踝鍼，穴位敷貼，刺血，灯火灸，耳穴の円皮鍼など，穴位刺激の方法がいくらか増え，観察された症例数においても，それまでの数十年の総和より飛躍的に多くなった．

　多くの臨床治療によって，鍼灸（各種の穴位刺激方法を含め）の麦粒腫に対する治療効果は確実であり，化膿していなければ自然消滅を促し，化膿していれば排膿を促すことが証明されている．その治癒率は90％以上である．鍼灸が麦粒腫を治療するメカニズムの研究は，まだ深く解明されていない．

❖ 治療

耳鍼

　★取穴★　主穴は2つに分ける．①耳尖．②耳甲介舟，耳甲介腔．

　耳尖の位置：コメカミで，耳を前に折ると，先端になる部位．

　★治療方法★　主穴を1組選ぶか，2組を交互に使う．耳尖穴は一般に患側の耳尖穴を取り，消毒したあと左手で耳尖部の皮膚を摘み上げ，右手に小さな消毒した三稜鍼を持ち，針先を下へ向けてすばやく切皮し，沿皮刺で下へ向けて0.5寸ほど刺入したら，3回ほど半捻転して抜鍼する．そして左手親指で耳輪を上へ向けて押し，血を8～10滴ほど絞り出したら，乾いた消毒綿花で鍼孔を圧迫止血する．②組の穴位は，上瞼の麦粒腫なら患側の耳甲介舟を使い，下瞼の麦粒腫なら患側の耳甲介腔を取る．上下とも発病していれば重症なほうを主とし，両目とも発病していれば両側の耳を取穴する．耳介を消毒し，26号1寸の毫鍼か三稜鍼を使い，すばやく穴区を3～5回点刺する．裏側の皮膚を貫かないよう注意し，各点から少量の血を出す．もし出血しなければ指を使って絞り出す．そして

乾いた消毒綿花で圧迫止血する．毎日1回治療して，一般に3回だけ鍼をする．

★治療効果★　360例を治療した結果，治癒317例，著効14例，無効29例で，有効率91.9％だった．

挑治 --

★取穴★　主穴：肩甲間区（両肩甲骨の間）．

★治療方法★　まず反応点を探すが，肩甲間区にあることが多い．患者を椅子へ後ろ向きに腰掛けさせ，背中を露出して反応点を探す．だいたいは粟粒のように隆起した丘疹か卵円形で，いくつか散在しているが，それほど皮膚より突出していなければ直径が少し大きい．もし肩甲間区で見つからなければ，背部の第1〜12胸椎から腋後まで範囲を拡大して探す．それでも反応点が見つからなければ膏肓穴を取る．穴位を消毒し，左手の親指と人差指で皮膚を摘み上げ，右手に三稜鍼を持って針先を反応点に向け，垂直に1〜3mm刺入して皮膚を破る．出血する程度に速刺速抜し，点刺したあとは鍼孔を押さえずに出血するままにする．そして点刺した付近の皮膚を軽く按圧し，0.2〜0.3mlぐらい瘀血を出し，乾いた消毒綿花で揉む．左目の発病なら左背部の反応点を，右目の発病なら右背部の反応点を刺す．毎日1回治療し，治療クールは数えない．

★治療効果★　288例を治療し，治癒277例，有効11例，有効率100％だった．

灯火灸 --

★取穴★　主穴：肩甲間区．

★治療方法★　患者を椅子へ後ろ向きに腰掛けさせ，背中を露出して反応点を探す（探し方は，前と同じ）．反応点を見つけたら，灯心草（イグサの茎．白いスポンジ状）にゴマ油を付けるか，他の植物油を付けて，点火したあと反応点へすばやく押しつける．このとき「パチッ」と音がするが，それは灸が成功した目安で，それを1壮とする．施灸した部位は小さな火傷となるので，清潔に保つ．施灸部位は一般に5日ぐらいでカサブタとなって剥がれる．毎回1壮だけすえる．

★治療効果★　50例を治療し，治癒44例，著効6例で，有効率100％だった．

耳穴埋鍼（耳穴への円皮鍼貼布）--

★取穴★　主穴：眼．

配穴：目$_1$，目$_2$，肝，皮質下，神門．

★治療方法★　発病した眼と同側の主穴だけを取るが，効果が劣っていれば同側の配穴すべてを按圧し，最も鋭敏な1穴に円皮鍼を貼る．まず耳介を消毒し，

オートクレーブで滅菌した円皮鍼をピンセットで摑み，耳穴へ刺したら絆創膏で固定し，少し圧迫する．そして患者には毎日3～5回按圧するように指示する．3日後に再検査して効果がなければ，改めて耳穴を選んで円皮鍼を貼る．

　★治療効果★　112例を治療した結果，有効率95.7～96.9%だった．

刺血の1 --

　★取穴★　主穴：太陽，内庭，足中指の先端．

　配穴：膏肓．

　★治療方法★　毎回1つの主穴を選び，効果が劣っていれば配穴に変更する．太陽穴は患側のみを取り，両目が悪ければ両側を取る．患者を仰臥位にするか椅子に腰掛けさせ，消毒したあと26号か28号の1.5寸毫鍼を用い，穴位を下へ向けて0.5～1寸斜刺し，得気したあと強刺激の瀉法で数回捻転して抜鍼し，穴位周囲を手で圧迫して血を2～3滴絞り出す．内庭は細い三稜鍼を垂直に0.1～0.2寸刺入し，血を数滴絞り出す．足中指の先端は両足を取り，細い三稜鍼で点刺して血を3滴ほど出し，発病した眼と同側の手の中指節を，患者が耐えられ，血液循環に影響しない程度に木綿糸で3回巻く．膏肓穴は両側とも取り，すばやく三稜鍼で0.2～0.3寸刺入し，手で数滴の血を絞り出す．出血させたあと，乾いた消毒綿花で按圧する．隔日に1回治療し，3回を1クールとする．

　★治療効果★　230例を治療した結果，治癒（症状が完全に消えた）223例，無効（全員が化膿性感染を併発しており，はっきり全身の中毒症状があった）7例で，有効率97%だった．

刺血の2 --

　★取穴★　主穴：耳尖．

　★治療方法★　患側の耳尖穴を取るが，両目が発病していたら両側を取る．耳を消毒したあと，三稜鍼か7号注射針を使い，針先を穴位に正確に当てて，すばやく2mmの深さに速刺速抜する．抜鍼したら指で圧迫し，数滴の血を絞り出して，綿棒で血を拭き取ったらガーゼで覆い，感染しないようにする．一般に毎週1回刺血するが，重症なら2回おこなう．

　★治療効果★　156例を治療した結果，治癒148例，有効2例，無効6例で，有効率96.2%だった．

穴位敷貼 --

　★取穴★　主穴：太陽．

★治療方法★　敷薬の作成：天南星と生地を等量，粉末にしたあとハチミツでペースト状に練る．これを適量取って，患側の太陽穴へ貼り，上からラップを被せてガーゼで覆い，絆創膏で固定し，12時間後に取り去る．毎日1回貼り，治療クールは数えず，治るまで貼る．

★治療効果★　40例を治療し，治癒39例，無効1例で，有効率97.5％だった．一般に1～4日内に治る．

火鍼------

★取穴★　主穴：阿是穴．

阿是穴の位置：病巣部分．

★治療方法★　患者を正坐位にし，術者は左手で患者の眼瞼を固定し，右手で小さな火鍼か4～7号の注射鍼を持ち，アルコールランプで赤く焼いたら，麦粒腫の粒状体が隆起した中心か，あるいは麦粒腫の膿点の中心へ向けて2～3mmの深さに直刺し，速刺速抜する．一般に刺鍼すると，すぐに膿血が流れ出し，その途端に患者は楽になる．そのあと指で軽く麦粒腫を挟んで圧迫し，乾いた消毒綿花で膿血を拭き取ったら，そのあとにオーレオマイシンの軟膏を塗る．

★治療効果★　45例を治療し，全員2日以内に治癒し，治癒率100％だった．本法は簡単で，正確に操作しさえすれば瘢痕が残ることもなく，治療期間も短い．

穴位レーザー照射------

★取穴★　主穴：睛明，承泣．

★治療方法★　主穴をすべて取り，ヘリウム－ネオンレーザーを照射する．出力2mW，波長6328Åで，穴位と10cm離して，毎回各穴へ5分ずつ照射する．毎日1～2回治療する．

★治療効果★　232例を治療した結果，全員が治癒し，治癒率100％だった．

124. 斜視

❖ 概論

斜視とは両目で同時に同一目標を注視できないもので，外眼筋の疾患に属する．共同性斜視と麻痺性斜視に分けられる．前者では眼球がこめかみ側に片寄るだけで眼球の運動障害はなく，複視もないのが特徴である．麻痺性斜視は眼球運動が制限されて複視があり，眩暈，悪心，不安定歩行などの症状がある．斜視の病因

は複雑なので，現代医学では原因となっている疾患に対して手術しているが，原因不明の斜視には効果的な方法がない．

中医学では，本病は目偏視と似ている．

目偏視の鍼灸治療で，中医の古籍文献に関係した記載がない．現代鍼灸を使った斜視の治療で，最も早期のものは1958年にある．しかし60年代の末期になっても資料はあまり多くなく，麻痺性斜視の治療が主だった．だが70年代の末から80年代の初めになると，本病の治療が鍼灸界に注目されるようになった．特に共同性斜視は幼児の発病率が高く，現代医学では有効な治療法がないので，鍼を使って治療するようになった．最近では辨証によって分類し，梅花鍼で叩刺して優れた効果をあげた．そのほか電気鍼，頭鍼，穴位敷貼，穴位注射や磁場電気療法，伝統的なクルミ殻灸なども使われ，一定の治療効果があった．

鍼灸の麻痺性斜視と共同性斜視に対する効果は，80〜90％の有効率である．

❖ 治療

梅花鍼--

本法は主に共同性斜視を治療し，20歳以下の青少年を治療対象にしている．

★取穴★　主穴：正光$_1$，正光$_2$，風池．

配穴：辨証に基づいて分類取穴する．

○肝血不足型：斜視，発病は痙攣を伴う高熱と関係があり，目が乾いて光をまぶしがり，イライラして頭痛がする．口が苦くて夢をよく見る．脈は細で少し弦あるいは小で数．舌苔は薄くて白い．配穴：肝兪，胆兪，内関，百会．

○脾気虚弱型：斜視，物がはっきり見えず，顔色が白っぽくて，疲れやすく食が細い．頭がフラついて身体は痩せ，時々下痢をする．脈は細弱か緩．舌苔は薄くて白い．配穴：脾兪，胃兪，中脘，百会，内関，足三里．

○腎虚型：斜視，ほとんどが子供の頃から発病しており，視力が悪い．頭はクラクラし，髪は枯れたようで，顔色にもツヤがなく，オネショする．舌苔は薄いか，まったくなく，舌質は淡いか先端が赤．配穴：腎兪，肝兪，胆兪，大椎，腰椎の両側，内関．

○治療効果を安定させる：目の位置がすでに正常になったり，ほとんど回復したが，視力がまだ正常となっていないもの．配穴：胸椎8〜12，腰椎の両側，百会，大椎，肝兪，胆兪，脾兪，腎兪，中脘．

正光₁の位置：眼窩上縁の外側から 3/4 と内側から 1/4 の交点．
正光₂の位置：眼窩上縁の外側から 1/4 と内側から 3/4 の交点．

★治療方法★　主穴は1回の治療ですべて使う．配穴は証型に基づいて加える．具体的な選穴では，3つの段階に分ける．第1段階は屈折異常のあるもので，まず視力を増強させなければならない．これには配穴の内関は必ず加える．第2段階は視力が回復したあとに斜視を矯正するもので，百会か肝兪，胆兪を毎回必ず加える．第3段階は治療効果を安定させるもので，最後の組の配穴を加える．

普通の梅花鍼か，電気梅花鍼を使って叩刺する．電気梅花鍼ならば，電気梅花鍼をトランジスター治療器に接続し，直流で9V，電流は5mAより小さくして患者が耐えられる限度とする．そのあと各穴区を直径 0.5〜1.5cm の範囲で 20〜50回叩刺する．胸腰椎の両側で，第1行は背骨から1cm離れたところ，第2行は背骨から2cm離れたところ，第3行は背骨から3〜4cm離れたところにあるので，そこを上から下に向かって3行ずつ叩刺する．普通の梅花鍼を使うときも，叩刺の方法は上と同じで，手首のスナップを利かせて弾刺し，中刺激で局部が赤くなるまで叩く．隔日1回治療し，15回を1クールとする．1クール終わったら半月休み，引き続き治療を始める．治療期間中は朝晩2回，1回に 50〜100回ずつ両側の正光₁と正光₂を患者が自分でマッサージする．

★治療効果★　治癒−眼球の位置が正常になり，視力が 1.0 以上になった．著効−眼球の位置が正常になったか，ほぼ正常に近くなり，視力も3行増加したが，1.0までにはならない．または斜視の程度が半分ぐらいになり，視力も 1.0 以上になった．有効−眼球の位置がほぼ正常に近くなり，視力が1〜2行上がった．または斜視は半分までにはならないが，視力は2行以上増加した．無効−改善されなかったか，改善しても有効の基準まで達しなかった．

共同性斜視103例，182眼を治療し，上の基準に当てはめると，治癒57眼（31.3%），著効101眼（55.5%），有効21眼（11.5%），無効3眼（1.7%）で，有効率98.3%だった．内斜視は外斜視より治療効果が優れ，斜視の程度が15度以内の結果がよかった．

体鍼と穴位敷貼--

本法は主に麻痺性斜視に使う．

★取穴★　主穴：四白，合谷，球後．
配穴：内側直筋麻痺−陽白から魚腰へ透刺，瞳子髎から絲竹空へ透刺．外側直

筋麻痺 – 攢竹から睛明へ透刺，四白から承泣へ透刺．

★治療方法★　主穴は1回の治療ですべて使う．四白，球後は患側にのみ刺鍼し，合谷はどちらか1つを選んで左右を交替で使う．配穴は症状に基づいて取穴する．患者を仰臥位にする（もし子供が言うことを聞かなければ，家族が抱いて座る）．四白穴は指で探って正確に穴位を定め，刺鍼して触電感があればよい．球後は1.5寸刺入して，眼窩に腫れぼったさがあればよい．合谷は局部に得気があればよい．透穴ではすばやく切皮し，皮膚に沿わせてゆっくりと刺入する．全部を平補平瀉して30分置鍼する．置鍼中は10分ごとに鍼柄へ30秒ほど刮法する．もし子供がじっとしていなければ，すばやく刺入したら軽く捻転するだけで，置鍼も透刺もしない．抜鍼後，配穴から1〜2穴を選び，馬銭子片を絆創膏で貼り付け，12〜24時間置いておく．毎日か隔日1回刺鍼と貼布し，10回を1クールとして，各クールは1週間空ける．

馬銭子片の作り方：まず馬銭子を水に1時間半浸し，さらに適量の緑豆を加えて加熱する．煮えて緑豆の皮が破れたら馬銭子を取り出して，熱いうちに皮を取り除き，スライスして日に当てて乾かしたら容器に入れ，湿らないように密閉する．

★治療効果★　治癒 – 眼筋力が回復し，斜視や複視がなくなった．有効 – 眼筋力が部分的に改善し，斜視が改善されたが依然として複視はある．無効 – 治療後に改善が見られないもの．

麻痺性斜視81例を治療し，治癒49例（60.5％），有効25例（30.9％），無効7例（8.6％）で，有効率91.4％だった．

体鍼

本法は共同性斜視と麻痺性斜視の患者に適応する．

★取穴★　主穴は2組に分ける．○内斜視 – ①瞳子髎，風池，四白，太衝．②球後，太陽，目窓，外関．③絲竹空，魚腰，頭維，光明．○外斜視 – ①睛明，眉衝，魚腰，合谷．②攢竹，風池，四白，太衝．③下睛明，頭光明，曲差，京骨．

下睛明の位置：睛明穴の下0.2寸．

★治療方法★　症状に基づいて，毎回1組の穴位を取り，3組の穴位を交替で使う．両目の斜視ならば両側を使い，一側の斜視ならば一側を使う．眼窩内にある穴位はゆっくりと刺入し，大きく捻転してはならない．風池穴は針先を対側の眼球へ向けて刺入し，強刺激して鍼感を眼部に響かせる．子供では，すばやく切

皮し，30秒ほど捻転したら抜鍼する．その他の穴位は，鍼を刺入して得気があったら平補平瀉し，30分置鍼して15分置きに運鍼する．毎日か隔日1回治療し，12回を1クールとして，各クール間は5〜7日空ける．

★治療効果★　230例を治療し，治癒125例，著効35例，有効43例，無効27例で，有効率88.3％だった．

125. 青少年の近視

❖ 概論

近視は最も多い眼球の屈折異常である．裸眼の遠視力が悪く，目が疲れやすい．中程度以上の近視では眼底変化が起こる．特に青少年に多い．現在，現代医学では眼鏡を使って視力を矯正する以外，有効な方法がない．

現代の鍼灸治療の報告は1950年代から始まり，100例以上を観察した施設もある．60年代からは，梅花鍼を使った青少年の近視治療が始まった．比較対照群を使って観察したところ，穴位と経験穴を叩刺した効果では，部位に基づいて叩刺したほうが効果が優れていた．梅花鍼と，それによって発見された経験穴は，現在でも近視の重要な治療方法と穴位になっている．70年代の末になると，耳鍼（主に耳穴圧丸），頭鍼，羊腸線の埋線，低出力のヘリウム−ネオンレーザー，磁石による眼鏡矯正および伝統的な方法から再発見された隔クルミ灸など，いろいろな刺激方法が治療に応用された．

この20年で多くの臨床治療がなされ，青少年の近視の鍼灸治療には，すでに一定のマニュアルが出来上がっている．①鍼灸は仮性近視に有効であるばかりでなく，真性の近視にも一定の効果がある．②治療効果は治療前の視力と関係があり，治療前の視力がよいものは治療効果が優れ，視力の悪いものは治療効果が劣る．一般に0.1〜0.3が効果のある境界線とされている．③悪くなってからの期間が長いほど，治癒率は低下する．しかし全員にある程度の効果はある．屈折度が高いと治療効果も劣る．④年齢が若いほど治癒する可能性は高くなり，10歳以下の患者では効果が著しい．⑤眼鏡をかけていないものは，眼鏡をかけているものよりも治療効果が優れている．その差ははっきりしている（$P<0.001$）．他には遺伝によるものでは，効果が劣る．

近視の鍼灸の治療メカニズムについては60年代に，大脳皮質の視覚分析器の

働きに対する刺鍼の影響を調べたものもある．最近，日本と中国の学者が大脳皮質の視覚区の誘発電位を指標として実験し，前頭部や後頭部の穴位と眼病の関係および刺鍼後の大脳皮質に対する影響を調べ，刺鍼は脳幹網様体によって治療作用を及ぼすと発表した．

　近視の鍼灸治療は，短期では確実な効果があるが，長期にわたる効果は満足できるものと言いがたい．その治療作用の研究とともに，さらなる発展が待たれる．

❖ 治療

電気梅花鍼 ----------

　★取穴★　主穴は2組に分ける．①正光$_1$，正光$_2$．②睛明，承泣．

　配穴：風池，内関，大椎．

　正光$_1$の位置：眼窩上縁の外側から3/4と内側から1/4の交点．

　正光$_2$の位置：眼窩上縁の外側から1/4と内側から3/4の交点．

　★治療方法★　主穴は①組の穴位を主とし，効果がはっきりしなければ②組の穴位を使うか，2つの組を交替で使う．配穴からは1～3穴を使う．電気梅花鍼をトランジスター治療器に接続し，電圧9V，5mAより弱い電流で通電するか，または60～120回/分のパルス電流に接続する．そのあと正光$_1$と正光$_2$を0.5～1.2cmの範囲で均一に20～50回叩刺する．睛明と承泣穴は，それぞれ5分ずつ叩刺する．配穴は正光穴と同じ方法で叩刺する．毎日か隔日1回治療し，10～15回を1クールとして，各クール間は半月空ける．

　★治療効果★　治癒－視力が1.0以上になった．著効－視力が3級（視力表の横一列あるいは0.01が0.09となったものを1級とする）増加したが，1.0までは回復しなかった．進歩－視力の増加が1～2級．無効－視力が向上しなかったか，向上しても1級に満たない．

　2676眼を治療し，有効率94.2％だった．そのうち2284眼を上の基準に当てはめると，治癒494眼（21.6％），著効1307眼（57.2％），進歩461眼（20.2％），無効22眼（1.0％）で，有効率99.0％だった．

体鍼の1 ----------

　★取穴★　主穴：承泣，睛明，球後．

　配穴：翳明，風池，四白，合谷，攢竹，太陽．

　翳明穴の位置：耳の後下方で，乳様突起下の凹み．

★治療方法★　主穴は1回の治療で1～2穴を使い，配穴から1～2穴を選ぶ．承泣穴は1.5寸30号の毫鍼を使い，30度角で睛明の方向に1寸ほど斜刺する．眼区の周囲に怠い腫れぼったさがあったり，涙が流れたら軽く3～5回つつき，10分置鍼する．大きく提插してはいけない．球後と睛明穴には30号，2寸の毫鍼で1.5寸にゆっくりと直刺し，眼球に怠い腫れぼったさが起きたら10分置鍼する．捻転や提插してはならない．翳明と風池穴は28号1.5寸の毫鍼で0.8寸刺入し，鍼感があれば10分置鍼する．その他の穴位では，刺入したあと中刺激で捻転し，得気があれば15分置鍼する．1日1回治療し，10回を1クールとして，各クール間は3日空ける．

★治療効果★　6186眼を治療し，上に類似した基準で評価すると，治癒2372眼（38.3％），著効1940眼（31.4％），有効1534眼（24.8％），無効340眼（5.5％）で，有効率94.5％だった．

体鍼の2 ----

★取穴★　主穴：新明1，新明2．

新明1の位置：耳垂後ろで，皮膚の折れたシワの中点．翳風穴の前上0.5寸．

新明2の位置：眉梢の上1寸から外側0.5寸．

★治療方法★　主穴は全部取る．新明1へ刺鍼するときは，耳垂を前上に押し，針先を45度角で前上方へ1～1.5寸刺入し，下顎関節突起の後側面へ到達させ，捻転と緊按慢提を併用し，提插幅1mm，80回/分以上の捻転速度で1～2分運鍼して，鍼感を眼部へ到達させたら抜鍼する．新明2は額へ向けて垂直に0.5～0.8寸刺入し，鍼感があったら上述した手法で，小幅に前下へ弧を描くように200回/分以上の速さで捻転し，眼球に熱くて腫れぼったい感覚を発生させる．1分運鍼したら抜鍼し，置鍼しない．毎日1回，毎回患側のみ1穴へ治療し，10回を1クールとして，各クールは3日空ける．

★治療効果★　630例，1240眼を3クール治療した．結果は治癒970眼，著効220眼，有効43眼，無効7眼で，有効率99.4％だった．

頭鍼 ----

★取穴★　主穴：視区．

★治療方法★　両側とも取る．26～28号3寸の毫鍼で，頭皮にマニュアル通りの深さで沿皮刺し，200回/分以上の速度で2～3分捻転したあと20分置鍼する．抜鍼するまでに1～2回運鍼する．毎日か隔日に1回治療し，4週間を

1クールとする．

★治療効果★　43例，86眼を治療した結果，正常に回復したのは37眼，有効47眼，無効2眼で，平均視力が0.3増加し，ジオプトリー（曲光度）が平均して0.38度下がった．

耳穴圧迫

★取穴★　主穴：眼，肝，腎，近視．

配穴：目$_1$，目$_2$，神門，心．

近視穴の位置：耳甲介腔の食道穴と口穴の間．

★治療方法★　主穴は1回の治療で3穴を使い，配穴は2穴取る．王不留行の種か380ガウスの磁石を7mm四方の絆創膏で耳穴に貼り付ける．耳介の内側と裏側の同じ位置に貼って刺激を強くする．そして患者に各穴を1分ずつ，毎日3～4回按圧させる．1回の治療で片側の耳穴を使うが，もし両耳を使うならば耳穴も3つと少なめにし，交替で貼る．毎週1回貼り替えて，4回を1クールとする．各治療間隔は1週間空ける．

★治療効果★　2478例を治療し，有効率72.1～77.1%だった．

腕踝鍼

★取穴★　主穴：上$_1$穴．

上$_1$穴の位置：掌側の小指側で，尺骨縁の前方．押すと凹むところ．

★治療方法★　両側の穴位を取り，30号か28号で1.5寸の毫鍼を使って，皮膚と15度角ですばやく切皮したあと，鍼体を水平にして皮膚に貼り付けるようにゆっくりと体幹の方向に刺入し，1時間置鍼する．痛みや得気があってはならない．置鍼中は患者に遠くを眺めさせる．1日1回治療し，10回を1クールとして，各クール間は3～5日空ける．

★治療効果★　151例，299眼を治療した結果，治癒17眼（5.7%），著効97眼（32.4%），有効139眼（46.5%），無効46眼（15.4%）で，有効率84.6%だった．

隔クルミ灸

★取穴★　主穴：阿是穴．

配穴：耳穴の目$_1$，目$_2$，眼，肝，腎，神門，心，脾．

阿是穴：患部の眼．

★治療方法★　針金で作った眼鏡架を使う．事前に野菊花と石決明を煎じた液

に，クルミの殻を2日浸しておく．眼鏡架には，レンズの位置に半分に割ったクルミ殻を填め込む．そしてクルミ殻から1寸離れた位置にある，眼鏡架から延びた針金に1寸ほどの棒灸を挿す．この棒灸でクルミ殻を暖め，それを患者に掛けさせて閉眼し，20分ぐらいクルミ殻から出る遠赤外線で眼を暖める．毎日1回治療し，2週間を1クールとする．効果を強めるため4～5個の配穴を選び，王不留行の種を一側の耳穴へ貼る．両耳を交互に使う．そして患者に毎日3回，毎回各穴を2～3分按圧させる．毎週1～2回貼り替えて，2週間を1クールとする．

★治療効果★　42例を治療し，著効10例，有効28例，無効4例（全員が乱視を伴う）で，有効率90.5％だった．

レーザー鍼 --

★取穴★　主穴：睛明，承泣，合谷．
　　　　　配穴：頭光明，足光明，養老．

★治療方法★　毎回主穴を主とし，効果がはっきりしなければ配穴を加える．ヘリウム-ネオンレーザーを使い，波長6328Å，出力1.5～2mW，6mAで穴位へ垂直に照射する．患者を正坐位にして両目を閉じさせ，眼部は各穴位に2分照射し，それ以外の穴位には4分照射する．光斑直径は1.5cmより小さく，光線の反射角は2ミリラジアンより小さくする．1回の治療で2～3穴を使い，1日1回治療し，10回を1クールとして，各クール間は3～5日空ける．

★治療効果★　著効-視力表で視力が4行か，それ以上よくなった．有効-視力が1～3行上がった．無効-視力の改善がなかった．

220例を治療し，そのうち200例を上の評価基準に当てはめた結果，著効69例(34.5％)，有効114例(57.0％)，無効17例(8.5％)で，有効率91.5％だった．

126. 慢性単純緑内障

❖ 概論

慢性単純緑内障は解放性緑内障とも呼び，多くは自覚症状がなく，少数には頭痛，目が腫れぼったい，目がぼんやりするなどの症状がある．眼圧が高く，視野が欠損したり視神経乳頭が陥没するなどの特徴がある．ほとんどは両目に起こり，20～60歳に多く現れ，男性が少し多い．本病は房水の排出病変と関係があるが，

はっきりした原因は分かっていない．現代医学では薬物によって眼圧を制御したり手術する．

　現代の緑内障の鍼灸治療は1956年に報告があり，刺鍼によってある程度眼圧の低下することが観察されている．60年代には行間のような遠道穴を使った原発性緑内障患者の眼圧に対する影響が細かく調べられ，行間が眼圧を低下させる作用は三陰交より優れ，また経絡でも穴位でもない部分よりも経穴がはるかに優れていることが発見された．最近の20年間で関係する臨床文献が続々と現れた．穴位刺激法では，やはり鍼灸を主としているが，耳鍼と併用したり，漢方薬を服用したりしている．また冷凍鍼灸も一定の効果がある．外国の論文では，塩酸ピロカルピンを使って治癒しなかった患者に鍼灸すると，眼圧が正常になったと報告している．また有効穴と安慰穴（いい加減に選んだプラセボ穴）に刺鍼して比較したところ，有効穴に刺鍼した群は，鍼灸をした後で大多数の眼圧が正常に下がった．安慰穴に刺鍼した群も下降したが，はっきりとしたものではなかった．この事実は本病に対する刺鍼治療が明らかに有効であり，穴位に特異性があることを示している．

　本病に対する鍼灸治療のメカニズムは，あまり報告されていない．原発性緑内障患者で，刺鍼前後の眼球血流計の変化を調べたところ，刺鍼は毛様体血管に対して大きな調節作用があったので，それによって視神経乳頭の虚血など微小な循環障害を解消させ，目の機能障害が正常に回復すると考えられる．また最近，刺鍼によって，ミトコンドリアのコハク酸デヒドロゲナーゼとアデノシントリホスファターゼの活性が高まり，それによって緑内障患者の網膜組織構造が修復されることが証明された．

❖ **治療**
体鍼と耳穴圧迫--

　★取穴★　主穴：睛明，行間，還睛．

　配穴は2組に分ける．①頬車，下関．頭痛には頭維か太陽を加える．不眠には神門か内関を加える．眼圧が高すぎるものは陽白か水泉を加える．②耳穴の眼，目$_1$，目$_2$，腎，肝，内分泌，皮質下，交感，太陽．

　還睛穴の位置：上腕の三角筋下端の前縁，臂臑穴の前0.5寸．

　★治療方法★　一般には主穴だけを使う．もし効果がはっきりしなければ，配

穴の①組を加える．はっきりとした自覚症状がなければ頬車と下関を加えるだけだが，はっきりした症状があれば他の穴位からも毎回1穴を加える．睛明穴には30号の毫鍼で0.5～1寸刺入し，得気があったら軽く刺激する．行間は28号の毫鍼で切皮したあと，針先を少し踝に向け，提插と小刻みな捻転を併用して，強く30秒ほど刺激し，鍼感をはっきりさせる．還睛穴は28号3寸の毫鍼を直刺し，身体が頑強ならば一進三退の透天涼，老人で身体が弱っていれば平補平瀉する．そのほかの穴位にはすべて平補平瀉をする．行間だけ置鍼しないが，そのほかの穴位はすべて30分置鍼する．抜鍼したら②組の穴位から3～5穴選び，王不留行の種か磁石粒を毎回一側の耳に貼り付ける．左右の耳は交替で使う．患者に毎日3回，1回に5分ずつ按圧させる．刺鍼は1日1回で，12回を1クールとする．耳穴敷貼は3日に1回で，4回を1クールとし，各クール間隔は5日空ける．

★治療効果★　著効－眼圧が21mmHg以下となり，視野に変化はない．昼夜の眼圧か誘発試験が陰性．有効－ほぼ眼圧は制御できたが，時によって22～24mmHgの間で変動する．昼夜の眼圧か誘発試験は疑わしい病理の範囲．無効－眼圧は時によって25mmHg以上となり，そのほかも治療前と同じ．

408例を治療し，有効率は54.6～95.4%だった．そのうち21例の42眼を上の基準に当てはめると，著効25眼（59.5%），有効11眼（26.2%），無効6眼（14.3%）で，有効率85.7%だった．

体鍼--

★取穴★　主穴は2組に分ける．①目窓．②人迎，曲池，百会．
配穴：肝兪，腎兪，神門，太衝．

★治療方法★　主穴は毎回1組を取り，考慮して配穴を加える．目窓穴は，1寸の毫鍼を眼に向けて0.5寸沿皮刺し，眼部に鍼感を放散させる．人迎穴は0.3～0.5寸に直刺し，中刺激で平補平瀉する．曲池穴も1～1.5寸に直刺し，強刺激する．百会穴は0.2～0.3寸に平刺（横刺）し，やはり強刺激する．配穴はマニュアル通り刺鍼し，いずれも20～40分置鍼する．毎日1回治療して，10回を1クールとする．

★治療効果★　64例を治療した．そのうち46例は，著効16例，有効23例，無効7例で，有効率84.8%だった．残りの18例は33眼で，著効8眼，有効20眼，無効5眼で，有効率84.8%だった．

電気鍼 --

　★取穴★　主穴：睛明，行間，三陰交．

　★治療方法★　睛明は一側を取り，ほかは両側を取る．まず刺鍼して得気したら，120回/分の連続波パルスで軽刺激し，15分置鍼する．隔日に1回治療し，15回を1クールとする．

　★治療効果★　15例，27眼を治療した．治療して症状に有効だったのは90％．刺鍼したあと眼圧は平均36％下降した．

頭鍼 --

　★取穴★　主穴：枕上正中線，額中線，額旁1線，頂顳前斜線（下2/5）．

　★治療方法★　主穴は毎回2～3個取り，交替で使う．すばやく直刺で切皮し，必要な長さに刺入したら180回/分で捻転するか，240回/分のパルス電流に接続して30分置鍼する．手法の運鍼ならば置鍼中に3～4回，毎回1分運鍼する．パルス刺激ならば連続波で，患者の耐えられる電流とする．毎日か隔日に1回治療し，7回を1クールとして，各クールは3～5日空ける．

　★治療効果★　50例，65眼を治療し，著効46眼，有効15眼，無効4眼で，有効率93.8％だった．

冷凍鍼灸 --

　★取穴★　主穴：太陽，風池，印堂，魚腰．
　　配穴：光明，太衝，内関，腎兪．

　★治療方法★　主穴を主とし，配穴から1～2穴を加える．半導体冷凍鍼灸治療器を使って治療する．第1クールでは，灸柄温度を-15℃～-20℃にし，毎回20分治療する．第2，第3クールでは，灸柄温度を-5℃～-10℃にして，毎回30分治療する．それぞれのクールは10回で，1日1回治療し，全部で3クールおこなう．

　★治療効果★　41例を治療する．治療前に眼圧が高かったものは35例で53眼，治療後に両眼が正常値になったものは12例，1眼が正常値になったものは23眼，無効6例（6眼）で，眼の数で計算すると，有効率88.7％だった．治療前に視力が低下していた39例では，治療後に著効14例，有効7例，無効18例で，人数で計算すると有効率は53.8％だった．

127. 老人性白内障

❖ 概論

　　白内障は水晶体が混濁して視力が0.1以下になる疾病である．そのうち老人性白内障は白内障患者の50％以上を占める．平均寿命が延びるに従い，老人性白内障の発病率も増えてきた．老人性白内障は，50歳以上で，両目が同時に，あるいは前後して発病する．皮質性と核性の2つに分けられる．皮質性が多く，病気の段階によって初発期，未成熟期，成熟期および過熟期の4つに分けられる．老人性白内障の原因は不明である．現代医学では初期に薬物を使って治療しているが，あまり効果がなく，やはり手術を主としている．

　　現代鍼灸の白内障治療は1959年が最初である．60年代には，耳鍼も試された．しかし全体から見れば，こうした分野の資料は少なく，観察している症例も老人性白内障ばかりではない．この20年来，臨床治療を積み重ねた結果，鍼灸は老人性白内障の初発期には適用できるが，他の3期および併発性白内障，先天性白内障，外傷性白内障などでは，満足できるものではなかった．穴位刺激法でも刺鍼以外に，穴位注射，挑治および頭鍼などが使われた．中国以外では主に日本が，60年代末から鍼灸による白内障治療の方法を探求し，例えば角孫穴への灸，視区への頭皮鍼と体鍼を組み合わせた治療などがされた．また眼窩内穴や，親指と人差指の中間で，手掌と手背の間にある指縫中など，新穴も発見された．

　　鍼灸の老人性白内障に対する実際の効果は，鍼灸などの穴位刺激法は，視力の回復にある程度助けとなり，さらに水晶体が混濁するのを予防することはできるが，すでに混濁してしまったものは，簡単には元に戻らないというのが世界の学者の一致する見方である．中国には老人性白内障によって白濁した部分を特殊な鍼を使って取り去ってしまう方法があり，これを金針撥障法と呼ぶ．しかしこれは一種独特の伝統的な眼科手術で，一般の穴位刺激とはまったく異なるので，ここでは論じない．

❖ 治療

体鍼と耳穴圧迫--

　　★取穴★　　主穴：睛明，球後，健明，承泣．
　　配穴は2組に分ける．①翳明，合谷，足三里，肝兪，腎兪，脾兪，光明．②耳

穴の心，肝，腎，皮質下，眼，目₁，目₂．

健明穴の位置：睛明穴の上0.5寸．

翳明穴の位置：翳風の後ろ1寸．胸鎖乳突筋停止部で乳様突起下の陥凹．

★治療方法★　主穴は1回の治療で1〜2穴を使う．配穴は①組の刺鍼組は2〜3穴を取って刺鍼し，②組は4〜5穴取って耳穴圧丸する．

操作：眼区の穴位では，刺鍼時に目を閉じさせ，左手親指で眼球を固定し，鍼をゆっくりと0.5〜1寸刺入し，眼球に鍼感が拡散するような得気があればよい．捻転も提挿もしない．配穴は得気があれば補法し，20〜30分置鍼する．抜鍼したあと耳穴には王不留行の種を7mm四方の絆創膏で貼り付け，患者に自分で毎日2〜3回，1回10分程度按圧させる．体鍼は毎日か隔日1回し，両側に刺鍼して，15回を1クールとする．耳穴圧丸は3日に1回貼り替え，5回を1クールとし，1回の治療で一側の耳のみを使い，両側に交替でおこなう．各クールは5〜7日空ける．

★治療効果★　著効－元の視力より，視力表で2行以上よくなった．有効－元の視力より，1〜2行よくなった．無効－視力の改善が1行に満たなかったか，変化がなかったり悪くなった．

270眼を治療し，有効率は73.3〜98.2％だった．そのうち168眼を上の基準で評価すると，著効108眼（64.3％），有効55眼（32.7％），無効5眼（3.0％）で，有効率97.0％だった．

耳穴埋鍼 --

★取穴★　主穴：眼，肝，腎．

配穴：内分泌，交感，神門．

★治療方法★　主穴は毎回必ず使い，配穴を1〜2穴加える．円皮鍼を使って埋鍼治療する．耳介を消毒したあと，ピンセットで消毒済みの円皮鍼を約1mmの深さに刺入し，絆創膏で固定し，患者に腫れぼったい感じがあり，耳介が発熱して赤くなるように3〜5分ほど圧迫する．毎回片方の耳に貼り付け，3〜5日置きに貼り替え，5回を1クールとし，各クール間は1週間空ける．

★治療効果★　233例を治療し，前に述べたのと同じ基準で評価すると，著効123例（52.8％），有効79例（33.9％），無効31例（13.3％）で，有効率86.7％だった．

挑治

★取穴★　主穴：頸椎6，頸椎7，胸椎1の挑治点．

挑治点の位置：上に述べた3椎で，各棘突起を1挑治点とし，その周囲5mmのところから6カ所の挑治点を取る．この7点（棘突起を1点，その周囲6点）が梅花形に分布しているので，3椎で21点となる．

★治療方法★　長さ5cm，直径1mmのステンレス鍼1本と，メス1本，小さい抜罐1つ．

患者を坐位にし，頭を前に向けて屈め，穴位を取りやすくする．最初の3回は，それぞれ頸椎6，7と胸椎1の棘突起の挑治点を挑治し，第4回から12回は，それぞれ棘突起周囲の左右上下にある挑治点を挑治する．操作法は，消毒して局所麻酔したあと，皮膚を破って白色線維を数十本引っ張り出して切るが，白色線維をすべて切り終えるまで続ける．挑治すると少し出血するので，これを拭き取ったあと抜罐で少量の血液を吸い出し，抜罐を外したら血を拭き取ってガーゼで覆う．第1〜4日は，毎日1回挑治し，第5回からは1週間に1回挑治して，12回を1クールとし，各クール間は1週間空ける．

★治療効果★　40例，74眼を治療し，著効16眼(21.7%)，有効34眼(45.9%)，無効24眼(32.5%)で，有効率67.6%だった．

穴位電気刺激

★取穴★　主穴：睛明，攢竹，承泣，瞳子髎．

配穴：後谿，阿是穴．

阿是穴の位置：鼻根部．

★治療方法★　患者を仰臥位にし，円形の経皮電極を主穴に載せ，パルス器（信息治療儀）の陰極を鼻根部，陽極を後谿穴へ置く．そのあと電源に繋ぎ，高周波パルスの出力を10^{-7}〜10^{-10}の強さにセットする．毎回1時間治療して，毎日か隔日に1回治療し，30回を1クールとする．

★治療効果★　32例，62眼を治療した結果，43眼の視力が0.1より向上し，治療後の混濁度が明らかに低下した．

クルミ殻灸と耳穴圧丸

★取穴★　主穴：阿是穴．

配穴：耳穴の肝，腎，皮質下，眼．

阿是穴の位置：患部の眼球．

★治療方法★　薬液の作成：党参12g，川芎10g，黄耆10g，夜明砂10g，石斛10g，升麻6g，谷精草10g，枸杞12g，山萸肉10g，石菖蒲10g，白菊花10g，密蒙花10gをガーゼに包んで土鍋に入れ，1000mlの熱湯を加えて1時間浸し，カスを取り去る．次にクルミの殻（完全に半分に割ったもの．ヒビがあれば使えない）を薬液に30分浸して取り出す．

　針金で眼鏡形の台を作る．レンズ枠の外側には，1つずつ別の針金で直角に曲げた匂を付ける．その高さと底の長さは2cmとする．その上に1.5寸のモグサを挿して点火する．レンズ枠へ薬に浸したクルミの殻を填め込み，患者に掛けさせる．患者はキチンと椅子に腰掛け，毎回30分施灸する．施灸して眼前に温熱感があればよい．灸が終わったら，患者に自分で睛明，攅竹，太陽，四白などの穴位を10分ずつ按摩させる．そして眼球を上，内，外などへ向けて16回ほど回転させる．配穴は3〜4個取り，王不留行の種を貼り付けて，毎日3〜4回，毎回各穴を2〜3分ずつ按圧させる．毎回一側の耳を取り，両耳を交互に使う．クルミ殻灸は毎日1回おこない，耳穴圧丸は毎週2回貼り替える．灸は15回を1クールとする．

★治療効果★　52例，104眼を治療した結果，著効38例，有効7例，無効7例で，有効率86.5％だった．

耳穴結紮

★取穴★　主穴：降圧溝．

★治療方法★　まずヨードチンキで消毒し，さらに75％アルコールで拭き取る．3×1の縫合針で，取穴した部位の皮下を潜らせて結び，皮下に羊腸線を埋めたら外をアクリノールガーゼで覆い，絆創膏で1週間固定する．結紮治療を一度すれば，抜糸する必要はない．

★治療効果★　150例を治療し，有効142例，無効8例で，有効率94.7％だった．

穴位注射

★取穴★　主穴：光明，三陰交，足三里，養老，曲池，内関，合谷．
　配穴：腎兪，肝兪，血海．

★治療方法★　薬液：当帰注射液，ビタミンC注射液，ビタミンB_1注射液，ビタミンB_{12}注射液．

　主穴を主とし，毎回1穴（両側）を取り，身体が弱っているものは配穴から

1穴加える．第1クールは，当帰注射液2mlとビタミンC注射液500mgを混ぜて使う．第2，第3クールは，ビタミンB_1注射液50mg，ビタミンB_{12}注射液100μg，当帰注射液1mlを混ぜて使う．5ml注射器に薬液を吸入させた後，注射器内で混合し，穴位を選んで刺入して得気があったら，すばやく薬液を各穴に1.5mlずつ注入する．主穴は順番に使い，1日1回治療し，7回を1クールとして，各クール間は5～7日空ける．

★治療効果★ 100例，計200眼を治療し，上に類似した基準で評価すると，著効115眼（57.5％），有効70眼（35.0％），無効15眼（7.5％）で，有効率92.5％だった．

128. 中心性網膜炎

❖ 概論

中心性網膜炎は，多く見られる眼底の疾患である．主に黄斑部分の網膜組織に浮腫や滲出，出血などの炎症が起こるため，中心窩反射が消失したり，浮腫部位に黄白色や灰白色の円形滲出点が現れる．そのため患者の視力が突然低下したり，変形して見えたり，小さく見えたり，中心に暗点が現れたりする．本病は再発を繰り返す．

本病の鍼灸治療は1950年代から始まり，60年代には球後穴に電気鍼を使って治療し，優れた効果をあげた．大きく飛躍したのは70年代の末から現在までの20年間である．第1に有効な新穴がいくつか発見され，治療効果を大幅に向上させた．第2に刺鍼，耳鍼，穴位注射，磁穴療法など，さまざまな穴位刺激法が使われるようになり，異なる要求に応じることができるようになった．現在までに蓄積された経験により，鍼灸は本病に対する主要な治療法の1つとなった．比較対照テストをしたところ，穴位注射の治療効果は，ホルモン，抗生物質，血管拡張剤および能量合剤（ATP 20mg，コエンザイムA 50単位，インスリン4単位）などを使った総合治療の効果よりもはるかに優れていた．

中心性網膜炎に対する鍼灸のメカニズムは，あまり分かっていない．本病患者（男性）で刺鍼前後の性ホルモンを観察したところ，刺鍼は患者の血漿性ホルモンの濃度に対して良性の調節作用があることが分かったので，こうした調節作用が患者の視力回復にある程度関係しているのではないかと考えている．

❖ 治療

体鍼の1 --

　★取穴★　主穴は2組に分ける．①新明1，②向陽1，向陽2．

　配穴：新明2．

　新明1の位置：翳風の前上方0.5寸，耳垂後ろの折れ皺の中点．

　向陽1の位置：甲状軟骨上縁を基準とし，それを両側に向けて伸ばしたとき，胸鎖乳突筋の内縁と交わる部位．

　向陽2の位置：舌骨の水平線を両側に向けて伸ばし，胸鎖乳突筋内縁と交わる部位．

　新明2の位置：眉梢の上1寸で，外に0.5寸開いた凹み．

　★治療方法★　主穴のうち1組を選び，毎回1穴を使う．①で新明1の効果が劣っていれば新明2を加える．新明1の操作方法は，鍼体と皮膚を60度角にし，身体の縦軸と45度角ですばやく切皮し，前上方に向けて徐々に刺入して下顎骨筋突起の浅層に至らせて鍼感を得たら，捻転と小幅な提挿を使って鍼感を眼部に到達させ，1分運鍼したあと抜鍼する．新明2は針先を水平にして切皮し，ゆっくりと0.5～0.8寸刺入したら，上と同じ操作方法で1分運鍼したあと抜鍼する．向陽1は，患者を仰臥位にし，患者の肩部に座布団を入れて高くして，頭をやや後ろに傾け，頸部を十分に露出させる．刺鍼前に，左手で穴位付近の頸動脈拍動部を探り，頸部の軟組織を軽く圧迫して眼部に感覚があれば，胸鎖乳突筋内縁と血管の隙間から迅速に切皮する．45度角で，後内上方にゆっくりと1.5～2寸刺入し，鍼感が現れたら捻転して鍼感を眼部に到達させ，軽い提挿と小刻みな捻転を組み合わせて運鍼したあと10分ほど置鍼する．向陽2の操作方法も向陽1と同じである．1日1回治療し，10回を1クールとする．

　★治療効果★　治癒－遠視力が1.0以上になり，自覚症状もなくなって，眼底の黄斑部の浮腫も消えている．有効－視力が向上し，自覚症状も軽減したか，消え，眼底の病変も好転している．無効－治療の前後で，はっきりした変化が見られない．

　1003例を治療し，有効率は90.5～97.7％だった．

体鍼の2 --

　★取穴★　主穴：睛明，承泣，球後．

　配穴：合谷，太谿，太衝，光明．

★治療方法★　主穴は患側を取り，両目が悪ければ両側を取る．32号1.5寸の毫鍼をすばやく皮下へ切皮し，眼球と眼窩内壁の間に沿わせて，ゆっくりと1寸ぐらい刺入してゆき，ゆっくりした小幅の軽い捻転で，眼球に怠くて腫れぼったい感覚が発生したら30分置鍼する．提挿してはならない．置鍼中は，同じ方法で2〜3回捻転する．配穴は考慮して加えるが，そのうち合谷と光明は平補平瀉法，太谿は瀉法する．隔日に1回治療し，10回を1クールとして，各クール間は5〜7日空ける．

　★治療効果★　86例，93眼を半月から3カ月治療した．結果は，治癒46眼，著効27眼，有効14眼，無効6眼で，有効率93.6%だった．

気功鍼--

　★取穴★　主穴は3組に分ける．①睛明，太陽，球後，承泣．②翳明，新明1，足三里，合谷．③新明2，印堂，曲池，行間，光明．

　翳明の位置：耳の後下方で，乳様突起下の陥凹．

　★治療方法★　毎回1組の穴位を取り，3組を順番に使う．患者を仰臥位にし，舌尖を上歯茎に当て，静かに「静」と「緩」の2文字を念ずる．両目を軽く閉じ，全身をリラックスさせて，雑念を排除し，丹田（関元）をイメージする．口の中に唾液が溜ってきたら，3口に分けて呑み込む．吐き出してはならない．こうした状態を10分保ったあと，初めて鍼治療する．刺鍼時は，術者は手指先に気を送り，気が鍼体を通って穴位へ入ってゆくようにするとともに，丹田に注いでいた患者の意識を刺鍼部位に移動させる．各穴位に5〜6分ずつ置鍼する．抜鍼したあとは患者に3回深呼吸させ，さらに2つ目の穴位へ刺鍼し，1組の穴位へ刺鍼し終わったら止める．頭面のあと四肢へ刺鍼するが，一般に6穴を超えないようにする．

　★治療効果★　162例，233眼を治療し，ほぼ治癒163眼で，有効率98.5%だった．

129. 視神経萎縮

❖ 概論

　視神経萎縮は，視神経損傷の最終段階である．視神経線維の変性と消失，伝達機能障害などによって，視野狭搾や視力減退ならびに失明が起こる．一般に原発

性と続発性の2つに分けられるが，鍼灸は主に原発性と，炎症によって起きた続発性の視神経萎縮を治療する．上に挙げた症状のほかに，眼底検査では視神経乳頭の色が薄い黄色や青白くなり，境目がはっきりせず，生理的陥凹もなくなって，血管が細くなっている．現代医学では有効な治療法がない．

　視神経萎縮の鍼灸治療は1950年代の後期から注目され始め，小児の初期の視神経萎縮に対する鍼灸治療が報告された．100例の臨床観察もある．60年代には経絡測定器で測定した数値に基づき，本病の配穴処方や補瀉操作などを決めた．70年代からは，異なる分野から治療効果をあげる手段が試みられた．つまり穴位では伝統的に使われていた穴位以外に，いくつかの有効な新穴が開発され，操作でも補法を使って鍼感を眼区まで到達させることが重要だとされた．穴位刺激方法でも，刺鍼を主として，頭鍼や穴位注射，電気鍼および耳鍼なども使われた．本病の鍼灸治療の効果は，各地の基準が一致せず，刺灸法も異なるため一定しないが，有効率は55〜90％と思われる．

❖ 治療
頭皮鍼 --
　★取穴★　主穴：視区．
　★治療方法★　28号2寸の毫鍼を使って，すばやく切皮して必要な長さまで刺入する．両側に刺鍼したあと，240回/分の連続波パルスに接続し，患者が耐えられる限度で20〜30分通電する．1日1回治療し，10回を1クールとして，各クール間は3〜4日空け，さらに治療を続ける．
　★治療効果★　以上の方法で87例，136眼を治療した．その中には原発性，続発性，外傷性の視神経萎縮を含んでいる．結果は，著効20眼（14.7％），有効55眼（40.4％），無効61眼（44.9％）で，有効率55.1％だった．そのうち外傷性視神経萎縮に対する効果が最も劣っていた．多くは1〜2クールで効果があり，3〜4クールの効果が最も優れていた．本法は長期効果もある．

体鍼の1 --
　★取穴★　主穴：新明1，球後，風池．
　配穴：新明2，内睛明，瞳子髎，翳明，攅竹，光明，百会，肝兪．
　新明1穴の位置：翳風の前上方0.5寸，耳垂後のシワの折れる中点．
　新明2穴の位置：まゆじりの上一寸，外側0.5寸の陥凹．

内睛明穴の位置：目の内眼角の涙腺上．

翳明穴の位置：翳風の後ろ１寸．胸鎖乳突筋停止部の乳様突起下の陥凹．

★治療方法★　主穴は１回の治療で１穴のみを使う．終始１穴のみ使うか，順番に取ってもよい．配穴からは１〜２穴を取るが，新明２は，新明１と組み合わせるのが普通である．

操作：新明１に刺鍼するときは，耳垂を前上方に押したり引っ張って，針先を前上方へ向け45度角で，すばやく切皮し，ゆっくりと下顎頸の後側面に１〜1.5寸ほど刺入し，満足できる鍼感が得られるまで探す．鍼感があったら熱補法を使い，緊按慢提と捻転を併用し，鍼感が眼区に達するように誘導する．眼球が熱くなり，腫れぼったくなったり電気が流れたような感じが起こればよい．この操作で１〜２分運鍼したら抜鍼し，置鍼しない．球後は30号２〜2.5寸の毫鍼を使い，すばやく切皮して針先を眼窩下縁に沿わせ，やや右後上方に1.5〜２寸刺入し，患者の眼部に怠くて腫れぼったい感じや眼球が飛び出す感じが起こったら，捻転や提挿せずに10分ほど置鍼する．風池穴は左手で穴位を押さえ，右手で鍼を持って速刺か捻転で切皮し，針先を直視した同側の瞳孔方向に１〜1.5寸ほど刺入し，捻転と提挿を組み合わせて，鍼感を徐々に眼の奥か前額部に放散させたあと，下に向けて鍼を0.1〜0.2寸押し込みながら，親指を前に向けて力強く３〜９回突き出して捻転し，熱感を起こさせる．もし熱感が眼に放散しなければ，これを３〜５回繰り返す．15分置鍼する．新明２は，針先を前頭部に向け，垂直に0.5〜0.8寸刺入し，怠い，痺れる，腫れぼったいなどの感覚があったら，すばやい捻転と提挿を組み合わせ，緊按慢提と捻転補法の併用で１分運鍼し，さらに平均した提挿と平補平瀉の捻転で30秒ほど運鍼し，最後に緊提慢按と捻転瀉法で30秒運鍼したあと抜鍼する．内睛明穴は30号の毫鍼を眼窩内側壁に沿わせて直刺し，圧鍼法を使って軽くゆっくり圧力をかけながら徐々に刺入して，得気があったら置鍼する．そのほかの眼部穴も，ほぼ同じ操作をする．肢体の穴位は刺鍼して得気があれば，平補平瀉する．上述した穴位は，操作法を述べたものを除き，全部15〜30分置鍼する．毎日か隔日１回治療し，15回を１クールとして，５日休んだ後，さらに治療を続ける．

★治療効果★　ほぼ治癒－視力が1.0以上に回復したか，以前の視力より視力表で５行以上よくなった，または0.01以下の視力が0.2以上になり，視野が25度以上拡大した．著効－視力が視力表で３行以上よくなったか，もとの視力

より10倍以上よくなったか，視野が15度以上拡大した．有効－視力がいくらか向上したが，著効の基準に達しなかった．無効－治療の前後で変化がなかった．

936例，1680眼を治療し，有効率は64.0～88.8%だった．そのうち698例，1252眼を上の評価基準に当てはめると，ほぼ治癒103眼（8.2%），著効112眼（9.0%），有効586眼（46.8%），無効451眼（36.0%）で，有効率64.0%だった．熱補法を使い，気が病の部分に達したものは優れた治療効果が得られた．

体鍼の2 --

★取穴★　主穴：眶上穴，接力穴，額中線から印堂へ透刺．

配穴：太陽，率谷，風池，外関．

眶上穴の位置：眼窩上で，内1/3と外2/3の交点．

接力穴の位置：外後頭隆起と耳尖を繋ぐ線の中点．

★治療方法★　主穴は全部取り，症状に基づいて配穴を加える．眶上穴は2寸鍼を使い，鍼を30度に湾曲させて，上眼窩の内壁から視神経孔へ向けて1.5寸から1.7寸刺入し，手法はせずに単刺する．接力穴は2.5～3寸の毫鍼を風池へ向けて2.5寸ほど刺入し，捻転法で運鍼したら20分置鍼し，再び1回捻転する．額中線は，2寸鍼を使って印堂まで1.5寸刺入し，接力穴と同じ操作する．配穴はマニュアル通り刺鍼し，30分置鍼する．毎日1回治療して，10回を1クールとする．

★治療効果★　110例，164眼を治療した結果，治癒12眼，著効71眼，有効39眼，無効42眼で，有効率74.4%だった．また若いほど，そして病歴が短いほど効果の優れていることが分かった．

レーザー鍼 --

★取穴★　主穴：球後，翳明．

配穴：睛明，瞳子髎，足光明，三陰交．

★治療方法★　毎回1つの主穴，1～2個の配穴を取る．ヘリウム－ネオンレーザーで，刺入式の照射をする．出力2mWで，オレンジ色の光が1点に集中するよう光鍼と針先を調整し，75%アルコールに10分浸して消毒する．さらに穴位へ刺入して，得気があれば10分照射する．毎日1回治療し，10回を1クールとし，各クールは3日空ける．

★治療効果★　25例，39眼を治療した結果，著効11眼，有効19眼，無効9眼で，有効率76.9%だった．

穴位注射 --

★取穴★　主穴：承泣，球後．

配穴：風池，大椎，瘂門．

★治療方法★　ビタミン B_{12}（100mg/ml），アセチルグルタミン酸（50mg/ml）．

1回の治療で主穴と配穴を1穴ずつ選ぶ．穴位は順番に使う．主穴は各穴にビタミン B_{12} を0.5ml，配穴にはアセチルグルタミン酸を1〜2ml注入する．注射方法：5号歯科注射針を使う．承泣や球後に注入するときは，初めに左手の人差指で眼球を上へ押して固定し，その後で眼窩下縁に沿わせて鍼をゆっくりと0.7〜1.5寸刺入し，得気があったらゆっくりと薬液を注入する．風池穴には直刺で，針先をやや斜め下に向け1〜1.5寸刺入する．大椎は直刺で，針先をわずかに上を向ける．瘂門は，患者の頭をやや前向きにし，針先を下顎骨に向けて徐々に1〜1.5寸刺入して薬液を注入する．隔日1回治療し，10回を1クールとして，各クール間は7〜10日空ける．

★治療効果★　48例を治療した．平均年齢は5〜7歳の児童だったが，ほぼ治癒18例（37.5％），有効24例（50.0％），無効6例（12.5％）で，有効率87.5％だった．脳炎の後遺症による視神経萎縮では治療効果が劣っていた．

130. 皮質盲

❖ 概論

皮質盲は，大脳後頭葉の皮質が毒物の影響を受けたり，血管痙攣性の虚血による中枢性の視覚機能障害であり，血管痙攣による損傷が最も多い．両目の視力が完全になくなるが，瞳孔反射は正常で，眼底にも異常がない．半身不随を伴うこともある．本病は2〜6歳の小児に多い．現代医学では一般にステロイドと血管拡張剤を使うが，あまり効果がない．

皮質盲は，中医学の小児青盲に相当する．『医宗金鑑・眼科心法要訣』に「小児青盲は，胎児のときに風邪を受けたため，生まれたときに瞳は正常で，白眼と黒眼もはっきり分かれているが，見ることができない」とある．先天の稟賦不足や肝腎虧損などと関係があると考えられている．

本病の鍼灸治療は，古籍文献では普通の青盲証治に含まれる．現代の報告で最

も早いものは1970年代である．近年では臨床文献も多くなり，効果も優れているので，特に参考に載せた．

❖ 治療
体鍼の1 --
　　★取穴★　主穴：内睛明．
　配穴は3組に分ける．①足光明，風池，頭臨泣，瞳子髎，三陰交．②合谷，太衝，承泣，攅竹，肝兪．③球後，太陽，頭皮鍼の視区．
　内睛明の位置：目の内眼角の涙腺上．
　★治療方法★　主穴は毎回必ず使う．配穴は1組を選んで2～3穴取り，3組を交替で使う．内睛明の刺鍼法は，患者の目を開かせ，術者は1寸30号の毫鍼を持ち，左手で眼球を固定し，目頭の赤い肉のところから，すばやく垂直に0.5～1寸刺入する．あるいは眼瞼をひっくりかえし，鍼を目頭の赤い肉の上から垂直に同じ深さへ刺入する．提挿はしない．そのほかの体鍼は，局部取穴では捻転と細かな提挿を組み合わせて1分運鍼し，置鍼しない．遠道穴は，子供が協力すれば，平補平瀉したあと20～30分置鍼する．視区は両側に刺鍼し，必要な長さに達したら，すばやく1分捻転（180～240回/分）し，15分置鍼する．置鍼中は5分ごとに同じような手法で運鍼する．1日1回治療し，10回を1クールとして，各クール間は3日空ける．
　★治療効果★　116例を治療し，すべてが有効だった．そのうち90例は，治癒86例（95.6%），有効4例（4.4%）で，治癒率95.6%に達した．

体鍼の2 --
　　★取穴★　主穴：睛明，球後，風池．
　配穴：光明，太衝，四白．脳炎によるものは百会，水溝，大椎．脳血管障害によるものは曲池，合谷，陽陵泉，環跳．脳の外傷によるものは膈兪と血海．一酸化炭素中毒によるものは足三里，太淵，百会．尿毒症によるものは太谿，腎兪，関元を加える．
　★治療方法★　患者は側臥位か側伏坐位となる．睛明と球後は32～34号の毫鍼を1～1.2寸直刺し，鍼感を眼球後方へ伝わらせる．風池穴は同側の外眼角へ向けて刺入し，鍼感を前額部へ放散させる．他の穴位は30号の毫鍼を刺入し，すべて平補平瀉して30分置鍼する．刺鍼したあとは上述した穴位を毎回10～

25分ほど按摩する．毎日か隔日に1回治療し，10回を1クールとして，各クール間は3〜5日空ける．

★治療効果★　治癒−治療して視力が1.0〜1.2になった．著効−治療して視力が0.5〜1.0になった．進歩−治療して視力が0.1〜0.5になった．無効−治療したが，はっきりした変化がない．

98例を治療し，治癒43例，著効41例，進歩10例，無効4例で，有効率95.9%だった．

総合療法

★取穴★　主穴は3組に分ける．①耳穴の心，腎，神門，皮質下，肝，眼，縁中，枕，太陽，額，交感．②頭穴の視区．③体穴の太陽，光明，風池，足三里．

配穴：中枢性顔面麻痺には水溝，迎香，頬車，地倉を加える．片麻痺には肩髃，曲池，外関，合谷，陽陵泉，三陰交，太衝を加える．

★治療方法★　3組の主穴は同時に取る．そのうち耳穴は毎回一側の耳穴を使い，体穴は2穴（1つは頭部の穴位，1つは下肢の穴位）を取る．いずれも交互に使う．耳穴には0.5寸の毫鍼をすばやく刺入し，頭穴は1.5寸の毫鍼を刺入する．いずれも2時間置鍼する．体穴はすばやく刺鍼して，得気したら抜鍼する．置鍼しない．配穴は症状に基づいて取るが，やはり強刺激して置鍼しない．毎日1回治療し，10回を1クールとして，各クールは3〜5日空ける．

★治療効果★　12例を治療し，治癒7例，著効1例，有効2例，無効2例で，有効率83.3%だった．治癒した7例の平均治療回数は20回だった．

131. 色覚異常

❖ 概論

色覚異常には色盲と色弱の2つがある．色盲は色の識別能力が欠乏しているかまったくなく，色弱は色の識別能力が不足している．色盲には赤色盲，緑色盲および青色盲，全色盲があるが，後の2つは少ない．色弱も赤色弱，緑色弱，青色弱があるが，前の2つが多い．色覚異常の原因は先天性もあれば後天性もある．そのうち赤と緑の色覚異常が多いが，これは性染色体に関係する劣性遺伝の病気である．現代医学では色覚異常に対して特に有効な治療法はない．

視物易色者に対する鍼灸治療は，古代の医学の著作には記載がない．現代の色

覚異常の報告で最も早いのは1959年である．そのあとも絶えず臨床資料が現れ，100例以上の病例を分析し，有効な新穴がいくらか発見された．70年代になると大量の臨床治療を基に，対照群と比較観察され，刺鍼群の治療効果が明らかに比較対照群よりも優れていることが分かり，鍼灸の効果は確かなものとなった．この10年間に穴位刺激方法も，体鍼，電気鍼のほか，耳鍼，頭鍼，音声電流鍼，レーザー鍼および穴位注射などといろいろ試みられ，優れた効果をあげた．それと同時に日本，アメリカ，ドイツなどでも続々と報告があったが，鍼灸を主とし，取穴も中国と似たり寄ったりである．世界の状況を総合すると，刺鍼や穴位刺激療法は赤緑色盲や色弱に優れた効果があり，色弱への治療効果は色盲よりも優れている．全色盲に対する治療効果は劣っている．現在，各地で使われている治療効果の評価基準はバラバラで，穴位刺激方法も違うため，報告されている短期の治療効果も大変な差があるが，およそ52〜100%である．長期にわたる効果は理想的とは言えないが，治療効果の安定していない患者に対して，さらに鍼灸治療を続ければ，やはり症状を軽減することができる．

❖ 治療

体鍼--

★取穴★　主穴：天髎，風池，瞳子髎，攢竹，睛明，臂臑，四白，承泣．

配穴：絲竹空，陽白，合谷，足三里，魚腰．

★治療方法★　主穴から毎回2〜3穴を取り，配穴から1〜2穴を選ぶ．穴位は順番に使う．眼区の穴位は30号の毫鍼を使い，ゆっくりと1〜1.5寸の深さに，眼球にはっきりとした腫れぼったさが起こるまで刺入する．風池穴は同側の目外眥へ向けて刺入し，鍼感を前額部か眼部へ放散させ，置鍼しない．そのほかの穴位には直刺して平補平瀉し，できるだけ鍼感を頭部や眼部に放散させる．15〜20分置鍼して5分ごとに1回，眼部の穴位ならば軽く20回ぐらい鍼柄を擦る刮法で，そのほかの穴位は1回運鍼する．条件が許せば，刺鍼したあと患者を1時間ほど静かに座らせるか横にさせ，目を閉じて眼部の感覚を体得させる．第1クールは1日1回治療し，10回治療を続けたあと3〜7日休み，隔日1回の治療に改めて第2クールを始める．さらに杞菊地黄丸を毎日2回，1回9gずつ服用させる．

★治療効果★　短期治癒−色盲検査表が，自然光のもとで10秒内にすべての

図や色が分かり，正確に絵がかける．著効－1～5個の図や字がはっきり識別できない．有効－6個以上の絵や字が識別できないが，治療前に比べると改善している．無効－治療の前後で変化がない．

904例を治療した．そのうち804例は，短期治癒429例（53.4％），著効137例（17.0％），有効218例（27.1％），無効20例（2.5％）で，有効率97.5％だった．短期治癒では赤緑色弱が明らかに赤緑色盲よりも効果が優れていた．残りの100例は98％の有効率だった．

電気鍼---

★取穴★　主穴は2組に分ける．①睛明，絲竹空，瞳子髎，上関．②球後，攢竹，翳明，陽白．

配穴：天牖，魚腰，太陽，風池，合谷，臂臑，足三里，足光明．

翳明の位置：耳の後下方で，乳様突起下の陥凹．

★治療方法★　主穴は1回の治療でどちらか1組を取り，2～3穴を選んで，両組を交替で使う．配穴は1～2穴を順番に使う．刺鍼して得気があったら，眼区や眼の近くの穴位には平補平瀉する．四肢の穴位は補法する．眼区に刺鍼するときは，眼球まで鍼感を到達させなければならない．30秒～1分運鍼したあと，パルス電流に繋ぎ，断続波で患者の耐えられる程度の電流を流す．1日1回治療し，10回を1クールとして，各クール間は3～5日空ける．

★治療効果★　電気鍼を使って381例を治療したところ，短期治癒205例（53.8％），著効84例（22.0％），有効80例（21.0％），無効12例（3.2％）で，有効率96.8％だった．

耳穴圧迫---

★取穴★　主穴は2組に分ける．①眼，縁中，腎．②目$_1$，目$_2$，腎上腺，皮質下．

★治療方法★　1回の治療で1組の穴位を選び，両耳とも使う．白芥子（カラシの種）か王不留行の種を7mm四方の絆創膏で，耳介の内側と外側の同じ位置に貼り付け，刺激を強める．患者は毎日3回，5分ほど按圧する．1週間に2回貼り替え，2組の穴位を交替で使う．

★治療効果★　61例治療し，短期治癒25例（41.0％），著効11例（18.0％），有効21例（34.4％），無効4例（6.6％）で，有効率93.4％だった．

頭鍼---

★取穴★　主穴：枕上正中線（あるいは視区），枕上旁線．

配穴：足三里，光明．

★治療方法★　主穴を主とし，配穴を加える．主穴は28号2寸の毫鍼で切皮し，必要な深さに刺入したら，親指と人差指を使って180〜200回/分で1分捻転し，15分置鍼する．置鍼中は5分ごとに同じ方法で運鍼する．もし捻転しないなら30分置鍼するか，周波数240回/分の連続波パルスに15〜30分接続し，患者の耐えられる程度の電流を流してもよい．配穴には鍼を刺入して，得気があれば平補平瀉したあと15〜30分置鍼する．毎日か隔日1回治療し，10回を1クールとして，各クール間は3〜5日空ける．

★治療効果★　62例を治療し，治癒かほぼ治癒42例（67.7%），著効12例（19.4%），有効5例（8.1%），無効3例（4.8%）で，有効率95.2%だった．

穴位注射に電気鍼--

★取穴★　主穴は2組に分ける．①球後．②上明，下睛明，健明，増明$_1$，増明$_2$．
配穴：合谷，足三里，足光明，瞳子髎．
上明穴の位置：眉弓の中点で眼窩上縁の下．
下睛明穴の位置：睛明穴の下0.2寸．眼窩下縁内側．
健明穴の位置：睛明穴の上0.5寸．
増明$_1$穴の位置：上明穴の内側0.2寸．
増明$_2$穴の位置：上明穴の外側0.2寸．

★治療方法★　薬液：ビタミンB$_{12}$注射液（100μg/ml）．
　1回の治療で主穴から1組を使う．①組は穴位注射，②組は電気鍼を使う．
　操作：4号注射針を付けて薬液を吸入させたあと，球後穴に切皮し，ゆっくりと針を刺入して，眼球に怠く腫れぼったい感覚が起こったら，ビタミンB$_{12}$を0.5mlずつゆっくりと注入する．もし効果が劣っていれば，濃度と注入量を増やし，最大500μg/mlを使う．電気鍼は2対の主穴と1対の配穴を使い，刺鍼して得気があったらパルス器に接続し，16〜20回/分の連続波パルスを使い，電流の強さは0.2〜1.0mAの範囲で患者の耐えられる程度とし，10〜15分通電する．穴位注射と電気鍼は，どちらも隔日1回ずつ交替でおこなう．14回を1クールとし，4〜6日休んだ後，さらに治療を続ける．

★治療効果★　804例を治療し，上記の基準より少し甘い基準で評価すると，短期治癒336例（41.8%），著効322例（40.0%），有効146例（18.2%）で，有効率100%だった．一部の患者を再調査したところ，長期にわたる効果も満

足できるものだった．

レーザー鍼 --

★取穴★　主穴：瞳子髎，睛明，絲竹空，攢竹，天髎．

配穴：足三里，合谷．

★治療方法★　1回の治療で主穴から2～3穴を選び，配穴から1穴を取る．ヘリウム－ネオンレーザーを使い，波長6328Å，出力40mW，電圧15mVで，各穴に5分ずつ照射する．毎日1回治療して，20回を1クールとする．もし効果が劣っていれば，休まずに照射を続ける．

★治療効果★　21例を治療し，短期治癒10例（47.6％），著効3例（14.3％），有効5例（23.8％），無効3例（14.3％）で，有効率85.7％だった．

132. 網膜色素変性症

❖ 概論

網膜色素変性症は，明らかに遺伝傾向があり，慢性に網膜が損傷される疾患である．両眼が徐々に求心性視野狭窄となり，視力が低下して失明するのが特徴である．病状の進行は緩慢で，発病年齢が若いほど症状もひどくなり，現代医学をもってしても，効果的な治療法はない．

網膜色素変性症は，中医では高風雀目とか高風内障証などと呼ばれる．先天の禀賦が不足し（遺伝子の欠陥），それに肝脾の損傷が加わって肝脾腎が虚弱となり，さらに脈道が塞がって，気血が栄養しないために本疾患が発生したと考える．

現代鍼灸の本疾患に対する治療は，1962年が最初である．しかし70年代になっても関係する報告は少なかった．しかし80年代の末から現在までは，本疾患に対する鍼灸治療が，徐々に重視されている．まず治療方法においても多くの面から探求され，鍼法でも一般の体鍼だけでなく，穴位注射，核桃殻灸（クルミ灸），穴位埋蔵，梅花鍼叩刺，そして漢方薬併用の治療などが現れた．穴位も眼周穴や頭鍼穴だけでなく，いくつかの有効な新穴も発見された．

近年でも，やはり本疾患に対する刺鍼治療のメカニズムは研究中である．本疾患は血管が変化するため，網膜に色素の乱れや小動脈の狭窄がはっきり現れているが，刺鍼すれば，患者の球結膜と爪床微小循環が明らかに改善することが分かった．これは刺鍼が眼底と眼球周囲の気血運行を改善するため，治療効果が現れる

ことを表明している．

❖ 治療
体鍼と漢方薬 --

　★取穴★　主穴：睛明，球後，風池，上明．
　配穴：翳明，足三里，三陰交，光明，太谿．
　上明穴の位置：眼窩上縁の下方．眉弓の中点から垂線を下ろし，それが眼窩上縁と交わる点の下方．
　翳明穴の位置：耳の後下方で，乳様突起下の陥凹．
　★治療方法★　主穴は毎回2〜3穴取り，考慮して配穴から2穴を加える．眼窩周囲の穴は，30〜32号1.5〜2寸の細い毫鍼を直刺し，ゆっくりと刺入して鍼感（眼球が怠くて腫れぼったくなることが多い）があれば置鍼する．風池穴は，針先を同側の目内眥へ向けて刺入し，提挿を繰り返して鍼感を額か眼に放散させる．配穴には提挿捻転の焼山火手法する．すべて30分置鍼する．毎日か隔日に1回治療して，10回を1クールとし，各クール間は3〜5日空ける．
　※ 服用する漢方薬
　処方1：当帰，黄耆，丹参，川芎，霊芝，茜草，夜明草．
　処方2：枸杞子，附子，菟糸子，熟地，当帰，川芎，桂枝，丹参．
　1か2の処方のうち，いずれか1つを選び，証に基づいて加減する．毎日1剤を2回に分けて煎じて飲む．
　★治療効果★　著効 – 周辺視野が15度拡大し，管状視野が10度以上拡大し，視力の光感覚が0.02ほど向上したか，あるいは0.02から0.1に向上し，視力表が3段以上よくなった．有効 – 管状視野が5度〜10度拡大し，周辺部の視野欠損区に，新たに島状の可視域が作られて，視力の光感覚が指数まで達したか，あるいは0.02から0.05に向上し，視力表が2段よくなった．無効 – 視野，視力ともに改善しないか，改善しても有効の基準まで達しなかった．
　122例，合計243眼を治療し，前述した基準に当てはめると，著効59眼，有効118眼，無効66眼で，有効率72.8%だった．

電気鍼 --

　★取穴★　主穴：新明$_1$，球後．
　配穴：新明$_2$，翳明．

新明$_1$の位置：耳の付け根で，乳様突起と下顎枝後縁間の陥凹から前上0.5寸．
新明$_2$の位置：額で，眉毛外端の直上1寸から外へ0.5寸．

★治療方法★　主穴は全部取り，考慮して配穴を加える．新明$_1$は切皮したあと，外眼角へ向けて徐々に刺入すると，鍼感が内側に放散する．この穴位は個人差が大きく，0.5寸刺入しただけで得気したり，1.5寸刺入しないと満足できる鍼感が得られなかったりする．鍼感は，患側の眼か，患側太陽穴の局部の熱感と腫れぼったい感じが主で，ときには眼筋が震える感じがある．得気があれば提插に小さな捻転を加えて1分ほど運鍼するが，捻転頻度は160～180回/分，提插幅1～2mmとする．球後穴は30～32号2寸の毫鍼を使い，垂直に1.5～1.8寸刺入して，眼球に怠い腫れぼったさが出現すればよい．新明$_2$も垂直に切皮し，手法や鍼感は新明$_1$と同じである．翳風穴はマニュアル通りに刺入する．そのあとパルス器に繋ぐ．両側の新明$_2$と翳明穴は，通電したとき眼瞼部が跳動すればよい．もし跳動しなければ，適当に針先の方向を調整する．周波数200回/分の連続波，患者が耐えられる程度の強さで，15～30分通電する．抜鍼するときに新明$_1$と新明$_2$は，前述した操作をもう1回繰り返す．毎週2回刺鍼して，10回を1クールとする．一般に治療クール間はない．

★治療効果★　30例，合計60眼を治療して，前と同じような基準で評価する．2クール以上治療して，著効8眼，有効34眼，無効18眼で，有効率70％だった．

穴位注射 --

★取穴★　主穴：太陽．

★治療方法★　薬液：テトラメチルピラジン，黄耆注射液．

25号注射針を付けた無菌注射器に，薬液1mlを吸入させる．患者は仰臥位で，術者は患者の頭側に立ち，穴位を消毒したあと，針先と皮膚を30度角にして刺入し，得気したら各穴へ0.3～0.5mlずつ薬液を注入する．針を抜いたら乾いた消毒綿花でしばらく圧迫する．ふつう隔日に1回治療し，10回を1クールとして，各クール間は3～5日空ける．

★治療効果★　30例治療して，前と同じような基準で評価すると，著効14例，有効13例，無効3例で，有効率90％だった．

133. 感音性難聴

❖ **概論**

　難聴は聴力減退であり，はっきりと聴力が低下する病気の1つである．多くは先天性や後天性による蝸牛管や聴神経，聴覚中枢の病変などによって，内耳に伝わった音波が感じられないために起こる．難聴によって喋ることができなくなったものを聾唖と呼ぶ．本節では薬物中毒による感音性難聴を中心に紹介する．感音性難聴に対して現代医学には有効な治療法がない．

　現代の鍼灸を使った難聴治療は，1927年に発表された．50年代と，60年代の末から70年代の初頭にかけて，2回ほど難聴と聾唖の鍼灸治療熱が高まった．これについてさまざまな見方があるが，こうした系統的な治療によって症例が積み重ねられ，本病に対する治療マニュアルを生み出すうえで助けとなったことは間違いない．最近では感音性難聴の鍼灸治療，特に抗生物質などの薬物による難聴について治療が続けられ，より臨床観察も客観的で精密なものとなり，多数の症例が治療の前後で繰り返しテストされた．また聴力曲線の変化が客観的判断の1つとなった．穴位刺激方法でも，電気鍼，鼓岬鍼，穴位埋植や穴位注射などの治療法だけでなく，取穴や操作技術の上手下手なども有効率に影響することが分かった．中国以外では，主に日本とフランスが70年代から難聴の鍼灸治療を始めているが，一般に鍼灸は一部の難聴患者に有効だと考えられている．取穴は中国と大同小異で，刺鍼を主としている．

　感音性難聴に対する鍼灸治療の有効率は，70年代に24～65%だったが，現在では36～80%となっている．

　難聴に対する刺鍼治療のメカニズムは，内耳血管の透過性，蝸牛電図，蝸牛管の形態および皮質聴覚野の興奮性などから進められており，すでに刺鍼によって内耳血管の透過性が増し，聴覚末梢の栄養状態が改善され，まだ完全に破壊されていない損傷部分の機能を回復させると同時に，患者によっては蝸牛電図の振幅を増大させ，蝸牛管の機能を向上させることが分かっている．また鍼灸は皮質の興奮性を高める．しかし，こうしたことが何故起こるかについては，現在でもまだよく分かっていない．

❖ **治療**

体鍼の 1 --

本法は感音性難聴に使う．

★取穴★　主穴：耳門，聴宮，聴会，翳風，瘈脈．

配穴：百会，合谷，中渚，外関，足臨泣．喋れなければ瘂門と廉泉を加える．

★治療方法★　主穴を主とし，配穴を加える．耳門は針先を耳道の下方に向けて斜めに3〜4cm刺入する．聴宮は針先を斜め後下方に向けてゆっくりと，やはり3〜4cm刺入する．聴会は針先を少し後ろに向け斜めに，やはり3〜4cm刺入する．翳風は針先を前に向け，少し上に刺入する．瘈脈は針先を前下方へ斜めに刺入する．両穴とも3〜4cm刺入する．どれも局部や耳道に怠くて腫れぼったい感覚があればよい．百会は針先を少し後ろ斜めに向け，3〜5mm刺入する．合谷は針先を人差指に向け2〜2.5cm刺入する．中渚は垂直に1.5〜2cm刺入する．外関は垂直に同じ深さで刺入する．臨泣は針先を少し斜めにして踝へ向けて2〜2.5cm刺入する．瘂門は垂直に3〜4cm刺入する．廉泉は針先を後上方に向け，3〜4cm刺入する．局部に怠くて腫れぼったく重い感じが起こればよい．その後ですべて輸刺法を使う．すばやく捻転しながら切皮し，針先が皮下に入ったら捻転を止め，必要な深さまで直刺して得気させる．そのあと平補平瀉で数回捻転し，30分置鍼する．置鍼中は軽く旋捻する．抜鍼するときは捻転しない．1日1回治療し，穴位は順番に使用して10回を1クールとし，各クール間は3〜5日空ける．

★治療効果★　すでに蓄積された臨床経験によれば，ヒステリー性や精神的な難聴に鍼灸治療は効果的である．聾唖では，刺鍼効果は主観的な感覚に対する効果である．つまり刺鍼すると患者は自分の聴覚がよくなったと感じるが，刺鍼後と刺鍼前で，はっきりした聴力曲線の変化がない．例えば30例の感音性難聴と聾唖者に対して，聴力が10デシベル向上したものを有効として統計すると，難聴に対する有効率は36.7%，聾唖者については17.9%に過ぎなかった．病歴が短く，病変が可逆的な患者では効果が優れていたが，病歴が永くて病状も不可逆的な患者では有効率が低かった．聴力に変化はないが，クリアに聞こえるので，電話やテレビが聞き取れるようになる．そのほか本法は伝音性難聴に対しても効果が劣り，中耳炎による難聴患者では多くが無効だった（65〜82%は聴力変化がなかった）．

体鍼の2

本法は主に抗生物質の中毒による難聴を治療する．

★取穴★　主穴：完骨．

配穴：聴宮，瘈脈，翳風，角孫，耳門，厲兌，商陽，関衝，百会．

★治療方法★　完骨を主穴とし，配穴から2～3穴を加える．完骨穴は難聴と同側の穴位を使う．患者を正坐位にし，頭を少し前に傾け，28～30号，長さ2～2.5寸の毫鍼を使い，切皮時に鍼体と頸部が60度角となるように，同側の眼窩外縁へ向けて1.5～1.8寸刺入すると，患者は耳内が痺れる，腫れぼったい，痒い，熱いあるいは耳の中で何かが反響しているような感じがしたり，急に空気が快く通じるように感じるが，それが得気である．得気があったら平補平瀉で，すばやい捻転と小幅な提挿操作により30秒～1分運鍼し，強烈な鍼感があれば抜鍼する．翳風穴は30号2寸の毫鍼を内上方に向けて斜めに1.5寸刺入し，耳内に腫れぼったい，風が通るような感覚を起こさせる．商陽，関衝，厲兌は三稜鍼で点刺出血する．百会は梅花鍼を使い，中刺激で5分叩刺し，そのほかの穴位は普通に刺鍼する．平補平瀉か補法して30分置鍼するが，子供では置鍼しない．毎日か隔日1回治療し，10回を1クールとして，各クール間は3日休み，さらに治療を続ける．

治療期間は次の漢方薬を飲む：銀花30g，連翹15g，牛蒡子15g，菊花15g，生地15g，白蒺藜15g，桔梗15g，甘草15gを1剤とし，2回に分けて煎じて服用する．

★治療効果★　著効−片側の耳の聴力が30デシベル以上よくなった．有効−片側の耳の聴力が15～29デシベル上がった．無効−有効のレベルに達しない．

229例を治療した．そのうち72例を上の基準に当てはめると，著効27例(37.5％)，有効35例(48.6％)，無効10例(13.9％)で，有効率86.1％だった．

電気鍼

本法は主に抗生物質の中毒による難聴に使うが，感音性難聴にも使える．

★取穴★　主穴：聴宮，耳門．

配穴：翳風，聴会，外関，中渚，合谷．

★治療方法★　主穴を主とし，効果が劣っていれば配穴を加える．主穴は1回の治療で1穴を使う．刺鍼深度は9歳以下：1～1.2寸．10～15歳：1.3～1.5寸．16歳以上：1.6～2.2寸とする．刺鍼して得気があったら，状況を観察し，

周波数100回/分ぐらいの連続波パルスを，患者が耐えられる限度の電流にして25～30分通電する．配穴には速刺し，刺入したあと怠い，痺れる，腫れぼったいなどの鍼感があり，それが周囲に放散すれば捻転を止める．置鍼中に鍼感がなければ，捻転したり雀啄を1～2回する．一般に中刺激を使うが，患者が鈍ければ強く刺激する．患者が幼く，協力しないようだったら，置鍼時間を短くするか，置鍼しない．毎日か隔日1回治療し，15回を1クールとして，各クール間は7日休み，さらに治療を続ける．

★治療効果★ 315例治療し，有効率は73～94％だった．そのうち215例を治療クールごとに分析した結果，100例を1クール治療したときの有効率が21％，105例は1～2クール治療して有効率49％，115例は2クール以上治療を続けて有効率73％．これからすれば治療期間が長くなるに従って，治療効果が高くなる傾向にある．また年齢が上がるに従って治療効果も低下することが分かった．

頭鍼

本法は主に抗生物質の中毒による難聴を治療する．

★取穴★ 主穴：声記憶区，語言形成区，暈聴区．

配穴：顳三鍼，胸腔区，附加運動区，語言区．

声記憶区の位置：大脳皮質の上側頭回と中側頭回後部および縁上回と角回下端に位置する．頭皮に投影された部分は，頭頂結節の下方と後方．

語言形成区の位置：声記憶区の下方で，乳様突起後方の長さ3cm．

顳三鍼の位置：外側大脳裂の表面のポイントで，プテリオン（目尻の3.5cm後ろから上1.5cm）と頭頂結節を繋いだ線．全部で3区．第1区：頭頂結節の下縁前方約1cmから，後ろに3cmの長さ．第2区：耳尖の上1.5cmから，後ろに3cmの長さ．第3区：耳尖の下2cmから，後ろに3cmの長さ．以上の3区は，いずれも水平線と15～20度角．

附加運動区の位置：運動区の前3～4cmの菱形部分．運動区の上点から前4cmの両側．正中線の傍ら5mm．

語言区の位置：ブローカーの中枢．下前頭回の後方．左プテリオンから後ろへ向けて3cm．

★治療方法★ 主穴を主とし，配穴を加える．すべて両側を取り，28号1.5～2寸の毫鍼を使う．そのうち声記憶区は広範囲なので，2本の鍼を使って交

差するように刺入する．その他の部分は1本ずつ刺入する．穴位を定めた後，すばやく切皮し，帽状腱膜に達したら，捻転せず，強く刺激しないようにして，鍼体を皮膚と平行にし，必要な長さを刺入する．1.5～2時間置鍼する．隔日1回治療し，10回を1クールとして，各クール間は3～5日空ける．

★治療効果★　63例を治療し，20例を治療前後で測定すると，音声周波数で聴力が回復した者の有効率は25～65％．高音域の周波数で聴力が回復した者の有効率は20～45.9％だった．残り43例の幼児について，治療前後の脳幹の誘発電位を比較すると，有効率は74.4％だった．63例の患者の症状は明らかに改善された．

レーザー鍼--

★取穴★　主穴：聴宮．

配穴：瘂門，上廉泉．

上廉泉の位置：廉泉の上1.5寸．

★治療方法★　上述した3穴は全部取る．ガリウム砒素半導体レーザー治療機を照射する．波長8700～9040Åの赤外光で，出力レーザーピーク値300mW以上，連続変調でき，光パルス周波数250～1000Hz，光斑直径1～7mmである．聴宮穴へ直接10分照射し，配穴は5分ずつ照射する．毎日1回治療し，週末は休み，90回を1クールとする．

★治療効果★　小児の難聴患者45例，86耳を治療した．内訳は耳毒性薬物25例，脳の外傷1例，原因不明19例である．結果は，治癒（ABRつまり聴性脳幹反応が正常で，聴力レベル30デシベルHTL以内）10耳，著効（ABR聴力レベル20デシベルHTL以上）28耳，有効（ABR聴力レベル10デシベルHTL以上）19耳，無効29耳で，有効率66.3％だった．

耳鍼と穴位注射--

★取穴★　主穴：神門，交感，腎，肝，外耳，心，脳，皮質下，額枕．

配穴：体穴の翳風と風池．

★治療方法★　主穴は毎回6～7穴取り，考慮して体穴を加える．すべて刺鍼する．耳穴は消毒したあと垂直に刺鍼する．軟骨を貫かないようにし，刺入したあと強刺激の捻転手法をする．腎穴は双鍼刺法する．つまり耳穴へ最初に1本直刺し，さらに周囲から敏感点を探して，そこから45度角で腎穴の中心へ向けて刺入する．2～4時間置鍼し，置鍼中は2～3回捻鍼する．配穴は穴位注射する．

ビタミンB_1注射液1mlを取り，すばやく穴位に刺入し，翳風と風池へ0.5mlずつ注入する．2日に1度治療し，15回を1クールとする．

★治療効果★　235例を治療し，治癒102例，有効105例，無効28例で，有効率88.1%だった．

穴位注射 --

本法はさまざまな感音性耳聾に使う．

★取穴★　主穴：聴宮，聴会，翳風，瘈脈．

★治療方法★　コエンザイムA50万単位にビタミンB_{12}注射液0.1mg（1ml）を加える．

1回の治療で1穴を選び，各穴を順番に使用する．5号歯科注射針を付けて，直刺して得気があったら上の薬液を注入する．隔日1回治療し，10回を1クールとして，各クール間は1週間空ける．

★治療効果★　著効－聴力が11デシベル以上増加した．有効－聴力が6〜10デシベル増加した．無効－聴力が増加しなかったか，増加しても基準まで達しなかった．

48例を2クール治療し，著効12例（25.0%），有効10例（20.9%），無効26例（54.1%）で，有効率45.9%だった．老人性難聴とサルチル酸中毒による難聴には効果が優れていた．

134. 急性化膿性中耳炎

❖ **概論**

本病は細菌が中耳に入って起きた急性化膿性の感染症である．初期には耳の内側に腫れぼったい痛み，焼けるような痛み，刺すような痛みなどが起こり，それが後頭部や側頭部に向かって放散し，鼓膜に膿が溜ったり穿孔する前になると，発熱や食欲減退が起こる．重症では悪心嘔吐があり，ひどければ痙攣などの中毒症状が起こる．

急性化膿性中耳炎の鍼灸治療は，1950年代の最初に見られる．臨床治療によって，鍼でも灸でも優れた効果のあることが確かめられた．鍼灸の作用は，激しい耳の痛みを取り除くだけでなく，鼓室内の炎症性分泌物の抑制や吸収にも，明らかに影響する．

❖ **治療**

体鍼の1 --

★取穴★　主穴：聴会，翳風，丘墟，外関．
配穴：曲池，足三里，合谷，耳門，太谿．

★治療方法★　主穴を主とし，発熱があったり，痛みが治まらなかったら配穴を加える．毎回3～4穴を取る．局部取穴では患側を使い，遠道取穴では対側か両側を取穴する．みな捻転に提插を加えた手法で，中強刺激したあと20～50分置鍼し，置鍼中は2～3回運鍼する．急性期には毎日1回治療し，緩解期は隔日に1回治療して，5～7回を1クールとする（慢性中耳炎により急性発作の痛みが起こった患者は，1クールを10回に延長してもよい）．

★治療効果★　治癒−発熱や耳の痛みが消え，膿も流れなくなった．耳鏡で調べると外耳道は乾いてきれいになっており，外耳道および鼓膜の充血は消えている．有効−熱が治まって痛みが止まり，膿は明らかに減少した．耳鏡で検査すると，外耳道や鼓膜の充血は軽減した．無効−症状や病態が10回以上治療しても改善されなかった．

81例を治療し，平均有効率95.06％だった．53例を上の基準に当てはめると，治癒38例（71.7％）で，有効率94.3％だった．

体鍼の2 --

★取穴★　主穴：腕骨，外関，合谷，崑崙，足臨泣，足三里．

★治療方法★　主穴は全部選ぶが，患側のみ取る．両耳ならば両側を取る．得気したあと補法するが，鍼を刺入して2～5分ほどで，患者の耳内部に発熱する感覚があればよい．1時間置鍼する．隔日に1回治療し，7回を1クールとする．

★治療効果★　本法で81例を治療し，全員が治癒した．一般的に病状が軽ければ，20分置鍼すると患者の耳内から膿が排出される．病状が重ければ，2～3回の刺鍼で膿が排出される．

灸の1 --

★取穴★　主穴：翳風．

★治療方法★　棒灸をする．施灸前に，オキシドールを含ませた消毒綿棒で外耳道を拭いてきれいにし，そのあとで棒灸に点火する．患側翳風穴の皮膚から約3cm離し，雀啄灸をして，穴位の皮膚が紅潮して熱くなってきたら終える．時間は1分前後である．灸が終わったらドレーンを耳に入れて排膿する．1日1回

治療し，5回を1クールとする．

★治療効果★　402例を治療し（一部に慢性化膿性中耳炎を含む），治癒率99.0％，平均治療回数は3.15回だった．

灸の2 --

★取穴★　主穴：阿是穴．

★治療方法★　治療前に，消毒綿棒で外耳道の膿を掃除し，膿が見えなくなるまで3％オキシドールを使って洗い，さらに消毒綿棒できれいにする．ボール紙を巻いて円錐体の紙筒を作り，円錐の尖端はマッチの頭ぐらい開け，円錐に棒灸の点火した端が入るようにする．治療は，患者の耳を下に向け，左手で紙筒を持ち，尖端を外耳道へ入れ，右手で点火した棒灸を持って紙筒に突っ込む（紙筒を燃やさないように注意），モグサの煙を耳道へ入れる．熱気は患者が耐えられる程度とし，毎回15～30分治療する．全部の手順を患者に覚えさせ，自宅で治療させる．耳から膿が流れていたり，痛ければ治療する．回数は限らない．

★治療効果★　60例を1～2カ月治療した結果，治癒58例，好転2例だった．

レーザー鍼 --

★取穴★　主穴：聴会，翳風，足三里，丘墟．

配穴：耳門，曲池，太谿，阿是穴．

阿是穴の位置：患部の耳の穴．

★治療方法★　主穴を主とし，考慮して配穴を加える．まず2％オキシドールで耳内の膿を洗って拭き取り，ヘリウム－ネオンレーザーを使い，波長6328Å，出力10mW，光斑直径1.5mm，照射距離20cmで，各穴へ5分ずつ照射する．阿是穴へ照射するときはグラスファイバーを使うが，やはり5分照射する．毎日1回治療して，10回を1クールとする．慢性中耳炎の急性発作には，治癒したあとも2～3回治療する．

★治療効果★　75例，100耳を治療し，治癒75耳，有効20耳，無効5耳で，有効率95％だった．そのうち一部の症例では，中耳炎の症状が改善されて治癒するに従って，聴力も向上した．

135. メニエル病

❖ **概論**

　内耳性の目まいをメニエル氏症候群とも呼ぶ．リンパ液が溜って起こる内耳の病変であるが，はっきりした原因は分かっていない．突発性の目まい（周りの景色や自分がグルグル回ったり，揺れているような錯覚）があり，悪心や嘔吐を伴い，顔色蒼白となって汗が出，耳鳴りや聴力障害，眼球震顫などがある．

　本病の鍼灸治療は比較的早く，1960年代初めに報告された．一般に体鍼が使われているが，最近では電気頭皮鍼，モグサ圧灸法などが続々と現れ，急性発作に対してはっきりした効果があった．ある人はメニエル病の急性期に，刺鍼と現代薬を使って比較対照観察し，刺鍼効果が現代薬群に勝っていることを発見した．この2～3年の資料では，鍼灸治療は580例，平均有効率は93％前後である．

❖ **治療**

体鍼の1 --------

　★取穴★　主穴：太衝，合谷，内関，足三里，阿是穴，三陰交．
　配穴：百会，豊隆，聴宮，列缺．
　阿是穴の位置：右肋骨下で圧痛部分．右肋骨弓の下で，剣状突起から0.5寸，1.5寸，2.5寸離れたところ．

　★治療方法★　主穴を主とし，毎回3～4穴を取る．もし治まらなかったら配穴を加える．阿是穴は刺鍼して得気があれば，鍼柄を円形に15～20周旋回させる．そのほかの穴位には深刺し，捻転と提挿を併用して1～2分運鍼する．主穴には瀉法，配穴には平補平瀉し，30分置鍼するが，もし目まいが治まらなかったら置鍼を続ける．置鍼中は5～10分に1回運鍼する．1日1～2回治療する．

　★治療効果★　治癒－治療して2～3年経っても再発しない．著効－治療して2～3年は時折目まいがあるが，耳鳴りや回転性の目まいはなく，仕事を続けられる．有効－目まいが頻発していたものが，時々起こるだけになる．症状は消えたが，まだ聞き間違える．

　167例を観察したところ，有効率は78.8～100％だった．そのうち45例を上の基準によって評価すると，治癒と著効は91.1％だった．

体鍼の2

★取穴★　主穴：上星，百会．

配穴：神門，安眠₄．

安眠₄の位置：三陰交の上2寸，脛骨の内側縁．

★治療方法★　主穴を主とし，症状が重ければ配穴を加える．いずれも4寸の毫鍼を使う．まず上星に平刺して百会穴まで透刺し，さらに別の鍼で百会から外後頭隆起まで透刺する．患者の頭皮に怠い腫れぼったさ，そして頭がすっきりした感じがあればよい．神門は4寸の毫鍼を0.5～1寸刺入し，鍼感があれば皮下まで引き上げて，今度は体幹へ向けて4寸平刺する．患者の肘に怠くて腫れぼったい感じがあればよい．安眠₄は，皮下に上方へ向けて4寸平刺し，患者の足三里に少し熱感があればよい．毎日1回治療し，6～7回を1クールとし，各クール間は2～3日空ける．

★治療効果★　200例を治療した結果，治癒21例，著効11例，有効149例，無効19例で，有効率90.5％だった．

耳穴圧丸

★取穴★　主穴：内耳，縁中，肝，腎．

配穴：神門，賁門，三焦，太陽，交感．

★治療方法★　主穴は毎回必ず取り，配穴は症状に基づいて加える．まず探索棒を使って耳穴区から反応点を探し，反応点にマーキングする．そのあと王不留行の種か380ガウスの磁石粒を7mm²の絆創膏で穴位に貼り付ける．貼り付けたら2～3分，耳が充血するぐらいに按圧する．それからは毎日3～5回，1回3～5分ほど按圧する．隔日に1回貼り替えて，10回を1クールとする．

★治療効果★　68例治療し，治癒61例，有効5例，無効2例で，有効率97.1％だった．

頭鍼

★取穴★　主穴：暈聴区．

配穴：肝陽上亢には百会．気血虧虚には足三里．腎虚には関元と腎兪．痰湿には中脘と風府，印堂を加える．

★治療方法★　主穴を主とし，症状に基づいて配穴を加える．暈聴区は両側とも取り，28号毫鍼を刺入して，200回/分の速さで1～3分捻転したら30分置鍼し，10分ごとに運鍼する．百会はショウガ灸を3～6壮すえる．中脘と風

府はマニュアル通り刺鍼し，印堂は棒灸で 10 〜 15 分温める．配穴も 30 分置鍼する．毎日 1 回治療し， 7 〜 10 回を 1 クールとする．

★治療効果★　202 例を治療した結果，治癒 178 例，著効 11 例，有効 12 例，無効 1 例で，有効率 99.5 ％だった．

灸--

★取穴★　主穴：百会．

配穴：足三里．

★治療方法★　器具：モグサ，竹製のヘラ，反ったハサミ，線香，ワセリン，マッチ，ゲンチアナバイオレット（龍胆紫）．

操作：百会穴を正確に取穴する．左に耳鳴りがあれば左に 5 mm ずらし，右に耳鳴りがあれば右に 5 mm ずれたところにゲンチアナバイオレットで印を付ける．反り返ったハサミで百会の髪の毛を 1cm ぐらい切って穴位を露出させ，少量のワセリンを塗る．患者を低い椅子に座らせ，術者は後方の少し高い場所に座り，大豆ぐらいで先が尖った円錐状の艾炷を作り，最初は 2 壮一緒に百会穴の上へ載せて線香で点火する．半分ほど燃え尽きるか，患者が 3 回の熱さ（患者が熱いと感じ，熱さを 1 回訴えるのを 1 回とする）を訴えたとき，竹のヘラで押し潰してモグサは残す．それ以降は 1 壮，また 1 壮と燃え残ったモグサの上にすえ，それぞれのモグサが燃え尽きて煙が出なくなったとき（この時が最も熱い），竹のヘラで押し潰す．1 壮燃え尽きたら押し潰し，また 1 壮燃やし，圧力は軽から徐々に強くし，熱の力が頭皮から脳内に浸透して心地よいと患者が感じるようになるまですえ続ける．普通は 1 回の治療で 25 〜 50 壮押し灸をする．

施灸のあと足三里に刺鍼し，捻転と提挿を併用した瀉法で運鍼したあと，15 分置鍼する．

灸のあと患者は半月ほど頭を洗えない．何人かの患者には頭に灸の痕ができるので，清潔に保つように注意を与えるが，特に処置はしなくとも 1 カ月ぐらいで元どおりになる．

★治療効果★　治癒− 1 〜 2 回の治療の後は症状が消え，普通に生活できるようになった．有効− 1 〜 2 回治療して，症状は起きなくなったか軽減したが，動くとやはり軽い目まいがあって，すぐに作業ができない．

432 例を観察し，上の基準に照らし合わせたところ，治癒 357 例（82.6 ％），有効 73 例（16.9 ％），無効 2 例（0.5 ％）で，短期の有効率は 99.5 ％だった．

そのうち 88 例を 3 カ月から 22 年にわたって再調査したところ，50％の患者には再発がなかったので，長期効果もあると分かった．

穴位注射 --

　★取穴★　主穴：陽陵泉．

　★治療方法★　薬液：654-2 注射液（塩酸アニソダミン：漢方薬）．

　2 ml 注射器に 5 号歯科注射針を付けて，1 ml の薬液（10mg を含む）を吸入させ，すばやく穴区に切皮して，得気する深さまで針をゆっくり刺入し，局部に怠い腫れぼったさか，痺れるような触電感があり，それが下肢へ向けて伝導したら，血が逆流してこないことを確かめて，各穴へ薬液を 5 mg（0.5ml）ずつ注入する．毎日 1 回治療して，3 回を 1 クールとし，各クール間は 3 日空ける．

　★治療効果★　286 例を治療し，治癒 162 例，著効 81 例，有効 37 例，無効 6 例で，有効率 97.9％だった．

136. 萎縮性鼻炎

❖ 概論

　萎縮性鼻炎は臭鼻症とも呼ばれ，鼻粘膜の萎縮と嗅覚の消失，鼻腔内に痂皮ができるなどの症状があり，慢性に進行する鼻炎である．その症状は鼻詰まり，鼻や咽喉の乾燥，鼻血，嗅覚障害と悪臭などで，頭がぼんやりしたり頭痛を伴ったりする．原因は現在でもはっきり分からず，現代医学でも特に有効な方法はない．

　現代の鍼灸を使った萎縮性鼻炎の治療報告は，1950 年代から始まっている．灸頭鍼を使うと効果が優れていることが分かった．その後，次々と資料が現れた．70 年代になると，穴位に羊腸線を埋植して本病の治療がおこなわれた．最近では萎縮性鼻炎に対し，耳介の敏感点を探して耳鍼したり，パルスを流したりして効果をあげている．現在でも本病に対する鍼灸治療の効果は完全とは言えないので，さらなる進歩が待たれる．しかし本病は難病なので，特に本節を設けて紹介する．

❖ 治療

灸頭鍼 --

　★取穴★　主穴：足三里，三陰交，迎香．

配穴：禾髎，合谷，鼻通．

鼻通穴の位置：鼻唇溝の上端が尽きるところ，鼻骨下の凹みの中．

★治療方法★　主穴は1回の治療で必ず全部使い，配穴から1～2穴を加える．足三里と三陰交は刺鍼して得気があったら，鍼柄に1寸ぐらいの棒灸を挿して灸頭鍼をし，燃え尽きたら再度繰り返す．迎香穴は斜刺で鼻通穴へ透刺し，捻転と小刻みな提插を併用して，鼻腔内に怠く腫れぼったい感じを起こさせる．その他の穴位は，刺鍼して局部に得気があればよい．30分置鍼する．1日1回治療し，20回を1クールとして，各クール間は3～5日空ける．

★治療効果★　63例を治療した．3例は1例のみのカルテなので除く．残りの60例では，ほぼ治癒12例(20.0%)，有効35例(58.3%)，無効13例(21.7%)で，有効率78.3%だった．鼻詰まり，痂皮，頭痛と鼻血などの症状は，はっきり改善した．

耳穴埋鍼

★取穴★　主穴：内鼻，内分泌．

★治療方法★　1回の治療で1穴を取り，注意して敏感点を探す．そのあと26～30号0.5～1寸の毫鍼を敏感点に刺入し，軟骨に達するまで0.1～0.2寸刺入する．刺入したら時計回りに何回か回して鍼感をはっきりさせたあと，絆創膏で固定する．鍼は5～7日（夏は2～3日）ごとに取り替える．両耳を同時に使い，2つの主穴を交替で使う．5回を1クールとし，各クール間は10日空ける．

★治療効果★　22例を治療し，著効3例(13.6%)，有効8例(36.4%)，中断した9例を含む無効11例(50%)で，有効率50%だった．

電気刺激

★取穴★　主穴：迎香．

★治療方法★　経絡磁電治療器（パルス刺激器）を使って治療する．この機械の出力電圧は高スイッチ0～600V，低スイッチ0～100Vである．出力をコントロールして，パルス間隔は50Hzとする．まず2つの経皮電極を両側の迎香穴に置き，そのあとボリュームを回して患者に電流を流し，ピクピク動く感じや按摩している感じ，蟻が這う感覚が発生するようにする．強さは患者が耐えられる程度とする．20～30分ずつ，1日1～2回治療し，10～20回を1クールとして，各クール間は3日休む．

★治療効果★　本法を使って単純性鼻炎やアレルギー性鼻炎，肥大性鼻炎および萎縮性鼻炎など，さまざまな慢性鼻炎を1046例治療し，有効率90.8％だった．そのうち慢性萎縮性鼻炎は13例で，ほぼ治癒1例（7.7％），著効2例（15.4％），有効3例（23.1％），無効7例（53.8％）で，有効率46.2％だった．これは他の型の慢性鼻炎に対する治療効果より劣っていた．

穴位埋植 --

★取穴★　主穴：迎香．

★治療方法★　主穴は両側とも取り，消毒済み3/0羊腸線を1cmに切り，多段の無菌盆に入れて準備する．穴位を選んで消毒し，切った羊腸線を11号腰椎穿刺針へ入れ，すばやく切皮して骨膜表面に達したら，少し提挿して患者に腫れぼったい痺れ感があれば，穿刺針を少しずつ引き抜いて骨膜面から離すとともに，羊腸線を軽く押し出して穴位の深部に埋める．さらに消毒ガーゼで針孔を覆う．3週間に1回治療し，5回を1クールとする．

★治療効果★　著効−鼻腔の悪臭が消え，膿のカサブタがなくなり，嗅覚が向上し，頭痛や鼻の乾燥感も消え，鼻粘膜が赤く潤い，鼻甲介も膨らんでいる．有効−鼻乾や咽乾が以前より明らかに好転し，たまに鼻腔に臭いがし，少量の膿のカサブタがあり，粘膜は前より厚くて潤いがある．無効−2クール治療したが，症状が改善しない．

30例を治療し，著効11例，有効18例，無効1例で，有効率96.7％だった．

137. アレルギー性鼻炎

❖ 概論

アレルギー性鼻炎は，発作的に鼻が痒い，鼻詰まり，クシャミ，透明な鼻水，鼻粘膜の浮腫や蒼白，鼻甲介の腫れなどが主な症状である．

アレルギー性鼻炎の鍼灸治療報告は，1957年が最初である．50年代には，いくつもの臨床データがあった．60〜70年代には，中国各地でアレルギー性鼻炎を観察した論文が発表され，刺鍼治療のほかにも穴位注射や穴位敷貼などがあった．この十数年で，鍼灸は本疾患の治療において大きく進展し，指鍼（指圧），レーザー照射，灸法（施灸や天灸），耳穴圧丸，耳鍼など，さまざまな穴位刺激がアレルギー性鼻炎に使用され，かつ多量の症例が集積されて，1回の報告

で500症例以上を観察した論文も現れた．そして一定のレベルだが，本疾患の鍼灸治療に関する臨床原則が明らかにされた．また日本でも，鍼灸や良導絡を使ってアレルギー性鼻炎を治療し，やはり優れた成績をあげている．アレルギー性鼻炎に対する鍼灸治療のメカニズム研究に関しては，さらなる進展が望まれる．

❖ 治療

冷灸の1

★取穴★　主穴は3組に分ける．①大杼，膏肓．②風門，脾兪．③肺兪，腎兪．

★治療方法★　灸薬の作成：白芥子50％，細辛30％，甘遂20％の重量比率で薬物を量り取り，粉末にして生ショウガ汁で練って，直径1cmの薬餅を作る．

毎年，初伏，二伏，三伏（夏の土用から10日ごと）に治療する．毎回1組の穴位を選んで薬餅を貼るが，貼るときに少量の麝香粉を薬餅底に振り，4cmの絆創膏を使って穴位に貼る．1～3時間貼るが，もし患者が熱くて耐えられなくなれば，早目に薬餅を取り去るとよい．小児なら30分も貼れば十分である．患者によっては貼った部分が水疱となるが，それはゲンチアナバイオレットを塗り，消毒ガーゼで覆えばよい．前述した3つの穴位群は順番に使用する．3回を1クールとし，1年で1クールを治療する．本法は妊婦および明らかに実熱証であれば，慎重に用いる．

★治療効果★　臨床治癒 – 薬を貼ったあと，ほぼ症状，徴候とも消え，1年観察しても再発がない．有効 – 薬を貼ったあと，症状と徴候が軽減したり，発作回数が少なくなった．無効 – 症状と徴候が改善しない．

556例を治療し，臨床治癒58例，有効405例，無効93例で，有効率83.3％だった．

冷灸の2

★取穴★　主穴：印堂．

配穴：内関．

★治療方法★　灸薬の作成：斑蝥（南方産のカンタリス：Mylabris phalevata Pallas かマメハンミョウ：Mylabris cichori Linnaeus．日本のツチハンミョウでもよい）を生で，頭と羽を取り去って粉末にする．また炒めてフックラさせてから粉末にし，フルイにかけてもよい．瓶に詰めて準備する．

一般に印堂穴だけを取るが，効果が劣っていれば内関穴に変更してもよい．患

者を上に向かせて椅子に腰掛けさせるか，仰臥位にし，穴位を消毒して乾かす．1cmの四角い絆創膏の中央に，ハサミで大豆大の穴を開け，穴を穴位に貼る．適量の斑蝥に水とハチミツ，酢を加えてペースト状（水っぽすぎると，ほかへ流れるので悪い）にし，絆創膏の穴の皮膚に塗る．また乾燥した斑蝥粉を穴へ直接入れてもよい．そのあと1cm^{2}の絆創膏を，前に貼った絆創膏の上に重ね貼りする．24時間したら取り外す．毎週1回治療する．

　注意：斑蝥は劇薬で，強力な発疱作用があるため，貼り付ける面積を大きくせず，眼に入れてはならない．貼った後に水疱ができたら，小さければ処置する必要はないが，大きければ消毒した鍼で穴を開けて，ゲンチアナバイオレットを塗る．

　★治療効果★　数百例を治療した．統計資料のある263例では，有効率が95〜97.1％だった．

鍼灸--

　★取穴★　主穴：印堂，鼻通．
　配穴：百会，迎香，合谷，風池．
　鼻通穴の位置：鼻骨下の陥凹中で，鼻唇溝の上端．鼻穿，上迎香の別名がある．
　★治療方法★　主穴を主とし，考慮して配穴を1〜2穴加える．印堂穴には1.5寸30号の毫鍼を使い，提捏法（皮膚を摘み上げて切皮する）で切皮し，0.2寸刺入して得気したら，針先を下に向けて，皮下へ1寸ほど刺入し，捻転と提插を組み合わせた運鍼で，鍼感を鼻尖まで，内部は鼻腔まで到達させる．鼻通穴は，1寸30号の毫鍼で，最初に0.2寸刺入して得気したら，針先を印堂へ向けて，斜刺の沿皮刺で透刺し，鼻腔に腫れぼったい感覚が発生すればよい．20分置鍼して，5分ごとに運鍼する．百会穴は棒灸で15〜20分ほど雀啄灸する．他の配穴は，得気したら平補平瀉し，そのあとパルス器に接続して，連続波で，患者の耐えられる強さにし，30分通電する．刺鍼が毎日1回，施灸は1日2回おこなってもよく，10日を1クールとする．

　★治療効果★　160例を治療し，臨床治癒105例，著効28例，有効23例，無効4例で，有効率97.5％だった．

指鍼（指圧）の1 ---

　★取穴★　主穴は2組に分ける．①鼻通，迎香．②合谷，少商．
　★治療方法★　毎回1組を取り，2つの組を交互に使う．①組穴の操作は，患

者を仰臥位にし，術者は患者の右側に立ち，患者の皮膚に脱脂綿を敷き，皮膚を傷付けないようにしたら，右手親指の橈側縁で穴位を指圧する．指圧するときは親指を垂直に伸ばし，他の指は自然に湾曲させて半分拳を握るような状態で，徐々に垂直に力を入れ，局部に怠いとか腫れぼったい得気感を発生させる．②組穴の操作は，両手親指の腹（または先端）に脱脂綿を敷き，穴位を指圧するが，ゆっくりと力を入れて圧迫し，患者に怠くて腫れぼったい得気を発生させる．各穴位を5分ずつ指圧する．毎日1回治療して，10回を1クールとし，1カ月治療を休止して，治療効果を安定させるため，さらに5回ほど治療する．

★治療効果★　100例を治療し，臨床治癒80例，著効6例，有効12例，無効2例で，有効率98.0％だった．

指鍼の2 --

★取穴★　主穴は2組に分ける．①鼻通，合谷．②迎香，少商．

配穴：前頭痛には陽白と攅竹，上星，百会．眼窩痛には魚腰，睛明，印堂．片頭痛には太陽，頭維，率谷．黄色い鼻水が出れば風池，曲池．

★治療方法★　主穴を主として毎回1組を取り，症状に合わせて配穴を加える．まず顔面部の穴位を取り，さらに上肢の穴位を取る．親指の先端で穴位を圧するが，最初は軽く押し，徐々に加圧する．指圧中は，適当に指を震わせ，最後に徐々に減圧して治療を終える．毎日1回治療して，15回を1クールとする．

★治療効果★　500例を治療した結果，治癒352例，著効104例，有効35例，無効9例で，有効率98.2％だった．

耳穴圧丸 --

★取穴★　主穴：内鼻，外鼻．

配穴：咽喉，肺，腎上腺，内分泌．

★治療方法★　主穴は必ず取り，考慮して1～2個を配穴する．耳介をアルコール消毒し，王不留行の種か磁石粒（磁場強度380ガウス）を7×7mmの絆創膏に載せて貼りつける．毎回一側の耳へ貼り，貼った後すぐに按圧して耳介を充血させる．そして患者には，毎日3回以上，適当な力加減で1回30回ずつ按圧するよう指示する．3～4日に1回貼り替え，両耳を交互に使い，4回を1クールとし，各クールは3日休む．

★治療効果★　97例を治療し，臨床治癒45例，著効20例，有効29例，無効3例で，有効率96.9％だった．

耳鍼

★取穴★　主穴は2組に分ける．①肺，腎上腺，内鼻．②腎，内分泌，皮質下．

★治療方法★　主穴は毎回1組を使い，28～30号，0.5寸の毫鍼で刺鍼する．穴区から敏感点を探して印をつけ，消毒したあと，両耳ともに刺鍼する．得気したら30分ほど置鍼し，10分ごとに運鍼する．毎日1回治療して，7～10回を1クールとする．

★治療効果★　25例を治療し，臨床治癒20例，有効4例，無効1例で，有効率96％だった．

本法は3カ月から6年にわたって追跡調査し，一定の長期効果があった．

灸と冷灸

★取穴★　主穴は2組に分ける．①大椎，肺兪．②足三里，三陰交，合谷，曲池．配穴：脾虚には脾兪，腎虚には腎兪を加える．

★治療方法★　主穴は毎回1組を取って棒灸する．患者を仰臥位にし，両手を広げて，両目を少し閉じ，全身をリラックスさせて自然な呼吸をさせる．術者は点火した棒灸を穴位に近づけて温め，また上下に移動させる．棒灸との距離は，患者が耐えられる程度に離し，心地よく感じるぐらいがよい．30～40分施灸したら局部が赤くなる．そのあと適量の灸薬を取り，生のショウガ汁でペースト状に練って直径1cmの円形餅を作り，穴位に貼りつけたらガーゼで覆い，絆創膏で固定して24時間後に取り去る．

灸薬の製作：蒼耳子，辛夷花，徐長卿，細辛，甘遂，沈香，肉桂を等量ずつ取り，粉末にして準備する．

最初は10日ごとに灸をして，3回を1クールとする．2クールからは1カ月に1回施灸して，やはり3回おこなう．一般に2クールで終了する．

★治療効果★　59例を治療した結果，治癒8例，著効16例，有効31例，無効4例で，有効率93.2％だった．

穴位敷貼と皮膚鍼（梅花鍼）

★取穴★　主穴：肺兪，風門，膈兪，大杼，脾兪，腎兪．

★治療方法★　灸薬の製作：藿香，白芥子，細辛20％ずつ，甘遂，白芷15％ずつ，玄胡10％．これらを粉末にし，少量の冰片と麝香を加え，生ショウガ汁でペースト状にして準備する．

患者は椅子に腰掛け，頭を少し低くして，穴位を消毒したあと，梅花鍼で少し

血が滲むほど叩刺する．そこへ前述した灸薬を貼りつけて，24時間後に取り去る．10日に1回治療し，3回を1クールとする．治療期間は，生ものや冷たい食品，生ぐさな肉や魚，辛いものを禁じ，身体を冷やさないようにする．

★治療効果★　1000例を治療した結果，臨床治癒360例，著効390例，有効210例，無効40例で，有効率96％だった．

穴位レーザー照射--

★取穴★　主穴：迎香，合谷，足三里，風池．
配穴：鼻水には上星，鼻詰まりには鼻通，嗅覚減退には通天を加える．

★治療方法★　主穴を主として毎回2〜3穴を取り，症状に合わせて配穴を加える．ヘリウム－ネオンレーザーを使い，波長6328Å，出力効率5mW，光斑直径1.5〜2mmとし，一般に各穴へ4〜5分照射する．照射方向は伝統的な刺鍼方向で照射する．例えば迎香ならば患者を仰臥位にし，水平と45〜55度角がよい．風池なら対側の眼へ向ける．合谷や足三里は垂直に当てる．毎日1回治療し，10〜12回を1クールとする．

★治療効果★　141例を治療し，臨床治癒72例，著効13例，有効40例，無効16例で，有効率88.7％だった．

138. 蓄膿症（慢性副鼻腔炎）

❖ 概論

蓄膿症は慢性副鼻腔炎とも呼ばれる．副鼻腔の感染を繰り返し，治療しなかったりして起こる．粘液性や膿性の鼻水，鼻詰まり，頭痛および嗅覚減退や嗅覚消失などが主な症状である．現代医学では穴を開けて洗浄したり，手術する以外方法はない．

現代鍼灸による蓄膿症治療は，1954年に初めて見られる．60年代になると，多数の臨床例を観察したものが絶えず報告され，抗生物質や理学療法で効果がなかった患者に，鍼灸を使うとしばしば効果があった．鍼灸は頭痛などの症状を軽減させたり消失させるだけではなく，腫れて充血した粘膜を縮小させ，通気と分泌物の流れを改善する．穴位刺激方法では刺鍼が使われることが多く，深刺するとされている．最近は電気鍼も使われ，一定の効果があった．現在では有効率90％前後である．しかし本病に対して現代鍼灸を使った資料は多いとはいえず，

マニュアルを作るには，さらなる臨床と探求が必要である．

❖ 治療
体鍼の1 --

★取穴★　主穴：迎香，印堂，百会，合谷．

配穴：風池，上星，尺沢，列缺，通天，攅竹．

★治療方法★　主穴を主とし，効果がはっきりしなければ配穴を加える．1回の治療で3～4穴を使う．迎香は28号2寸の毫鍼で，0.2～0.3寸ほど切皮したあと，35～40度角で斜め上に向け，一直線に下鼻甲介の前上端に向けて約1.5寸刺入する．おそらく鼻腔から数滴出血するが，止血する必要はない．同時に多量の分泌物がクシャミとともに流れ出る．捻転や提插をせず，40分置鍼する．印堂穴は，患者を正坐位にし，前腕を机や膝の上に載せさせ，術者は左手の親指と人差指で，患者の鼻根部をつまんで少し上向きに引っ張り上げ，右手で鍼を持って針先をやや下に向けて穴位に切皮したあと，鼻梁に沿わせて斜め下に0.6～0.7寸刺入する．針先が鼻骨に当たると，患者に怠く腫れぼったい感覚がある．百会は，鍼を前方に向けて腫れぼったく重い感覚があるまで横刺（平刺）する．合谷は人差指に向けて斜刺し，はっきりした怠さや腫れぼったさが起こればよい．あとの3穴はすべて平補平瀉する．配穴は得気したら平補平瀉か瀉法し，20～30分置鍼する．毎日か隔日1回治療し，10回を1クールとして，各クール間は3～5日空ける．

★治療効果★　ほぼ治癒－症状が消え，治療後3カ月を経過しても再発しない．著効－治療後に鼻詰まりがはっきり軽減し，鼻からの分泌物も少なくなって嗅覚も回復した．有効－症状が軽減したが安定していない．無効－改善なし．

82例（慢性鼻炎を含む）を治療し，上の基準に当てはめると，ほぼ治癒40例（48.8％），著効21例（25.6％），有効17例（20.7％），無効4例（4.9％）で，有効率は95.1％だった．

体鍼の2 --

★取穴★　主穴：阿是穴．

阿是穴の位置：耳珠の前3～3.5cm．つまり下関穴の前1～1.5cmの部位．

★治療方法★　患者を坐位か側臥位にし，28号か30号2寸の毫鍼を5～5.5cmほど垂直に刺入すると，蝶口蓋神経節に当たる．この神経節に刺さると，

患者は局部に放電，噴水，あるいは歯痛のような感覚が発生し，それが周囲に放散する．こうした感覚があれば，すぐに抜鍼して置鍼しない．毎回一側へ刺鍼し，両側を交互に使う．重症ならば両側とも取ってもよい．4～7日に1回治療し，5回を1クールとする．この方法は刺入が深く，鍼が頭蓋底部に達し，血管も豊富であるため，術者は解剖部位を熟知し，鍼も厳重に消毒されてなければならない．

★治療効果★　1594例を治療し，治癒1005例，著効342例，有効112例，無効135例で，有効率91.5%だった．本法は慢性鼻炎にも使える．

電気鍼 --

★取穴★　主穴：合谷，内関，足三里，内庭．
配穴は2組に分ける．①風池．②第1頸椎下，第2頸椎下．

★治療方法★　主穴は毎回すべて使い，配穴を1組選ぶ．主穴には軽く浅く刺鍼し，得気がなくてもよい．そのあとパルス電流に繋ぐ．1つを陰極コード，4つを陽極コードに繋ぐ．陰極は経皮電極に接続して水に浸し，配穴の上に置く．陽極はコードを使って四肢の鍼に繋ぐ．そして280～320回/分の密波で，患者が心地よく感じる電流を流す．通電すると患者は四肢の穴位が痺れ，約10分後に四肢末梢が冷たく感じ，手足の裏から汗が出る．そのあと顔が紅潮し，発熱感，咽喉や唇の乾き，鼻の分泌物の減少などが起こる．1回の治療で1～1.5時間通電する．通電を終えた後も，やはり鼻腔内は分泌物がなく，呼吸もスムーズだが，四肢が冷たくなったり発汗する状態は消えている．毎日か隔日1回治療し，10回を1クールとして，各クール間は7～10日空ける．一般に2～3クール続ける．

★治療効果★　41例治療し，ほぼ治癒32例（78.1%），有効8例（19.5%），無効1例（2.4%）で，有効率97.6%だった．

一般的に発病してからの期間が短いほど効果が優れ，青少年は成人より効果が優れていた．25例の患者を追跡調査すると，2～3年以内に再発した患者は3例で，長期効果にも優れていることが分かった．

耳穴圧丸 --

★取穴★　主穴：内分泌，肺，脾，腎，外鼻．

★治療方法★　主穴は全部使うが，一側のみを取り，両耳を交互に使う．各穴位に絆創膏を使って白芥子（カラシの種）を1粒ずつ貼り付ける．患者は，それ

を指で按圧する．毎回各穴を局部が腫れぼったく少し痛む程度に20回ほど円を描いて按圧する．1日4回按圧し，毎日1回貼り替えて，7日を1クールとする．

★治療効果★　72例の上顎洞炎患者を治療した結果，治癒66例，有効4例，無効2例で，有効率97.2％だった．

灸--

★取穴★　主穴は2組に分ける．①陽白，攅竹，魚腰．②四白，迎香．

配穴：足三里，陽陵泉．そして頭頂痛には百会と太衝，前額痛には内庭と行間，後頭痛には玉枕，後谿，崑崙，風池を加える．

★治療方法★　主穴は毎回1組を取り，2つを交互に使ってニンニク灸する．配穴は症状に基づいて取り，普通に刺鍼する．灸の操作は，ニンニク2カケを7mmの厚さにスライスし，穴位に置く．モグサをピーナッツ大の円錐にしてニンニク片に載せ，線香で点火する．灸が熱すぎると悪いので，患者が心地よい程度とし，患者には両目を閉じさせる．急性ならば各穴へ3〜5壮，慢性ならば5〜7壮すえ，毎日1回施灸する．刺鍼なら20分置鍼し，やはり毎日1回治療する．7〜10回を1クールとする．

★治療効果★　102例（上顎洞炎76例，前頭洞炎18例，篩骨洞炎6例，蝶形骨洞炎2例）を治療し，治癒61例，著効24例，有効12例，無効5例で，有効率95.1％だった．

139. 急性扁桃炎

❖ 概論

急性扁桃炎は喉のリンパ組織の急性感染で，扁桃の病変が最もはっきりしている．急に発病して，悪寒発熱し（38℃〜40℃），喉の痛み，扁桃の充血と腫脹，さらに黄白色の滲出物があり，全身が怠く，関節痛や筋肉痛，頭痛や白血球の増加などがある．

急性扁桃炎に対する現代鍼灸治療の報告は，1950年代の早期から始まった．中期からは関係する資料が急激に増えた．刺鍼，灸，耳鍼，穴位注射，穴位敷貼，灯火灸，刺血およびレーザー鍼など，いくつもの刺激方法が使われた．なかでも三稜鍼で点刺し，井穴や耳背静脈から出血させる方法が簡便で効果も確実だから，かなり使われている．急性扁桃炎の鍼灸治療については，多くの病院などの施設

で繰り返し対照観察されたが，その治療効果はペニシリンやサルファ剤などの薬物に劣らない．鍼灸は全身症状を迅速に軽減させる点で，こうした薬物よりも優れている．収集した3000例近い患者の統計では，平均治癒率が約90％だった．

鍼灸は迅速に急性扁桃炎患者の症状を解消するが，咽喉部の細菌を培養しても陽性であることから，そのメカニズムは経絡，神経，体液などによって，体内の抵抗力を刺激して調整し，症状を緩解すると考えられる．

❖ 治療
体鍼--

★取穴★　主穴は2組に分ける．①頬車，合谷，少商．②扁桃穴，内庭．
配穴：天柱，魚際．
扁桃穴の位置：両側下顎角の前下0.5寸．

★治療方法★　主穴を主とし，毎回1組を選ぶ．1組のみを使ってもよいし，交互に取ってもよい．症状によって配穴を加える．毎回2～3穴選ぶ．①組の頭面部は患側のみ，四肢では両側を取る．少商と魚際は三稜鍼で点刺出血し，その他の穴位は，提挿に捻転を加えた強刺激の瀉法をする．②組は両側とも取り，扁桃穴はすばやく切皮して，針先を咽頭部へ向けて刺入し，怠くて腫れぼったい鍼感を咽頭部に到達させる．内庭は瀉法する．いずれも15～20分置鍼するが，小児では置鍼しない．1日1～2回治療する．

★治療効果★　1067例を治療し，有効率は90～100％だった．

灯火灸--

★取穴★　主穴：角孫．

★治療方法★　まず患側の角孫の頭髪を掻き分けて皮膚を露出させる．そして灯心草（イ草の芯を干したもの）の一端を2cmほど食用油に浸し，点火したら角孫の皮膚に接触させる．そのとき「パチッ」という音がして，灸をしたあとが少し赤くなる．火灸は1回でよいが，効果がなければ翌日に再度治療する．

★治療効果★　316例を治療し，治癒率は90.1％だった．

刺血の1--

★取穴★　主穴：阿是穴．
阿是穴の位置：病巣部．

★治療方法★　患者を坐位にし，頭を少し後ろへ傾け，助手が頭部を支える．

術者は右手で消毒した三稜鍼を持ち，左手に舌圧子を持つ．患者の口を開けさせて，舌圧子で舌体を圧し，病変のある扁桃を露出させたら消毒する．そして三稜鍼を扁桃に向けて2〜4回点刺する（扁桃に膿のような分泌物があれば，そこを点刺する）．点刺して出血すればよく，血の混じった分泌物を患者に吐き出させて口をすすがせる．毎日1回治療して，2回を1クールとする．

★治療効果★　200例を治療した．そのうち刺血のみは136例，漢方薬併用は64例で，2回の刺血治療により全員が治癒した．治癒率100%だった．

刺血の2 --

★取穴★　主穴：少商．

配穴：合谷．

★治療方法★　主穴は両側とも取り，三稜鍼で0.1寸の深さに点刺して，血を1〜2滴絞り出したら消毒綿花で圧迫する．また両側の合谷を取り，28〜30号毫鍼を直刺して，中の強刺激をしたあと20分置鍼することを加えてもよい．毎日1回治療して，3〜5回を1クールとする．

★治療効果★　小児の扁桃炎164例を治療し，治癒108例，著効38例，無効18例で，有効率89%だった．

抜罐 --

★取穴★　主穴：大椎．

★治療方法★　患者を正坐位にし，頭を少し低くし，穴位を露出させる．穴位を消毒した後，鍼ですばやく切皮し，ゆっくりと直刺して，得気したら捻転と小幅の提插を併用して1〜2分ほど運鍼し，抜鍼する．そのあと熱を伝えにくいミカンの皮かショウガ片を大椎の上に置き，95%アルコールに浸した綿花を載せて点火してガラス罐を被せるか，ポンプ式で抜罐して15〜20分留罐し，局部が濃い赤となったり出血斑が現れたら抜罐を外す．毎日1〜2回ずつ，続けて治療して，治療クールは数えない．

★治療効果★　急性扁桃炎と急性喉頭炎400例を治療し，有効率98%だった．初めて抜罐したとき，咽頭がすっきりして通るような感じになることが多い．特に急性期に優れている．

耳鍼と体鍼と穴位注射 --

★取穴★　主穴は2組に分ける．①咽喉，扁桃体．②耳輪$_4$，耳輪$_6$，耳背静脈．

配穴：体穴の少商と商陽．

★治療方法★　主穴は1回で、①組か②組のどちらか使うか、両組を交替で取ってもよい。もし効果が劣っていれば配穴に改める。①組は、まず圧痛点を探し出し、毫鍼を刺入して捻転法で強刺激し、30〜60分置鍼する。あるいは各穴に0.1mlの注射用蒸留水か10単位のペニシリン（先にアレルギーテストしておく）を注入する。②組は、耳輪₄、耳輪₆および耳背静脈のはっきりしたところを、三稜鍼か太い毫鍼（これは小児のみ）で破り、血を2〜3滴絞り出す。少商と商陽は刺血してもよい。上の方法は毎日1回治療する。

★治療効果★　626例を治療し、有効率は90.1〜100％だった。

穴位注射 --

★取穴★　主穴：合谷、翳風、足三里。

配穴：曲池、行間、照海、大椎。

★治療方法★　薬剤：生理食塩水、ビタミンB₁（50mg/ml）、魚腥草注射液のいずれか1つを選ぶ。

主穴を主とし、効果がはっきりしなければ配穴に改める。毎回2〜3穴を取り（頭面部は患側、四肢は一側のみか両側を取る）、穴位部分の筋肉の厚みに応じて、各穴に0.3〜1mlの薬液を注入する。注射針を刺入して得気があったら注入する。1日1回、重症ならば2回注入する。

★治療効果★　173例を治療し、中断した19例以外は全員治癒した。ほとんどが1〜3回以内で効果があった。

140. 慢性咽頭炎

❖ 概論

慢性咽頭炎は、咽頭粘膜の慢性炎症である。食道に不快感、乾燥感、異物感、軽い痛みがあり、カラ咳、悪心、咽頭部が暗赤色に充血、咽頭後壁にはリンパ濾胞が見られるなどの症状がある。慢性咽頭炎患者は、喉の分泌物が増えるため、いつも咳払いなどをし、無色透明な痰を吐き出す。

慢性咽頭炎の鍼灸治療は、現代の報告は1958年が最初である。その後も関係する臨床データは多くなかった。80年代になると、本疾患に対する鍼灸治療が徐々に注目されるようになった。中国各地の鍼灸従事者は、耳穴圧丸、穴位注射、穴位レーザー照射、穴位低周波治療、穴位敷貼など、さまざまな穴位刺激方法を

模索した．また伝統的な銀鍼の点刺出血を，漢方薬の外用と併用し，軽症なら3〜5回，重症でも10回余りの治療で正常に回復させる方法もある．これまでの実績からすると，穴位刺激法は本疾患に対して優れた効果があり，耳穴圧丸，穴位低周波治療，薬物注射などでは観察した症例が多い．

❖ 治療

穴位低周波治療

★取穴★　主穴：風池，天突，扶突，大椎．

配穴：阿是穴．

阿是穴の位置：両側の頸三角あたり（特に頸動脈上の三角）．

★治療方法★　まず主穴を取り，電気治療器で治療する．電極板を両側の風池に載せ，下や外側へ向けて移動させ，両側の頸三角あたりまで移動したとき大電量にする．そして喉全体に，水が流れるような痺れ感，および喉が収縮する感じ，スッキリした感じがあれば，点状のパルスにして2〜4分流す．その低周波電圧は5〜7Vとする．そのあと3〜4Vの電圧で−極を天突穴，＋極を大椎穴に載せ，点状のパルスを2〜4分流したら，−極をそれぞれ両側の扶突穴へ移動させて，点状のパルスを1〜2分流す．この方法は毎日1回おこなう．5回治療して効果が劣っていれば，配穴に漢方薬を載せて配線し，直流を10〜20分流して皮下に浸透させる．これも毎日1回おこなう．10回を1クールとする．

湿式電極にする漢方薬：山豆根，威霊仙を10gずつ，粗い粉にしてガーゼで包み，暖かい食塩水で湿らして陰極にする．漢方薬イオンは陽極に引っ張られて，皮下に浸透する．

★治療効果★　250例を治療し，2〜3クール治療したところ，治癒114例，著効106例，有効25例，無効5例で，有効率98％だった．

穴位敷貼

★取穴★　主穴：天突．

★治療方法★　毎回1穴のみを取る．市販されている傷湿止痛膏（サロンパス）をハサミで直径2cmに円く切り，局部を75％アルコールで消毒したのち貼布する．毎日1回貼り替えて10回を1クールとする．

★治療効果★　100例を治療した結果，著効55例，有効26例，無効19例で，有効率81％だった．

耳穴圧丸

★取穴★　主穴：咽喉，縁中，神門，肺，腎上腺，対屏尖．

配穴：心，枕，腎，皮質下，支気管（気管支の意味）．

★治療方法★　主穴は毎回3〜5個取り，考慮して配穴から1〜2穴を加える．耳の敏感点を探し，王不留行の種か磁石粒（180〜380ガウス）を貼る．毎回一側の耳を使い，両耳を交互に使う．患者には毎日3〜4回，1回1分ほど耳穴を按圧するように指示する．隔日に1回貼り替えて，5〜10回を1クールとする．

★治療効果★　339例を治療した結果，治癒248例，著効67例，有効5例，無効19例で，有効率94.4%だった．

穴位レーザー照射

★取穴★　主穴：廉泉，天突，人迎．

配穴：実熱には尺沢と合谷，陰虚には魚際，太谿を加える．

★治療方法★　主穴はすべて取り，証に合わせて配穴から1〜2穴を加える．ヘリウム−ネオンレーザーで，波長6328Å，出力1.7〜3mW，出力密度9600mW/cm²にして照射する．ハンドピースの光ファイバー伝達光線束は，1本の光ファイバー繊維の直径がϕ200μm以下，光斑直径を1.5mmとし，穴位に直接照射する．各穴位に3分ずつ照射する．毎日か隔日に1回治療し，10回を1クールとして，各クール間は3〜5日空ける．

★治療効果★　40例を治療した．1〜3クール治療したところ，治癒27例，有効12例，無効1例で，有効率97.5%だった．

体鍼と穴位注射

★取穴★　主穴は2組に分ける．①太衝，太谿，行間．②人迎，合谷，扶突，天鼎，照海．

配穴：はっきりと異物感があれば天突，舌根がこわばっていれば廉泉，心煩や悪心があれば内関を加える．

★治療方法★　薬液は，注射用蒸留水か複方丹参注射液のうち，いずれか1つを選ぶ．

主穴の①組には穴位注射し，②組と配穴には刺鍼する．

まず両側の合谷と照海へ刺鍼し，あとは一側だけを取る．マニュアル通りに刺鍼して，平補平瀉したあと20分置鍼し，置鍼中に2〜3回運鍼する．20分が経過したら，合谷を除いて抜鍼する．そのあと5号の長い歯科注射針を付けた注

射器に，薬液を1〜2ml吸入させ，すばやく①組の穴位に刺したら，ゆっくりと提挿して得気(太衝穴が最も得気する．肢体に軽い熱感が発生する)させたあと，ゆっくりと各穴へ1mlずつ注入して，腫れぼったく塞がった感じを発生させる．そして患者を数分休ませ，最後に合谷穴の鍼を抜鍼する．

★治療効果★　238例を治療し，治癒164例，著効41例，有効28例，無効5例で，有効率97.9%だった．

穴位注射 --

★取穴★　主穴：扁桃体穴．
扁桃体穴の位置：下顎角の下縁で，総頸動脈の前方．

★治療方法★　薬液：当帰注射液2ml．

患者を椅子に腰掛けさせて，頭を少し上げさせ，5号歯科注射針ですばやく刺入し，少し提挿して，鍼感を咽喉部へ放散させ，シリンダー内に血液が入り込んでこなければ，薬液を両側の穴位に1mlずつ注入する．隔日に1回治療し，10回を1クールとして，各クールは5日空ける．

★治療効果★　21例を治療し，治癒19例，有効1例，無効1例で，有効率95.2%だった．

141. 声帯の病変

❖ 概論

声帯の病変は，声帯の肥厚，声帯結節および声帯麻痺などである．鍼治療は，ほとんど同じなので一緒に論じる．声帯の肥厚とは声帯の脹れや肥厚を意味し，声帯結節は両側声帯の前や中1/3の交点に発生する対称的なポリープであり，どちらも慢性の喉頭炎によって起こる．声帯麻痺は咽喉の運動神経疾患であり，神経が損傷されたものが多い．3者とも声が嗄れるのが主な症状である．現代医学では，こうした声帯の病変に対しては，理想的な治療法がない．

現代では，1950年代に『中華耳鼻喉科雑誌』などの刊行物で，本病の鍼灸治療が掲載されている．60年代になると，さらに細かく観察されるようになった．刺鍼によって症状が改善されるばかりでなく，声帯ポリープを小さくし，患者によっては声帯結節が消えた．耳鍼を使っても同じような効果がある．70年代に声帯の病変に対して穴位注射による治療が始まったが，伝統的な銀鍼を使って一

側の声帯麻痺を治療したものは，かなりの効果があった．現在の治療法でも，やはり鍼灸が主であるが，操作方法がいろいろと研究され，治療効果も高くなっている．中国以外ではロシアと日本に，声帯の病変に関する鍼灸治療のデータがある．日本では甲状軟骨下端の両側に，置鍼と短時間の通電し，半分以上の声帯結節を消失させた．声帯の病変に対する鍼灸の治療効果は85％以上である．

❖ **治療**

体鍼--

★取穴★　主穴：人迎，水突．

配穴：廉泉，扶突，合谷，豊隆，照海，少商，太谿．

★治療方法★　主穴を主とし，配穴を加える．人迎や水突に刺鍼するときは，患者を正坐位にし，頭を少し後ろ向きに倒す．術者は正確に取穴し，動脈拍動部を避けて，32号1寸の毫鍼を使い，すばやく切皮し，喉仏に向けて斜めに0.5～0.8寸刺入し，提插に小幅の捻転を加えて中刺激し，局部に魚の骨が引っ掛かったような腫れぼったさや異物感を発生させる．この感覚が咽喉に伝われば理想的である．そのほかの穴位では，頸部の穴位は上と同じような鍼感が得られれば最もよく，四肢の穴位では経気が体幹に向かって昇って行けばよい．すべて平補平瀉し，30分置鍼する．置鍼中，主穴では2～3回運鍼するか，10分ほど患者の耐えられる程度の連続波で通電する．隔日1回治療し，10回を1クールとして，各クール間は5～7日空ける．

★治療効果★　治癒－症状がなくなり，声帯の器質性病変が消失した．著効－症状は，ほぼ消えたが，声帯には器質性病変が残っている．有効－症状は軽減し，声帯の器質性病変も改善した．無効－治療の後で，状態や症状に変化がない．

424例の各種声帯病を治療し，治癒268例（63.2％），著効92例（21.7％），有効58例（13.2％），無効6例（1.4％）で，有効率98.6％だった．

耳鍼--

★取穴★　主穴は2組に分ける．①肺，大腸，腎，膀胱，咽喉．②心．

配穴：耳穴の気管．体穴の太淵，照海，列缺，合谷．

★治療方法★　主穴を主とし，毎回1組を取る．①組には配穴を加える．両側の耳穴を取り，刺鍼して軽く数回捻転し，腫れぼったい痛みがあれば置鍼する．そのうち肺穴は1穴多鍼法を使う．体穴は刺鍼して得気があれば平補平瀉する．

すべて30分置鍼し，置鍼中に主穴では間欠的に捻転刺激する．②組は，経絡探索器で耳甲介腔から心穴を探し（通常，心区の通電値は，周囲より150mA高い），0.5寸の毫鍼を刺入して，患者に少し腫れぼったい感じがあり，蟻走感が咽頭部へ向かって伝導するようならばよい．5～10分置鍼する．こうした治療は，いずれも1日1回治療し，7～10回を1クールとして，各クール間は3～5日休んでから治療を続ける．

★治療効果★　①組は7例の声帯結節患者を治療した結果，症状はすべて消え，結節がなくなったか，わずかに痕跡を留めているだけとなった．②組は68例の嗄声患者を治療した結果，治癒44例，著効24例で，有効率100%だった．

腕踝鍼 ------

★取穴★　主穴：上$_1$．

★治療方法★　配穴：両側とも取る．1.5寸のステンレス鍼を30度角で切皮し，切皮したあと水平にして，皮膚に密着させて1.2～1.3寸刺入する．怠さや腫れぼったさなどの感覚がないように刺入して，そのまま30分置鍼する．毎日1回治療し，3回を1クールとする．

★治療効果★　嗄声患者26例を治療した結果，全員が3回以内で治癒した．

穴位注射 ------

本法は各種の声帯病変を治療できる．

★取穴★　主穴：人迎．

配穴：肩貞，曲池．

★治療方法★　ビタミンB_{12} 100μg/ml にビタミンB_1 50mg/ml を混合する．人迎穴は穴位注射する．5号歯科注射針で，上の薬液を2ml注射器に吸入させたあと，人迎穴にゆっくりと刺入し，得気があったら少し提挿して，なるべく鍼感を咽喉部に伝わらせ，各穴に1mlずつ，ゆっくりと薬液を注入する．配穴は毫鍼を刺鍼し，局部に怠いとか腫れぼったい感覚が起こったら，2分ほど平補平瀉で運鍼し，30分置鍼する．隔日1回穴位注射し，1日1回刺鍼する．穴位注射しない日は，人迎穴に刺鍼してもよい．5回の穴位注射か10回の刺鍼を1クールとし，各クール間は5日休む．

★治療効果★　116例を治療した結果，治癒64例（55.2%），有効36例（31.0%），無効16例（13.8%）で，有効率は86.2%だった．

142. 顎関節症

❖ **概論**

　顎関節症は口腔科に多い疾患の1つである．顎関節の音と痛み，口の開きが大きくなりすぎたり小さすぎたり，口を開いたとき斜めになったり歪んだり，関節が堅く締まるなどの症状があり，耳鳴りや目まい，頭痛などを伴う．病歴が長くて再発しやすい．20～40歳で起こりやすい．本病の原因は現在でもはっきり分からず，特に治療法もない．近年の口腔科の医療従事者にとって重要な課題の1つである．

　顎関節症の機能障害に対する現代の報告は，1950年代の中期から始まっている．局部取穴を主として適当な操作をし，満足できる効果をあげている．それ以降，各地で臨床報告があり，現代医学の雑誌にも，多くの症例が発表されている．80年代になると，本病の鍼灸治療に関する文献は飛躍的に増えてきた．穴位刺激では伝統的な鍼灸以外，電気鍼，竹罐，灸頭鍼，レーザー鍼，耳鍼などが使われ，症例も100例以上観察したものが多い．さらに新穴も発見された．現在では本病の治癒率が90％前後である．各種の治療効果も似たり寄ったりである．

　最近の研究により，刺鍼は病変部の血液循環を改善し，患部の温度を上昇させることが分かったが，そうした協調作用により筋肉の痙攣を解除し，下顎の運動を正常に回復させる．

❖ **治療**

体鍼の1 --

　★取穴★　主穴：下関，嚼中，聴宮．

　配穴：通里，太陽，足三里，合谷．

　嚼中穴の位置：下関穴と頬車穴を繋ぐ中点．

　★治療方法★　主穴を主とし，配穴を組み合わせ，1回の治療で3～4穴を選ぶ．患者は臥位か坐位とする．まず直刺で刺入し，軽く捻転と提插し，得気があれば中の強刺激で1～2分ほど平補平瀉して鍼感を強める．30分置鍼し，5～10分ごとに前と同じ方法で運鍼する．抜鍼後，痛みがはっきりしているところを1～3分マッサージする．1日1回治療し，10回を1クールとする．

　★治療効果★　治癒－症状が完全に消え，機能も正常に回復した．著効－症状

が消え，ほぼ機能も正常になった．有効－痛みが減ったか，1つか1つ以上の症状が消え，機能も前に比べてよくなった．無効－症状，状態とも変化しない．

133例を治療し，治癒125例（94％），著効4例（3％），有効4例（3％）で，有効率100％だった．治癒率は94％に達した．

体鍼の2 --

★取穴★　主穴：外関，耳門，頬車．

配穴：合谷．

★治療方法★　主穴は損傷部分の状況に基づいて取穴する．外側翼突筋の機能亢進や痙攣および関係する関節後部が損傷していれば同側の外関を使う．関節後部が損傷していれば耳門を使う．内側翼突筋が痙攣していれば頬車を使う．それぞれに合谷を組み合わせる．すばやく切皮し，得気があったら中の強刺激すると同時に，患者に患部を動かさせ，3～5分置鍼したあと，さらに1回運鍼して抜鍼する．隔日1回治療し，6回を1クールとして，各クール間は5日空ける．

★治療効果★　145例を治療し，治癒133例（91.8％），有効6例（4.1％），無効6例（4.1％）で，有効率95.9％だった．治癒率は91.8％に達した．

鍼灸 --

★取穴★　主穴：聴宮，聴会，下関，阿是穴，頬車．

配穴：肝兪，腎兪，足三里，合谷．

阿是穴の位置：病変局部．

★治療方法★　1回の治療で，主穴を2～3穴取り，配穴から1～2穴加える．28号1.5～2寸の毫鍼を使い，刺鍼して得気があれば平補平瀉したあと置鍼し，1寸の棒灸を鍼柄に挿し，下から点火する．もし患者が熱すぎると感じたら，下に紙を敷く．阿是穴は刺鍼せず，棒灸で4～5分ほど雀啄灸か回旋灸し，局部を赤くする．15～20分置鍼する．毎日1回治療し，10回を1クールとして，各クール間は4～5日休み，さらに治療を続ける．

★治療効果★　48例を治療した．そのうち4例は阿是穴の灸だけで治癒した．残りの44例は，治癒30例（68.2％），著効10例（22.7％），有効3例（6.8％），無効1例（2.3％）で，有効率97.7％だった．

電気鍼 --

★取穴★　主穴は2組に分ける．①上関，耳門，翳風．②下関，聴宮，頬車．

配穴：合谷．患側の筋肉萎縮には足三里と内関を加える．病気が長引き，患側

の顎が隆起したものは地倉と大迎を加える．頭痛を伴えば太陽，頭維，率谷を加える．

★治療方法★　主穴は1回の治療で1組を使い，患側にだけ刺鍼する．配穴は一般に両側の合谷を使い，症状に基づいて配穴を加える．刺鍼して得気があったらG6805パルス器に繋ぐ．顔面部に陰極，肢体の穴位には陽極を繋ぐ．また上部に陽極，下部に陰極を繋いでもよい．8～12Vの疎密波を使い，電流の強さは弱から徐々に強くして行き，患者が耐えられる限度まであげる．もし片噛みによって顎の両側が非対称，つまり患側の顎が隆起していれば，先に合谷を強く瀉してから通電する．通電時間は10～15分程度とする．1日1回治療し，10回を1クールとして，各クール間は3日休んで，さらに治療を続ける．

★治療効果★　68例を治療した．1回の電気鍼治療で口の開閉障害が軽減したものは68例，9回治療して口の開閉障害や顎関節の痛みが消えたものは52例，関節の音は12回の治療が終わったあとから徐々に消えていった．

耳鍼--

★取穴★　主穴：顳頷点．

配穴：面頬，上頷，下頷，三焦，肝，胆．

顳頷点の位置：対珠の耳軟骨湾曲部の外縁で突出した点．『耳穴国際標準化方案』の対屏尖区に当たる．

★治療方法★　一般に主穴のみを使い，効果がはっきりしなければ配穴を加える．敏感点を探し出した後，30号0.5寸の毫鍼を使って，直刺で刺入するとはっきりした痛みがある．はっきりした痛みがあるほど治療効果が優れている．もし何の痛みも感じなければ，鍼を元の位置まで引き上げて方向を変え，痛む点が見つかるまで探索する．痛みのある耳に刺鍼するが，両耳が痛ければ，両側に刺鍼してもよい．20分置鍼し，置鍼中に1回捻転する．捻転の強さは患者の感受性によって決める．また7mm四方の絆創膏で，王不留行の種や磁石粒を穴位に貼り付けてもよい．按圧して，はっきりした痛みがあればよいが，もし何の感覚もなければ，前後上下に粒を移動させる．15～20分按圧する．これも病状によって片側，あるいは両側を使う．配穴は1回の治療で3～4穴を取り，耳穴圧丸法を使う．3日に1回耳鍼と耳穴圧丸し，3回を1クールとする．

★治療効果★　治癒 - 1～2クールで，3つの主症状（痛み，音，運動制限）が消えた．有効 - 3クール以上治療したが，やはり症状の1項目が消えない．し

かし軽くなった．無効－3クールの治療を続けても，症状の改善が見られない．

173例を治療した．そのうち123例は主穴だけを使って治療し，上の基準に当てはめると，治癒56例（45.5%），有効60例（48.8%），無効7例（5.7%）で，有効率94.3%だった．残りの50例は体鍼を併用して治療し，治癒49例（98%），無効1例（2%）だった．

皮内鍼

★取穴★　主穴：阿是穴．

阿是穴の位置：圧痛点．多くは下顎頭の外側にある．

★治療方法★　34号5mmの皮内鍼を使う．局部を消毒して阿是穴に刺入し，絆創膏で固定し，按圧して怠くて腫れぼったい感じを起こさせる．患者に自分で毎日1～2回按圧するように指示する．1週間に2回取り替え，3回を1クールとする．

★治療効果★　30例を治療し，著効23例（76.7%），有効3例（10.0%），無効4例（13.3%）で，有効率86.7%だった．

薬罐の1

★取穴★　主穴：下関，頬車．

★治療方法★　1回の治療で1穴に抜罐する．

操作：ポンプ式の小さな抜罐に薬酒5mlを入れ，縁にワセリンを塗って，穴位の上へ薬酒がこぼれないよう抜罐を密着させる．そのあとポンプを使って空気を抜き，穴位に抜罐を吸い着かせ，薬酒が皮膚と完全に接触するようにして20分留罐する．隔日1回治療し，2つの穴位を交互に使って，10回を1クールとする．

薬酒の作り方：伸筋草60g，鑽地風60g，威霊仙60g，三七30g，木瓜120gを焼酎2500ml中に2カ月浸したものを使う．

★治療効果★　50例を治療し，前の基準に当てはめると，治癒12例（24%），著効17例（34%），有効19例（38.0%），無効2例（4.0%）で，有効率96%だった．

薬罐の2

★取穴★　主穴：上関（客主人），下関，頬車，大迎，天牖，瘈脈，翳風，阿是穴．

阿是穴の位置：圧痛点．

★治療方法★　薬物：防風，荊芥，川烏，蒼朮，甘草，紫蘇，独活，桂枝，秦艽，

草烏，川椒，牛膝，羌活，麻黄，威霊仙，川芎を各15g，紅花6g，蕲艾60g．

操作：毎回2〜3穴を取るが，圧痛点は必ず使う．上の薬物を布袋へ入れ，鍋が沸騰したら竹罐を入れて3〜4分煮る．患者を坐位にし，術者は箸か長いピンセットで煮えた竹罐を取り出し，鍋摘み（ミトン）で竹罐を持って水気を振り切ったあと，直ちに穴位へ被せて吸着させる．鍋から取り出しながら吸着させ，すべての穴位に抜罐したら10〜15分留罐する．毎日か隔日に1回治療し，5回を1クールとして，各クール間は3〜5日空ける．

★治療効果★ 44例を治療し，治癒40例，治療を中断したのが4例で，有効率90.9％だった．治癒した症例では，全員が4クール以内で治癒した．

指圧（指鍼） --

★取穴★ 主穴：阿是穴．

配穴：下関，頬車，翳風，完骨，風池，合谷．

阿是穴の位置：咀嚼筋群の起点か止点．

★治療方法★ 患者を側臥位か坐位にし，患部に少量のテレピン油か液体パラフィンを塗り，術者は80〜110回/分の速さで，下関→頬車→翳風→完骨→風池→合谷と次々に揉む．続いて親指の腹で阿是穴を固定し，もう一方の親指の腹で咀嚼筋群を筋線維の方向に沿わせて往復させ，按圧する．指圧の強さは患者が耐えられる程度とし，5分ほど按圧したら再び穴位を10分ずつ点圧する．毎日か隔日に1回治療し，5回をクールとする．

★治療効果★ 50例を治療した結果，治癒33例，有効14例，無効3例で，有効率94％だった．

小寛鍼 --

★取穴★ 主穴：下関，頬車．

★治療方法★ 小寛鍼は，特製の剣形ステンレス鍼で，6種の長さがある．頭面部では3号鍼（長さ11cm，幅3.5mm，厚さ1.8mm）を使う．

主穴は全部取り，消毒したあと，術者は右手の親指と人差指で鍼体を挟み，小指で鍼柄を押さえ，中指と薬指で鍼体を支えて，針先と皮膚が垂直になるように刺入する．下関には0.5〜1寸，頬車には0.5〜0.8寸刺入する．抜鍼したらすばやく閃火法で鍼孔へ1分ほど抜罐し，約1mlの瘀血を吸い出す．あとは消毒ガーゼで血を拭き取り，穴位を1分ずつ按圧する．次に頬骨弓の下に沿って，頬骨弓と平行に3分ほど按摩し，さらに咀嚼筋の走行に沿って上下に軽く12回

擦る．7日に1回治療し，5回を1クールとする．

★治療効果★　73例を治療し，治癒72例，有効1例で，有効率100％だった．

レーザー鍼 --

★取穴★　主穴：下関，合谷．

★治療方法★　低出力のヘリウム‐ネオンレーザーを照射する．2穴とも使う．光源との距離は70～80cmで，垂直に照射し，刺激量は8mWとするが，10mWを使うこともある．各穴に8～10分照射する．1日1回治療し，10回を1クールとして，各クールは3～5日空ける．

★治療効果★　22例を治療し，治癒8例（36.4％），著効10例（45.4％），有効4例（18.2％）で，有効率100％だった．

穴位注射 --

★取穴★　主穴：下関，聴宮．

配穴：合谷，三間，内庭．

★治療方法★　薬液：複方当帰注射液．

毎回一側の主穴を選び，鉛筆を持つように注射器を握って穴位へ刺し，0.5～1寸の深さに刺入して，上下に提挿し，得気があれば薬液0.5mlを注入する．その他の穴位は毫鍼を1～1.5寸刺入し，症状に基づいて補瀉したあと15～20分置鍼する．主穴は交互に注射し，隔日に1回治療して5回を1クールとし，各クールは3日空ける．

★治療効果★　86例治療し，治癒70例，著効11例，有効5例で，有効率100％だった．

143. アフタ性口内炎

❖ 概論

慢性口内炎はアフタ性口内炎とも呼ばれる．口腔粘膜に最も多い潰瘍性の損傷である．その症状は，口腔の表層粘膜の損傷が主で，再発を繰り返して潰瘍の縁が赤い，偽膜が黄色い，潰瘍部分が陥没している，痛むなどの特徴がある．本病の原因は，現在もよく分かっておらず，現代医学では特に有効な治療法がない．

現代の慢性口内炎の鍼灸治療は1958年に報告があり，相当多くの症例が報告され，潰瘍から点刺出血する方法を使って，しばしば効果を得られた．大きく進

歩したのは80年代後半からである．穴位刺激では穴位注射，耳鍼，鋒鍼の挑治，レーザー鍼，湧泉穴への敷貼などに広がり，ロシアやアメリカなどでも，体鍼を使ったり，体鍼と耳鍼を組み合わせて本病の治療に成功した．治療効果は，各地の報告では80〜90％前後で，一定の長期効果がある．

❖ 治療
体鍼--

★取穴★　主穴：完骨，承漿，地倉，阿是穴．
　配穴：合谷，曲池，足三里，三陰交．舌の潰瘍には金津と玉液を加える．唇と頬の口内炎には迎香を加える．
　阿是穴の位置：局部の潰瘍面．
★治療方法★　主穴はすべて使い，配穴は症状によって加える．阿是穴，金津，玉液は点刺する．点刺する前に口をすすぎ，阿是穴は毫鍼か三稜鍼で点刺する．小さな潰瘍面には1回，直径3mmより大きな潰瘍には2〜4回点刺する．金津と玉液は消毒した三稜鍼で点刺出血する．残りの穴位には，刺鍼して得気があれば平補平瀉し，15〜20分置鍼する．毎日か隔日1回治療し，10回を1クールとする．一般に2クール治療するが，効果がなければ他の方法に改める．
★治療効果★　ほぼ治癒－潰瘍面は癒合し，2カ月以上観察しても再発しない．著効－潰瘍面は著しく縮小し，痛みが再発するまでの間隔も長くなり，再発した後で自然に治るまでの時間も短縮した．有効－状態や症状が軽減した．無効－状態や症状が改善されない．
　224例を治療し，ほぼ治癒107例，著効52例，有効30例，無効35例で，有効率84.4％だった．

耳鍼--

★取穴★　主穴：口，舌，肺，神門．
　配穴：交感，肝，心，脾，腎，腎上腺，大腸．
★治療方法★　主穴を主とし，毎回主穴から2〜3穴を取り，症状によって配穴を加える．配穴から取穴するときは，舌診によって弁証する．つまり舌尖に潰瘍があれば心と肺を取り，舌辺にあれば肝と胆を使う．敏感点を探したら，すばやく切皮し，得気があったら数回捻転して刺激を強めたあと，30分置鍼する．置鍼中は10分ごとに運鍼する．また円皮鍼を埋め込んだり，磁石を使ってもよ

い．刺鍼は両耳を使い，円皮鍼や磁石は片方の耳を使う．前者は毎日1回治療し，後者は週に2回貼り替える．円皮鍼や磁石は6回，耳鍼は12回を1クールとし，各クール間は3〜7日空ける．

★治療効果★　治癒−治療して6カ月以上再発していない．著効−治療してから3〜6カ月の間，再発していない．有効−治療してから1カ月の間再発していない．

128例を治療し，治癒85例（66.4％），著効33例（25.8％），有効10例（7.8％）で，有効率100％だった．前にあった評価基準に比べ，この基準はかなり甘いので，有効率が高くなったと考えられる．

穴位敷貼 --

★取穴★　主穴：湧泉．

★治療方法★　敷貼の作成：呉茱萸3gを粉末にし，古酢を混ぜて小さな餅にする．これを両側の湧泉穴へ貼り，ラップを被せて絆創膏で固定する．また眠る前に貼り，翌朝取り去ってもよい．また24時間に1回貼り替えてもよい．10回を1クールとする．

★治療効果★　以上の方法にて110例を治療し，ほぼ治癒103例，有効4例，無効3例で，有効率97.3％だった．

灸 --

★取穴★　主穴：神闕，湧泉．

配穴：三陰交，足三里．

★治療方法★　主穴は1穴だけ取り，考慮して配穴を加える．市販の純艾条，あるいはモグサに丁香，呉茱萸，附子，細辛などの粉末を加え，長さ15cm，直径1.5cmとした棒灸に点火し，穴区を患者が心地よい程度に温める．さらに棒灸の点火した部分を一定の距離（一般に2cm）に固定し，局部の皮膚が赤くなるまで5〜10分施灸を続ける．また雀啄灸でもよい．配穴には温和灸する．一般に毎日1回，重症なら1日2回治療し，10回を1クールとする．

★治療効果★　245例（アフタ性口内炎171例，他の口腔潰瘍74例）を治療した結果，ほぼ治癒と有効が229例，無効16例で，有効率93.5％だった．

レーザー鍼 --

★取穴★　主穴：耳甲介腔，阿是穴．

耳甲介腔：耳介部分の名前．そこには心，肺，三焦，口などの耳穴がある．

阿是穴の位置：病巣部分．

★治療方法★ 毎回1つの主穴を取る．1つのみを取ってもよいし，交互に使ってもよい．ヘリウム−ネオンレーザーを使って，光を拡散させる．患者との距離は約1m，光斑直径1.5cm，出力20mWとし，各耳穴を両耳とも5分ずつ照射する．1日1回治療し，5回を1クールとして，各クール間は3日空ける．

★治療効果★ 特効−癒合したあと1年以上再発していない．著効−癒合したあと3カ月〜1年の間再発していない．有効−潰瘍面が癒合している期間は短いが，痛みが軽くなり，再発の回数も減少した．無効−症状や状態が改善しない．

62例を治療した．そのうち32例は，特効7例（21.7%），著効8例（25.2%），有効15例（46.9%），無効2例（6.2%）で，有効率93.8%だった．残りの30例は，全員が2回の治療により治癒した．

穴位注射 --

★取穴★ 主穴は3組に分ける．①天容．②三陰交，極泉．③曲池，足三里．

★治療方法★ 薬液：①塩酸リドカイン注射液100mgにデキサメタゾン注射液を4mg加える．②伝達因子（トランスファーファクター）を2mlの注射用蒸留水に希釈したもの．③ビタミンB_1注射と，ビタミンB_6注射液を50mgずつ．

1回の治療で1組の主穴を使う．3組から1組だけ使うか，3組を交替で使う．各組には対応した薬液を組み合わせる．

操作：天容穴には①の薬液を使い，刺鍼して得気があれば，同量ずつ両側の穴位にゆっくりと注入する．隔日1回治療する．②組の穴位は，1回の治療で1穴を選び，伝達因子1本を注射用蒸留水で希釈し，注射器内に吸入させ，5号歯科注射針を付けて穴位内に刺入し，提挿捻転で鍼感を強め，3分置鍼したあと各穴位に1mlずつゆっくりと注入する．毎週2回注射する．③組の穴位は③の薬液を使い，1穴を選んで得気があれば注入する．2穴を交替で使い，毎回両側を取り，各穴に1mlずつ，1日1回注入する．上の治療は4〜6回を1クールとし，各クール間は3〜7日空ける．

★治療効果★ 著効−症状や病変が消え，治療して1〜3年以内では再発していない．有効−潰瘍面が縮小したり，数が減少したり，再発までの期間が長くなった．無効−症状や状態とも改善が見られない．

184例を治療し，平均有効率は91.3%だった．そのうち100例を上の基準に当てはめると，著効12例（12%），有効79例（79%），無効9例（9%）で，

有効率91％だった．

144. 歯痛

❖ **概論**

　歯痛は虫歯，歯髄炎，根尖性歯周炎および歯冠周囲炎などによる総合症状である．急性のときは痛みがかなり激しい．そのうち急性歯髄炎は間欠的で突発性の痛みであり，夜間に痛みがひどくなるが，患者は病巣部が分からない．急性根尖性歯周炎は，持続性の痛みがあり，痛む歯を患者は正確に示せない．急性の歯冠周囲炎では，歯槽が赤く腫れている．

　急性歯痛の鍼灸治療について，現代では多くの報告があり，どんな原因によって痛みが起きているのかを問わず，すべてに鎮痛効果がある．どんな歯痛に対し，はっきり効果があるのか観察して分析したところ，刺鍼後の鎮痛持続時間が最も長かったのは急性根尖性歯周炎で，急性歯冠周囲炎が続き，急性歯髄炎では鎮痛時間が短かった．刺鍼による鎮痛効果は得気とも関係があり，四肢の穴位に刺鍼し，鍼感を激発させて頭面部に達したものは治療効果が優れ，感じなかったものでは鎮痛効果が劣っていた．そのため刺鍼において鍼感の循経感伝方向をコントロールすることと，循経感伝を強化することが鎮痛効果を高めるうえで助けになると考えられる．収集した1000例余りの統計では，刺鍼による鎮痛効果の有効率が平均80％前後である．

　歯痛の鍼灸治療の目的は，痛みを一時的に止めることで，根本的な治療法ではないため，いったん痛みが治まったら，痛みを起こしている原因の治療をしなければならない．

❖ **治療**

体鍼の1 --

　★取穴★　主穴は2組に分ける．①衝陽，頬車．②合谷，下関．

　配穴：太陽，崑崙，内庭，太衝．

　★治療方法★　主穴を主とする．上の歯が痛むときは①組の穴位を使い，下の歯が痛むときは②組の穴位を使う．痛みが止まらなかったら，配穴から1〜2穴加える．頬車と下関は直刺で深刺し，鍼感を歯根部に伝わらせる．太陽は45度

角で歯根部に向け，ゆっくりと捻転しながら1.5〜1.8寸刺入する．合谷，衝陽，内庭は，針先を上に向けて「気を病の所に至らせる」法を使い，鍼感を病巣部に伝わらせる．崑崙穴は，針先を外踝前縁に向けて0.3〜0.5寸斜刺する．太衝は捻転で0.8〜1寸刺入する．上述した穴位は，得気があったり感伝したら，捻転と提挿を組み合わせて2〜3分運鍼する．捻転速度は100〜140回/分，角度150〜180度前後，5mmの提挿幅とし，患者が耐えられる強さで運鍼する．そのあと20〜40分置鍼し，置鍼中は5〜10分ごとに運鍼する．毎日1〜2回治療する．

★治療効果★　975例を治療し，有効率は94.1〜100%だった．そのうち「気を病の所に至らせる」法を使った効果は，鍼感が病巣部に達しなかったものより明らかに効果が優れていた．

体鍼の2 --

★取穴★　主穴：液門．

★治療方法★　一般に患側のみを取り，効果がはっきりしなければ対側を加える．患者を正坐位で椅子に腰掛けさせ，緩く拳を握って机に載せ，手背で第4第5指間の上方5mmに，静脈を避け，28号1.5寸の鍼で，中手骨の間隙に沿わせて0.5〜1寸刺入し，捻転提挿して得気する．局部に怠い，腫れぼったい，および触電感が発生し，それが前腕や肘に向けて放散する．まず患側の穴位に刺鍼し，15分置鍼する．もし痛みが減らなければ，対側へも刺鍼して20〜60分置鍼する．置鍼中は15分ごとに運鍼する．抜鍼したあとは，しばらく鍼孔を按圧する．毎日1回治療する．

★治療効果★　さまざまな歯痛患者385例を治療し，著効303例，有効74例，無効8例で，有効率97.9%だった．

体鍼の3 --

★取穴★　主穴：手陥谷．

手陥谷の位置：手背で，第2第3中手指節関節の後ろ，中手骨間．第2第3中手骨頭の後ろにある陥凹．拳を握って取る（ほぼ落枕穴の位置）．

★治療方法★　患側の穴位を取り，消毒したら1寸の毫鍼を腕関節方向へ0.3〜0.5寸に斜刺し，重提軽按の手法で，吸気時に押し，呼気時に引き上げる瀉法を組み合わせて運鍼し，20〜30分置鍼して，置鍼中に1回運鍼する．毎日1回，一般に1〜2回治療する．

★治療効果★　1200例を治療し，1回で1026例が治癒し，2回で103例が治癒して，有効率94.1％だった．

耳穴圧丸 --

★取穴★　主穴：垂前，面頬，神門，屏尖．

配穴：頷，皮質下．胃火牙痛には胃と大腸，風火牙痛には内耳と枕を加える．

★治療方法★　主穴を2～4穴取り，効果がはっきりしなければ配穴を加える．王不留行の種か緑豆を痛む側の耳穴へ貼り，痛みが軽くなるか消えるまで按圧する．痛みが減らなければ，貼る部位を増やすか，他の耳穴へ貼る．そのあと患者に毎日自分で耳穴を数回按圧するように指示する．隔日に1回貼り替えて，両側の耳を交互に使用し，完全に痛みが消えるまで治療する．

★治療効果★　69例を治療した結果，ほぼ治癒（痛みが完全に消えた）3例，著効（痛みがはっきり軽くなった）56例，有効（痛みが緩解した）9例，無効1例で，有効率98.6％だった．

耳鍼 --

★取穴★　主穴：屏尖，面頬（あるいは牙痛点），三焦．

配穴：神門，口．

★治療方法★　一般に主穴だけ1～2穴取り，効果が劣っていれば配穴を加える．正確に敏感点を探し出し，刺鍼して強刺激で捻転を繰り返したあと30分置鍼し，置鍼中に2～3回運鍼刺激する．

★治療効果★　155例を治療し，平均有効率は93.5～96.7％だった．

指圧（指鍼） --

★取穴★　主穴：肩井．

★治療方法★　患者は対側の手を肩部に載せ，人差指を頸に着け，中指で凹んでいる穴位を按圧する．患側の穴位を取り，右手親指で按圧し，患者が耐えられる限度まで力を入れて，30秒したら力を抜く．これを歯痛が緩解するか消えるまで続ける．

★治療効果★　80例を治療した．一般に1～3分按圧すれば，はっきりと痛みが軽くなるか消失する．

刺血 --

★取穴★　主穴：阿是穴．

★治療方法★　まず阿是穴を探すが，それは痛む点に繋がっている．だいたい

背部の第7頸椎下から第5胸椎の上の範囲で,脊柱正中から1～2寸離れている.そこから直径3mmのピンク色した点を探しだす.毎回2～4個見つけ,その中心を点刺出血する.各点に1鍼ずつ,0.3～0.5寸刺入し,点刺したあと5～10分抜罐する.毎日1回治療し,2回を1クールとする.

★治療効果★　30例を治療し,全員1～2回で痛みが止まった.

全息鍼--

★取穴★　主穴：頭穴,胃穴.

頭穴の位置：第2中手骨頭で,遠位の橈側.

胃穴の位置：第2中手骨頭で,遠位と近位を繋ぐラインの中点の橈側.

★治療方法★　まず指圧法により第2中手骨橈側から穴位を探し,30号1寸の毫鍼を橈側から手掌へ向けて0.8寸刺入し,蒼亀探穴で強烈な鍼感を探す.45分置鍼して,10～15分ごとに運鍼する.毎日1～2回治療する.

★治療効果★　急性歯痛50例を治療し,全員3回以内に治癒した.

第6章

皮膚科疾患

145. 円形脱毛症

❖ 概論

　円形脱毛症は，頭部に限局性の斑状脱毛が突然起こるものである．青年に多く見られる．禿は円形や楕円形で，数も一定せず大きさも不揃いで，局部の皮膚は正常，自覚症状もない．その原因は現在もはっきり分かっていないが，自己免疫や遺伝などと関係があると思われる．精神的なことで誘発されたりひどくなったりする．現代医学では全身治療（薬を飲む）や局部治療（塗り薬）で治療するが，満足できる効果は得られない．

　円形脱毛症の鍼灸治療は，古籍の記載がきわめて少ない．清代の『医宗金鑑』で，初めて局部を刺絡して治療する方法が記載されている．この方法は，現在では梅花鍼で叩刺する治療法に変わったが，それが本病の主な穴位刺激方法である．

　現代の円形脱毛症の鍼灸治療は比較的早く，1958年に脱毛局部へ間隔を置いて刺鍼し，成果をあげている．60年代からは，梅花鍼を使った脱毛症治療が始まり，現在も使われている．治療効果を高めるため，電気梅花鍼に替えたり，漢方薬を併用したり，棒灸など，他の穴位刺激法を併用したりした．このほか刺血や穴位注射，レーザー鍼なども応用されている．また辨証論治によって補瀉の操作を決めたりした．そのほか脱毛区の辺縁や周囲に刺鍼しても一定の効果をあげている．最近30年の1000例以上の観察によって，本病に対する鍼灸治療の効果は，ほぼ認められ，有効率は85％以上である．

　最近では円形脱毛症の鍼治療によるメカニズムの研究がかなり重視されている．爪床微小循環による観察では，ほとんどの脱毛症患者に循環障害があるが，こうした微小循環障害によって局部の毛包に血液が行かなくなって脱毛することを示している．実験結果により，梅花鍼などの方法は，毛包周囲の毛細血管の数を増やし，微小循環を促して毛球細胞の分裂活動を増加させることにより治癒させることが確かめられた．

❖ 治療

梅花鍼---

　　★取穴★　主穴：阿是穴，陽性反応点，風池，百会．

配穴：太淵，内関，頸部，仙骨部，腰部．
阿是穴の位置：脱毛区（以下同様）．
陽性反応点の位置：ほとんどは背骨の両側で，ヒモ状や結節状，スポンジ状の軟らかいものなど陽性反応物や，圧迫して怠い，痺れる，腫れぼったいなどを感じる陽性反応点．

★治療方法★　阿是穴と風池はいつも必ず使う．配穴は頸，腰，仙骨部が多い．陽性反応点を重点的に叩刺する．鍼具は，普通は梅花鍼を使うが，電気梅花鍼でもよい．電気梅花鍼を使う場合は患者に導子を握らせ，電気梅花鍼を術者が持つ．スイッチを入れ，電流を患者が耐えられる程度に上げ，パルスは70〜90回/分とする．電気梅花鍼の叩刺方法は普通の梅花鍼と同じである．まず脱毛区で鍼を落とす速度を均一にして密刺するが，その方法は，脱毛区の辺縁から螺旋状に中心へ向けて繞刺し，そのあと脱毛していない部分から脱毛の中心へ向けて繞刺する．引き続いて風池穴か百会穴の穴位表面に0.5〜1cmの直径で円を描いて密刺する．頭皮の状態に基づいて刺激量を調整するが，頭皮にはっきりした変化がなければ中刺激で叩刺し，局部を赤く充血させる．頭皮が少し赤くなって腫れていれば軽刺する．頭皮が白くなっていれば，強刺激して少し血がにじむ程度に重刺する．最初は20回ぐらい叩刺し，徐々に回数を増やして40〜50回ぐらいにする．その他の穴位も風池穴と同様に叩刺する．背部の叩刺方法は，後頸部から尾骨まで，背骨の両側と脊柱の中央を数往復繰り返して叩刺し，各椎体間も3回ずつ叩刺する．全部叩刺し終わったら，治療効果を高めるために老姜（ひねショウガ）の輪切りを患部に塗り付けたり，複方ツチハンミョウチンキを塗るが，塗った後で局部に少し痛いような灼熱感がある．梅花鍼治療は毎日か隔日1回治療し，15回を1クールとして，各クール間は5〜7日空ける．

複方ツチハンミョウチンキの作り方：ツチハンミョウ（ツチハンミョウ）20匹，トウガラシ20〜30g，生ショウガ30g，抱水クロラール50g，樟脳粉10g，グリセリン50ml，昇汞1ml，キニーネ粉2gを，75%アルコール1000mlに漬ける．

★治療効果★　治癒−頭髪がすべて生え揃い，頭皮の厚さも正常（5〜7mm）に回復し，頭皮の温度も正常（30〜34℃）に回復した．著効−脱毛区の80％に髪が生え，脱毛も止まり，頭皮の厚さや温度も正常に回復した．有効−脱毛区の50％に新しい髪が生え始め，脱毛は軽減したか停止し，頭皮の厚さや温度もほぼ正常となった．無効−刺鍼の前後で改善がはっきりしない．

1089 例を治療し，有効率は 87.7 ～ 100％である．そのうち電気梅花鍼を使った治療は 821 例で，治癒 742 例（90.3％），著効 4 例（0.5％），有効 52 例（6.4％），無効 23 例（2.8％）で，有効率 97.2％だった．

普通の梅花鍼だけを使った治療は 139 例で，治癒 26 例（18.7％），著効 74 例（53.2％），有効 35 例（25.2％），無効 4 例（2.9％）で，有効率 97.1％だった．

梅花鍼に薬液を加えたものは 129 例で，治癒 65 例（50.5％），著効 23 例（17.8％），有効 26 例（20.1％），無効 15 例（11.6％）で，有効率 88.4％だった．後者の有効率は，あまり高くないが，それでも明らかに梅花鍼で叩刺しただけよりも効果が勝っている．

体鍼--

★取穴★　主穴：百会，頭維，阿是穴，生髪穴，防老，健脳．

配穴：翳明，上星，太陽，風池，外関，天井．

生髪穴の位置：風池と風府を繋ぐ線の中点．

防老穴の位置：百会の後ろ 1 寸．

健脳穴の位置：風池の下 0.5 寸．

翳明穴の位置：耳の後下方で，乳様突起下の凹み．

★治療方法★　1 回の治療で主穴から 2 ～ 3 穴を選び（阿是穴は必ず使う），効果がはっきり現れなければ配穴を加える．阿是穴とは脱毛区で，脱毛区の中心に向けて平刺（横刺）で刺鍼する．防老穴は鍼先を斜め前方に向け，鍼柄が患者の頭皮と平行になるように，皮膚に沿わせて 0.1 寸刺入するが，鍼感は大きい．健脳穴は鍼先を下方に向けて 0.2 寸刺入する．この穴は頭皮の裏にあり，ちょうどよいところに刺入しなければならず，深すぎたり浅すぎたりすると治療効果に影響する．風池穴は鍼先を斜め下方に向けて 1 ～ 1.5 寸刺入し，得気させる．その他の穴位は得気があったら置鍼する．置鍼時間は 15 ～ 20 分である．1 日 1 回治療し，10 回を 1 クールとする．

★治療効果★　円形脱毛症（少し他の脱毛を含む）1345 例を治療し，治癒 913 例（67.8％），著効 236 例（17.6％），有効 127 例（9.5％），無効 69 例（5.1％）で，有効率 94.9％だった．一般に 2 ～ 3 クールの治療が必要である．

刺血--

★取穴★　主穴：委中．

★治療方法★　患者を腹臥位にし，膝窩を消毒して，委中の上約 4cm のとこ

ろをゴムチューブで縛るか指で圧迫し，委中穴や付近の表層小静脈を怒張させたあと，7号注射針を垂直に皮膚に刺入し，切皮したら横刺で約2～3mm刺入して血管に入れ，すばやく抜針して血を8～10滴ほど出す．4～6日ごとに1回治療する．両足を同時に刺血してもよいし，交互に刺血してもよい．

★治療効果★　63例の各種脱毛を治療した．そのなかには円形脱毛症，全身性脱毛症，および完全脱毛を含む．治癒率75.7%，有効率は94.6%だった．脂漏性の脱毛では治癒率38.5%で，有効率は88.4%だった．病歴が1年を超えた脱毛患者では治療効果が劣っていた．

穴位埋線

★取穴★　主穴：阿是穴．

★治療方法★　脱毛部分を露出させ，局所麻酔し，角針（縫合針）で0～1号腸線を十字に入れる．面積が大きければ，十字を2つ作る．必ず脱毛部分の辺縁に埋線し，線の端は頭皮内に入れて外へ露出しないようにする．ガーゼと止血繊維で包帯する．一般に1回治療する．

★治療効果★　患者60例を治療し，治癒54例，有効4例，無効2例で，有効率96.7%だった．

レーザー鍼

★取穴★　主穴：阿是穴．

★治療方法★　ヘリウム－ネオンレーザーを使い，出力8mW，光斑直径2cmで，10cmの距離から阿是穴に直接照射する．各脱毛部分に10分ずつ照射するが，多発性の円形脱毛症ならば，1つあたり5分ずつ照射する．脱毛面積が4×4cmを超えていたら，部分に分けて照射する．1日1回治療し，6回照射して1回休み，30回を1クールとする．

★治療効果★　90例を治療し，治癒64例（71.1%），有効20例（22.2%），無効6例（6.7%）で，有効率93.3%だった．そのうち無効だったものは，すべて多発性円形脱毛症だった．

穴位注射

★取穴★　主穴：阿是穴，曲池，足三里．
　配穴：頭維，百会，風池，脾兪．

★治療方法★　ビタミンB_{12}，アデノシン3リン酸．
　主穴は毎回1穴（両側）を取り，阿是穴つまり脱毛区を，多発性の円形脱毛

症では2～3カ所選ぶ．効果がはっきりしなければ1～2対の配穴を加える．阿是穴は4号注射針を使い，局部を消毒したあと，脱毛区の辺縁から中心に向けて平刺し，患者に腫れぼったい感覚が現れたら，ビタミンB_{12}注射液（100μg/ml）を0.5ml注入する．配穴には5号歯科注射針を使って，すばやく刺入し，得気があったらアデノシン3リン酸を各穴に5～10mgずつ注入する．毎日か隔日1回注射し，10回を1クールとして，各クール間は3～5日空ける．

★治療効果★　98例を治療し，2例は1例のみの治療だったが，これはすべて治癒した．残りの96例は，治癒68例，有効20例，無効8例で，有効率91.7%だった．

146. 女子顔面黒皮症（鬢黒斑）

❖ 概論

　女子顔面黒皮症は，皮膚に色素が沈着する皮膚病であり，顔面部に痛痒さや紅潮が現れたあと，メラニン色素の沈着斑となるのが特徴で，額や頬に多く見られる．青年や中年の女性に多い．この疾患の報告は多くないものの，確実に容貌を損なう疾病であるが，現代医学では治療する薬がない．

　本疾患を中医学では鬢黒斑と呼ぶが，面黯鬢とも言う．黯鬢の原因を『泰平聖恵方』は「臓腑に痰飲があったり，皮膚が風邪を受けたりし，気血が不調になると黒黯鬢ができる」と解説している．明代の陳実功は「鬢黒斑は，水が虧損して火を制御できず，血が弱くなって肉を華やかにできず，火が燥結して黒斑となったが，色艶は枯れない」と，初めて鬢黒斑と命名した．近年になると，質の悪い化粧品，あるいは過度な直射日光の刺激で，本病を誘発することが分かった．

　鬢黒斑の鍼灸治療も，この10年で始まり，体鍼や耳鍼，そして穴位注射などにより，優れた効果があった．

❖ 治療

耳鍼と体鍼 --

　★取穴★　主穴：耳穴の内分泌，交感，皮質下，肝，脾，腎．

　配穴：コメカミには太陽と絲竹空，額なら上星と陽白，頬には頬車と顴髎，鼻梁なら地倉と水溝，頸には大椎を加える．

★治療方法★　主穴は全部取り，配穴は黒くなった部位に基づいて加える．耳穴は消毒したあと，軟骨に達するが貫かない程度に28号毫鍼を刺入し，少し運鍼して，はっきりと腫れぼったい痛みを発生させる．配穴には30号毫鍼を15度角に平刺する．刺入する長さは，黒くなっている皮膚の幅によって異なるが，一般に黒くなった区域を少し通りすぎるぐらいがよい．そして平補平瀉で捻転し，30分置鍼して，置鍼中に3回運鍼する．耳穴から抜鍼するときは，少量の血を絞り出してもよい．隔日に1回治療し，15回を1クールとする．刺鍼期間には，毎日2～3回，1回9gの六味地黄丸を服用する．

★治療効果★　21例を治療した結果，治癒12例，有効9例で，有効率100％だった．

総合治療 --

★取穴★　主穴は3つに分ける．①大椎，曲池，血海，足三里，三陰交，風岩．②耳穴の神門，交感，腎上腺，内分泌，皮質下，肺，肝，腎．③肺兪，心兪，肝兪，腎兪．

配穴：頭痛やめまい，心煩（イライラ）して怒りっぽければ行間．形寒肢冷（寒象の印象で手足が冷たい），腰酸（腰が怠い）や耳鳴があれば太谿，命門，神門，内関．生理不順や性機能減退があれば乳根と中極．心悸して気促（頻呼吸），食少納減（少食）ならば内関．皮膚掻痒なら同じ分節の夾脊穴上下の透鍼を加える．

風岩穴の位置：耳垂下端と後髪際中央を繋ぐ線の中点から0.5寸前．

★治療方法★　本法は体鍼と耳鍼，そして穴位注射を組み合わせた総合治療である．①の穴位と配穴には体鍼を使う．毎回必ず主穴を取り，配穴は症状に合わせて加える．直刺して得気があれば，提插に小さな捻転を加えて運鍼するが，提插幅は3～4mm，捻転速度は60回／分の平補平瀉を主とし，配穴は虚実に合わせて補瀉をする．1～2分運鍼したら抜鍼し，置鍼しない．②の穴位は耳鍼だが，毎回各側から2穴を取り，敏感点を探し出したら，0.5寸の毫鍼を刺して得気させ，患者は耳鍼を残したまま帰宅し，30分ごとに鍼柄を按圧して刺激を強め，4時間後に取り去る．③には穴位注射する．薬物は，当帰，丹参，川芎の単味（1種類だけ）の注射剤とする．症状によって薬物を選び，血虚ならば当帰注射液，血瘀には川芎注射液，肝鬱と血瘀が合併していれば丹参注射液を使い，虚証患者ならば胎盤組織液やビタミンB_{12}を注射する．毎回2穴（すべて両側だから4穴）を選んで，各穴へ0.5～1mlの薬剤を注入する．注射するときは，必

ず筋肉注射のマニュアルに従い，注射針を穴位に刺入したあと酸脹重などの感覚が発生したら，徐々に薬液を注入する．もし皮膚に激しい痒みがあれば維丁膠性鈣4mlに改め，それぞれ大椎，曲池，血海へ注入する．体鍼と耳鍼，穴位注射は，同じ日におこなうとよく，隔日に1回治療して10回を1クールとし，各クール間は3〜4日空け，5〜6クール治療したら半月治療を中止する．一般に20〜25クール治療を続けなければならない．

★治療効果★　主に刺鍼と穴位注射を組み合わせ，刺鍼と薬物の総合作用により，滋養肝腎，祛風活血，活血化瘀の治療目的が達成できる．臨床によって一定の効果のあることが分かった．100例の黧黒斑患者を治療したところ，臨床治癒（皮膚の色素が減退し，皮膚の色が正常に近づいて，随伴症状がなくなったり，ほぼ消えたもの）16例，著効（皮膚の色素が明らかに減退し，明らかに随伴症状が軽減した）39例，有効（皮膚の色素と随伴症状の両方とも，治療前より軽減した）40例で，有効率95％だったばかりでなく，優れた長期効果もあった．本病は全身性の機能失調が原因であることから，治療は長くかかり，治療期間も長いが，効果もよい．だが患者が治療を続けようとせず，治療効果に影響する．また色素の類型からすると，びまん型では治療効果がかなり悪い．そうした面で改善が待たれる．

147. 肝斑

❖ 概論

肝斑は，顔面部に発生する限局性の淡褐色や褐色の皮膚変化である．出産前後の女性に多く，やはり容貌に影響を与える疾患である．本病の原因は分かっていないが，一般的に内分泌の失調と関係があると考えられている．現代医学でも効果的な治療方法がない．

中医学では本病を「面塵」と呼ぶ．清代の『外科証治全書』に「面塵は，顔が汚れたようになり，そのうち煤のように黒くなってツヤがなく，大小の黒斑となるが，皮膚とは平らである．憂鬱が鬱積し，血が弱くなった現れである」とある．その病機は，腎陰が不足して腎水が上部へ行かなかったり，あるいは肝鬱で気結して肝が条達できず，その状態が長く続いて熱と化し，陰血を焼いて傷付けたため，顔面の気血が調和しなくなって発病したものである．

本病に対する鍼灸治療は，1980年代中期に始まった．現在で十数年にしかならないが，人々の美容に関する関心が高まるにつれて，関係する臨床データも急速に増加した．現在は耳鍼を主に治療しているが，耳穴の刺激方法が異なる．耳穴の毫鍼刺鍼，円皮鍼，割治，刺絡などがあり，体鍼と組み合わせた治療もある．また単独で体鍼や抜罐，穴位注射した治療でも，一定の効果を得られている．
　本疾患の鍼灸治療の作用メカニズムに関する研究論文は，未だに現れていない．

❖ 治療
耳穴刺血 --
　★取穴★　主穴：熱穴，癤腫穴，皮質下．
　配穴：内分泌，脾，胃．
　熱穴の位置：上対輪脚内側縁と同一直線にある対輪部（Yの字の中心付近）．
　癤腫穴の位置：耳内側面（裏側）の上部（対輪窩の上端．三角窩隆起付近）．
　★治療方法★　耳穴刺血の法を使う．主穴を主とし，全身症状に基づいて配穴を加える．患者を椅子に腰掛けさせ，穴位を消毒したあと，眼科15号の手術メスか三稜鍼を使い，表皮を1mmほど刺し破って出血させたら，75％アルコール綿花3個を絞って水分を除き，それで血を続けざまに拭き取ってきれいにする．さらに乾いた消毒綿花で刺した痕を圧迫し，感染を予防する．毎回1穴だけを刺し，隔日に1回刺血する．穴位は順番に使用して，15回を1クールとし，治療クールが終わったら再検査する．それで治っていなければ，引き続いて2～3クール治療し，各クール間は7～10日空ける．この方法は施術前，患者に治療方法を説明し，患者の協力を得なければならない．75％アルコール綿花で耳の血を拭き取るとき，外耳輪を軽く動かすようにし，力を込めて絞り出して不快な思いをさせないようにする．刺し傷に乾いた消毒綿花を被せた患者には，24時間は綿花を取らないように指示し，その間は水で濡らさないようにする．もし傷の治りが悪ければ，その場所を避けて治療し，感染を防いだり，愈合の邪魔をしないようにする．
　★治療効果★　283例を治療した結果，治癒165例，著効52例，有効24例，無効42例で，有効率85.2％だった．

耳穴圧丸 --
　★取穴★　主穴：面頬，子宮，内分泌，皮質下．

配穴：肺，腎，肝，大腸，外鼻．

★治療方法★　耳穴敷貼の法を使う．まず耳穴は耳穴探測器を使って敏感点を探し，主穴には毎回必ず貼り，配穴は症状に基づいて加える．王不留行の種か磁石粒（380ガウス）を圧迫物とし，それを7×7mmの絆創膏に載せて敏感点に貼り付ける．貼った後は2～3分按圧し，耳介を紅潮発熱させる．そして患者に毎日3～4回按圧するよう指示する．毎回一側の耳に貼り，隔日に1回貼り替えて，15回を1クールとする．両耳輪は交替に貼り替える．一般に3クール必要である．

★治療効果★　250例を治療した結果，治癒130例，著効98例，有効7例，無効15例で，有効率94％だった．

耳鍼と体鍼 --

★取穴★　主穴：腎，肝，脾，内分泌．

配穴は色素が沈着した部位に基づいて，すべて体穴を加える．額なら上星と陽白，頬は頬車と四白，鼻梁は印堂と迎香，上唇は地倉を加える．

★治療方法★　主穴は毎回必ず取る．耳穴は毫鍼と敷貼を併用する．つまり一側の耳穴は刺鍼し，0.5寸28号のステンレス毫鍼を敏感点へ刺入する．耳介軟骨を貫かず，腫れぼったい痛みがある深さであればよい．もう一側の耳は，王不留行の種か磁石粒を貼り付ける．隔日に1回治療し，両耳を交替に使用する．配穴には刺鍼する．28～30号の毫鍼（長さ1～1.5寸）を使って，すべて色素が沈着した方向へ斜刺し，得気したら小刻みな捻転で軽刺激する．耳鍼と体鍼は，どちらも30分置鍼し，置鍼中は2～3回運鍼する．体鍼も隔日に1回で，耳鍼と並行しておこなう．15回を1クールとし，各クールは7日空ける．

★治療効果★　81例を治療し，治癒34例，著効43例，有効4例で，有効率100％だった．

鍼灸 --

★取穴★　主穴：阿是穴，迎香．

配穴：肝兪，腎兪，気海．

阿是穴の位置：病変部分（以下同様）．

★治療方法★　主穴配穴ともすべて取る．まず配穴（両側）に刺鍼して平補平瀉し，鍼柄へ1～3cmに切った棒灸を刺して5～10分灸頭鍼する．両側の迎香へ刺鍼したときは，鍼下に得気があったら15～30分置鍼し，さらに肝斑の

中心に無瘢痕灸を3～7壮すえる．毎日1回治療して，7回を1クールとし，各クール間は2～3日空ける．

　★治療効果★　以上の方法を使い，25例を治療した結果，治癒21例，著効3例，有効1例で，有効率100％だった．

抜罐 --

　★取穴★　主穴：背三角区．

　配穴：耳背部（耳裏側）の静脈．

　背三角区の位置：背部で，大椎穴と両側の肺兪穴によって作られる三角形の区域内．

　★治療方法★　背三角区は皮膚鍼（梅花鍼）で叩刺する．毎回1～2個の叩刺点を選び，15個ぐらいの出血点ができればよい．その叩刺してできた出血点は，2号ガラス罐を使った閃火法にて抜罐するが，出血させる量は1ml以内とする．耳背部の静脈は，はっきりした静脈を選んで手術メス先端で点刺し，3滴ほど出血させればよい．隔日に1回治療し，10回を1クールとする．

　★治療効果★　486例を治療した結果，治癒（色素斑が全部消えた）102例，著効（色素斑が80％以上消えた）131例，有効（色素斑が明らかに減ったが，著効の基準を達しない）231例，無効22例で，有効率95.5％だった．

刺血 --

　★取穴★　主穴：耳背溝（降圧溝），胃，熱穴．

　配穴は体穴を3つに分ける．①大椎，至陽．②身柱，筋縮．③神道，命門．

　★治療方法★　刺血の法を使う．耳穴刺血法は，毎回1つの穴区（一側）を取り，消毒したあと手術メスか三稜鍼を使い，すばやく傷付けて出血させる．このとき深く切りすぎて軟骨を傷付けないようにし，ただ表皮のみを破ればよい．そのあと水分を絞った消毒綿花で，しみ出した血を軽く吸い取り，血液が凝固して血が止まったら消毒ガーゼで按圧する．出血させる量は，1回に2～4個の綿花を使う程度がよい．体鍼法は，毎回1組の穴位を取り，左手の親指と人差指で穴区の皮膚を摘んで痛くないように防ぎ，右手に皮膚鍼（梅花鍼）を持って強く叩刺する．はっきり局部に血がにじんできたら，閃火法で大号のガラス罐を吸着させる．毎回15～20分ほど吸着させ，3～5ml出血させて，局部の皮膚が紫色か赤くなればよい．耳鍼と体鍼は同時におこない，最初は隔日に1回で穴位を順番に使用し，はっきり効果があれば毎週1回とし，2～3カ月を1クールとする．

生理中には治療しないほうがよい．

★治療効果★　240例を治療し，治癒151例，著効70例，有効19例で，有効率100％だった．

総合療法

★取穴★　主穴は2組に分ける．①耳尖，面頬，額，顳，外鼻．②阿是穴．

配穴：内分泌，腎，脾，肺，縁中，内生殖器．

★治療方法★　主穴を主にする．①組は刺血法を使い，耳尖は必ず取る．耳介を揉んで充血させ，消毒した三稜鍼を1～3mmの深さにすばやく刺入し，抜鍼したら両手の親指と人差指で周囲を軽く圧迫し，1回に10～15滴の血を絞り出す．ほかの穴位は病巣部に対応した部分を取り，三稜鍼で皮膚を破る程度に点刺し，血珠ほど出血すればよい．②組は0.5～1寸の毫鍼を使い，シミとなった皮膚部分に直接刺鍼するか，シミを囲むように刺鍼する．その方法は一般に，中心へ1本直刺し，上下左右から中心へ向けて皮内に4本横刺する揚刺を使い，30分置鍼する．

配穴には，王不留行の種を貼って按圧し，毎日耳穴を3～4回，耳介が発熱するか焼灼感がある程度に按圧する．

こうした方法は毎週1～2回おこない，10回を1クールとする．

★治療効果★　288例を治療し，治癒69例，著効97例，好転113例，無効9例で，有効率96.9％だった．

皮膚鍼と抜罐

★取穴★　主穴：華佗夾脊穴，督脈の大椎から命門まで，膈兪，肺兪．

★治療方法★　主穴は全部取る．患者はベッドでうつ伏せになり，穴区を消毒したら，最初に皮膚鍼（梅花鍼）で華佗夾脊穴を叩刺する．手法は，最初は軽く，徐々に強くし，初めはゆっくりで，徐々に速くしてゆき，叩刺した皮膚が赤くなればよい．さらに同じ方法にて大椎から命門まで叩刺する．引き続いて小号のガラス罐（罐口には潤滑油を塗っておく）を取り，閃火法で前述した穴区を1～2往復ほど走罐（ガラス罐を吸着させたまま皮膚上を滑らせること）し，取り外して留罐しない．肺兪と膈兪は，最初に皮膚鍼で局部が赤くなるまで叩刺し，それぞれ抜罐を使って15分ほど留罐する．毎日1回治療し，10回を1クールとする．

★治療効果★　59例を治療し，5クールの治療をおこなった結果，治癒45例，有効7例，無効7例で，有効率88.1％だった．

148. 酒皶鼻

❖ **概論**

　酒皶鼻は，酒皶性痤瘡，紅斑性酒皶，鼻瘤などとも呼ばれる．確かな原因は分かっていないが，おそらく皮脂の分泌過剰があり，それに体内外のさまざまな有害因子が加わって，患者の顔面部の血管自律神経を失調させ，血管が開きっぱなしになったものである．紅斑が消えず，散在性の赤い丘疹や膿疱が現れ，末期になると鼻の組織が肥厚し，増殖して瘤状になるのが主な症状である．損傷部位は，鼻尖と鼻翼両側が最も顕著で，中年で発病することが多く，女性に多いので，やはり容貌を損なう疾患の1つである．現代医学では，まだ特効の治療がない．

　中医学では2000年前の『素問・生気通天論』に「労働して汗をかき，風に当たると，寒が皮膚に凝集して皶になる」と書かれており，後世でも理論が発展している．『外科大成』は「酒皶鼻は，まず肺経で血熱が体内を蒸し，それが風寒に遭遇して外を束縛され，血が滞って凝結したために発生する」と，本病が発生する病因病機を解説している．

　本病に対する鍼灸治療は，1960年代に始まった．しかし80年代にならなければ注目されなかった．多くは体鍼で治療しているが，穴位注射や穴位レーザー照射，耳鍼などの穴位刺激でも一定の治療効果がある．しかし鍼灸は，本病の初期（紅斑期）や中期（丘疹期）で主に用いられ，末期の鼻瘤期では効果が劣る．

❖ **治療**

体鍼----------

　★取穴★　主穴：印堂，素髎，迎香，地倉，承漿．
　配穴：禾髎，大迎，合谷，曲池．
　★治療方法★　主穴は全部取り，配穴は皮疹の分布状況に応じて取る．患者を椅子に腰掛けさせ，軽く捻転する刺入方法で，患者に酸麻感（怠く痺れる感覚）があったら20～30分置鍼する．2～3日に1度刺鍼し，10回を1クールとする．
　★治療効果★　21例を治療し，治癒7例，著効7例，有効6例，無効1例で，有効率95.3％だった．

刺血----------

　★取穴★　主穴：阿是穴，印堂，迎香．

配穴：上星，百会，列缺，支溝，合谷，曲池．

阿是穴の位置：発病している局部．

★治療方法★　主穴を主にし，効果がはっきりしなければ配穴を加える．まず1寸の毫鍼で鼻部の阿是穴を点刺するが，深さは少し出血する程度がよい．点刺密度は1cm²当たり20ヵ所とする．鍼が終わったら血を拭き取り（出血しにくければ，軽くつまんでもよい），さらにアルコールで消毒する．ガーゼで覆う必要はない．そのあと印堂と迎香へ刺鍼し，30分ほど置鍼するが，発病して長い患者には，軽い捻転と提挿を使って手法を強化してもよい．配穴の鍼法も同じである．すべて平補平瀉する．15回を1クールとし，各クール間は10日空ける．

★治療効果★　57例を1～4クール治療したところ，治癒35例，著効7例，有効12例，無効3例で，有効率94.7％だった．

耳鍼--

★取穴★　主穴：外鼻，肺，腎上腺，内分泌，内鼻，面頬．

配穴：耳根部位．

★治療方法★　主穴を主にし，初期なら外鼻，内鼻，肺だけを取穴して軽刺激する．症状が重ければ，前述した穴位を全部取り，毫鍼を刺入して捻転法で強刺激し，15～30分置鍼するが，重症者には1時間まで置鍼を延長してもよい．隔日に1回治療して10回を1クールとする．効果が劣っていれば，配穴の耳根部へ環状に穴位注射してもよい．ビタミンB_6か生理食塩水2～4mlを取り，耳前の皮下から始め，耳根に沿わせて前から後ろへ向け，リング状に1周り注射する．これは両耳を交替で使う．隔日に1回か，毎週2回おこない，5～10回を1クールとする．また刺血法を使ってもよい．5号の注射針を使って，外鼻穴を点刺出血し，面頬区は雀啄刺で出血させたあと，約1cmの消毒綿花6～8枚を使って血を拭き取る．毎回片側の耳を使う．ほかの耳穴には王不留行の種を貼る．毎週2回治療し，10回を1クールとする．

★治療効果★　本法は酒皶鼻の初期に効果が優れている．臨床観察によると，少数の症例では，鍼を耳穴に刺入して置鍼している間に，いくらか鼻尖の充血や紅潮が改善されるが，抜鍼して30分もすると充血が元に戻ることが多いので，何回も治療しなければ効果が得られない．刺血貼圧法を使って治療したのは25例で，結果は治癒15例，有効6例，無効4例で，有効率84％だった．

穴位レーザー照射--

★取穴★　主穴：四白，素髎，迎香，顴髎．

★治療方法★　毎回2～3穴を取り，波長6328Åの低出力ヘリウム－ネオンレーザーを5mWの出力，照射距離30～50cmで，1回7～15分照射する．毎日か隔日に1回治療し，10回を1クールとして，各クール間は3～5日空ける．

★治療効果★　2例を治療し，いずれも治癒した．

穴位注射--

★取穴★　主穴：上迎香，迎香．

上迎香穴の位置：鼻通穴とも呼び，鼻骨下の陥凹部で，鼻唇溝の上端が尽きる部位．

★治療方法★　両側とも取る．5mlの注射器に4mlの複方丹参注射液（丹参と降香4mgに相当する）を吸入させ，各穴へ1mlずつ注入する．注射が終わったら，各穴を10分ぐらい按摩する．隔日に1回治療して，5回を1クールとし，各クール間は5日空ける．メトロニダゾール0.2gを毎日3回服用してもよい．

★治療効果★　20例を治療した結果，治癒16例，有効4例だった．

149. ニキビ

❖ **概論**

ニキビは毛包や皮脂腺の慢性的な炎症性疾患である．好発部位が顔面と背中で，症状はニキビ，丘疹，膿疱，結節，囊腫などの損傷となる．青年男女に多発する．現代医学でもうまい治療法がなく，一般に薬物治療する．

ニキビは中医学では「肺風粉刺」とか「面疱」と呼ばれる．

肺風粉刺の鍼灸治療は，はっきり古籍に記載されていない．現代で早期の報告は1960年代である．最近では生活水準が向上し，個人の美容に対する関心も高まってくると同時に，ニキビに関する鍼灸治療の報告も急増した．穴位刺激も火鍼，電気鍼，挑治，耳鍼，三稜鍼の点刺出血，自分の血液を穴位注射する自血療法および耳穴割治療法など，かなり広く応用されている．客観的に鍼灸の効果を検証するために，刺血法と漢方薬，現代薬の三者を比較した結果，刺血療法が最も効果があり，現代薬の治癒率が最も劣ることが分かった．鍼灸の本病に対する有効率は90％前後である．

❖ 治療

鍼灸 --

★取穴★　主穴は2組に分ける．①曲池，合谷．②後谿，労宮．

配穴：大椎，足三里，迎香，下関，頬車．

★治療方法★　主穴は常に1組を選び，配穴から2～3穴を取る．穴位は順番に使う．曲池と合谷は刺入して，得気があったら中刺激で平補平瀉したあと30分置鍼する．後谿から労宮へ透刺し，平補平瀉のあと20分置鍼する．抜鍼したあと鍼孔から血を数滴絞り出す．配穴は軽から中刺激したあと，断続波で，患者が我慢できる程度の電流にして，電気鍼で20分ぐらい通電する．鍼のあとは，顔面部や足三里に棒灸を使って10～15分，局部が赤くなるまで回旋灸する．毎日か隔日1回治療する（後谿から労宮の透刺は1週間に1回する）．

★治療効果★　ほぼ治癒－丘疹は消え，赤みがなくなり，新たなニキビは現れず，1年経っても再発していない．著効－ほぼ丘疹が消え，半年内には新たなニキビは現れない．有効－丘疹は明らかに消えたが，時たま新たなニキビができる．無効－症状が少しよくなったか，変化がない．

537例を治療し，ほぼ治癒431例（80.1%），著効69例（12.8%），有効32例（6.2%），無効5例（0.9%）で，有効率99.1%だった．

耳穴の円皮鍼 --

★取穴★　主穴：内分泌．

配穴：膈，肺．

★治療方法★　一側の主穴だけ使う．もし効果がはっきりしなければ配穴を加える．耳介はきちんと消毒し，円皮鍼を穴位に少し捻りながら入れた後，絆創膏で固定し，手で10分ぐらい按圧する．そして患者に自分で1日3回，1回に3～5分按圧させる．3～5日したら反対の耳に円皮鍼を入れる．5～7回を1クールとする．

★治療効果★　50例余り治療し，1例は中断したが，12例が有効と著効だったほか，すべて治癒した．

耳穴刺血 --

★取穴★　主穴：交感，熱穴，内分泌，皮質下，縁中（脳点）．

配穴：腎上腺，神門．

熱穴の位置：上対輪脚内側縁と同一直線の耳輪部．

★治療方法★　毎回主穴から2〜3穴選んで順番に使う．効果がはっきりしなければ配穴を加える．三稜鍼で1mmの深さ，軟骨に穴を開けないよう点刺し，血を1〜3滴絞り出す．隔日1回治療し，10回を1クールとする．

★治療効果★　治癒－症状が消失し，皮膚にも光沢が戻って弾力性も正常になり，何の異常も見られず2年間再発していない．著効－ほぼ症状が消え，皮膚の光沢や弾力性も回復したが，軽度に硬いところがある．有効－症状が軽減し，ニキビの部分が少なくなったが，触診ではやはり硬結がある．無効－改善が見られない．

1287例を治療し，有効率は85.3〜99.4％だった．そのうち989例を上の基準に当てはめると，治癒825例（81.9％），著効64例（6.9％），有効50例（5.6％），無効50例（5.6％）で，有効率94.4％だった．

耳穴割治 --

★取穴★　主穴：肺．

配穴：神門，交感，内分泌，皮質下．

★治療方法★　主穴は両側を使い，配穴を加える．消毒して，メスの先端で穴位を断ち割り，少し出血させた後，少量の粉薬を付ける．隔日1回治療し，穴位は順番に使う．10回を1クールとする．

薬の粉：雄黄，冰片，硼酸，滑石の粉を等量ずつ，粉にして使う．

★治療効果★　381例を治療し，治癒355例（93.2％），残りの26例は，程度の差はあれ好転した．

抜罐の1 --

★取穴★　主穴は3組に分ける．①大椎，至陽または肺兪．②身柱，筋縮．③神道，命門．

配穴：耳穴の降圧溝，熱穴，胃穴．

★治療方法★　主穴を毎回1組取り，三稜鍼か梅花鍼で数回叩刺し，出血したら20分抜罐して外す．配穴は三稜鍼か15号のメスで割治し，数滴出血させる．毎回1〜2穴を選ぶ．隔日1回治療し，10回を1クールとして，各クール間は5〜7日空ける．

★治療効果★　387例を治療し，治癒187例，著効112例，有効80例，無効8例で，有効率97.9％だった．

抜罐の2

　★取穴★　主穴：大椎．

　配穴：耳穴の耳尖．

　★治療方法★　患者を机に伏せさせて，後頸部を露出する．まず毫鍼を大椎穴へ刺入し，針先を下へ向けて，少し提挿捻転して鍼感を下へ伝わらせたら，そこに架火法で抜罐を吸着させ，20～30分留罐する．毎日1回治療し，10回を1クールとする．もし治りにくければ，膀胱経に沿わせて走罐し，耳尖穴を三稜鍼で点刺出血する．

　★治療効果★　39例を治療した結果，治癒29例，有効7例，無効3例で，有効率92.3％だった．

耳穴冷凍

　★取穴★　主穴：輪$_1$，輪$_2$．

　配穴：肺，内生殖器，内分泌，面頬．

　★治療方法★　主穴は全部取り，配穴を1つ加える．毎回両側とも取る．穴位を消毒し，銅で作った直径1.5mmの自作冷凍ヘッドを十分な液体窒素に浸し，すぐに所定の耳穴へ4～5秒密着させる．毎週1回治療し，4回を1クールとする．

　★治療効果★　80例を治療し，短期治癒10例，著効21例，好転35例，無効14例で，有効率82.5％だった．

挑治

　★取穴★　主穴：反応点．

　配穴：大椎，陶道，身柱，至陽，夾脊胸1～7．

　反応点の位置：反応点は丘疹とよく似た，皮膚の少し盛り上がったところで，色は灰白色か褐色，あるいは暗赤色の陽性点で，押しても色が褪せない．背部で太陽膀胱経の兪穴に近いものがよい．

　★治療方法★　主穴を主とし，効果が劣っていれば配穴に改める．患者を椅子に後ろ向きに座らせ，背もたれによりかからせて背中を出し，明るい光の中で挑治点を探す．見つかったら消毒するとともに局所麻酔し，消毒した三稜鍼で局部の皮膚を破り，皮下から白色線維を引っ張り出して1本ずつ切断し，すべて切断しきったら終える．症状がひどくて身体が頑丈なものには，抜罐を加えて少量だけ出血させる．傷口は消毒ガーゼで覆って絆創膏で固定する．1回目は1点だけ

に挑治するが，再診では2点に挑治してもよい．5〜7日に1回挑治し，10回を1クールとする．

★治療効果★　130例を治療し，治癒95例（73.1％），著効21例（16.2％），有効11例（8.4％），無効3例（2.3％）で，有効率97.7％だった．

穴位埋蔵 --

★取穴★　主穴：肺兪．

★治療方法★　両側の穴位とも取り，消毒して局部を浸潤麻酔し，9号の中空鍼に0.5〜1cmに切った羊腸線を入れ，スタイレットを押して羊腸線を穴位の皮下に直接押し入れる．鍼孔は消毒した綿花で覆い，絆創膏で24時間固定する．7〜10日に1回治療し，5回を1クールとする．

★治療効果★　200例を治療し，治癒120例，著効40例，有効36例，無効4例で，有効率98％だった．

レーザー鍼 --

★取穴★　主穴：耳穴の内分泌，腎上腺，肺．

★治療方法★　毎回一側の耳穴を取り，両耳を交互に使う．ヘリウム-ネオンレーザーで，波長6328Å，出力2〜3mW，グラスファイバー直径200μm以下，ファイバー数値口径25mm以下，ファイバーの長さ1m，末端の出力効率2.5〜1.3mWとする．各穴へ3分ずつ照射する．隔日に1回照射し，10回を1クールとして，各クール間は5〜7日空ける．

★治療効果★　312例を治療し，治癒179例，著効78例，有効42例，無効13例で，有効率95.8％だった．有効だった例を3〜6カ月追跡調査すると8例が再発しており，再び本法で治癒した．

穴位注射 --

★取穴★　主穴：足三里．

★治療方法★　患者の静脈血を最初に3〜6ml抜いた後，それを迅速に本人の両側足三里に注入する．30日に1回治療する．また2ml血を抜き，それを各穴に1mlずつ注入してもよい．1週間に2回治療し，7回を1クールとする．

★治療効果★　710例を治療し，治癒697例（98.1％），著効5例（0.7％），有効4例（0.6％），無効4例（0.6％）で，有効率99.4％だった．

150. 雀卵斑（ソバカス）

❖ 概論

　雀卵斑はソバカスとも呼ぶ．その症状は，針先からフジ豆ぐらいの大きさの黄褐色や暗褐色の斑点が，密集したり散在し，境界がはっきりしている．顔面や頸部に多発し，思春期以降の妙齢の女性に多いため，やはり容貌に影響する疾患の1つである．本病の原因は不明だが，おそらく常染色体の顕性遺伝であろう．現代医学では脱色したり腐食させたりするが，際だった効果はない．

　本疾患を中医学では雀斑と呼び，顔面部に雀の卵のようなゴマ状の斑点ができることから「面皯䵮」とも言う．『諸病源候論』に「人面の皮が，黒ゴマのようであったり，雀の卵のような色となる．これは風邪が皮膚に宿り，痰飲が臓腑を漬けたために皯䵮となったものである」と，初めて記載された．

　本病に対する鍼灸治療は，この10年余りのことである．現在使われている方法は，ほとんどが火鍼を使って斑を除去するが，使われる鍼や焼灼方法に若干の違いがある．雀卵斑は顔面部に発生し，損傷部位がきわめて表面であるため，鍼や操作方法に精密さが要求される．一般に平頭鍼を採用し，針先が深く入りすぎて真皮組織を傷付けないようにする．手法では，ゆっくりと軽い烙熨（熱いものを押し当てること）が強調されている．統計によれば有効率は90％以上である．このほか耳鍼を使っても，一定の効果がある．

❖ 治療

電熱鍼 --

　★取穴★　主穴：阿是穴．

　阿是穴の位置：皮膚損傷区．つまりソバカス部分（以下同様）．

　★治療方法★　内蒙古中蒙医研究所製造のDRI-1型電熱鍼器を使う．まず機械に付属している特製鍼を改造し，針先面積を大きくして，直径0.8～1 mmの平頭鍼（針先がなくて平らな鍼）にする．この鍼を機械の出力回路に接続する．機械の操作マニュアルに基づいて，まず電熱鍼器を始動させて予熱し，機械のメーターが110～140 mAを示すようにする．そのあと針先をソバカスに当てて焼く．ソバカス組織の厚さによって，刺鍼する深さや置鍼時間を決めるが，一般には点刺するだけでよい．ソバカス部分に小さな水疱ができ，カサブタとなり，7

〜10日後にカサブタが自然に落ちて、痕は残らない。深部組織にソバカスがあり、1回の治療では完全に消えなければ、2回めに電流を大きくして治療する。

★治療効果★　196例の患者を治療し、3568個の雀卵斑を治療した。1回の治療で治癒したのは2894個、2回で治癒したのは362個で、総治癒率は87.4%だった。

火鍼

★取穴★　主穴：阿是穴。

★治療方法★　ソバカスの色の濃さ、大きさによって、太、中、細の平頭火鍼を選ぶ。一般に大きなソバカスには太い平頭火鍼、小さなソバカスには細い平頭火鍼を使い、普通のソバカスには中号の平頭火鍼を選ぶ。まず麻沸散や他の薬物を使って表皮を局所麻酔し、鍼をアルコールランプで赤くなるまで焼き、ソバカスを速刺する。するとソバカスは灰白色のカサブタになる。火鍼の温度は、年齢や皮膚の柔らかさによって変える。子供のソバカスを治療するときは、大人よりも温度を低めにし、老人性で皮膚から盛り上がった黒いソバカスには温度を高くしなければならない。刺鍼する力加減だが、ソバカスの色が黒ければ強く押し着け、点刺速度も遅くする。色が薄ければ弱い力で押し当て、すぐに離す。カサブタは約2週間後に落ちる。カサブタが落ちた痕は、1週間は皮膚がピンク色をしているが、1週間後に周囲と同じ色になり、まったく瘢痕が残らない。

治療クール：ソバカスの程度により、軽、中、重の3つに分ける。軽は色が薄く、ゴマ粒ぐらいなのが分散しており、一般に1回の治療で治癒する。中度のソバカスは、黄、黒、茶などの色があり、鼻部に集中して、顔面部での密度は高くなく、2〜3回の治療が必要である。重度のソバカスは大きさが不揃いで、ほとんど顔全体を覆っており、何回かに分けて（つまり複数回）、パーツごとに分けて治療する（最初に大きな部分を刺し、続いて中小のソバカスを刺す）。火鍼治療したあとは、カサブタが落ちて20〜30日したら再検査するよう指示し、ソバカスが残っていれば、さらに刺鍼する。

★治療効果★　1484例を観察した。2〜3回治療したところ、治癒1137例、有効308例、無効39例で、有効率97.4%だった。

三頭火鍼

★取穴★　主穴：阿是穴。

★治療方法★　三頭火鍼を使う。モリブデン金属を使った鍼で、1本の鍼体の

太さが28号毫鍼と同じ，鍼柄の長さが8cm，鍼体の長さが1cm，これを3本一緒にして巻き付けたもの．この鍼は高温に耐え，弾力性があり，熱しても柔らかくならず，折れにくいなどの特徴がある．

　刺鍼法：患者をベッドに仰向けに寝かせ，顔は天井に向ける．そして阿是穴を消毒する．三頭火鍼をアルコールランプで熱し，針先が熱くなったら，すばやく正確にソバカスを引っ掻く．ソバカスが完全に消えればよい．均一な力で操作し，表皮が破れる程度でよい．鍼を加熱しすぎたり，点刺が深すぎると瘢痕となるので悪い．患者の顔面部のソバカス量，面積によって何日かに分けて治療するが，一般に2〜3回に分け，3〜4日ごとに治療する．火鍼でソバカスを引っ掻いたあとカサブタとなり，7〜10日で自然にカサブタが落ちる．カサブタが落ちたら，その痕を清潔にし，手で引っ掻かないようにして感染を防ぐ．

　★治療効果★　506例を治療した．治癒（引っ掻いたあとカサブタが自然に落ち，瘢痕も残らず，半年以上再発しない）354例，著効（カサブタが落ちたあと，少し痕跡が残っているが，ほかは治癒と同じもの）96例，有効（半年内に一部が再発した）56例で，有効率100%だった．

電気鍼 --

　★取穴★　主穴：迎香，印堂，神庭，巨髎．
　配穴：合谷，足三里，三陰交．

　★治療方法★　主穴を主にし，考慮して配穴を加える．1.5寸28〜30号の毫鍼を使い，鍼体と皮膚が30度角を成すようにして顔面部の穴位へ刺入し，得気したら平補平瀉して，パルス器に接続する．疎密波で，パルス間隔18〜22回/分，患者が心地よく感じる電流量で通電するが，徐々に上げてもよい．毎回30分治療する．隔日に1回治療し，10回を1クールとして，各クール間は3〜7日空ける．

　★治療効果★　30例を治療した結果，治癒9例，著効10例，有効7例，無効4例で，有効率86.7%だった．

151. イボ

❖ 概論

　イボはウイルスによってできるが，以前はこうしたものは慢性で良性だと考え

られていた．しかし最近になってウイルスに感染したあと，皮膚癌などの悪性腫瘍となることが分かり，人々の関心を集めている．現在，鍼灸を主に使って治療するのは，尋常性疣贅と扁平疣贅である．前者は円形か多角形で，触ると硬く，表面がザラザラしており，灰黄色や汚れたような黄色である．最初は1つだが徐々に増える．青年によく起こる．扁平疣贅は米粒大から大豆大の扁平に隆起した丘疹で，表面が滑らかで硬く，薄い茶色か皮膚と同じ色をしており，突然に現れて一カ所に密集する．青少年に多い．現在では現代医学の治療方法も数多くあるが，その治療効果はどれも確実なものとはいいがたい．

現代の鍼灸を使ったイボの治療は，1960年代になってから多くの報告が始まった．初期にはやはり灸をすえる方法が提唱された．手の奇穴の骨空穴を使って治療し，多くの病例が観察された．この分野は10年で大きく発展した．そのうち刺鍼による治療方法が多く使われ，鍼で尋常性疣贅の基底部を直接刺激し，しばしば優れた効果を収めた．マッチの頭による治療も，一定の長期効果がある．鍼や灸による治療法は痛みを伴うので，電子火鍼によりイボの基底部を切開し，数秒の内に治療が終わるという方法も開発された．このほか穴位注射，耳鍼，電気鍼などを使って尋常性疣贅を治療したり，梅花鍼で叩刺したり，レーザーを照射したり，耳穴敷貼などによって扁平疣贅を治療したりもする．鍼灸を使ったイボの有効率を，中国国内で報告された範囲で分析すると90%前後である．海外でも鍼灸によるイボの治療が発表され，例えば日本の西谷郁子は米粒大のモグサをイボに直接すえるとともに，モグサの灰を練ってペースト状にし，イボの上に塗り付けて優れた効果をあげているが，これなども古代の灸によるイボ治療の方法を受け継いだものである．

鍼灸によるイボの治療は，メカニズムでも注目されている．形態学，組織学，爪床微小循環および免疫学などを観察し，鍼灸は神経と体液のプロセスを通じて，反射性の血管収縮を起こさせ，それがイボの血液供給を断つと同時に，身体の免疫機能を増強し，イボが排斥されると考えられるようになった．

❖ 治療

体鍼 --

本法は主に尋常性イボの治療に使い，信頼性の高い治療効果があるが，刺鍼した部位は痛い．

★取穴★　主穴：阿是穴．

阿是穴の位置：患部．一般に母イボを狙う．つまりたくさんあるイボのなかで一番早くからでき，一番大きいもの（以下同様）．

★治療方法★　阿是穴を消毒して28号0.5～1寸のステンレス毫鍼（耳鍼によく使われる）を使い，母イボの頂点から垂直に刺入する．刺鍼時の痛みを軽減するために，先に左手でイボの基底部をきつく挟み，白く変色させてから刺鍼してもよい．鍼で切皮したら，すばやく基底部まで0.5寸ぐらいの深さに刺入し，力を入れて強くすばやく30回ぐらい捻転し，緊提慢按の瀉法で提挿し，患者に怠い，痺れる，腫れぼったい感覚を発生させる．そのあと鍼をイボと皮膚表面の境界面に引き上げ，針先をイボの内側でぐるりと1回転させ，鍼孔を拡げたら抜鍼し，1～2滴ほど血を出して，圧迫して止血すればよい．もし楕円形や変形したイボならば，その最大直径部分の平面に沿って，イボと皮膚表面の境界に鍼をさらに1本加えて反対側に透刺し，10分置鍼する．そのあと鍼を逆方向に1回転させ15分たったら抜鍼して少量出血させる．もし出血しなかったら両親指でイボの基底部を挟んで出血させ，絆創膏を貼る．4日に1回刺鍼し，そのあとは15日に1回刺鍼して，4回を1クールとする．

★治療効果★　255例を治療し，治癒248例（97.25%），無効7例（2.75%．中断した4例を含む）で，有効率95.4%だった．

火鍼

本法は尋常性疣贅に使う．

★取穴★　主穴：阿是穴．

★治療方法★　電子火鍼か，普通の火鍼を使う．もし電子火鍼を使うならば，先に電源に接続し，電子火鍼治療器のパイロットランプを点灯させ，術者は火鍼の鍼柄を持ってスイッチを入れ，火鍼の針先が発熱してきたら操作する．普通の火鍼を使うならば，アルコールランプで針先を赤く焼いた後，すばやく治療する．方法は針先を母イボの中心に目がけてすばやく刺入し，基底部まで焼く．あるいはイボの基底部へ向けてすばやく平刺して速抜する．イボの底の2/3まで米字型に交叉させて刺入し，イボの根を灰色に変性させる．すると7～14日でイボは自然に落ちる．普通の火鍼を使う場合は，イボを焼くときに何度も加熱しなければならない．例えば乳頭状のイボならば，まず乳頭状のイボを外に引っ張り，赤く焼いた鍼で横になぎ払って根部から切断する．数秒で取れる．そのあとヨー

ドチンキを塗り，ガーゼを被せて絆創膏で固定する．局部が治るまで入浴しない．

★治療効果★　火鍼で589例を治療した結果，治癒率は89.7〜100％だった．

灸

本法は尋常性疣贅に使う．

★取穴★　主穴：阿是穴．

★治療方法★　直接灸と線香点灸という2つの方法がある．直接灸法は，母イボを選んで消毒した後，1％プロカイン注射で局所麻酔する．そのあとイボの周囲に絆創膏を貼り付けて，イボだけ露出させ，正常な皮膚を保護する．局所麻酔して2〜3分したら，イボのてっぺんに麦粒大かイボと同じ大きさの艾炷をすえる．1回に1つだけのイボを選ぶ．1〜2回ほど灸をすえると，イボのてっぺんは黒く焦げ，少し腫れたようになり，根部の皮膚は焼かれて赤くなる．3〜5回治療すると，イボの根は緩んで動きやすくなるので，ピンセットで挟んでイボを取り除いた後，メスを使って基底部を軽く削る．その凹んだ傷口に2％ゲンチアナバイオレットか5％アカチンを塗り，ガーゼで覆う．傷口は普通3日で治る．線香灸は，点火した線香を持ち，イボの頂点に向けて，ニワトリが米をついばむように付けたり離したりしながら線香で焼く．患者が痛みを感じれば灸点を移動させ，繰り返し施灸する．灸の火傷がイボ全体に付いていれば，熱が内部に入ったことを示している．また灸で焦げて硬くなり，前述したようにイボが軽く浮くような感じになってもよい．灸した後に処置する必要はなく，7日前後でイボは自然に干乾びて落ちる．

★治療効果★　この方法は古代から継承されている方法で，200例近い臨床がある．そのうち71例は線香灸で，直接灸は100例余りだが，いずれも全員が治癒しており，傷口も癒合すればほとんど瘢痕が残らない．再発率は10％前後である．イボが大きかったり根が深ければ，何回も灸をすえなければならなかったり，他の方法に替えたりしなければならない．

電気鍼

本法は尋常性疣贅に使う．

★取穴★　主穴：阿是穴．

配穴：阿是穴付近の穴位．

★治療方法★　0.5寸の毫鍼で阿是穴（母イボの基底部）に刺鍼し，得気があれば次に1.5〜2寸の毫鍼を配穴に刺入して得気させた後，パルス器に接続し，

主穴には陽極を，配穴には陰極を繋ぐ．電流量は患者が我慢できる範囲内とし，20～30分通電する．毎日か隔日1回治療し，5～7回を1クールとする．

★治療効果★　38例を治療し，治癒35例（92.1％），無効3例（7.9％）だった．無効には中断した患者2例を含んでいる．有効率92.1％だった．

電気治療

★取穴★　主穴：阿是穴．

★治療方法★　最初に阿是穴であるイボを露出する．イボと周囲の皮膚をヨードチンキで消毒し，さらに75％アルコールで拭き取る．マイクロウエーブで治療する．出力端子を1.5寸の毫鍼に繋ぎ，鍼を持つ部分は絶縁物で固定する．最初は1分予熱し，そのあと出力ボリームを2～3にすれば使用できる．術者は片手に鍼を持ち，片手でイボの基底部を摘み，針先をイボ周囲から中心に向けて5～7回刺す．イボが大きければ何回も刺す．そして無菌ガーゼで覆って絆創膏で固定する．1週間は水につけないようにすれば，徐々にイボが落ちる．

★治療効果★　186例を治療し，全部が1回で治癒した．治療中に感染したり機能障害の起きた例はなかった．

小鍼刀

★取穴★　主穴：阿是穴．

★治療方法★　患部をヨードチンキで消毒し，さらに75％アルコールで拭き取る．無菌の穴布を被せ，2％プロカイン2mlで局所麻酔する．2つの方法がある．

①イボ中央の凹みを刺鍼点とし，筋肉線維の方向に切る．4号の小鍼刀で基底部まで直刺し，そのあと鍼体と皮膚を30度角にし，小鍼刀の尖端をイボの基底部に密着させて潜行鏟剥分離（シャベルで穴を掘るように動かして剥がす操作）する．

②イボの縁から刺入し，鍼体と皮膚が5～15度角となるように刺入して，反対側の縁まで針先を到達させるが，対側の皮膚は貫かないようにする．次に別の縁から同じ操作をし，これを4～5回おこなったら小鍼刀を終え，鍼孔をしばらく圧迫する．アルコール綿花で覆い，無菌ガーゼで包帯する．患者には3日以内に患部を水に塗らさないように指示する．7～15日でイボが落ちて自然に治る．

★治療効果★　22例の尋常性疣贅を治療し，1～2回の治療により全員治癒した．

耳鍼

本法は扁平疣贅の治療に使う．

★取穴★　主穴：肺，皮質下，神門，内分泌．

配穴：面頬，縁中，阿是穴．

阿是穴の位置：耳介で，皮膚損傷部分と対応する部位．

★治療方法★　毎回主穴から2〜3穴選び，配穴から1〜2穴取る．耳穴の刺激方法は，毫鍼，皮内鍼，レーザー照射あるいは磁石粒を貼り付けるなどの方法がある．毫鍼は敏感点を探した後，速刺で刺入し，腫れぼったい痛みなどの鍼感があれば30分置鍼する．レーザー照射はヘリウム－ネオンレーザーを使い，出力6mW，50〜100cmの距離で，各穴に5分ずつ照射する．鍼とレーザー鍼は，毎回両側の耳穴に使い，1日1回あるいは隔日1回治療し，10〜15回を1クールとする．埋鍼法は円皮鍼を専用のピンセットで挟み，垂直に刺入するが，耳の軟骨に刺さらないようにする．絆創膏で貼り付けて，患者に自分で1日2回按圧させる．圧丸法は380ガウスの磁石か，王不留行の種を7mm四方の絆創膏で耳穴に貼り付け，1日に3〜4回痛いぐらいに按圧する．円皮鍼法と圧丸法は1週間に2回治療し，1回に片側の耳だけを使い，両耳を交替で使う．上に述べた4法のうち，いずれか1つを選ぶが，効果が劣っていれば他の方法に切り替える．

★治療効果★　扁平疣贅患者を291例治療し，治癒165例（56.7％），著効27例（9.3％），有効56例（19.2％），無効43例（14.8％）で，有効率85.2％だった．

穴位注射

本法は尋常性疣贅に使う．

★取穴★　主穴：曲池．

配穴：足三里，血海．

★治療方法★　薬液：板藍根注射液，注射用蒸留水．

主穴は必ず使い，配穴は1つだけ選ぶ．毎回一側だけの穴位を使い，左右を交替で使う．上に述べた薬液のどれか1つ選び，5ml注射器に薬液4mlを吸入させ，5号歯科注射針を付けて穴位に刺入する．患者が怠い，腫れぼったい，あるいは重いと感じたとき，各穴に2mlずつ薬液をゆっくりと注入する．毎日か隔日1回注射し，7〜10回を1クールとして，各クール間は10日空ける．

★治療効果★　40例を治療し，治癒34例（85.0％），有効3例（7.5％），無

効3例（7.5％）で，有効率92.5％だった．

152．神経皮膚炎（アトピー性皮膚炎乾燥型）

❖ 概論

　神経皮膚炎は比較的多い慢性皮膚病の1つで，激しい痒みとともに皮膚がザラザラになるのが特徴である．好発部位は頸，肘関節の伸側，膝窩，股関節および腰仙部で，ほとんどは限局性だが，広範囲に分布するものもある．本病は青年や成人に多く，原因は分かっていないが，精神的な要因と関係がはっきりしている．現代医学では鎮静剤や抗ヒスタミン剤およびブロック療法などをしているが，根治はできない．

　神経皮膚炎に対する現代の鍼灸治療の報告は，1950年代の中期から始まった．艾灸や鍼刺を使い，多数の症例を観察したところ確かに効果があった．60年代になると，多くの施設で梅花鍼を使った治療が始められた．この方法は簡単で効果も速いため一世を風靡した．伝統的方法を発掘した人もあり，清代は趙学敏の『本草綱目拾遺』に記載された丹薬火法の薬物灸で治療しても効果があった．

　70年代になると，頭鍼，埋線，電気鍼，穴位注射および刺血などが広く応用され，効果はますます確実なものとなった．臨床の増加に伴い，現在ではさまざまな穴位刺激法を使っているが，梅花鍼による叩刺が現在でも主要な方法の1つとなっている．

　我々が集めた文献によると，有効率は85％以上だった．そのなかには再発した症例もいくらかある．

❖ 治療

梅花鍼--

　　　★取穴★　主穴：脊椎の両側，阿是穴．

　配穴：頭面頸部の皮膚炎には曲池，内関，太淵，合谷を加える．上肢は内関，曲池，肺兪，心兪を加える．下肢は血海，足三里，腎兪を加える．会陰部および腹部には脾兪，胃兪，関元，三陰交を加える．分散型には風池，曲池，血海，足三里を加える．治療効果の安定や調整には肺兪，心兪，脾兪，太淵を加える．

　脊椎両側の位置：頸椎から尾椎の両側で，正中線から約4cm外側．

皮膚炎の部位や性質に基づき，異なる椎体部分を選ぶ．頭面や頸部の皮膚炎には頸椎の両側を使う．上肢の皮膚炎では，頸椎4～胸椎5の両側．下肢の皮膚炎では腰仙椎の両側．腹部と会陰部の皮膚炎には胸椎3～12と腰仙椎の両側．拡散型の皮膚炎では胸椎3～12を重点的な叩刺区とする．

阿是穴の位置：皮膚損傷区と圧痛点，あるいはヒモ状の陽性物のところ．

★治療方法★　主穴を主とし，症状に合わせて配穴する．まず阿是穴を叩刺するが，強刺激を使い，わずかに出血させる．続いて背中の両側に軽く中度で叩刺し，紅潮させる．一般に3～5往復叩刺する．

皮膚損傷部分の叩刺法：まず周囲を叩刺し，軽刺激で一周する．さらに損傷部分を反復して叩刺するが，叩刺する時間は損傷部分の大きさによって決める．直径10cmぐらいの大きさなら約4～6分である．

背骨の両側の叩刺法：内側から外側に，上から下に向かって叩刺する．治療効果を高めるために，叩刺したあと棒灸で皮膚損傷部分を紅潮するまで温めるか，または癬毒霊を塗る．面積が大きければ滾刺筒（車鍼）で滾刺してもよい．毎日か隔日1回,梅花鍼で叩刺（癬毒霊は隔日1回塗る）し,15回を1クールとして，各クール間は3～7日空ける．

癬毒霊の作り方：斑蝥20匹，土槿皮24g，馬銭子（細かく砕くかスライス）18g，檳榔18g，川蜈蚣14匹．これらを適量の75％エチルアルコールに1週間漬け，カスを除いた後に，さらに75％エチルアルコールを加えて1000mlとする．

★治療効果★　臨床治癒－痒みが消え，皮膚の損傷も完全に回復した．著効－局部の皮膚は，ほぼ正常になったが，少しの皮膚損傷や軽度のザラツキがあり，痒みはすでにない．有効－皮膚損傷の範囲が減り，痒みも止まった．無効－まったく変化がない．

230例を治療し，臨床治癒59例（25.6％），著効59例（25.6％），有効99例（43.0％），無効13例（5.8％）で，有効率94.2％だった．

直接灸

★取穴★　主穴：阿是穴．

阿是穴の位置：皮膚損傷区（以下同様）．

★治療方法★　直接灸を使う．まずモグサで麦粒大の艾炷を作り，阿是穴の周囲に施灸する．灸の間隔は1.5cmだが,灸をすえる前に,灸点にニンニク汁を塗っ

てもよい．モグサが燃え尽きたら灰を取り除き，生理食塩水で軽く拭き，ガーゼで覆う．熱いのを恐がる患者には，燃え尽きる前に舌圧子で押し消すか，灸の周囲を手の平で叩いて痛みをやわらげる．毎回１壮だけすえ，１週間に２回治療したあと，さらに灸点を替える．治療期間ははっきり言えないが，皮膚が正常になったら止める．この方法は化膿しないが，もし水疱ができたら，鍼で突いて水を抜き出したあとゲンチアナバイオレットを塗る．化膿したものは消炎軟膏を塗れば痕が残らない．

★治療効果★　120例を治療し，短期治癒は89.0％だった．この方法は限局性の神経皮膚炎にのみ有効で，全身性には効果が劣っていた．

囲刺法

★取穴★　主穴：阿是穴．

配穴：合谷，曲池，足三里，血海，三陰交．

★治療方法★　主穴は毎回必ず使い，配穴から２〜３穴選ぶ．28号1.5寸の毫鍼を使い，阿是穴（皮膚損傷区）周辺から沿皮刺で中心に向けて0.5〜１寸刺入する．皮膚損傷の大きさによって10〜30本刺入し，針先を皮膚損傷の中心部分に集中させる．置鍼はしない．または周囲を囲む４本の鍼だけを残してあとは抜き，パルス器に接続し，500〜600回/分で連続波パルスを流してもよい．強さは患者が耐えられる限度とし，15〜20分通電する．この方法は，毎日か隔日１回治療し，10回を１クールとして，各クール間は３日ぐらい空ける．配穴は平補平瀉したあと15〜20分置鍼する．

★治療効果★　126例を治療し，治癒106例（84.2％），著効６例（4.7％），有効12例（9.5％），無効２例（1.6％）で，有効率98.4％だった．

鍼灸

★取穴★　主穴：風池，大椎，曲池，血海，阿是穴．

配穴：合谷，委中，足三里，承扶，天柱．

★治療方法★　主穴は毎回３〜４穴取り，阿是穴を必ず加える．配穴は１〜２穴取る．一般の穴位では，毫鍼を刺入して得気があれば，捻転提插で平補平瀉したあと25〜30分置鍼する．阿是穴は囲刺法を使うが，皮膚損傷の大きさによって使う鍼の本数を多くし，絶えず捻転して腫れぼったい感覚を周囲に放散させたあと30分置鍼する．あるいは棒灸を使い，皮膚から約３cm離れた高さで，皮膚損傷部分の周囲から円を描くように中心へ移動させながら薫し，皮膚が

赤くなって表皮が熱くなるまで回旋灸する．皮膚損傷の面積によって違うが，ほぼ20～60分ぐらいで終わる．施灸を始めて数分は，逆に痒みがひどくなるが，そのうち消える．また家族にやらせたり，患者自身に施灸させてもよい．阿是穴は囲刺と灸を併用してもよいし，隔日で交互に使用してもよい．この方法で1日1回治療して10回を1クールとし，各クール間は3～5日空ける．もし鍼灸の効果が劣っていれば，梅花鍼で損傷した部分を叩刺したあと抜罐する．

★治療効果★　37例を治療し，治癒27例（73％），有効8例（21.6％），無効2例（5.4％）で，有効率94.6％だった．本法には一定の再発率がある．

刺血--

★取穴★　主穴：頸椎1から仙椎4までの督脈，膀胱経の1行線と2行線．
配穴：耳背静脈．

★治療方法★　一般に主穴のみを取り，28号1寸か1.5寸の毫鍼を5～7本一緒にし，対となっている経脈ラインを上から下まで点刺して，少し出血させる．毎回2～3往復ほど点刺する．毎日か隔日に1回治療し，10回を1クールとして，各クール間は7日空ける．急性期には配穴を加え，耳背静脈を点刺して2～3滴出血させる．これは毎週2回治療する．

★治療効果★　100例を治療し，治癒92例，著効3例，好転4例，無効1例で，有効率99％だった．

電気鍼--

★取穴★　主穴：大椎，霊台．
配穴：皮膚損傷が頭頸部や上肢にあれば曲池を加える．体幹や両下肢にあれば委中を加える．全身に広がっていれば曲池と委中を交互に取る．

★治療方法★　主穴を主にし，皮膚損傷部位に基づいて配穴する．治療するとき患者を腹臥位にし，刺鍼して得気があればG6805パルス器に繋ぐ．コードの陰極は主穴に繋ぎ，陽極は配穴に接続して，400回/分以上の密波で，強さは患者が耐えられる程度とし，20分置鍼する．毎日1回治療し，10回を1クールとする．各クールが終わったら1週間休憩し，さらに2クール目を始める．一般に2～3クールの治療が必要である．治療期間は，他の治療法を使わない．

★治療効果★　68例を治療した結果，治癒53例，著効12例，無効3例で，有効率95.6％だった．

耳鍼--

★取穴★　主穴は2組に分ける．①肺，内分泌，皮質下，三焦．②耳背静脈，耳中，阿是穴．

配穴：痒みがひどければ神門，熱が高ければ耳尖，気分が憂鬱ならば心，発病して長ければ枕を加え，熱が高くて痒みが激しければ耳尖を刺血する．

阿是穴の位置：皮膚損傷区と耳介が対応する部分．

★治療方法★　主穴から1組を選び，配穴は①とだけ組み合わせる．

①組の操作方法：主穴から2～3穴取り，配穴を1～2穴選ぶ．いずれも両耳とも使う．まず毫鍼を片方の耳に刺鍼し，腫れぼったい痛みなどの得気があれば1時間置鍼する．置鍼中は間欠的に平補平瀉で運鍼する．毎日1回治療し，10回を1クールとする．

②組は点刺出血する．毎回1～2穴を選び，消毒した三稜鍼で点刺出血する．刺血するときは，左手で耳介を固定して，すばやく2mmの深さに刺入し，血を数滴絞り出したあと，消毒綿でしばらく押さえる．隔日1回治療し，7回を1クールとする．

★治療効果★　耳鍼法は69例を治療し，治癒59例，好転9例，無効1例で，有効率98.6％だった．割治療法（点刺出血）は31例（一部分は体鍼も併用した）で，臨床治癒27例（87.1％），有効3例（9.7％），無効1例（3.3％），有効率96.8％だった．

穴位注射 --

★取穴★　主穴：肺兪，心兪，脾兪，至陽．

配穴：曲池，血海．

★治療方法★　薬液：ビタミンB_1注射液（50mg/ml），当帰注射液．

毎回2～3穴の主穴を使い，効果が思わしくなければ配穴を加える．まず背中の穴位の周辺を細かく探り，塊やヒモ状の陽性反応物を探し出す．そのあと上の薬物から1つを選び，注射器に吸入させ，5号歯科注射針を使って陽性物に刺入し，怠い腫れぼったさがあれば，雀啄のように小刻みに提挿して鍼感を強めた後，薬液を注入する．各穴に0.3～0.5mlずつ注入する（1回の総注入量は2mlぐらい）．配穴は毫鍼で瀉法か平補平瀉し，20分置鍼する．隔日1回治療し，7～10回を1クールとして，各クールは5～7日空ける．

★治療効果★　39例を治療し，臨床治癒20例（51.3％），著効7例（17.9％），

有効7例（17.9％），無効5例（12.9％）で，有効率87.1％だった．

153. 乾癬

❖ **概論**

　乾癬は銀屑病とも呼ばれ，伝染しないが，皮膚が鱗のようにボロボロ剥がれる皮膚病である．皮膚の損傷と全身症状によって，尋常性，関節症性，びまん性および膿疱性などに分けられる．尋常性のものが多いが，それに鍼灸を使う．症状は，コイン大やさらに大きな銀白色の細かい鱗に覆われた淡紅色の浸潤斑ができ，境界がはっきりしており，鱗のような皮膚を取り除くと硬い脂のような光沢があり，さらに剥くとザルのように出血する．全身に発生し，手足の伸側に多い．繰り返し発作を起こすが，季節と関係がある．本病の原因は完全には分かっていないが，感染や遺伝，アレルギー反応と関係があると思われる．現代医学では，効果的な治療法はない．

　現代の鍼灸を使った乾癬治療は，1950年代に多く報告された．それと同時に外国でも治療が始められ，オーストリアの医師は，鍼灸治療で乾癬などの皮膚病が治療できると指摘している．初期の治療は刺鍼のみが多かった．70年代になると，穴位刺激方法が徐々に多様化し，埋線，割治，穴位注射，点刺抜罐，梅花鍼，ニンニク灸などが使われだした．そして穴位割治に薬物を湿布したり，灸と漢方薬の服用や湿布を併用したりなど，いくつかの刺激法を組み合わせて使う方法が強調された．こうして治療効果が向上した．鍼灸を使った乾癬治療は，各地の報告によって効果にかなりバラツキがあるものの，最低でも60％，最高で100％あり，多くは80〜90％である．これは治療方法の違いや，評価基準が使うためと思われる．

　なぜ鍼灸で乾癬が治癒するのか，まだそれほど研究されていない．おそらく免疫を調整するためと思われるが，現在では伝統的な中医学理論から説明するしか方法がない．

❖ **治療**

刺絡抜罐 --

　　★取穴★　　主穴：大椎，陶道，阿是穴．

配穴：頭部の皮膚の損傷には四神聡，上星，頭維を加える．頸やうなじには翳明を加える．背部には天宗，肝兪，脾兪を加える．上肢には肩髃，曲池を加える．腰部には腎兪を加える．下肢には新環跳，血海，梁丘，陽陵泉を加える．夾脊胸5～6，夾脊腰2～3．

阿是穴の位置：皮膚損傷区．

翳明の位置：耳の後下方で，乳様突起下の陥凹．

新環跳の位置：尾骨先端の傍ら3寸．

★治療方法★　一般に主穴だけ使い，効果が思わしくなければ配穴を加える．配穴を選ぶときは，皮膚損傷部分の分布や乾癬の消失状態を見て，上から下に選択する．つまり背部の皮膚がまだよくなってないのに，腰から下の穴位を取ってはいけない．選穴は少ないほうがよく，主穴の大椎と陶道のどちらか1穴だけ選んで交互に使う．阿是穴は皮膚損傷が残っているときだけ使い，配穴を1～2穴取る．

刺絡抜罐の操作方法：選んだ穴位を消毒した後，三稜鍼を使って，すばやく軽く浅く点刺し，0.3～0.4mlの血液が出るように10～15分抜罐する．頭頂部の穴位では点刺するだけで抜罐しない．残ったいくらかの皮膚損傷部分は，損傷した部分の四隅と中間点に数回点刺したあと抜罐する．この方法で思わしい効果がなければ，夾脊胸5～6や夾脊腰1～2に，2寸の毫鍼を45度角で脊柱へ向けて斜刺し，得気があれば20分置鍼する．毎日か隔日1回に刺絡抜罐し，15回を1クールとして，各クール間は3～5日空け，再び治療を続ける．

★治療効果★　ほぼ治癒－皮膚損傷部分が全部消えたか，わずかに点のような損傷が残っている．著効－皮膚損傷の大部分が消えた．有効－皮膚の損傷が部分的に消えた．無効－治療前後で変化がない．

749例を治療し，ほぼ治癒355例（47.4％），著効170例（22.7％），有効147例（19.6％），無効77例（10.3％）で，有効率89.7％だった．

体鍼--

★取穴★　主穴は2組に分ける．①大椎，肺兪，膈兪．②曲池，足三里，血海．

配穴：頭部の皮膚損傷には風池を加える．顔面部では迎香と素髎を加える．上肢では支溝と合谷を加える．下肢では三陰交と陽陵泉を加える．

★治療方法★　主穴から1組を取り，2つの組を交替で使う．ひどく皮膚損傷した部分に基づいて配穴を加える．刺鍼して得気があれば，大きく提挿捻転して

鍼感を強める．約1分ほど運鍼してから20〜30分置鍼する．置鍼中は断続的に運鍼する．抜鍼したあと，皮膚損傷の主な部分は，梅花鍼で，わずかに出血する程度に叩刺し，15分抜罐する．毎日か隔日1回治療し，10〜15回を1クールとして，各クール間は3〜5日空ける．

★治療効果★　126例治療し，有効率は60〜100%だった．各治療者の刺鍼，取穴，手法は同じようなものだったが,治療効果に大きな開きがある．これは各々の評価基準が違うためだろう．

刺血--------

★取穴★　主穴：大椎から腰陽関までの督脈ラインの各点．

★治療方法★　ライン上を消毒し，三稜鍼か太い毫鍼を使って諸穴を点刺し，少し出血させる．あまり血が出なければ，按圧して血を出してもよい．毎日1回治療し，10回を1クールとする．

★治療効果★　250例を2クール治療し，246例に効果があった．有効率98.4%だった．

貼綿灸--------

★取穴★　主穴：阿是穴．

阿是穴の位置：皮膚の損傷部分．

★治療方法★　皮膚鍼（梅花鍼）で阿是穴を中度に叩刺し，わずかに出血させたあと，少量の脱脂綿を皮膚損傷部分の大きさに合わせて非常に薄く広げる．こうして損傷面全体に薄く綿を広げたらマッチで点火し，点火した火を吹いて完全に燃え尽きさせる．燃え尽きたら綿を交換して同じように施灸する．こうして3〜4回綿を替え，皮膚を発赤させる．3日に1回治療し，5回を1クールとする．

★治療効果★　32例を治療し，治癒23例，著効6例，有効3例で，有効率100%だった．

割治の1--------

★取穴★　主穴：耳穴の屏尖，下対輪脚，上耳背，中耳背．

配穴：体穴の大椎，跟平，陽谿，長強穴の上1寸半．

跟平穴の位置：内踝と外踝を繋いだ線と，アキレス腱が交わるところ．

★治療方法★　敷薬の作成：○1号粉‐麝香1.5g,官粉15g,冰片3g,白胡椒3g,紅礬3g,蒼耳子（炒）6gを粉にして瓶に詰め，オートクレーブで消毒して用意する．○2号粉‐皂角9g,白胡椒9gを粉にして瓶に詰め,オートクレー

ブで消毒して用意する．

　主穴を主とし，配穴を加え，毎回2～3穴選ぶ．穴位は順番に使ってもよい．眼科用メスで屏尖穴を上から下に軽く1～2刀，血が見える程度に擦り，下対輪脚はメスを垂直に立て，約1mmの深さに軽く1～2刀擦る．上耳背と中耳背は，それぞれ1本ほど，どの方向でも構わないから約3～4cmの長さに血が見える程度切る．切る際に耳介軟骨を傷付けてはならない．大椎および長強の上1寸半は十字に切り，その他の穴位は一の字に切る．屏尖と下対輪脚は切り口に2号粉を塗り，耳背は薬を塗らないで4～5滴ほど血を絞り出す．身体の穴位には1号粉を塗った後，棒灸で温めるが，局部が熱いと感じれば棒灸を移動させる．毎日か隔日1回割治し，10回を1クールとする．そのあと5～7日休んで，さらに次の治療をする．

　重症の患者には，皮膚損傷区に軽紅膏（軽粉15g，紅粉15g，冰片15g，血竭15g，サルチル酸15gを粉末にし，ワセリンを加えてペースト状にしたもの）を塗ってもよい．

　★治療効果★　331例を治療し，ほぼ治癒224例（67.7％），著効40例（12.2％），有効42例（12.5％），無効25例（7.6％）で，有効率92.4％だった．本法は神経皮膚炎や尋常性白斑（白なまず）などにも使える．治療ではきちんと消毒し，感染させないようにする．

耳穴割治の2

　★取穴★　主穴：肺，心．

　配穴：皮膚損傷と対応する耳穴，神門．

　★治療方法★　敷薬の作成：艾炭，血余炭，野菊花，馬歯莧，地楡，蛇蛻，大楓子，乳香，没薬，煅石を粉末にし，瓶に入れて準備する．

　主穴を主とし，効果が劣っていれば配穴を加えるか，配穴に改める．穴位を消毒し，眼科用メスで長さ2～3mmほど擦り，少し出血させたあと前述した薬物を切口に塗り，消毒ガーゼで覆って固定する．7日に1回割治し，5回を1クールとする．

　★治療効果★　500例を3～5回治療した．皮膚損傷が完全に消えた者は280例，50％以上消えた者は131例だった．5回以上の治療では，皮膚損傷が20～50％消えた者が74例あり，皮膚損傷に変化のなかった者は15例で，有効率97.0％だった．

穴位埋植 --

★取穴★　主穴は3組に分ける．①阿是穴．②心兪，肝兪，腎兪，風門，膈兪．③肺兪，霊台．

配穴：曲池，足三里．

阿是穴の位置：脊柱の傍ら2寸．第7頸椎から第2仙椎までを5等分した5つの埋線点，両側で10個．

★治療方法★　①と③組を先に使い，効果が劣っていれば②組に切り替える．毎回1組を取る．配穴は症状によって選ぶが，上肢の皮膚損傷がはっきりしているときは曲池，下肢の皮膚損傷がはっきりしているときは足三里を使う．注線法を使って埋線する．スタイレット付きの腰椎穿刺針に2cmの0～2号羊腸線を挿入する．穴位を消毒したあと，針尖を脊柱に向け，斜刺で約2.5cmの深さに筋肉層へ刺入し，羊腸線を注入する．針孔は消毒ガーゼで覆う．2週間に1回埋線する．最初の埋線では配穴を加えない．この方法を夏におこなうのは，感染の恐れがあるのでよくない．配穴には自血療法をしてもよい．つまりクエン酸ナトリウム抗凝血剤1mlを入れた注射器で耳背静脈から3～5mlの血を取り，それを配穴に注入する．これは10日に1回治療し，3回を1クールとする．

★治療効果★　以上の方法で1097例を治療し，ほぼ治癒474例（43.2％），著効123例（11.2％），有効452例（41.2％），無効48例（4.4％）で，有効率95.6％だった．治癒した256例を10年にわたって追跡調査したところ，174例が再発した（再発率68.0％）．そのうち1～2年で再発48例，3～5年で再発42例，6～8年で再発53例，9～10年で再発31例だった．これは穴位埋植には短期効果はあるが，長期では再発率が少し高いことを表している．

穴位注射の1 --

★取穴★　主穴：肺兪，曲池，大椎，血海．

配穴：頭やうなじの皮膚損傷には安眠と風池を加える．背部では膈兪を加える．上肢は外関と合谷を加える．腰部は腎兪を加える．下肢は次髎，風市，絶骨を加える．

安眠の位置：翳風と風池の中点．

★治療方法★　薬液：当帰注射液，混合注射液（ビタミンB_{12} 500μg/mlに塩酸プロメタジン25mg/mlを加える）．

上の薬物のうち1つ選び，主穴から1～2穴，配穴から1～2穴を取り，順番

に使う．消毒したあと，5号歯科注射針を垂直あるいは斜めに穴位へ刺入し，得気があったら少し提挿する．はっきりした鍼感があったとき勢いよく薬液を注入し，さらに鍼感を強める．各穴の注入量は，当帰注射液なら0.5ml，混合注射液は0.1〜0.2mlとする．注入したらすばやく抜鍼する．隔日1回か3日に1回注射し，10回を1クールとして，各クール間は1週間空ける．

★治療効果★　ほぼ治癒−皮膚損傷面積の90％以上が消えたか，色素が脱けた痕が残っているだけで，痒みはまったくない．著効−皮膚損傷面積の70〜90％が消え，痒みもほぼなくなった．有効−皮膚損傷面積の30〜70％が消え，はっきりと痒みも軽くなった．無効−症状や状態が有効の基準に達しないか，改善しない．

354例を治療し，上の基準に照らすと，ほぼ治癒144例（40.7％），著効65例（18.3％），有効95例（26.8％），無効50例（14.2％）で，有効率85.8％だった．

穴位注射の2

★取穴★　主穴：肺兪．

配穴：心兪，曲池，足三里，肝兪．

★治療方法★　これは自分の血液を穴位に注射する方法である．

主穴を主にし，配穴を1〜2穴加える．まず耳介を消毒して1％プロカインで局所麻酔し，メスで耳の裏側1/3にある小血管を1〜2cm切り開く．2.5％クエン酸ナトリウムを0.5〜1ml入れた注射器で，切り口から血液を2〜5ml吸入し，それを各穴に注入する．刺入深度は，局部に怠い，腫れぼったい，痺れるなどの感覚が発生する深さにすればよい．注射が終わったら患者を5〜10分休憩させる．15〜20日に1回治療し，3回を1クールとする．病状が頑固ならば2カ月空け，さらに1クール治療を続ける．発病しやすい季節の前に，予防のため1〜2回治療し，再発を防止する．

★治療効果★　50例を治療し，ほぼ治癒30例（60％），著効7例（14％），有効10例（20％），無効3例（6％）で，有効率94％だった．

154. 尋常性白斑（白なまず）

❖ 概論

尋常性白斑は，後天的に皮膚の色素が限局的に脱落する皮膚病である．本病の

主な臨床症状は，大きさが不揃いの限局性で境のはっきりした白斑が皮膚に現れ，その部分の毛も白くなることがある．自覚症状はまったくなく，太陽に当たると焼けるような痒さがある．本病の原因は不明で，診断は簡単だが治療は難しい．

尋常性白斑は中医学で白駁風と呼ばれているが，隋や唐の時代には「白癜」や「白癜風」と呼ばれていた．『諸病源候論』には「白癜は，顔や頸やうなじや身体の皮肉が白く変色し，膚色でなくなるが，痛くも痒くもないものである」とある．その病因や病機が，現在では少し複雑だと考えられており，外因は風邪や転んだりした損傷．内因は情志の内傷や血がなくなって精を失い気血が失調し，気滞血瘀となり，血が皮膚を栄養しなくなって本病が起きたと考えられている．気血を調和させる，風を流し去って絡を通す，肝腎を滋補する，血を養って風を取り除くなどの方法で治療し，一定の効果がある．

本病の鍼灸治療は，『備急千金要方』と『千金翼方』に最初の記載があり，灸法を提唱している．後世の医書では『鍼灸資生経』，『普済方』にも記載されているが，その内容は上に挙げたものとほとんど同じで，進歩がない．明清時代になると，鍼灸医籍には関係する記載がさらに少なくなる．

尋常性白斑の鍼灸治療に関する現代の文献は，1980年代になってから続々現れた．中国国内に多くの臨床例の発表があるだけでなく，国外（スリランカ）の医者も鍼灸を使って1例の尋常性白斑患者を治癒させている．現在では尋常性白斑に対する鍼灸の穴位刺激法はかなり広く応用されており，灸，梅花鍼，耳鍼および耳穴圧丸，穴位埋線，鍼灸に電磁波を加えた治療法など多くが試みられている．治療効果は集めた文献を統計すると，有効率90％前後である．しかしこれは本病の初期で，病変部位が限局されている場合のことで，体表の多くや全身が尋常性白斑となってしまったケースの治療評価について，特に長期効果については，さらなる観察が待たれる．そして鍼灸でなぜ白ナマズが治るかのメカニズムについては，さらなる研究が必要である．

❖ 治療

耳穴圧丸 --

　　★取穴★　　主穴：肺，内分泌，腎上腺，神門．

　　配穴：阿是穴，耳中，皮質下，縁中，交感．

　　阿是穴の位置：皮膚の損傷した部分が，耳介で対応する部分（以下同じ）．

★治療方法★　主穴から毎回3～4穴取り，配穴を1～2穴選ぶ．最初は円皮鍼を使う．敏感点を探しだし，円皮鍼を刺入して絆創膏で固定し，3～5日置鍼する．さらに貼り替えて5回を1クールとする．第2クールからは王不留行の種か，380ガウスの磁石を絆創膏に貼り付けて耳穴に貼り，1日に数回按圧して刺激を強める．虚寒証では軽い刺激，実熱証では強く刺激し，1週間に1回貼り替える．片側の耳だけを使い，両耳を交替で使う．治療期間は白斑部分を梅花鍼で叩刺したり，棒灸で局部が紅潮するまで温めたりして効果を強める．

★治療効果★　治癒－皮膚の白斑がすべて消え，正常な色と変わらなくなった．著効－皮膚の色が濃くなって正常に近づき，白斑部分が小さくなったか部分的に消えた．有効－病変の進行が停止し，白斑の色が少し濃くなったか，小さくなった．無効－治療の前後で変化なし．

361例を治療し，治癒27例（7.5％），著効138例（38.2％），有効173例（47.9％），無効23例（6.4％）で，有効率93.6％だった．

隔薬灸

★取穴★　主穴：阿是穴．

★治療方法★　まずアルコールで阿是穴を消毒し，その上に薄く金黄膏を塗る．さらに棒灸で30分ほど回旋灸する．全身に現れていれば，部分に分けて治療する．棒灸したあとは患部を拭いてきれいにする．毎日1回治療し，12回を1クールとする．さらに還原丹を服用する．15歳以上なら1丸を1日3回，15歳未満なら1日2回服用する．辛い食べ物や海産物を避ける．

★治療効果★　147例を治療し，治癒2例，著効40例，有効84例，無効21例で，有効率85.7％だった．

抜罐

★取穴★　主穴：阿是穴．

配穴：孔最，足三里，三陰交．

★治療方法★　薬液の作成：川芎，木香，荊芥を各10g，丹参，白蒺藜，当帰，赤芍，丹皮を各15g，鶏血藤20g，霊磁石30gを適量の95％アルコールに10日浸す．そしてカスを取り去って液200mlをガラス瓶に入れて密封する．

阿是穴は皮膚損傷の大きさによって定める．白斑が小さければ，1つの抜罐を皮膚損傷部に吸着させる．白斑が大きければ，2～5個の抜罐を皮膚損傷した縁に吸着させる．配穴は毎回一側の穴位を取り，各側の穴位に連続10回抜罐する．

次の治療では反対側に抜罐し，両側を交互に使う．

　操作方法：指の先ぐらいの脱脂綿を薬液に浸し，火罐の中ほどの壁に貼りつけて点火し，吸着させる．毎回15〜20分留罐する．皮膚損傷部分から抜罐を外したら，漢方薬チンキ剤（紅花，白蒺藜，川芎を等量ずつ30％のアルコールに浸したもの）を塗り，5〜20分ほど日光浴させる．毎日1回治療して，30回を1クールとする．

　★治療効果★　40例を治療し，治癒13例，著効9例，有効14例，無効4例で，有効率90％だった．

火鍼

　★取穴★　主穴：阿是穴．

　配穴：陽虚で身体が弱ければ夾脊穴を加える．脾胃虚寒には脾兪，胃兪，章門，中脘を加える．肝気が疎泄しなければ内関，公孫，足三里，太衝を加える．

　★治療方法★　局部を消毒し，1％リドカインで局所麻酔したら26号火鍼をアルコールランプで焼き，白くなった病巣範囲をすばやく点刺する．1回焼いたら1回点刺し，1鍼，また1鍼と点刺して，患部全体を点刺するまで続ける．一度焼いて2回点刺してはならない．点刺するたび必ず焼く．配穴のうち内関，公孫，足三里，太衝は毫鍼で刺鍼し，他の穴位は火鍼で点刺する．治療したあとは消毒ガーゼで覆う．7〜10日でカサブタが落ちる．そうしたら2回目の治療をする．一般に10回を1クールとし，白い病巣部分が全部消え，皮膚の色が完全に正常になれば治療を終える．治療を始めたときは出血しないことが多いが，2〜3回治療しているうち病巣部に毛細血管が現れ，色素も増え始める．点刺するたびに出血点が現れるようならば，近いうちに治癒する兆候である．

　★治療効果★　280例を治療し，治癒112例（40％），著効115例（41％）だった．治療を中断したり無効だった者は53例（19％）あった．有効率81％だった．

総合療法

　★取穴★　主穴：俠下，癜風．

　配穴：阿是穴．

　俠下穴の位置：上腕二頭筋外側縁の中1/3と下1/3の交点より少し上．

　癜風穴の位置：中指末節で指の腹側下縁，指節間関節横紋の中点より少し上．

　阿是穴：白斑の皮膚損傷区．

　★治療方法★　普通は主穴だけを使うが，効果が思わしくなければ配穴を加え

る．侠下穴は三稜鍼を使って点刺出血する．それで出血しなければ，点刺した部位に抜罐する．毎回一側のみに治療し，両側交替で1週間に1回点刺する．癜風穴は麦粒大の艾炷で無瘢痕の直接灸を3壮すえるが，水疱ができないようにする．

薬条灸の作り方：五倍子，桑葉，威霊仙，当帰，川芎，白蔲仁を各100g，石菖蒲，白芥子を各30g，全蝎10gをすべて粉末にする．これで毎週1回施灸する．

配穴には棒灸する．まず白い紙に皮膚損傷部分と同じぐらいの大きさの穴を開け，周囲の正常な皮膚を覆り，薬条灸に点火したら白斑に施灸する．距離は患者が我慢できるほど離し，外から内に向けて回旋灸しながら，徐々に範囲を狭くする．最初は毎回，白斑がピンク色（かなり充血した状態）になるまで回旋灸し，1日1回で連続7～8日施灸する．その後は白斑部が赤くなるか，正常な皮膚の色に近づくまで施灸したら，1日1～2回に改める．正常な皮膚と同じ色になったら，さらに3～5回施灸して治療効果を安定させる．条件が許せば，灸の後で遠赤外線（TDP灯）を阿是穴に20分照射する．

★治療効果★　45例治療し，ほぼ治癒2例（4.4%），著効27例（60.0%），有効13例（28.9%），無効3例（6.7%）で，有効率93.3%だった．

穴位埋植 --

★取穴★　主穴：曲池，陽陵泉．

配穴：膈兪，肺兪，脾兪，胃兪，腎兪，膻中，関元，外関，三陰交．

★治療方法★　主穴を主とし，配穴を加える．毎回2～3対の穴位を取り，穴位は順番に使う．埋線針埋植法を使う．0/2～1号の羊腸線を4～5cmの長さに切って消毒する．穴位に印を付け，穴位の下0.6寸を埋植点とし，消毒して局所麻酔する．局所麻酔には1～2%プロカインを1～2ml使うが，先に皮膚へ注射して皮丘を作り，そのあと穴位の中心に向けてプロカインを注入しながら刺入する．抜鍼後にもう1回消毒する．埋線は，左手にピンセットを持って羊腸線を挟み，線を皮丘の中心に置いて，右手に埋線針を持ち，切れ込み部分に線を引っかけて下に押す．15度角で穴位の中心に押し入れ，線が全部皮内へ入ったら，さらに5mm押し込み，針穴を消毒ガーゼで塞ぐ．1～3カ月に1回埋線し，効果が現れれば定期的に治療する．3回埋線して効果がなければ，他の方法に改める．

★治療効果★　ほぼ治癒－白斑の90%以上が正常に回復し，1年以上徐々によくなっている．著効－埋植して1週間後，病状の進行は止まり，白斑部分の色

素も徐々に増加し，2カ月のうちに徐々にピンク色となって正常な皮膚の色になり，半年内に再発していない．有効－白斑の色が薄くなり，治療して半年内は症状が進行しない．無効－3回治療したが，半年内に白斑の変化がなく，病気も広がった．

83例を治療し，上の基準に照らすと，ほぼ治癒4例（4.8％），著効31例（37.3％），有効34例（41.0％），無効14例（16.9％）で，有効率83.1％だった．青少年の全身性で，病歴が短く，進行が早く，範囲も広い白斑のほうが治療効果はよい．白斑がピンク色になり，正常な皮膚の色に戻るまで，だいたい2～6カ月かかる．

155．ジンマシン

❖ 概論

ジンマシンはアレルギー性の皮膚疾患の1つで，真皮の限局性で一過性の浮腫である．突然皮膚に浮腫性の丘疹ができ，その色は淡紅色や白，大小不揃いであり，皮膚損傷の発生と消失もきわめて速い．搔痒感や灼熱感があり，一部の患者では発熱，悪心嘔吐および腹痛などの全身症状も現れる．本病は，ほとんどが急性である．慢性では数カ月から何年も再発を繰り返す．

本病に対する鍼灸治療の現代報告は1950年代の初めに現れる．1958年からは，複数の症例を観察したデータが徐々に増えていった．公開された関係文献をまとめると，初期には体鍼が主であり，ほとんどに伝統的な取穴方法が使われていた．近年になると徐々にバリエーションが増え，耳鍼，抜罐，刺血，穴位注射および穴位空気注射などの方法が現れた．さまざまな刺灸方法すべてがジンマシンに効果があるが，有効率は各地の報告によって異なり，75～95％である．

❖ 治療

体鍼--------

★取穴★　主穴：曲池，血海，三陰交，中脘．
配穴：後谿，委中，尺沢，大椎から身柱へ透刺，神道から至陽へ透刺．

★治療方法★　主穴から2～3穴を選び，配穴から1組の透刺か，配穴を1つ加える．主穴は刺鍼して得気があれば，捻転提挿の瀉法で1～2分ほど強刺激の

運鍼をし，20分置鍼する．置鍼中は2～3回運鍼を繰り返す．透穴は26号5寸の毫鍼を使い，沿皮刺で透刺し，状況によって1～2時間置鍼する．後谿，委中，尺沢は三稜鍼で点刺出血する．

★治療効果★　急性ジンマシン225例を治療し，有効率95.2～96.51％だった．

抜罐--

★取穴★　主穴：神闕．

★治療方法★　患者を仰臥位にし，アルコールに浸した綿花に火を点けたらすばやく抜罐へ投げ入れ，すぐに取り出して抜罐を穴位に載せる．3～5分したら抜罐を取りはずし，しばらく待ってから再び抜罐を吸着させる．皮膚が紅潮するか出血斑が現れるまで連続して繰り返す．1日1回治療する．

★治療効果★　105例を観察し，治癒率は96.19％だった．最も短いものは4日で治癒し，長いものは9日だった（9日以上は無効とした）．

耳鍼--

★取穴★　主穴：肺，風溪（過敏点），腎上腺．

配穴：心，神門，内分泌，肝．

風溪の位置：指と腕の中点．

★治療方法★　一般に主穴のみを使い，効果がはっきりしなければ配穴を加える．敏感点を探し出して刺鍼し，耳介が熱くなって紅潮するまで強刺激で捻転したあと30分置鍼する．痒みが激しければ1日2～3回治療するが，普通は1日1回治療する．常に一側の耳穴を使い，両耳を交互に使う．もし再発を繰り返すようであれば，耳穴に王不留行の種か緑豆を貼り付けて自分で按圧させる．

★治療効果★　82例を耳鍼治療し，有効率は97～100％だった．

刺鍼と抜罐--

★取穴★　主穴：大椎，肺兪，腎兪．

配穴：曲池，足三里，血海．

★治療方法★　まず配穴へ刺鍼し，得気したら瀉法して20分置鍼する．そのあと主穴へ刺鍼するが，そのうち大椎は必ず取り，肺兪と腎兪は交互に使用する．刺鍼して得気があれば（肺兪と腎兪は深刺してはならない），鍼の上に閃火法かポンプ式で抜罐し，10分ほど留罐する．吸引するときに罐内の陰圧を高くしすぎないようにする．局部が発赤すれば，それでよい．陰圧が高いと水疱になる．

毎日1回治療し，6回を1クールとする．

★治療効果★　33例を治療した結果，著効10例，有効19例，無効4例で，有効率87.9％だった．

レーザー鍼

★取穴★　主穴：血海，曲池，三陰交．

配穴：胃腸症状を伴えば内関と足三里，喉頭の浮腫があれば膻中を加える．

★治療方法★　一般に主穴を取り，症状に基づいて配穴を加える．低出力のヘリウム－ネオンレーザーを照射する．出力5〜7mW，出力電流4〜7mA，照射距離10〜20cm，光斑直径1〜2mmで，各穴に10分ずつ照射する．毎回一側の穴位に照射し，左右を交替で使う．また体内に照射してもよい．出力電流8mA，出力は前と同じで，75％アルコールでグラスファイバー尖端を消毒し，オートクレーブで消毒した中空鍼にグラスファイバーを挿入して，穴位に直接刺入して照射する．中空鍼は10〜15分置鍼する．毎日1回治療し，5〜6回を1クールとする．

★治療効果★　107例を治療した．そのうち55例は，中空鍼を刺鍼して直接照射した．全体を総合すると治癒85例，著効8例，有効6例，無効8例で，有効率92.5％だった．

穴位注射

★取穴★　主穴：曲池，血海，三陰交．

★治療方法★　薬液：5％当帰注射液．

毎回交替で2穴を取る．5ml注射器に4mlの薬液を吸入させ，揺らして均一に混ぜ，所定の穴位に1〜1.5寸刺入し，満足な鍼感があって，血が注射器内に逆流してこなければ各穴へ2mlずつ薬液を注入する．体質が虚弱ならば軽刺激でゆっくり薬液を注入する．頑健な体質ならば，強刺激してすばやく薬液を注入する．毎日1回治療し，10回を1クールとして，各クール間は3日空ける．

★治療効果★　難治性ジンマシン患者32例を1〜5クール治療し，治癒23例，著効6例，有効2例，無効1例で，有効率96.9％だった．

156. ヘルペス（ヘルペス後遺症ではない）

❖ 概論

　ヘルペスはウイルスによって起こる急性で炎症性の皮膚病であり，皮膚と神経を損傷する．ヘルペスが突然発生するか，最初に患部に灼熱感が起こり，皮膚に不規則な片状の紅斑が現れて，それがすぐに丘疹の密集となったり，ツヤツヤした水疱となる．水疱は帯状に分布し，その部分以外の皮膚は正常である．皮膚損傷の多くは肋間神経や三叉神経の分布に沿っている．神経痛のような症状があり，ひどいものは発熱する．

　ヘルペスに対する鍼灸治療は，1950年代の初めに報告されている．80年以降の臨床経験によって，鍼灸は激しい神経痛様の痛みを迅速に抑え，多くの患者は1回の鍼灸治療で，痛みがはっきりと軽くなったり，消えたりすることが分かっている．皮膚の損傷は数回の治療で広がらなくなり，1週間ぐらいでカサブタとなる．世界中で対照群を使って観察されており，刺鍼の効果は薬物群に比較して痛みが止まるまでの時間が短く，皮膚損傷が乾いてカサブタに変わるのも速く，紅斑が消えるまでの時間も短いことが分かっている．収集したデータの統計によれば，本病に対する鍼灸治療の有効率は95%前後である．方法は，体鍼，耳鍼，穴位注射のほか，近年ではレーザー鍼を使った治療で，効果をあげている．

　ヘルペスに対する鍼灸治療のメカニズムを，刺鍼前後の身体の免疫変化で調べたところ，治療後では全身と局部の細胞免疫機能がはっきりと増強していることが分かった．刺鍼は迅速に痛みを止めて症状を改善するが，こうした免疫機能が強くなることにより，ウイルスの活動が抑制されると考えられている．

❖ 治療

体鍼--

　★取穴★　主穴：阿是穴，夾脊穴，支溝，陽陵泉．

配穴：腰から上に病巣があれば，曲池，合谷，外関を加える．腰から下に病巣があれば三陰交，太衝，血海を加える．

　阿是穴の位置：皮膚損傷部位の周辺（ヘルペスから0.5～1寸離れたところ）．

　夾脊穴の位置：皮膚損傷部分の神経分節に当たる夾脊穴．

　★治療方法★　一般に主穴だけを取り，治療効果がはっきりしなければ配穴か

皮膚科疾患　557

ら1～2穴を加える．阿是穴の刺鍼は，1.5～2寸の毫鍼を使い，25度角でヘルペス方向に斜刺する．皮膚損傷の範囲により周囲から4～8本刺入し，少し捻転提挿を加えて軽い得気があればよい．相応する夾脊穴では，脊柱に向けて深刺し，鍼感が神経に沿って（例えば肋骨に沿って前胸に）伝わるようにする．そのほかの穴位は，捻転提挿の瀉法する．20～30分置鍼し，5～10分に1回運鍼する．毎日1～2回治療する．

★治療効果★　ほぼ治癒 – ヘルペスがカサブタとなり，症状が消えた．著効 – ヘルペスがカサブタとなり，症状がはっきりと軽くなった．有効 – 部分的にカサブタとなり，症状も軽くなった．無効 – 治療の前後で改善しなかった．

431例を治療し，有効率は96％前後だった．そのうち100例を上の評価基準に当てはめると，ほぼ治癒67例，著効11例，有効19例，無効3例で，有効率97％だった．

耳鍼

★取穴★　主穴：肺，敏感点．

配穴：皮質下，内分泌，交感，腎上腺．

敏感点の位置：耳介で，病巣部と対応する部分で圧痛のはっきりしている点．

★治療方法★　主穴は必ず使い，配穴から症状によって1～2穴取る．毎回一側を使う．強刺激の捻転手法で2～3分運鍼したあと，1時間置鍼する．毎日1～2回治療する．これとは別に，きれいな墨汁100gと雄黄（硫化ヒ素）粉末5gを混ぜ合わせ，患部周囲の辺縁に塗ってもよい．毎日1回塗る．

★治療効果★　172例を治療し，平均有効率は95％以上だった．

梅花鍼

★取穴★　主穴は2組に分ける．①脊柱から両側に2cm離れた正中線との平行線．②病巣辺縁から1cm離れた環状区（環周線）．

★治療方法★　①組は全身治療，②組は局部治療だが，一般に両方とも取穴する．まず皮膚損傷部分の位置と範囲に基づいて，平行線の長さと環状区の大きさを決める．例えば胸脇部ならば胸椎部分を取り，皮膚損傷が下肢にあれば腰仙椎部分を取る．そして強い手法で平行線と環周線を叩刺する．梅花鍼の針先と皮膚表面を垂直に，針先と皮膚表面が1秒に2回ほど接触する速さで，叩刺間隔が0.5～1cmとなるよう叩刺する．各刺激ラインを続けて3往復ずつ叩刺し，毎日1～2回治療する．病巣部を叩刺すると破れて感染する恐れがあるので注意する．

★治療効果★　皮膚の炎症がすべて消え，水疱が乾燥して新しい水疱もできず，自覚症状もすべてなくなったものを治癒とする．

110例を治療し，上の基準に照らすと107例が治癒し，治癒率98.2％だった．

灸--

★取穴★　主穴：阿是穴．

阿是穴の位置：2カ所ある．1つはヘルペスが最初に始まったところ，もう1つはヘルペスが密集したところである．

★治療方法★　1つは直接灸．阿是穴の2カ所は，それぞれ麦粒大の艾炷を1つ置き，点火して灸が熱くなったら，燃え残った艾炷を吹き飛ばす．さらに同じ方法で遠端のヘルペス密集部分まで延長し，それぞれ1壮ずつ施灸する．1回でよい．もし治らなければ5日後に，再び1回灸をすえる．

もう1法は棒灸を使う．棒灸か薬条灸に点火し，阿是穴に薫灸する．その薫灸方法にも3つある．①2本の棒灸を使って，同時に広範囲を回旋灸する方法で，患者は熱く感じるが耐えられる限度に温める．施灸時間は皮膚損傷の面積によって定めるが，一般に約30分ほど施灸する．②は1本の棒灸で，阿是穴をゆっくりと均一に左右上下へ回旋移動する．棒灸の火がヘルペスの頭頂部に集中するよう注意し，灼熱されて痺れるサワサワとした特殊な感覚が，肋間や経脈循行ラインに沿って感伝すればよい．③は「囲灸法」である．棒灸で皮膚損傷部分を中心から周囲へ向けて，局部が赤くなるまで囲灸する．患者が心地よく，痛みのない程度に30～40分施灸する．こうした3法は，いずれかを選んで，毎日1回施灸し，4～7回を1クールとする．

★治療効果★　直接灸で百数例を治療したところ，全員が5～7日で治った．

棒灸を使って治療したのは166例だった．そのうち囲灸法と1本の棒灸を使って治療したのは136例で，全員が5回以内で治癒した．残りの30例は，2本の棒灸で7回治療し，治癒17例，著効4例，有効4例，無効5例で，有効率83.3％だった．

火鍼--

★取穴★　主穴：肺兪，胆兪，脾兪，阿是穴．

配穴：病変が腰から上にあれば支溝，腰から下にあれば陽陵泉を加える．

阿是穴の位置：皮膚の損傷部分．

★治療方法★　主穴を主に取り，病変部位に基づいて配穴を加える．火鍼をア

ルコールランプで焼き，針先が赤く輝くようになったら，すばやく穴位へ3mmの深さに直刺する．速刺速抜する．

阿是穴は，ヘルペス周囲を囲刺する．3日に1回火鍼し，一般に1～3回治療する．鍼孔は清潔に保ち，手で掻いたりしない．

★治療効果★　105例を治療し，すべて1～3回で治癒した．火鍼したあと一般に12時間で痛みが消え，平均3日でヘルペスが乾いてカサブタになる．

抜罐

★取穴★　主穴：阿是穴．

★治療方法★　患者を適当な体位にするが，一般に坐位とする．そして閃火法で抜罐する．まず皮膚損傷の両端に抜罐し，続いて帯状の分布に沿って，次々とヘルペス集団を取り囲むように抜罐する．罐の大きさは部位によって決めるが，ぴったりと吸着させる．もしゆるければ，抜罐し直す．罐の数は病巣範囲によって決めるが，隙間なく列ができるようにして15分留罐する．留罐中は，罐内に水疱ができても気にしない．抜罐してヘルペスが破れたらゲンチアナバイオレットを塗り，ひどく局部が感染していればクロラムフェニコールの粉をつける．一般に毎日1回治療し，治療クールは数えずに治癒するまで続ける．

★治療効果★　111例を治療し，全員が治癒した．治癒までの日数は，最短で2日，最長で10日だった．治癒までの平均期間は4.2日で，1例の後遺症も起きなかった．

刺血

★取穴★　主穴：阿是穴．

★治療方法★　皮膚損傷部位を消毒し，三稜鍼をヘルペス周囲に沿わせ，皮膚に血がにじむ程度にぐるりと引っ掻く．そのあと筆か綿棒に雄黄酒を少量垂らし，ヘルペスに塗る．毎日3～5回塗り，治療クールは数えない．

雄黄酒の作り方：少量の雄黄を粉末にし，瓶に入れて，同量の酒と水を加えて密封する．

老人あるいは身体が弱くて持病になっている人には，人参敗毒散に黄耆30g，丹皮と赤芍10gずつを加え，毎日1剤として煎じ，朝晩に分けて服用する．

★治療効果★　44例を治療し，全員が治癒した．

灯火灸

★取穴★　主穴は2組に分ける．①内関，委中．②列缺，合谷．

配穴：四肢は陽陵泉，腹部は足三里と三陰交，臀部は環跳を取る．

★治療方法★　穴位は皮膚損傷部位に基づいて取る．主穴の①組は胸脇腰背の皮膚損傷に，②組は頭面部の皮膚損傷に使う．毎回1穴を取り，約3寸の灯心草（い草）の一端に植物油を付け，点火したらすばやく穴位に接触させ，すぐに離す．施灸した部位には緑豆ぐらいの水疱ができるが，処置する必要はなく，自然に消える．2回めの施灸では，最初に施灸した部位の傍らにしたほうがよい．毎日1回治療し，4回を1クールとする．

★治療効果★　灯火灸で52例を治療し，全員が治癒した．一般に1～4日で痛みや炎症がほぼ治まり，2～5日で水疱が干乾びてカサブタとなる．

レーザー鍼

★取穴★　主穴は2組に分ける．①阿是穴．②腰から上に病巣があれば合谷，曲池．腰から下に病巣があれば陽陵泉，俠谿．

配穴：支溝，太衝．

阿是穴の位置：皮膚損傷区（以下同様）．

★治療方法★　波長6328Å，出力25mWで，レーザー効率2～3mWのヘリウム－ネオンレーザーを使う．

皮膚損傷面積が大きく，水疱が多く，感染が主で痛みの軽いものは，①組のみを使う．レーザー鍼で散光照射するが，照射距離40～60cm，照射密度0.5～1mW/cm^{2}とし，各部分に5～10分照射する．

痛みを主とし，皮膚損傷が局部に限られ，赤い丘疹があるだけだったり，皮疹がカサブタとなっていれば，②組を使ってレーザー照射し，激痛があれば配穴を加え，各穴に5分ずつ照射する．皮膚損傷が大きくて激しく痛めば，2つの組を併用する．毎日1回治療し，10回を1クールとする．

★治療効果★　311例を治療した．5回治療したものに限って上の評価基準に照らすと，有効率94.2％で，治癒率69.8％だった．

穴位注射

★取穴★　主穴：曲池．

★治療方法★　薬剤：ビタミンB$_{12}$注射液（100μg/ml）．

常に両側を取り，5号歯科注射針を深刺して，得気があれば各側の穴位に薬液を1mlずつ注入する．1日1回注入する．皮膚損傷部分から液がにじんでいれば，ニトロフラゾン亜鉛華軟膏を湿布する．

★治療効果★　200例の本病患者に2〜8回穴位注射したところ，全員が治癒した．

157. しもやけ（凍瘡）

❖ 概論

　しもやけは，冬季に多い疾患である．局部に多形滲出性紅斑や水疱が現れ，ひどければ潰瘍となって痒みや痛みを伴い，暖まると症状がひどくなることが特徴である．患者の多くには「しもやけ体質」があり，毎年冬季になると同じ場所が発病する．

　中医学でも凍瘡と呼び，肌表に陽気が到達できず，それに寒邪の侵襲が加わって，気血の運行が悪くなり，経脈が遮られ，気血が肌膚に凝滞して発生したものと考えている．

　凍瘡に対する鍼灸の臨床報告は1958年に始まった．また多くの報告があり，なかには100例以上を治療観察したものもある．60〜70年代もデータが多く，鍼灸による予防治療が強調された．80年代からは，やはり刺鍼や灸が穴位刺激方法の中心であったものの，具体的な操作方法が大きく改善され，治療効果も若干向上した．また報告数と症例数も大きく増加した．

❖ 治療

体鍼--

　★取穴★　主穴：阿是穴，病巣周囲の経穴．

　阿是穴の位置：病巣部位（以下同様）．

　★治療方法★　まず穴区を消毒し，凍瘡周囲の穴位を浅刺する．さらに凍瘡周囲の皮膚（凍瘡の境目から約2mm離れた健康な皮膚）から，凍瘡を取り囲むように28号1寸の毫鍼をゆっくりと皮内へ刺入し，すぐに抜鍼する．出血させてはいけない．そのあと凍瘡の縁に，2.5〜5mm間隔で1本ずつ取り囲むように浅刺し，その内側で2.5〜5mm離れた病巣部へもぐるりと刺鍼するが，刺鍼点は互い違いにし，平行にならないようにする．このように徐々に凍瘡の中心に向けてうず巻き状に囲刺するので，だんだんと刺鍼点も減ってゆく．最後の中心には太い毫鍼を1本点刺して出血させる．隔日に1回治療して，治療クールは

数えない．

★治療効果★　295例の患者を治療した結果，全員が治癒した．

施灸の1 --

★取穴★　主穴：阿是穴．

★治療方法★　棒灸に点火し，雀啄灸を使って，燃えている端を2〜3回/秒の速度で，阿是穴へ直接接触させる．患部は軽い焼灼痛か，灼熱感があるが，瘢痕は残らない．毎回5〜10分治療する．毎日か隔日に1回治療し，7回を1クールとする．

★治療効果★　79例を治療し，臨床治癒72例で，治癒率91.1％だった．

施灸の2 --

★取穴★　主穴：阿是穴．

★治療方法★　凍瘡の大きさに合わせて，2mmの厚さにスライスしたショウガ片を瘡面に載せる．さらにモグサで小指の先ほどの艾炷を作り，ショウガ片の上に置いて施灸する．患者が焼灼痛を感じたら，術者は少しショウガ片を移動させてもよい（瘡面から外れないよう注意する）．各部位に3〜5壮すえる．毎日1回治療して，5回を1クールとする．

★治療効果★　58例を治療した結果，治癒52例，有効4例，無効2例で，有効率96.6％だった．治療効果は，年齢や罹患期間，損傷面積などの影響を受けなかった．

刺血 --

★取穴★　主穴：阿是穴．

★治療方法★　赤み，腫れ，膨れ，痛みの最も顕著な部位を選ぶ．患部を消毒し，すばやく三稜鍼で点刺して，血を2〜3滴出す．毎回，症状に応じて3〜5カ所を取って出血させる．毎日か隔日に1回治療し，6回を1クールとする．一般に1クールだけ治療すればよい．

★治療効果★　50例を治療した．全員が3〜6回の治療で完治し，治癒率100％だった．

体鍼と穴位紫外線照射 --

★取穴★　主穴：陽池，陽谿，外関，合谷．

★治療方法★　前述した穴位は全部取る．1.5寸毫鍼を刺入したあと捻転し，得気したあと20分置鍼して，置鍼中に3〜4回運鍼する．さらに出力500W

の紫外線治療灯で，患部と50cmほど離し，最小有効量（MED）を使って両手に30秒照射する．初回は5MEDとするが，それ以降は2MEDずつ増やしてゆく．毎日1回治療して，6回を1クールとする．

★治療効果★　65例を治療し，治癒48例,著効17例で,有効率100％だった.

158. 湿疹（アトピー性皮膚炎）

❖ 概論

湿疹は,多く見られるアレルギー性炎症性皮膚病である．多形性の皮疹であり，片状やビマン状に広がるが，湿った部位に対称的に分布する傾向があり，再発しやすくて慢性化しやすく，激しい掻痒感を伴うことが特徴である.その症状によって，急性湿疹，亜急性湿疹，慢性湿疹の3つに分けられる．

本病は皮膚表面に発生し，部位が局限されていることが多い．1960年に皮膚鍼（梅花鍼）を使った治療が試みられ，かなり満足できる効果があった．

この十数年，穴位注射，刺鍼，電気鍼などが応用され，各種の急慢性湿疹が治療できるようになったばかりでなく，ある種の難治性陰嚢湿疹に対しても優れた効果があった．さらに臨床観察によって，刺鍼や穴位注射が患者の細胞免疫機能をある程度向上させることも分かった．これは本病に対する鍼灸治療の作用メカニズムの1つであろう．

❖ 治療

体鍼--

★取穴★　主穴：湿疹点.

★治療方法★　まず湿疹点を探す．患者の背中を明るいほうに向け，背中から針先ほどの大きさで，灰色の凹んだ小点を探すが，その散在している点が湿疹点である．湿疹点が見つかったら，左手の親指，中指，人差指で皮膚を摘み上げ，右手で1寸の毫鍼を持って，その点を0.7～0.8寸直刺する．小児なら浅刺してもよい．刺入したら2～3回提挿し，すばやく抜鍼して置鍼しない．1回に10～15個の湿疹点へ刺鍼する．毎日あるいは隔日に1回治療する．これと併せてビタミンC 200mg，プロメタジン 50mg，プレドニゾン 10mg（小児では少なめにする）を1日3回飲んでもよい．

★治療効果★　476例を治療し，治癒433例で，治癒率91%だった．

電気鍼

★取穴★　主穴：阿是穴．

阿是穴の位置：皮膚損傷部分（以下同様）．

★治療方法★　皮膚損傷部分をアルコール消毒し，皮膚損傷部分の縁から皮下組織に向けて毫鍼を刺入する．鍼の方向は皮膚面と平行な沿皮刺で，鍼の本数は皮膚損傷面積に基づいて2～6本入れる．そしてパルス器に接続し，パルス間隔20回/分の疎密波を使い，電流は徐々に強くして患者が適当と思ったところで止める．毎回20分ほど通電する．毎日か隔日に1回治療し，10回を1クールとする．各クール間は3～5日空ける．

★治療効果★　26例の慢性湿疹（神経皮膚炎患者も含む）を治療し，治癒8例，著効14例，有効4例で，有効率100%だった．

耳鍼

★取穴★　主穴は2組に分ける．①肺．②対輪（耳介区域）．

配穴：神門，内分泌，交感．

★治療方法★　①組の主穴は配穴とともに毎回1～3穴を取り，毫鍼で刺鍼する．まず3%硫酸亜鉛に浸した湿式電極を皮膚に密着させ，それを電極板に繋いで，ラップと絆創膏で固定する．術者は耳穴へ毫鍼を刺入し，直流パルスに繋ぐが，そのとき陰極を耳鍼に，陽極は電極板に接続する．15分ほど通電したら，極性を入れ替えて，さらに5分ほど治療する．毎日1回治療して6回を1クールとする．②組には刺血法を使うが，両耳とも取る．左手で耳介を固定し，対輪を露出させたら，右手でペンを持つように鈹鍼（あるいは三稜鍼）の鍼柄を握って，対輪の弓形と垂直に切線を引く．針先を使って対輪を軽く5mm以内の長さで掻き破る．各線の間隔は2mmとし，わずかに出血させたあと，消毒綿花で傷口を覆い，3～4時間したら綿花を取り去る．カサブタは自然に落ちるまで待つ．

★治療効果★　①組は65例を治療し，治癒45例，著効3例，有効13例，無効4例で，有効率93.8%だった．②組は12例を治療し，全員治癒して，治癒率100%だった．

刺血

★取穴★　主穴：肺兪，委陽．

★治療方法★　患者は腹臥位となり，上背部と両足を露出する．まず三稜鍼で

肺兪を点刺し，そのあと穴区を指で圧迫して出血させ，さらに抜罐する．次に委陽も点刺出血して抜罐を加える．各穴とも10～15分ほど留罐する．隔日に1回治療して，3回を1クールとする．

★治療効果★　手の難治性湿疹38例を治療し，治癒26例，有効10例，無効2例で，有効率94.7％だった．

皮膚鍼（梅花鍼） --

★取穴★　主穴：大椎，膀胱経ライン（大杼から白環兪まで）．

配穴：血海，風市，阿是穴．

★治療方法★　主穴は必ず取り，状態によって配穴を加える．慢性患者では必ず阿是穴を加える．患者を腹臥位にするか椅子に腰掛けさせ，梅花鍼で上から下へと弾刺する．背と腰を重点に，中程度の強さで叩刺して，皮膚を紅潮させる．直径1cmの穴区内が紅潮するまで繰り返し叩刺してもよい．阿是穴は，前と同じ方法で外から内に向かって囲刺する．毎日1回治療し，5～10回を1クールとする．

★治療効果★　40例を治療し，臨床治癒28例，著効8例，有効3例，無効1例で，有効率97.5％だった．

穴位注射の1 ---

★取穴★　主穴は2つに分ける．①足三里，曲池．②長強．

★治療方法★　薬物：①にはビタミンB_{12}（0.1mg）注射液．②には塩酸プロメタジン（12.5mg）にビタミンB_1（50mg）を加えたもの．②は主に陰嚢湿疹に使う．

5号の歯科用注射針を穴位に刺入し，得気があれば薬剤を注入する．①の穴位は各穴に薬液を1mlずつ注入し，毎日1回治療して10回を1クールとする．②の穴位には，薬液をすべて長強穴へ注入し，3日に1回おこない，2回を1クールとする．

★治療効果★　①組の穴位で50例の難治性湿疹を治療した結果，著効以上が84％を占め，有効率が96％に達した．②組の穴位は，35例の難治性陰嚢湿疹を治療し，治癒26例，有効6例，無効3例で，有効率91.4％だった．一般に発病して間がない患者の効果が優れている．

穴位注射の2 ---

★取穴★　主穴は2つに分ける．①曲池，足三里，肺兪，三陰交，血海．②箕門．

★治療方法★ ①は全身の湿疹に使い，毎回2穴を選んで，順番に使用する．10ml注射器を使い，まず2.5％クエン酸ナトリウム注射液0.6mlを吸入させ，さらに同じ注射器に患者自身の静脈血6mlを吸入させ，すぐに揺らして混合し，刺鍼して得気があれば穴位に注入する．毎週1回治療して1クールとする．②は陰囊湿疹の治療に使う．両側の箕門穴を交互に使用し，刺鍼して得気があれば当帰注射液を2ml注入する．注射が終わったら棒灸で15分温める．毎日1～2回治療し，20回を1クールとする．

★治療効果★ 全身の湿疹を46例治療し，治癒40例，有効4例，無効2例で，有効率95.7％だった．陰囊湿疹42例では，有効24例，好転13例，無効5例で，有効率88.1％だった．

159. うおのめ（鶏眼）

❖ 概論

鶏眼を中国では肉刺とも呼ぶ．多くは靴が小さいため，長期にわたって足底と足趾が圧迫摩擦され，限局性に円錐形の角質が増殖したものである．成人の足底前端あるいは足趾間に発生することが多く，数は一定していないが通常は1～2個，エンドウ豆ぐらいの大きさで，ニワトリの眼に似ており，歩いたり圧迫されると痛む．

鶏眼の鍼灸治療は，古代の文献に記載されてない．現在では1956年に，鶏眼へ直接灸して治療した臨床報告があった．80年代から現在までの十数年で，さらに豊富な治療経験が蓄積され，刺鍼，艾灸，穴位注射，火鍼，磁鍉鍼などの穴位刺激方法も登場した．そのなかで穴位ブロックと艾灸による臨床観察はサンプルが多く，効果も優れている．

❖ 治療

艾灸--

★取穴★ 主穴：阿是穴．

阿是穴の位置：うおのめ．

★治療方法★ まず発病した足をぬるま湯（約40℃）に30～45分ほど浸し，皮膚を軟らかくする．そのあと75％アルコール綿花で皮膚を消毒し，消毒した

刃物で角質を削り取る．このとき痛かったり出血するまで削らないようにする．艾灸は直接灸か温灸かを選ぶ．直接灸は，艾炷（底面は鶏眼より少し小さい）を阿是穴へ直接載せ，先端に点火して局部に痛みを感じたらピンセットで取り去り，さらに1壮すえる．こうして1回に5～7壮すえ，毎日1回治療する．温灸なら棒灸に点火して，鶏眼へ雀啄灸し，患者が少し焼灼痛を感じ，局部が赤く潤えばよい．毎回20分施灸し，毎日1回おこなう．こうした治療は5回を1クールとし，各クールは2～3日空ける．

★治療効果★　343例を治療した結果，治癒336例，有効7例で，有効率100％だった．そのうち直接灸したのは307例で，全員が治癒した．棒灸は6カ月後に再調査すると，5例が再発していた．

体鍼

★取穴★　主穴：阿是穴．

★治療方法★　26～28号1寸の毫鍼を取り，患部を消毒したあと，鶏眼の中心へ向けてすばやく刺入する．もし抵抗力が大きければ，捻転しながら刺入してもよい．約0.6～0.7寸ほど刺入して，鶏眼根部へ達すると，急に抵抗力が弱まるので，それ以上刺入しない．もし鶏眼が大きければ，鶏眼の傍らに45度角で中心へ向け，もう1本打つか，周囲の前後左右に4本打ったりする．いずれも置鍼しないか20分置鍼する．抜鍼したあと，少量の血液を絞り出し，局部はアルコール綿花で按圧する．隔日に1回治療し，3回を1クールとする．刺鍼を終えて15～20日すると，鶏眼が柔らかくなるか小さくなって脱落する．

★治療効果★　161例を治療した結果，治癒156例，無効5例で，有効率96.9％だった．

火鍼

★取穴★　主穴：阿是穴．

★治療方法★　局部を洗浄し，穴区をアルコール消毒したあと，細い火鍼あるいは26号0.5寸の毫鍼をアルコールランプで赤く焼き，鶏眼中心の釘のように硬くなったところを目がけて，根底部まで直刺する．このとき鍼下の抵抗力が増し，患者は疼痛反応を示すが，鍼下に空虚な感じがあったり，少量の白色分泌物が出たら，すぐに抜鍼する．一般に1つの鶏眼なら1鍼で済むが，大きければ2回刺してもよい．刺入速度が激しすぎたり速すぎると悪い．もし速すぎれば，鶏眼の角質や毛細血管が炭化せず，出血や痛みとなりやすい．術後に局部へ薬を付

けたり覆ったりする必要はなく，7日後にぬるま湯に浸して硬い皮を鋏で切り取る．2週間しても圧痛が残っていれば，2回目の治療をする．

★治療効果★　281例を治療した結果，有効率は86.8〜100％だった．

ショウガ灸

★取穴★　主穴：阿是穴．

★治療方法★　まず患者の足をぬるま湯に浸し，ふやけたら刃物で鶏眼表面の角質層をほとんど切除する．生ショウガを厚さ2mm，直径1.5〜2cmにスライスし，スライスしたショウガの中心に三稜鍼（楊枝でもよい）で数個の孔を開けたあと鶏眼に載せる．温灸用モグサをピーナッツ大の円錐形にし，艾炷をスライスショウガの中心へ置いて点火する．燃えて耐えられない温度になったら，新しい艾炷と交換して施灸を続ける．連続3〜5壮すえる．毎日1回すえて，7回を1クールとする．

★治療効果★　87例を治療した．1〜3クール治療した結果，治癒68例（78.16％），好転19例（21.8％）で，有効率100％だった．

小鍼刀

★取穴★　主穴：阿是穴．

★治療方法★　患部をヨードチンキとアルコールで消毒したあと，無菌穴布（オイフ）を被せ，2％プロカイン2mlで局所麻酔する．具体的な方法には2つある．①鶏眼中央の陥凹部を刺入点とし，刀口線を筋肉の走行方向と平行にして，4型小鍼刀を基底部まで直刺する．そのあと鍼体と皮膚が30度角を成すように，先端を基底部に密着させて，深部で鏟剥分離（鍼先で跳ね上げるように持ち上げること）する．②鶏眼の縁を刺入点とし，鍼体と皮膚平面が5〜15度角となるようにして対側の縁へ到達させるが，対側の皮膚は貫かないようにする．全部で4〜5カ所刺し，刺し終わったら小鍼刀を抜鍼する．しばらく鍼孔を圧迫し，アルコール綿花を被せたら無菌で包帯する．患者には3日以内は水がかからないように指示し，感染を防ぐ．7〜15日で自然に鶏眼が脱落して修復される．

★治療効果★　76例の鶏眼を治療し，1〜2回の治療で，全員治癒した．

穴位注射の1

★取穴★　主穴は3つに分ける．①内庭，崑崙．②太衝，太谿．③阿是穴．阿是穴の位置：外踝と内踝の後ろを繋ぐ線の中点．

★治療方法★　毎回1組の穴位を使うが，いずれか1組のみを使ってもよいし，

順番に使用してもよい．①組には2％プロカイン5mlに塩酸エピネフリン2滴を加えたものを各穴に2.5mlずつ注入し，毎週1回治療する．②組は2％プロカイン1mlに塩酸エピネフリン0.2mgを加え，それぞれ患側の太衝と太谿へ注入し，5日に1回治療する．③組は0.5～1％プロカイン1mlに塩酸エピネフリン0.1mlを加えて，阿是穴に注入し，毎週2回治療する．

★治療効果★　以上の方法により463例を治療した結果，治癒384例，有効20例，無効59例で，有効率87.3％だった．

穴位注射の2 --

★取穴★　主穴：阿是穴．

★治療方法★　患者を腹臥位にし，局部をヨードチンキとアルコールで消毒したあと，1％プロカイン注射液3～5mlを使い，鶏眼で硬くなった周囲を3点に分け，中心へ向けて皮下注射し，はっきりと皮膚を隆起させて麻酔する．3～5分後，アルコールを入れた注射器の5号注射針先端を鶏眼中心から垂直に刺入する．針を刺入したとき，最初は豆腐のように柔らかな組織に刺さるが，鶏眼根部の線維組織に達すると明らかに抵抗がある．このとき針先をゆっくりと1mmほど刺入し，95％アルコールを0.1ml注入し，さらに1～2mm引き上げながら0.2ml注入する．そして針を抜いたら無菌ガーゼで覆い，絆創膏で固定する．2週間に1度治療する．

★治療効果★　23例を治療し，治癒17例，有効5例，無効1例で，有効率95.7％だった．

第7章

保　健

160. 麻薬中毒

❖ 概論

　麻薬は，現在では全地球的な問題である．人類の健康に危害を与えるだけでなく，一連の解決しがたい社会問題を引き起こすので，国際的にも広く注意を喚起されている．

　新中国が誕生してからは，中国は麻薬のない国家となった．しかし1980年代の改革開放政策によって，外国から文化が玉石混合で入るようになり，それと一緒に麻薬も入り込んできた．現在では，完全な統計ではないが，中国に登録された麻薬使用者は，すでに30万人にも上っている．そのため麻薬をどうやったら断ち切れるのかが，中国を含めた国際社会で，すみやかに解決すべき問題の1つとなっている．

　現代医学では，長期にわたる麻薬患者は神経伝達物質の分泌が異常となり，エンケファリンの分泌が抑制されて，外来性の嗜癖物質の供給が断たれると，体内アヘン類物質（エンドルフィン）の欠乏が起こり，煩躁不安（イライラして落ち着かない），不眠，腹痛，胸悶，肢体の痛怠さ，連続するクシャミやアクビ，鼻水と涙が交互に出るなど，一連の耐え難い禁断症状が誘発され，ひどければショック，意識喪失，そして生命の危険に及ぶことすらある．もちろん西洋薬による麻薬中毒治療も，禁断症状を抑える面で一定の効果があるが，全面解決させる方策はない．中国も自国の得意分野に力を注ぎ，中西医結合を強化し，漢方薬と鍼灸を使って麻薬患者を治療して，すでに大きな成果を得ている．

　鍼灸を使った麻薬中毒治療は，1972年に香港の外科医であるH.L.Wenらが，香港で鍼麻酔手術をおこなっていたときに偶然発見された．その後さらにアメリカで研究が進められ，優れた効果が得られただけでなく，アメリカのいくつかの都市では普及もしている．現在では五大陸の多くの国家において，鍼灸を応用した麻薬患者の治療が研究されている．

　中国で麻薬患者に鍼灸を応用するようになったのは比較的遅く，これに関する臨床論文もすべて90年代に発表された．方法は体鍼や耳鍼，あるいは体鍼を組み合わせた方法が常用される．中国以外では耳鍼が多用される．中国の鍼灸医療では体鍼が使われる傾向があり，火鍼が使われたりもする．取穴は頭部が中心で，四肢の穴位を配穴している．治療効果においては，中国以外の文献の統計をとっ

た人があり，21編の論文があって，2500例以上の麻薬中毒患者を刺鍼治療した臨床研究文献を分析した結果，すぐに麻薬が止められる率は平均して46％前後，1年後の再調査では約10％が止めていた．中国の報告では，これより効果が高いが，累積された症例数が少ないので，その確実な治療効果については，さらに研究を待たなければならない．

❖ 治療

耳鍼--

　　★取穴★　主穴：肺．
　　配穴：交感，神門，肝，脾，腎．
　　★治療方法★　主穴だけを取るか，考慮して配穴を加えたり，または配穴に改めたりする．主穴は両側の耳介を取り，0.5寸の毫鍼を刺入して得気したら，パルス器に繋いで連続波，周波数300〜1000Hzで通電する．電流は患者が耐えられる程度とし，30分から1時間通電する．配穴は一側を取り，毫鍼を刺入して腫れぼったい痛みがあれば1時間置鍼する．毎日1〜2回治療し，7日を1クールとする．主穴は最初の3日間は，毎日2〜3回刺鍼し，あとの5日間は毎日1回刺鍼する．
　　★治療効果★　主穴のみを使って59例の麻薬中毒患者を治療した結果，58例が止められたが，1例だけは止められない．19例の麻薬治療成功者を追跡調査したところ，3例が再発していた．配穴だけで治療した1500例は，15％の麻薬患者で治療クールが達成できなかった．以上の方法に，体穴の内関，神門，三陰交を加えて治療した2例の重度睡眠障害を伴う麻薬患者でも，やはり満足できる鎮静安眠効果が得られた．

耳穴圧丸と漢方薬--

　　本法は主にヘロイン依存性の慢性禁断症状を治療する．
　　★取穴★　主穴：心，腎，内分泌，皮質下，交感，耳介で対応する部位．
　　★治療方法★　ヘロインを止めたあと，最初の3日間は大用量の塩酸メタドンを投与して禁断症状を抑え，4日目から徐々に減らすとともに，耳穴と漢方薬治療を併用する．両側の耳穴を全部取り，アルコール消毒したあと，直径1.5mmの磁石粒を7×7mmの絆創膏で貼り付ける．そして患者に貼り付けた部位を毎日3〜5回，1回に30遍ぐらい，耳介が充血発熱し，腫れぼったい痛みがあ

る程度に按圧させる．10日を1クールとする．

これとは別に漢方薬を服用する．

漢方薬：柴胡6g，当帰15g，白芍15g，鬱金12g，益智仁15g，龍骨30g，牡蛎30g，酸棗仁30g，柏子仁30g，夜交藤30g，葛根30g，甘草6g．

毎日1剤を煎じ，朝晩に1回ずつ，5日続けて服用する．

★治療効果★　治癒－1クール治療して1カ月観察し，薬を止めたあと自然に入眠でき，イライラして落ち着かない症状もない．有効－通常量の睡眠薬を使って入眠でき，イライラして落ち着かない症状もない．無効－はっきりと睡眠が改善せず，イライラして落ち着かない．

89例を治療した結果，治癒40例，有効33例，無効16例で，有効率82％だった．

体鍼と漢方薬 --------

★取穴★　主穴：内関，水溝，素髎．

配穴：曲池，合谷，陰陵泉，神門，足三里．

★治療方法★　主穴を主にし，症状に基づいて配穴する．まず内関へ1寸直刺し，提挿捻転瀉法する．さらに水溝へ0.5寸刺入し，涙が出たり，目が潤む程度に雀啄手法する．素髎は0.3寸に直刺する．配穴は得気したらパルス器に繋ぎ，連続波，患者が耐えられる電流で20分置鍼通電する．毎日1～2回治療し，10回を1クールとする．

これとは別に漢方薬を服用する．

漢方薬：柴胡10g，法夏15g，甘草5g，黄芩15g，竹茹15g，枳実15g，党参15g，鬱金15g，大黄（後下：あとで入れる）15g，車前子15g，白茅根20g．

毎日2剤を煎じて服用する．

★治療効果★　①治療して2週間後も禁断症状が起きない．②薬物を探そうとしない．③体温，脈拍，脈波，血圧が正常で，精神状態も好転した．④食欲が増した（治療前の2倍）．⑤体重が増えた（1kg以上）．⑥睡眠が正常．

著効－前述した基準をすべて達成．有効－前述した基準が1～5項目達成．無効－改善なし．

36例を治療した．25例はヘロイン中毒患者であり，前述した基準に当てはめると，著効18例，有効6例，無効1例で，有効率96％だった．

また残りの11例は，過剰のdihydroetorphine（ジヒドロエトロピン：鎮痛薬）

を吸引して禁断症状の起きた患者で，体鍼法だけで1～4クール治療し，全員治癒した．

耳鍼と体鍼--

★取穴★　主穴：神門，肺，交感，皮質下，脾，内分泌，耳背心．

配穴は2つに分ける．①百会，翳風，②築賓，復溜．

耳背心の位置：耳裏側．下耳背と潰瘍穴（中耳背の後ろ約2mmで少し下．耳輪脚裏側の溝の末端）を繋ぐ線の上から1/3．

★治療方法★　毎回主穴から3～4穴，配穴から1組取る．主穴は0.5寸の毫鍼を軟骨まで刺し，電気鍼にする．または王不留行の種を貼り，毎日3回，1回5分ずつ，耳介が発赤して発熱するまで按圧する．配穴には刺鍼して得気があれば置鍼する．また電気鍼してもよい．電気鍼刺激は連続波を使い，患者が耐えられる電流とする．毎回30～60分治療する．毎日1回治療して10回を1クールとし，各クール間は3～5日空ける．

★治療効果★　70例を治療した．耳穴按圧と体穴①を併用したのは40例で，治癒30例，有効6例，無効4例だった．残りの30例は耳電気鍼と体穴②を使い，ほとんどの症状は改善されたが，不眠の治療効果は悪かった．

体鍼--

★取穴★　主穴：内関，大椎．

配穴は3つに分ける．①少衝，神門．②商陽，足臨泣．③腸機能の乱れには，合谷と足三里あるいは公孫と支溝．不眠には百会，三陰交，湧泉．意識がはっきりしなければ水溝と湧泉．煩躁すれば中衝と労宮，あるいは十宣を加える．

★治療方法★　主穴は毎回1穴を必ず取り，初日は①組，2日目は②組，3日目は症状に基づいて③組から選穴して加える．鍼を刺入したら2～5分大きく捻転し，10～20分置鍼して，その間に1～2回運鍼する．十宣か大椎は点刺出血する．毎日1回治療して，1～3日治療を続け，10日間観察する．

★治療効果★　20例を治療し，著効7例，有効12例，無効1例で，有効率95％だった．ほとんどの症例では1～3日の治療により，いずれも順調に禁断症状のピークを乗り切った．20例は10日後に尿検査すると，ヘロインは全員陰性だった．

161. 禁煙

❖ 概論

　喫煙は健康に有害な嗜好である．科学者の測定によると，煙草の煙にはニコチン，タール，ベンツピレン，一酸化炭素など，100種類以上の有毒化合物が含まれている．それらは冠状動脈性心疾患，高血圧症，慢性気管支炎，肺気腫など多くの発病と関係する．またさまざまな悪性腫瘍の発生率を向上させ，肺癌による死亡者のうち80％前後が喫煙と関係のあることが，調査で判明した．さらに喫煙は，胎児の奇形およびある種の先天的疾患の発生を促す．現在の人々は，喫煙を控えることが健康を増進させ，疾病を予防し，寿命を延ばすために，他のいかなる予防医学の方法より優れていることを十分に分かっている．1980年，世界保健機構（WHO）は「喫煙を取るか健康を取るかは君の選択だ」のスローガンのもとに，全地球規模の禁煙運動をおこない，毎年1度の世界禁煙デーを宣言した．近年では多くの国家が，公共の場における喫煙を禁止しているばかりでなく，国際的にもさまざまな禁煙方法がおこなわれている．ただし，その効果は20％前後で，とても満足できたものではない．鍼灸を応用した禁煙は，思いがけぬ別動部隊が突然現れた感じだが，すでに全地球上では多くの国家に広まっている．方法が簡単で費用もかからず，速効性があって，不良反応もないため，現在ますます各国の医療関係者に注目され，喫煙者に喜ばれている．鍼灸を使った禁煙は，古代の鍼灸典籍には記載がなく，現代鍼灸の保健における発展の1つである．この方法は，最初は外国の医師が1950年代に発表した．ただし広く展開されたのは70年代になってからだった．1973年，香港の医師たちが耳鍼と電気鍼を使って麻薬中毒患者を治療し，成功した．その後，日本，アメリカ，フランス，ソ連などの国々が次々と模倣し，禁煙に対しても明らかな効果があった．80年代の初頭から中国では禁煙に関する鍼灸の臨床報告が始まり，すぐに盛んになった．そして，たちまちのうちに各国のリーダーとなった．

　世界各国のさまざまな禁煙症例数の観察によると，穴位刺激方法の違い，喫煙者の1日喫煙量の違い，喫煙年数など，さまざまな要因が影響することと，各地における治療効果の判定基準が若干違うことから，禁煙に対する鍼灸効果にも違いがある．しかし有効率は一般に70～90％前後と見られる．また基本的な法則も結論付けられている．それは①喫煙年数が短いほど，毎日の喫煙量が少ない

ほど，そして自らの意思で禁煙しようとしているものは効果が優れている．②喫煙年数が長く，ひどいニコチン中毒となり，人に言われて禁煙しようとしているものは，相対的に有効率が低い．鍼灸治療を受けると，多くの患者が，タバコの味が苦く辛くなったり，強烈になったり薄くなったり，青臭い味がするようになったりと変化する．また喫煙すると喉が乾燥して不快となり，煙を呑み込まないようにする．また1本を吸い終わらないうちに，二度と吸いたくなくなる．さらには1回目の刺鍼をしたあと，吸いたいという誘惑が現れ，流涎，悪心などの禁断症状が起きたりすることもあるが，治療を継続していると徐々に消える．

禁煙の鍼灸は，いったい心理的要因が作用したことによるものなのか？　あるいは生理機能が調整されることによるものなのか？　それについても世界中の学者が多くの作業をしており，すでに作用メカニズムが基本的に解明されている．例えば禁煙の鍼灸は，副腎系の機能活動と関係のあることが証明されている．喫煙者の尿中にはノルアドレナリンとドーパミン含有量が，非喫煙者に比べて明らかに多いが，1クールの刺鍼治療をすると，その量が徐々に正常へと回復する．最近では禁煙の耳鍼が，血中ロイシン－エンケファリン様物質の含有量変化に関係することが分かった．つまり習慣性喫煙者がタバコを1本吸うと，すぐに血中のロイシン－エンケファリン様物質が顕著に増加するが，刺鍼により元の水準に回復することが証明された．これは喫煙の習慣性形成に，血中のロイシン－エンケファリン様物質が関わっていることを示している．そして禁煙の刺鍼は，血中のロイシン－エンケファリンの量を調整することで治療効果が得られると考えられる．以上は刺鍼により禁煙することの生理的根拠を説明しており，心理的要因ではない．禁煙者の心理状態も禁煙効果に重要な影響を与えるが，臨床データを見ると，消極的あるいは強制による禁煙者は，禁煙が続かないことが多く，長期効果が劣る．

禁煙鍼灸の具体的な穴位刺激には，耳鍼が最も広く使用されているが，体鍼，電気鍼，鼻鍼，代鍼丸なども応用されている．近年では中国以外で，特殊なレーザー鍼により耳穴を刺激し，やはり優れた効果を得ている．

❖ 治療

耳鍼--

　　★取穴★　主穴：口，肺，神門．

配穴：皮質下，内分泌，内鼻，咽喉．

★治療方法★　一般に主穴のみを取り，効果がはっきりしなければ配穴から1〜2穴加える．両側の耳区から敏感点を探し，28号か30号0.5寸の毫鍼を耳穴へ速刺し，腫れぼったかったり痛い感覚が生じたら，すばやく小刻みに30秒捻転（120回/分）し，耳介に発熱や発赤が起きれば15〜20分置鍼する．隔日に1回治療して10回を1クールとし，3日空けて次のクールを始める．

★治療効果★　161例を治療し，有効率は70〜85%だった．

耳電気鍼 --

★取穴★　主穴：神門，戒烟1区，戒烟2区．

配穴：肺，腎．

戒烟1区の位置：肺と気管の間に位置する敏感点．

戒烟2区の位置：腎上腺点周囲に位置する敏感点．

★治療方法★　主穴のみを取り，効果が劣っていれば配穴を加える．毎回3穴を取り，両耳とも刺鍼する．28号1寸の毫鍼を穴内に刺入し，得気があればパルス器に接続し，200回/分の連続波で，患者が耐えられる電流を使って30分通電する．毎日1回治療し，3回治療を続けて1クールとする．そして1〜2日空けて次のクールを継続する．

★治療効果★　著効−完全に喫煙を止めた．有効−毎日の喫煙量が2/3以下に減った．無効−喫煙量が減らない．

80例を治療し，著効38例，有効33例，無効9例で，有効率88.7%だった．

耳穴円皮鍼 --

★取穴★　主穴：肺，胃，神門．

配穴：皮質下，心，内分泌．

★治療方法★　主穴を主にし，毎回1〜3穴を取る．まず穴区を調べ，最もはっきりした反応点を探し出し，消毒したあと左手で耳介を固定して，穴位の皮膚を張り詰めさせ，右手のピンセットで円皮鍼か皮内鍼の鍼柄を挟んで，正確に穴内に刺入したら，小さな絆創膏を貼って固定する．もし患者が鍼を恐がったり，夏で感染する恐れがあれば，王不留行の種を貼ってもよい．この場合は耳介の裏側にも貼り，裏表の王不留行の種で穴位を挟むようにして刺激を強化する．耳穴埋鍼と貼布は，毎回一側の耳を取り，3〜5日で貼り替えて，両耳を交互に使う．そして患者には毎日3〜5回按圧するように指示する．もしタバコが吸いたくな

れば，すぐに耳穴を按圧し，タバコを吸いたい欲求を抑える．

　★治療効果★　139例を治療し，有効率は84～98.6%だった．

電気鍼 --

　★取穴★　主穴：合谷，足三里．

　★治療方法★　毎回1穴（両側）だけを使う．28号毫鍼を刺入して得気があれば，軽く押して強く引き上げる提挿操作と大きく速い捻転を1～2分続けて，感応を強める．そのあとパルス器に接続し，連続波，患者が耐えられる電流で15分通電する．抜鍼したら刺鍼した穴位へ，経脈の走行と垂直に皮内鍼を沿皮刺で1cm入れる．経脈と十字に刺入したら絆創膏で固定し，1日置鍼する．置鍼期間は，患者に鍼の場所を毎日3～4回（あるいはタバコが吸いたくなったとき），1回2～3分ほどセルフマッサージするよう指示する．前述した2穴は交替で使用し，毎日1回治療して，10回を1クールとし，刺鍼を3～5日休んだあと，次の治療を続ける．

　★治療効果★　108例を治療した結果，著効と有効が82例を占め，無効が26例，有効率75.9%だった．

　＊注意：両側の合谷へ電気鍼するときは，回路が心臓を流れるので，曲池へ捨て鍼を打ち，合谷と曲池の間で通電する．

体鍼 --

　★取穴★　主穴：甜味穴．

　甜味穴の位置：列缺と陽谿の間に位置し，橈骨茎状突起の縁から親指ほど離れた柔らかい部分，はっきりと圧痛があって凹む点．

　★治療方法★　両側ともに取る．患者の手背を上に向け，圧痛点を探し，28号1寸の鍼で3mmほど直刺する．刺入したとき，患者に息を吸わせたあと呼吸を止めることが必要で，刺入が終わったら息を吐かせる．適当に捻転して，はっきりと腫れぼったい怠さを感じさせ，15分置鍼する．刺鍼したあと患者が両手を重く感じれば効果が優れている．毎日1回治療し，4回を1クールとする．

　★治療効果★　51例を治療した結果，著効16例，有効20例，無効15例で，有効率70.6%だった．

穴位敷貼 --

　★取穴★　主穴：甜味穴，合谷．

　★治療方法★　まず代鍼膏を作る．作り方は，丁香，肉桂，グルタミン酸ナト

リウム（味の素）を各等量．前の二味は粉末にして，100メッシュのフルイにかける．まず6倍量の黒薬膏（鉛丹と松ヤニなどの植物油を混ぜたもの．基剤として使う）を加熱して溶かし，さらに丁桂散（さっき作った二味）を入れ，温度が60℃まで下がったらグルタミン酸ナトリウムを入れ，湯煎にして膏薬を広げ，1.5×1.5寸の紙に1gずつ載せる．

操作法：前述した2つの穴位で，最も圧痛がはっきりした部位に24時間膏薬を貼る．膏薬を貼って10分後に，患者が1～2本タバコを吸うのを観察する．もし頭がクラクラしたり，悪心や流涎などが現れたら効果がある．

★治療効果★　126例を観察した結果，著効82例，有効30例，無効14例で，有効率88.9%だった．

体鍼と耳鍼 --

★取穴★　主穴：百会，耳穴の神門．

配穴：足三里，列欠，三陰交，関元．耳穴の肺，口，内分泌，皮質下，胃．

★治療方法★　主穴を主とし，効果がはっきりしなければ配穴を加える．主穴は両側とも取穴する．まず百会に28号毫鍼を平刺し，腫れぼったく重い感覚があれば，120～140回/分の頻度で1分ほど捻転する．少し強い刺激がよい．そして15分置鍼する．神門は一側の耳を取り，敏感点を探したあと円皮鍼か王不留行の種を貼り付け，絆創膏で固定したあと1週間（夏なら3～4日）で取り去り，交替で反対側の耳へ同様に貼る．毎日（またはタバコが吸いたくなったとき）耳穴を3～4回按圧する．左右の耳を交互に使う．配穴は体穴を2つ，耳穴を3～5つ取り，すべて刺鍼して平補平瀉し，40分置鍼する．こうした方法は毎日1回おこない，3～5回を1クールとする．

★治療効果★　318例を治療した結果，有効率は91～98.2%だった．

耳穴圧丸 --

★取穴★　主穴：口，肺，神門，支気管，皮質下．

配穴：脾，胃，額，交感，心，腎．

★治療方法★　毎回主穴から2～3個，配穴から1～2個選び，やはり耳穴探測器を使って敏感点を探す．毎回3～5穴を取り，耳穴は順番に使用する．王不留行の種を7×7mmの絆創膏に載せ，選んだ耳穴へ貼り付ける．両耳同時に貼り付けて，毎日3回按圧する．またタバコが吸いたくなったときも按圧する．各穴を1分，耳介局部が発熱するまで按圧する．一般に5回を1クールとする．

★治療効果★　798例を治療し，治癒176例，著効552例，有効31例，無効39例で，有効率95.1％だった．

電気鍼と耳穴圧丸

★取穴★　主穴は3組に分ける．①迎香，曲池，合谷．②地倉，足三里，太衝．③耳穴の肺，咽喉，神門．

★治療方法★　まず2組の体穴に刺鍼する．いずれも両側を取り，2つの組へ交互に刺鍼する．刺鍼したあと強い得気感が必要で，迎香では涙が流れればよく，そのあとパルス通電する．均等な連続波で，手による捻転と同じ強さで45分通電する．抜鍼したあとは迎香と地倉を，怠くて腫れぼったい程度に按摩する．毎日1回治療する．耳穴は75％アルコール綿花で消毒し，四角く切った活血膏に王不留行の種を載せ，耳穴へしっかりと貼り付け，指先で局部が少し痛むか灼熱感があるよう按圧する．毎回一側の耳介へ貼り，自分で按圧して刺激を強めるよう指示する．毎日3～5回，1回10分ぐらい按圧する．もしタバコが吸いたくなれば，すぐに耳穴を按圧すると抑制作用がある．3日置きに反対側の耳へと貼り替える．

★治療効果★　42例を治療した．2～5回の治療を経て，完全に禁煙できたのは34例（80.9％），著効4例（9.5％），好転4例（9.5％）だった．

穴位レーザー照射

★取穴★　主穴：口，肺．
配穴：肝，皮質下，内分泌．

★治療方法★　毎回主穴のみを取り，効果がはっきりしなければ配穴から1つ選ぶ．一般に1回の治療で3穴を超えない取穴とする．低出力のヘリウム－ネオンレーザー，出力6mV，波長6328Å，距離35～70cmで，毎回1～3分照射し，5分以上は照射しない．毎日1回治療して，5回を1クールとする．1クールが終了したら隔日に1回か3日に1回に改めてもよい．

★治療効果★　31例を治療し，著効24例，有効2例，無効5例で，有効率83.9％だった．

162. 禁酒

❖ 概論

　飲酒も，やはり嗜好の1つではあるが，喫煙と少し違う．飲酒にはメリットもあれば弊害もあるが，それは酒の種類やアルコール濃度，飲酒量などと関係がある．少量の飲酒，とりわけ薬酒や果実酒，黄酒，ビールなどを適度に飲むことは，健康に有益である．しかし酒乱，とりわけ強烈な酒乱は，生理的，心理的，社会的に大きな問題となる．過度の飲酒は，急性アルコール中毒を引き起こし，嘔吐や腹痛，一過性の精神錯乱を引き起こす．急性アルコール中毒がひどすぎれば，呼吸や循環中枢が麻痺し，死亡することすらある．長期にわたって多量の飲酒を続ければ，慢性アルコール中毒となり，知能が衰え，さらに進行すればアルコール中毒性の精神病になる．酒乱は，胃や十二指腸潰瘍，慢性胃炎，食道炎，肝臓病，冠動脈性心疾患，高血圧症，癌などの疾病とも関係がある．統計によると，酒乱の肝硬変発生率は，飲酒しない人より7倍も高く，食道癌や胃癌，肝臓癌なども酒乱では発病率が高い．アメリカで1984年，死亡原因の調査がおこなわれた．その結果，毎年アルコール中毒で死亡する者が20万人以上いたのである．世界レベルではアルコール中毒が，心臓脳血管障害，癌に続き，健康に害を与える3番目の問題となっている．酒乱は，社会不安や家庭不和にも危害をもたらす．ある研究者が酒乱と麻薬癖を研究したところ，そうした悪い習慣は遺伝子によって後代へ遺伝することを発見した．本当に尽きることのない病気だといえる．そのため禁酒は，多くの国家を含め，ますます人々の注目を集めている．現在，国際的に薬物取締法で禁酒しているところが多いが，韓国や昔のソ連などのように強制的に禁酒令を公布しても，あまり効果がない．

　鍼灸を使った禁酒は，最初は中国以外の学者が提案して実行された．例えばアメリカのリンカーン病院麻薬科では，刺鍼を使った麻薬中毒やアル中の治療がおこなわれ，すでに20年になる．中国でも80年代の中期になると，現代鍼灸を使った禁酒の臨床報告が続々と現れた．国内外のデータを統計すると，鍼灸を使った禁酒の有効率は85％以上である．禁酒が自分の意思なのか，他人に強制されてなのか，またアル中の程度などが，効果に一定の影響を与える．

　現在，禁酒の鍼灸に使われる穴位刺激は耳鍼が主だが，体鍼を使った禁酒法もある．治療効果を高めるために，耳鍼と少量の抗鬱剤を組み合わせて治療したも

のもある．

❖ 治療

耳穴円皮鍼 --

★取穴★　主穴：神門，皮質下，心，胃，内分泌，咽喉．

★治療方法★　毎回2～4穴を取り，順番に使用してもよい．円皮鍼か王不留行の種を貼り付ける．貼り付ける前に，穴区から最もはっきりした反応点を探し，皮膚を消毒する．王不留行の種を貼るときは，耳介裏側の同一部分にも貼り，2つの種で耳穴を挟むようにして刺激を強める．円皮鍼にしろ種にしろ，絆創膏で貼り付けたあとは，各穴を1～2分ずつ，患者が耐えられる強さで，耳介が発熱や発赤する程度に強く按圧を続けなければならない．そして患者にも，毎日の食事前に5分，前と同じように按圧させる．また飲酒したくなれば，そのときも按圧する．円皮鍼にしろ種にしろ，両側の耳穴へ貼り，2～3日ごとに貼り替えて7回を1クールとし，1週間置いて状況を見ながら治療を継続する．臨床治療によると，普通の酒乱ならば，鍼を恐がる者には王不留行の種を貼ってもよい．ただし酒乱が長く，飲酒量も多く，強烈な酒乱のある者には，円皮鍼でなければならない．

★治療効果★　310例を観察し，治癒238例，有効38例，無効34例で，有効率89％だった．

体鍼 --

★取穴★　主穴：内関，列缺．

★治療方法★　毎回，両側2穴を取る．内関穴は，すばやく切皮したあと，針先を少し上（肩）へ向けて斜刺し，得気があれば提插を繰り返して鍼感を探し，鍼感を肩か胸部に向かって伝導させる．そのあと1～2mmの提插に捻転頻度140回/分の小さな捻転を加え，平補平瀉により伝導した鍼感を保持する．列缺の刺鍼は，針先を上（肩）へ向け，手太陰肺経の経脈に沿わせて斜刺し，得気があれば内関と同じ方法で運鍼する．各穴の運鍼時間は1～2分で，そのあと30分置鍼する．そして置鍼中は5～10分ごとに，前と同じ方法で運鍼する．毎日1回刺鍼して，5～7回を1クールとし，各クール間は3日停止する．

★治療効果★　11例を治療し，全員に有効だった．なかには1～2回の治療だけで禁酒できた者もいる．

耳鍼と体鍼

★取穴★　主穴：耳穴の肝，肝感応点．体穴の気海，陰交．
肝感応点の位置：耳輪脚の下．

★治療方法★　毎回，耳穴と体穴を取る．耳穴は一側を取り，両側を交互に使う．体穴は全部取る．まず体穴には28号1.5〜2寸の毫鍼を刺鍼し，局部に怠さか腫れぼったい感覚が発生したら，中刺激の平補平瀉で1〜2分運鍼し，15〜20分置鍼する．置鍼中は5〜10分に1度，前の治療法と同じ方法で運鍼する．抜鍼したあと耳穴を消毒し，敏感な反応点を選んで円皮鍼を貼る．体鍼は，毎日か隔日に1回，耳穴埋鍼は3〜5日に1回おこなう．体鍼は10回を1クールとし，各クール間は3〜5日空ける．耳鍼は治療クールを考えない．食事する5分前，または飲酒したくなったときに，耳穴を1〜2分按圧する．

★治療効果★　34例を治療し，1例の重症な精神症状のある患者を除いて，全員が禁酒に成功した．有効率は97.1%だった．

163. 老化防止

❖ 概論

老化が遅くて長寿になることは，人類共通の夢である．人の正常な寿命について，現在でも答えが出ていないが，多くの学者の研究によると，少なくとも91歳〜110歳以上はあるという．そのため早老を予防し，老化を遅らせることは，現代の予防医学が直面する重要な課題の1つである．

中医学では，腎精の不足，命門の火の衰え，陽気不足などが老化に関係するとし，それによって気虚血少となり，陰陽バランスが失調し，若くして歯がガタガタになったり，髪が抜けたり，目がかすんだり，耳が聞こえにくくなるなどの老化症状が起きると考えている．だから鍼灸によって元陽を助け，気血を化生させ，経絡を疎通させれば，陰陽バランスが回復する．そこで古代の医家は，鍼灸を保健抗老，延年益寿の重要な方法であるとしてきた．

人が60歳を過ぎると虚証症状が目立つようになり，血中TC（総コレステロール）やTG（トリグリセリド），免疫グロブリン（主にIgGなど）が増加し，SOD（スーパーオキシドジスムターゼ）や細胞免疫機能が低下するなど，一連の生理的，生化学的変化が発生することが，現代の研究によって証明された．そのうち血中

TCとTGは，動脈のアテローム硬化と関係の深いことが分かっている．そして特定穴位へ施灸すると，はっきりTCとTGの含有量が下がるが，それが動脈のアテローム硬化を予防する面で有利に働く．また施灸は高齢者の細胞免疫機能も向上させるため，免疫機能低下により発生した老人の感染，悪性腫瘍，そして自己免疫疾患なども予防できる．また鍼灸は老人の味覚障害も改善でき，食欲も増進させ，高齢者の体内の微量元素も調整できる．こうした事実は，鍼灸に高齢者の不老長寿を促す効果があることを示している．近年では臨床および研究に基づいて，抗老化に対する鍼灸の作用メカニズムも研究されている．

早老は，さまざまな生理的，精神的，社会的要因が，複雑に作用した結果始まっている．そのため鍼灸で早老を予防することは，一方では早老や夭折（若死に）を引き起こす疾患，例えば脳卒中や冠動脈心臓病などを予防治療する面があるが，それは関係する部分で述べている．もう1つは，さまざまな穴位刺激法を使って，身体の抵抗力を高め，身体の生理機能を調節し，健康で長寿になることで，それを不老長寿という．それが本節の内容である．

❖ 治療

耳穴圧丸 --

★取穴★　主穴：縁中，皮質下，内分泌，心，三焦，神門．

配穴：狭心症には胸と交感．高血圧には肝，腎，耳背溝．便秘には脾，大腸，直腸下段．糖尿病には胰胆，耳迷根，肺，胃．視力減退には肝，腎，眼．聴力減退には腎，肝，内耳を加える．

★治療方法★　主穴を主にし，毎回3～4穴を取り，症状に基づいて配穴を加える．毎回一側の耳を取り，王不留行の種を貼る．両耳を交互に使う．患者は毎日3～4回，1回4～5分ずつ按圧する．2～3日に1回貼り替え，30回を1クールとし，各クールは1週間空ける．

★治療効果★　389例を観察し，有効率は86.9%だった．

艾灸の1：ショウガ灸 --

★取穴★　主穴：足三里．

★治療方法★　両側とも取る．まず穴位を取り，ゲンチアナバイオレットでマーキングする．そのあと穴位に，それぞれ直径1.5cm，厚さ2～3mmの円い生ショウガ片を置く．艾炷の底面直径は1cm，重さ350mgの円錐形とし，ショウガ

片に載せて燃やす．皮膚を火傷しない程度に施灸し，灼熱感があれば，手で軽く周囲の皮膚を叩くか，ショウガ片を持ち上げる．各穴へ7壮ずつすえる．毎日1回施灸し，6回施灸したら1日休む．3カ月施灸を続けて1クールとする．

★治療効果★　年齢55〜78歳の健康な老人61例に3カ月ショウガ灸を施したところ，免疫機能を示す多くの指標が改善され，動脈硬化を防ぐ作用があっただけでなく，施灸したあと老人たちのインフルエンザ罹患回数が明らかに減少し，脾胃運化機能が失調したことによる便秘や少食，および高齢者の気血陰陽の虚弱やバランスの乱れによって起こる精神疲労，頭がぼんやりする，夢ばかり見る，夜トイレにばかり行く，耳鳴りなどの症状も全部改善した．この方法は，脾胃を調理し，気血を補益して，経絡を疎通させ，老衰を予防する作用を起こすことを示している．

艾灸の2：温和灸

★取穴★　主穴：神闕，足三里．

★治療方法★　毎回，神闕と両側の足三里を取り，棒灸で各穴を毎回10分ずつ温和灸して，局部が赤く潤うようにする．隔日に1回施灸し，2カ月を1クールとする．

★治療効果★　年齢60〜92歳の健康な老人50例（心，肝，脾，肺，腎などの臓器に器質性疾患や急性・慢性感染のない高齢者）を観察した．施灸前後の空腹時に，それぞれ1回ずつ静脈血を採取し，赤血球表面の受容体活性，acid α-naphtyl acetate esterase（酸性 α-ナプチルアセテートエステラーゼ：ANAE）でマーキングしたTリンパ球幼若化率試験，および体液免疫グロブリンIgG，IgA，IgMの含有量を検査した結果，施灸は高齢者の赤血球表面にあるC3bレセプターの活性を高め，Tリンパ球の増殖と成熟，および形質細胞の免疫グロブリン合成能力を増強できることが分かった．さらに臨床治験によれば，施灸は老人の記銘力の減退を遅らせ，バランス能力と心臓機能を改善し，視力調節機能と骨格筋の老化速度を遅らせることも観察された．

艾灸の3：隔薬餅灸

★取穴★　主穴は2組に分ける．①膻中，中脘，神闕，関元，足三里．②大椎，腎兪，脾兪．

★治療方法★　薬餅の作成：黄耆，当帰，補骨脂，仙霊脾，大黄，丹参など．前記を粉末にし，120メッシュのフルイでこす．使用する前に80%アルコー

ルで均一に整え，押さえて直径3cm，厚さ8mmの薬餅として準備する．

2組の主穴は交互に使用し，各穴に3壮ずつすえる．隔日に1回治療して，24回を1クールとする．

★治療効果★　223例を観察した結果，著効56例，有効130例，無効37例で，有効率83.4%だった．

鍼灸--

★取穴★　主穴：足三里．

配穴：気海，関元．

★治療方法★　毎回1つの主穴を取り，1つの配穴を加える．毎日あるいは隔日に1回鍼灸する．両側の足三里には30号1.5寸の毫鍼で，すばやく刺入したあと軽刺激し，ゆっくり入れて速く出す徐疾補瀉の法を使って1分ほど運鍼する．身体が弱っていれば，鍼のあと棒灸で3〜5分雀啄灸する．関元と気海は交互に使用し，どちらも棒灸を使った回旋灸を3〜5分おこない，穴区が発赤するようにする．毎日あるいは隔日に1回鍼灸し，15〜30回を1クールとして，各クール間は15日前後空ける．

★治療効果★　本法には一定の抗老衰作用があるが，長期にわたって続けなければならない．

灸照射--

★取穴★　主穴：関元，百会，足三里．

★治療方法★　本法では特製の経穴灸療儀（ピンポイントの光線治療器）を照射する．前述した3穴は毎回1〜2穴取り，順番に使用する．まず穴位と周辺にヨモギ油を0.05mlずつ塗り，光斑直径1cmにして，毎回各穴に15分ずつ経穴灸療儀を照射する．毎日1回治療し，15日続けて1クールとする．1クールの治療を終えたら，7日空けて次のクールを開始する．

もし経穴灸療儀がなければ，棒灸でも代用できる．回旋灸により各穴を15分ずつ，発赤するまで温める．これは毎日か隔日に1回治療し，15〜20日を1クールとする．

★治療効果★　本法には優れた抗老化作用がある．器質性疾患がなく，最近でも病気に罹患して薬を服用したことのない老人40名（60〜69歳）に対して灸を照射したことがある．照射すると，末梢リンパ球絶対値と血清免疫グロブリンの含有量が灸照射前と比較して明らかに高くなり，高齢者の免疫能力を顕著に向

上させることを示している．伝統的な温灸は，経穴灸療儀の照射と比較して，保健の作用で違いがあるのか？　動物実験によると，両者は身体の免疫能力を高めるが，経穴灸療儀が伝統的な灸より効果が優れていた．

体鍼--

★取穴★　主穴：健康長寿穴．

配穴：百会，天突，中脘，関元，中極，大赫，水道，内関，足三里，三陰交，大椎，陶道，心兪，膈兪，肝兪，脾兪，腎兪．

健康長寿穴の位置：鼻の下で，人中溝の上端．

★治療方法★　主穴を主にし，考慮して配穴を取る．健康長寿穴は1寸の毫鍼を使い，鼻中隔へ向けて斜刺し，すばやく捻転して，怠くて腫れぼったい感じを強く発生させる．他の穴位はマニュアル通りに刺鍼し，すべて15～20分置鍼する．隔日に1回治療し，20回を1クールとするが，続けて何クールも刺鍼してよい．

★治療効果★　著効－症状が完全に消え，よく眠れて食欲もあり，身体も丈夫で，頭の働きもよく，精力がみなぎっている．進歩－ほぼ症状が消え，よく眠れて食欲もあり，明らかに体力も増強し，頭の働きもよい．

前述した方法により，24例を治療した結果，著効12例，進歩12例で，有効率100％だった．

164. 抗疲労

❖ 概論

疲労は非常に多く見られる生理現象であり，長時間あるいは過度の労働によって身体の不快感と作業能率の低下が生じたものである．疲労の予防と早急な解消は，人類全体にとって重要な意義がある．疲労解消は作業能率を高めるだけでなく，保健作用もある．なぜなら疲労した状態は，さまざまな疾病を発生させる誘因となるからである．また緊張する作業を強いられる人々，例えばスポーツ選手や運転手などは，疲労を防ぐことに特別な価値がある．

1950年代，中国以外の学者が，金や銀の鍼を異なる穴位へ刺入することにより，仕事による過度な緊張が生み出した筋肉疲労の解消を試みた．その後中国でも，鍼灸と生理学に従事する者たちが，関係する指標を作り，疲労について深く

研究した．例えば人差指の収縮および疲労曲線にエルゴグラフ（作業記録器）を使ったところ，足三里へ刺鍼して補法すると，明らかに疲労回復が促されることを発見した．

80年代からは，鍼灸を使った疲労の予防や除去が，国内外で大きく進展した．日本では磁石通電法や火鍼法などを使い，長時間視力を使うことによる歯科医の眼性疲労を予防したり，低出力のレーザーを頭鍼の穴位へ照射したりして，こうした方法が確かに筋力を増強させ，疲労を予防する作用のあることを証明した．中国でも鍼灸研究員が，耳穴へ王不留行の種を貼り付けてスポーツ選手の疲労を解消し，やはり一定の効果があることを証明した．それを実証するためハツカネズミの遊泳疲労モデルを作り，耳穴貼敷した群は，対照群に比較して遊泳時間が長く，運動が終わってからも対照群より回復が早く，湿った毛も対照群より乾きが早いことを発見した．こうした実験により，鍼灸には疲労を予防したり除去する作用のあることが客観的にも証明された．また昔のソ連では，電気鍼を使ってパイロットの疲労を検査していた．それは穴位に刺鍼して検測すれば，パイロットの状態が評価できるというもので，それによって疲労しているかどうかを判断していた．

以上の事柄により，鍼灸は疲労の発生を予防し，疲労からの回復を促すことでも健康にする．次に疲労を予防や治療するさまざまな鍼灸法を紹介する．

❖ **治療**

耳穴圧丸 --

★取穴★　主穴：腎，脾，皮質下．

配穴：胰胆，神門．

★予防治療法★　耳穴貼敷法を使う．主穴を主にして，毎回すべて取る．配穴は，食欲不振には胰胆，よく眠れなければ神門を加える．両耳を取って，王不留行の種か磁石粒を貼り付け，朝，昼，晩と1回ずつ，毎回2〜3分，耳介が発熱して発赤するぐらいに按圧する．磁石粒を貼っていれば，按圧する必要はない．圧丸（粒）は睡眠前に取り外し，翌日の午前に貼り直す．緊張する仕事の期間は，毎日貼ってもよい．

★治療効果★　13名の女子スポーツ選手を治療し，58項目の指標を使って観察した結果，耳穴へ貼り付けたあとは，疲労と関係する各指標のほとんどがいく

らか改善された．

体鍼 --

★取穴★　主穴：足三里，後谿．

★予防治療法★　足三里穴は，一般に緊張する仕事，スポーツや競技の直前を選んで刺鍼する．両側の足三里を取り，1.5〜2寸28号の毫鍼をすばやく刺入し，徐進疾出（ゆっくり刺入して，速く抜鍼する）の補法をする．具体的には，最初に穴位を天，人，地の3部に分けて刺入する．提插捻転法を使って，ゆっくりと層に分けて刺入し，地部から天部まで一気に引き上げる．こうした操作を2分ほど繰り返してから抜鍼する．また鍼柄へ1.5寸に切った棒灸を挿し，15分ほど灸頭鍼してもよい．後谿は筋肉疲労時に使う．28号1.5寸の毫鍼を1.2cmほど刺入し，患者の呼気とともに何回か足踏みするように指示し，何度も屈伸と歩行を繰り返させ，10分後に再び運鍼する．こうした方法は，いずれも毎日か隔日に1回おこなう．

★治療効果★　足三里は，主に疲労の予防として使う．多くの症例を使った予防治療の観察では，確かに一定の作用のあることが実証されている．後谿穴は，登山後に筋肉疲労が起きた20例を治療し，1〜2回刺鍼した結果，治癒16例，著効4例で，有効率100％だった．

穴位のレーザー照射 ---

★取穴★　主穴：運動区（頭鍼穴の上2/5と中2/5）．

★予防治療法★　低出力ヘリウム－ネオンレーザーを使い，頭部にある両側の運動区を往復させる．一側30秒ずつ，6328Åの波長で，出力エネルギー1mWとする．緊張する仕事や競技の前後でおこなう．毎日治療して1〜2回すれば予防治療できる．

★治療効果★　12例の被験者を観察したところ，確かな筋力増強と疲労除去の作用が証明された．

165．あがり症

❖ **概論**

あがり症は，競技の前や競技中（試合やテストなど）に現れる一連の症状で，例えば心悸や気急（頻呼吸），めまい，煩躁，口乾，食欲不振，悪心や嘔吐，腹

痛や下痢，あるいは便秘，生理不順，視野がぼやける，両手の震え，フクラハギの痙攣，思考力減退，考えがまとまらない，血圧の急上昇，ひどければ精神異常や失神，さらには突然死することすらある．あがり症を予防することに，世界中の医療従事者がますます関心を注いでいる．現在，一般には試験（試合）の20～30日前から復習時間を減らしたり，睡眠時間を保持し，栄養を摂って緊張した心理状態をリラックスさせ，心理，生理，社会の3者関係を協調させるなどが試みられているが，理想的な効果とはいいがたい．また試験（試合）前に鎮静剤などを使用しても，その副作用が試験や試合に影響する．

1980年代の初頭，中国では鍼灸師が初めて，鍼灸を使ったあがり症の予防を試みた．特に試験場のあがり症に対してだが，満足できる効果があり，一定程度は受験生の成績を向上させた．さらに研究が進み，鍼灸は受験時の心拍数など多方面に及ぶ調節作用があるだけでなく，血中環状ヌクレオチドの産生に対しても影響を与え，それを正常ラインに近づける．

あがり症を予防や治療する鍼灸方法には，体鍼と耳鍼が常用されている．

❖ 治療

耳穴圧丸

★取穴★　主穴：耳の裏側と前側の2組に分ける．①耳背穴－耳背心，耳背腎，耳背肝，耳背肺，耳背脾．②耳前穴－神門，心，皮質下，交感，脾．

配穴：交感，肝，胃，大腸，額，縁中，枕．

耳背穴については，巻頭の図を参照．

★予防治療法★　一般には主穴のみを取り，予防過程で症状が起きてきたら，症状に基づいて配穴を加える．一般に試験の1カ月前に施術し，黄荊子（なければ王不留行の種でもよい）を貼り付け，患者自身に毎日3～5回，1回10～20分按圧させる．これとは別に睡眠20分前に1回按圧させる．按圧して局部が発赤，発熱すればよい．5日に1回貼り替える．

★治療効果★　著効－耳を按圧して6日以内に症状が消え，毎晩6～8時間は眠れる．有効－耳を按圧して6日以内にはっきり症状が軽くなり，毎晩5時間以上は眠れる．無効－耳を按圧しても，はっきり諸症状が改善しない．

582例を治療した．そのうち治癒371例，著効42例，有効150例，無効19例で，有効率96.7％だった．予防では86例を観察し，そのうち8人に軽い症状が現れ，

発病率9.3％だった（空試験群86例では，発病52例で，発病率60.5％）．別の37例は，有効率90.9％だった．

耳穴円皮鍼 --

★取穴★　主穴：額，太陽，皮質下，枕，神門．

★治療方法★　毎回症状に基づいて耳部から3～4穴取る．また耳穴探測器を使い，良導点を取ってもよい．耳輪部の特徴に基づいて，それぞれ円皮鍼か皮内鍼を刺入し，患者に毎日2～3回，各穴を10～20回ずつ按圧するように指示する．鍼は3～5日で取り去り，必要があれば対側の耳穴を使うか，新たな耳穴へ鍼を入れる．

★治療効果★　200例を治療した．そのうち100例は敏感点を取穴し，残りの100例は前述した方法で取穴した．1～3回治療し，治癒99例，著効95例，無効6例だった．

体鍼 --

★取穴★　主穴：2組に分ける．①百会．②四神聡，神門，内関，足三里．

★予防治療法★　百会だけを取ってもよいし，2組とも取ってもよい．30号の毫鍼をマニュアル通り刺入する．百会と四神聡は1.2寸に平刺し，得気したら軽刺激で，複式補瀉の補法をする．複式補瀉は，迎随，徐疾，提插，九六，開闔などの単式手法を組み合わせたものである．頭の鍼は8時間置鍼する．一般に試験前の晩に刺鍼し，明け方の起床前に抜鍼する．午後に試験や試合があれば，午前中に刺鍼して，2時間置鍼すればよい．他の穴位は平補平瀉し，20分置鍼する．置鍼中は，「鍼をしたから，あがらない」などの暗示療法も併用するとよい．

★治療効果★　706例を治療した．そのうち596例は，百会だけで治療し，受験前の晩に8時間置鍼した．すると多くの被験者で睡眠が改善されただけでなく，受験時の心理状態も安定し，各人が各科で対照群より3.4点高く，しかも補法の鍼灸の効果が優れていた．また明らかに緊張している者は置鍼したまま受験したが，多数の被験者で点数が上がらなかった．午前中に刺鍼して，午後に受験した者は，やはり頭が冴えて，各人が各科で平均2.75点多かった．別の110例は，心理療法を併用して落ち着かせ，3～7回治療したところ，107例で症状が全部消え，満足できる効果があった．

訳者あとがき

　本書には風渓という耳穴が記載してある．耳慣れない耳穴だが，昔は蕁麻疹点と呼ばれており，次に過敏点と呼ばれ，最近では風渓という名称に落ち着いた．教科書『鍼法灸法学』には風渓が蕁麻疹点と記載されている．耳穴では，現在も旧名が多く使われている．

　また本書に多く出てくるG6805パルス器だが，普通のパルス器で代用できる．日本のパルス器は，G6805パルス器を真似て作ったものだからだ．そして「陽極や陰極に繋ぐ」と書かれているが，自分のパルス器には「陽極や陰極がない」と思う人が多いだろう．しかし必ず極性があるはずなので調べてみればよい．その調べ方は，中国では一般にコードの両端を舌に当て，通電してピリピリするほうを陰極としている．

　本書は現代中国鍼灸臨床の指南書であるが，球後穴などは「2〜2.5寸の鍼を使って1.5〜2寸刺入する」などと記載されているので，「そんなに刺入できるのか？」，「本当なのか？」と疑問を持たれると思う．

　もちろん本当だ．だが嘘でもある．それは日本の1寸は3cm，中国の1寸は1インチなので2.5cmだから，日本の鍼を使った文章に球後穴を置き換えてみれば，「1.6〜2寸の鍼を使って1.3〜1.6寸刺入する」という文になる．これなら納得できる．

　だから本書で「3寸鍼を刺入する」と書かれていても，日本の鍼では「2.5寸鍼を刺入する」という文章になる．

　一般に中国鍼は深刺するというイメージが強いが，中国で最も多用される1.5寸鍼は，日本の鍼にすると1.6寸ではなく，1.3寸にしか過ぎない．

　寸六を使うとなれば長いというイメージもあろうが，寸三ならば普通と思う．だから中国の長さは，1寸につき5mmずつ割り引いて考えなければならない．私の翻訳書では，特に日本鍼の長さに換算しておらず，そのまま中国寸を使っているからだ．

　次に疑問なのは，本書に記載された有効率．その有効率は信用できるのだろうか？

　信用できるとも言え，できないとも言える．それは治療者によって有効率が一定しないからだ．

これまで中国では，A鍼灸師とB鍼灸師がaとbの別々の治療法を使い，それぞれの患者群を治療して，その治癒率を比較して有効性を論じていた．ところが，その有効率は薬物とは違って正確さに欠けることが判明したのだ．

　薬ならば，まったく同じ品質の薬物で比較できる．ところが手術などは同じ50%の成功率とはいえども，熟練医師が手術すれば成功率90%なのに，未熟医師が手術すると10%の成功率しかない．しかし平均すれば，その手術の成功率は50%なのだ．

　鍼灸は外科に近い．鍼灸師の力量がものを言う．だから効果のないプラセボ穴へ刺鍼していても熟練鍼灸師は病巣部へ針先を到達させてしまうし，未熟鍼灸師は病巣へ刺入できる筈の有効穴へ刺させても病巣部に針先が達しない．だから中国で有効穴と慰安穴を比較しようとした場合，優秀な鍼灸師は慰安穴で効果を上げてしまうので，現在のような比較試験に疑問が呈された．しかし，それに代わる方法もないので，しかたなく続けている．

　だから耳穴とか腕踝鍼のような特殊鍼法を除いて，深く刺入する刺鍼法では，本書の有効率は目安にしかならない．その有効率は，優秀な鍼灸師と，箸にも棒にも引っ掛からない鍼灸師が共同で作成しているからだ．

　例えばA鍼灸師は正確に病巣部へ刺入するので，ズシーンとした得気感がある．ところがB鍼灸師は病巣部へ当てられないので，鍼を回したりつついたりして，得気まがいの感覚を発生させてごまかす．二人の治療は同じように見えても，治癒率が同じわけがない．『鍼灸大成』にも「肉が悪いのに皮膚を刺し，筋が悪いのに肉を刺す」と書いてある．それは『内経』の一節だが，そうしたことをしても治りませんよという警告の文章である．病巣部に当たれば得気するのに，到達しないため鍼を動かしてごまかす．それで治癒率が上がるのだろうか？

　ただ機械的に，新たに国際的に定まった経穴を骨度法で取り，書かれた方向へ鍼を刺入して，書かれたとおりに置鍼する．それを『霊枢』は「粗守形」という．

　『霊枢・経脈』には「人経不同，絡脈異所別也」と書かれている．分かりやすく言えば，人の顔形が違うように「人の経脈は，各人が同じではない．当然にして絡脈が分かれる部位も異なっている」ということ．絡脈が分かれるところは絡穴だが，その前に「人経不同」とある．経脈が同じでないのならば，当然にして経穴も個人によって同じではない．

　そこで熟練した鍼灸師ならば，経穴にこだわらずに反応を見ながら取穴する．

そして病巣部は『鍼灸大成』に「鍼では，鍼を刺して虚実を決める」と述べている．

つまり穴位の反応点を取穴し，鍼で反応する方向や深さを決めているのだ．多くは索と呼ばれ，反応点は肉の中で，紐のようなシコリとなっている．それを探して鍼を当てているのだ．

それを『霊枢』は「上守機」と言う．

本書はマニュアル書なので，当然にして「上守機」のような熟練鍼灸師を対象にしたものではない．粗であっても守るべき形は必要である．「粗守形」と言うが，粗で形がなければ「デタラメ」になる．そこで私が同道に，同じ粗として守るべき形を示したものが本書である．すでに治療法を確立した鍼灸師でも，引き出しは多く持っていたほうがよい．

粗でも上工を真似して，触って反応点を取り，刺入して反応部位を探るようにしよう．そうすれば，いつか粗から脱却して上工になれるに違いない．

2006年1月，上海にいる張仁から「医道の日本」経由で，手紙と本が送られてきた．中身は『刺鍼事故』の本だった．おそらく，この本を翻訳して出版しないかという意味だったのだろう．だが，あいにく劉玉書の『刺鍼事故』を出版することが決まっていたので，その本には興味がないと返事した．

その頃は中国の鍼灸書，特に辨証でない病院治療のマニュアル書のような本を翻訳する人がおらず，また『難病の鍼灸治療』と『急病の鍼灸治療』が売り切れて，「両書は，いつ再版されるのか？」というメールが訳者に寄せられていた．

『難病の鍼灸治療』と『急病の鍼灸治療』は1995年に日本で発売されたが，私が翻訳したのは1992年頃であり，原書は1988年に出版されている．それは私が日本へ帰ってから間もなく，自分の治療所のマニュアルとして翻訳した書だった．

『難病の鍼灸治療』と『急病の鍼灸治療』は現代中国鍼灸の書物である．この両書が誕生することになったのは，時代の流れだと思う．

中国では清朝から中華人民共和国となり，人々は何もかも新時代を迎えると期待した．食うに困っていた人々に政府は，まず食料生産が向上したことを訴えた．また医療技術も向上したことを訴えた．そこで「以前より，これだけ向上しました」ということを示すために，何パーセントアップという数字が使われた．だが当然にして，そうした数字は嘘だった．しかし当時は，みんなが新しい治療法，新し

い新穴，高い治癒率を発表したために，他人の治療法を検証する人間など現れなかった．頭針療法や梅花針などは，この時期に誕生した．そして当時の書籍，例えば『鍼灸臨床24000例』などを見ると，治癒×％，著効×％，進歩×％，無効×％と表記されている．「そんな方法で，そんなに高い治癒率が得られるのか？」と驚くような数字が並んでいた．

しかし実態はさんざんなもので「治癒×％，著効×％，進歩×％，無効×％」とは書かれているものの，治癒と無効はともかく，何がどれだけ改善したものを著効として，何を進歩とするのかまったく根拠がなかった．新穴を発見したということで，同じ部位に複数の名称が付けられた新穴も多い．また古書に記載された刺入深度より深く刺入できることを証明しようとした鍼灸師のため，何人もの患者が死んだ．また禁鍼穴は嘘だということを証明しようと刺鍼した鍼灸師のため，何人もの患者が死んだ．

文革が終わると，他人の治療を追試しようとする人が現れ，その治癒率がデタラメだったと判明した．新穴を整理しようという人が現れ，新たに発見された新穴に複数の名称のあることが判明した．文革時代の事故例を整理し，どの方向へ刺せば安全かが判明した．

そして中医臓腑に基づいて，辨証鍼灸が誕生した．それは復古主義のような形で，治癒率を問わず，刺入深度も問題としない治療法だった．当然にして新穴も使わない．

つまり昔の辨証鍼灸書は，一度出版されれば10年経とうが20年経とうが内容が古くならないので，以前の本を再版すればよいものだった．

だが現代中国鍼灸は，辨証治療から統計治療に変化した．一つは文革時代に書かれた本の治癒率が，本当のところ何パーセント治るのかという検証から始まったものと思う．文革時代は食料生産高にせよ，鍼灸の治癒率にせよ，実際とかけ離れた数字が並んでいた．まず，それを正さなければならない．鎖国を解いてみると，鍼では日本に追い越されてしまっていた．日本には電気鍼があったのに，中国にはなかった．フランスでは耳鍼があった．中国には頭鍼と鍼麻酔があっただけだった．こうして1977年に文革が終わり，辨証治療が日本へ中国鍼灸として入ってきた．だが中国は，鍼灸分野で日本に遅れを取っていることを自覚し，日本の鍼灸書を次々に翻訳し，良導絡を改良してG6805パルス器を作り，「日本に追い付き，追い越せ」と，懸命に巻き返した．だから中国鍼灸界には，日本

以外は，あまり目に映っていない．ライバル日本に追い越されるのが恐いのだ．

　こうして『難病の鍼灸治療』と『急病の鍼灸治療』が誕生したが，それは理論を重視した辨証鍼灸とはまったく別系統の鍼灸治療だった．文革時代のような統計により，実際におこなわれている鍼灸治療で，治癒率の高い治療法を集めた本だった．だから時代の進歩によって治療法も変わってくる．文革時代の治療法は，鍼したり，灸したりだけだったものが，そのうちパルス器が使われるようになり，レーザー鍼が発明されて臨床で試され，冷凍鍼が開発されて臨床で試され，小鍼刀や新九鍼なども開発され，また電熱鍼などという鍼体内部にニクロム線を入れて，体内から発熱させることにより，癌を死滅させる鍼も開発された．1988年に刊行された『難病鍼灸』や『急病鍼灸』の時代と違って，現在では内部から熱したり，癒着を剥がしたり，さまざまな鍼灸方法が開発され，臨床の場で効果を発揮してきた．それが張仁の現代鍼灸が，辨証鍼灸と最も大きく違う部分である．

　張仁の鍼灸が，現代中国鍼灸なのだ．彼は，中国全土の病院で臨床されている最新治療から，最も治癒率の高い治療法を集めて文献にしている．中国では治療結果を統計し，各地の鍼灸雑誌に発表している．1995年までは，そうした雑誌の治療法をすべて網羅した本があった．だが，それ以降は急激に臨床数が増加し，整理が追い付かなくなって出版されなくなった．そして各雑誌がCDに収めるようになり，パソコンで見るようになった．

　張仁は，そうした文献を整理して書籍にしている．

　辨証治療は内容が変わることはない．だが現代鍼灸の治療マニュアルは，時代が進歩して新たな治療法が開発されるたびに治癒率も変わり，翻訳し直さなくてはならない．

　『難病の鍼灸治療』と『急病の鍼灸治療』が売り切れた現在，当然にして以前の本を再版することはできない．張仁が集めた新しい鍼灸治療法を出版しなければならない．『難病の鍼灸治療』と『急病の鍼灸治療』が出版されてから約10年，張仁は再び新しい鍼灸治療法を集めて『165病』を出版した．その本を日本語へ翻訳し，中国で現在おこなわれている鍼灸治療を紹介する．中国では鍼灸師が医者なため，鍼という名目で神経ブロックもなされるので，「これは日本で使えない」と苦情の来るような治療法もある．それは実際に中国で鍼灸とされている治療なので記載した．だが，できるだけ穴位注射や穴位埋線は後ろへ配置した．評価基準が前に習うため，しかたなく前に配置したものもある．

正直いえば，自分の中では今回の張仁は，以前の『難病の鍼灸治療』と『急病の鍼灸治療』とは違う．以前は「中国では，このように刺鍼手順が記載され，このように評価基準を定め，このように治癒率を記載している．日本でも，これを参考にして臨床の本を作ったらどうか？」という提案の意味で紹介した．しかし記載されている治療法を盲目的に実行した人もあるようで，両書が出版されたあと編集者から「最近は刺鍼事故が多いですよね」と聞かされた．

　現在では当時と状況が違ってきている．昔は『難病の鍼灸治療』と『急病の鍼灸治療』は私のマニュアル書で，他人のマニュアル書ではなかった．それは私が人間の『輪切り写真集』を持っていたため，本書を読んでも何が危険で，何が安全か判断できた．だが2003年頃に私のホームページでも紹介している『人体輪切り写真集』が日本でも発売されたので，誰でも何が安全なのかを判断できるようになった．例えば本書に「大椎を左右へ刺入する．気胸を起こさないように注意する」と書いてあるが，正中から背中を左右に刺入することは非常に危険なので，それより治喘などの奇穴を直刺したほうがよいと判断できる．また寝違いにあるような「肩井へ刺鍼して，その上から抜罐する」なども，危険でマネできない治療法と分かる．これが一つ．

　次には私の功績だと思うのだが，『刺鍼事故』（三和書籍）の発売だ．それによって何の経穴は，どの方向へ刺したら，どんな事故が起きて，いかなる症状が発生し，安全に刺入するにはどうしたらよいかが分かるので，前に書いたような方法が危険だと判断できるようになった．

　最後に中国の教科書である『全訳・鍼法灸法学』がたにぐち書店から出版された．1985年に出版された教科書が日本語で読めるようになったため，本書に記載された治療法の半分は，どのような治療法なのか詳しく分かるようになった．特に耳穴や頭穴を使う場合，その位置を調べるのに必要となる．

　つまり『165病』は『難病の鍼灸治療』『急病の鍼灸治療』が発売された時代とは違い，実際に使える環境が整っているのだ．もし『人体輪切り写真集』が日本になければ本書に記載された治療法を盲目的に実行する人が現れるだろうから，それも私が翻訳するしかなかっただろう．だから本書の解読には基礎知識が必要で，その最も重要なものが『刺鍼事故』，次に『人体輪切り写真集』だ．そして頭鍼とか埋線，電気鍼や火鍼が知りたければ『全訳・鍼法灸法学』を読む．最初の2冊は必須．そして最後の1冊もあればよい．そして「マニュアル書ど

おりに刺鍼する」とあるが,「マニュアル書」とは,たにぐち書店から後輩の今村が出している『教科書・腧穴学』のことだ.

『刺鍼事故』は,『難病の鍼灸治療』『急病の鍼灸治療』が出版された直後,刺鍼事故が非常に増えたという話を聞き,どこかに出版してもらおうと思ったのだが,『TAO』という鍼灸雑誌以外は相手にしてくれず,それで僅かに連載した程度だった.まず,どのようにやれば事故が起きるのかを知ることが重要で,気胸をやっても,なぜ気胸が起きたのか原因が分からないでは困る.それを『人体断面写真集』で見て確かめる.治療するつもりで,患者を苦しくさせたら,意味がないからだ.そして鍼治療は危険なものだと認識したうえで,マニュアル書に基づいて治療する.それができてこそ中国最先端の鍼灸治療が患者に実行できる.本書は実際に使われている治療法なのだから,当然にして訳者が「こんな方法は,危険じゃないの?」と思うやり方も含まれている.それは人体断面写真集や『刺鍼事故』を読んで,自分で取捨選択してほしい.

張仁について紹介すると,ヨーロッパへ鍼の普及に行っていた張仁は,中国へ帰ると次々に臨床治療の本を出版し始めた.

日本で有名な李世珍は,中国で1988年に出版されてから次の本が出版されるまで10年が経過している.私は李世珍の書を2冊しか知らないが,彼の書だけは相次いで日本語に翻訳された.

張仁の書はというと,日本では『難病の鍼灸治療』『急病の鍼灸治療』しか刊行されていないものの,中国では『実用独特針刺法』やら『急症針灸学』,難病の本とか,小児の脳性麻痺,針麻酔など,私が所有している書物だけでも8冊はある.実際のところ何種が出版されているのか分からない.特に最近では毎年1冊ずつ出版されている.それだけ中国で支持されているのだから,朱漢章に次いで現代中国鍼灸を代表している人といえる.

今回の『165病』は「中国の医療現場では,こんな鍼灸がされている」という紹介ではなく,実際に記載された治療を試してみてほしい.当然にして記載されている刺入法は,骨に針先が当たって止まるぐらいの深刺である.現在の環境では,安全に模倣できる鍼灸法が多くなっていると思う.

私は張仁から「我々の協力を強めましょう」と直接手紙をもらった.つまり裏を返せば「私の本を日本語にしてくれませんか?」ということだ.彼は毎年1冊ずつ新刊を出すので,私は他の人の著書を訳す余裕がなくなる.しかし中国には,

石学敏とか高維濱，劉炎や朱漢章など，まだまだ多くの書籍を出版している先生があり，彼らは何冊もの良書を出しているにも関わらず，日本ではまったく紹介されていない．特に石学敏は名前が知られているだけで，その代表的な著書である『中風病与醒脳開竅針刺法』は翻訳されていない．中国の深く刺入しない鍼である『浮鍼療法』なども翻訳されていないので知る人もいない．留学者は多いのに，中国の新しい鍼灸は紹介されなくなっている．『中風病与醒脳開竅針刺法』は，石学敏先生が醒脳開竅法を開発した経緯，その理論的根拠，実験結果が詳しく記載された良書と思う．

　外国から優れた方法を取り入れなければ，いつまでたっても進歩せず，人から学べることもない．自分より優れた人の開発した方法を学ぶことが，自分が新たな鍼法を開発するうえでも役に立つ．また日本が鍼灸分野で最も優れていたにせよ，ライバル中国が台頭してきたら，相手の戦法を詳しく研究し，それを上回る方策を講じなければならない．しかし，これまで中国鍼灸を翻訳されてきた諸先輩方が，病気になったり引退され，現在では翻訳する人も少ない．このままでは中国鍼灸書を日本に紹介する人が居なくなってしまうのではないかという危機感を持ってしまう．

　鎖国していた江戸幕府は，イギリス艦隊に勝てない．鎖国していた清国は，阿片戦争でイギリスに完敗した．もし日本が鎖国を続けていたら，現在があっただろうか？　おそらくタイやベトナムと同じようになっただろう．

　科学技術や医学分野だけでなく，鍼灸分野でも世界の情報を吸収し続けることが，他国に負けないための方法と思う．

　最近，私は中国に行くのも大変になった．1995年頃からチケットが英語に変わったためで，リコンファームしようにもチケットに何が書いてあるか分からない．昔は全部中国語だったので，電話して再確認と言えばよかった．最近は英語なので，旅行代理店を使って旅をしている．

　出入国表も英語になっている．日本人は中国語で書いてはダメとフライトアテンダントが言うので，しかたなく英語で書く．ファミリーネームとか，ワケの分からないことを必死で理解しながら書く．自由に中国へ行けるよう，昔のように中国語に戻して欲しい．訳者も，苦労をしながら翻訳のネタ本を仕入れているのである．

【編著者】張　仁

上海市中医文献館館長，上海市中医薬科技情報研究所所長，『中医文献雑誌』編集長，主任医師．1983 年，陝西中医学院研究生卒業，修士学位獲得．
三回ほどヨーロッパで学術講演をおこなう．北京，上海，重慶，台湾，東京などの地で『急症針灸（急病の鍼灸治療）』，『難病針灸（難病の鍼灸治療）』，『難病辨治』，『中国針刺麻酔発展史』など 30 部以上の中医鍼灸著作を出版し，国内外で発表した論文は 70 編以上．

【訳　者】淺野　周

中国医学翻訳家 鍼灸師（北京堂鍼灸）
翻訳書『全訳経絡学』『全訳中医基礎理論』『全訳鍼灸治療学』（たにぐち書店）『鍼灸学釈難』（源草社）『急病の鍼灸治療』『難病の鍼灸治療』『刺血療法（共著）』（緑書房）『完訳 鍼灸大成』（三和書籍）『全訳・鍼灸治療学』，『全訳・鍼法灸法学』，『全訳・鍼灸医籍選』（たにぐち書店）

略歴
1985 年 学生時代に三寸三番を使った大腰筋刺鍼を開発
1987 年 明治東洋医学院鍼灸科卒
1990 年 北京中医学院針推系進修生修了
1990 年 北京堂を開業
1998 年 北京堂ホームページを開設。治療法を公開
三寸鍼を使った大腰筋刺鍼で知られている。
胃下垂を治せる鍼灸師として有名。

最新鍼灸治療 165 病
―― 現代中国臨床の指南書 ――

2007 年 6 月 10 日　第 1 版第 1 刷発行
2010 年 9 月 10 日　第 1 版第 2 刷発行
2022 年 3 月 6 日　第 1 版第 3 刷発行

編著者　張　仁
訳　者　淺野　周
©2022 S.Asano
発行者　高橋　考
発　行　三和書籍

〒112-0013　東京都文京区音羽 2-2-2
電話 03-5395-4630　FAX 03-5395-4632
http://www.sanwa-co.com/
sanwa@sanwa-co.com
印刷／製本　モリモト印刷株式会社

乱丁、落丁本はお取替えいたします。定価はカバーに表示しています。
本書の一部または全部を無断で複写、複製転載することを禁じます。

ISBN978-4-86251-019-8 C3047

三和書籍の好評図書

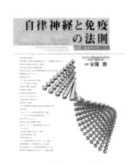

本書を読まずして安保理論は語れない！

自律神経と免疫の法則 ―― 体調と免疫のメカニズム

新潟大学教授 **安保 徹** 著

B5／並製／250ページ／本体6,500円+税

Contents
1.気圧と疾患（虫垂炎）／2.白血球膜上に発現する自律神経レセプターと白血球の生体リズム／3.感染による白血球の変化、そして体調／4.神経、内分泌、免疫系の連携の本体／5.新生児に生理的に出現する顆粒球増多と黄疸の真の意味／6.胃潰瘍発症のメカニズム／7.妊娠免疫の本体／8.ストレス反応の男女差そして寿命／9.アレルギー疾患になぜかかる／10.癌誘発の体調と免疫状態／11.東洋医学との関連／12.骨形成と免疫の深い関係／13.免疫システムと女性ホルモン／14.自己免疫疾患の発症メカニズム／15.担癌患者とNK細胞／16.ストレス、胸腺萎縮、回復時の自己反応性T細胞の産生／17.副腎の働き／18.ステロイドホルモン剤の副作用の新しい事実／19.リンパ球はなぜ副交感神経支配を受けたか／20.傷負い体質のメカニズム／21.臓器再生、免疫、自律神経の同調／22.尿中カテコールアミン値と顆粒球そして血小板／23.老人の免疫力／24.内分泌攪乱物質の免疫系への影響／25.妊娠前の免疫状態が不妊／26.免疫系の年内リズム／27.アトピー性皮膚炎患者のためのステロイド離脱／28.腰痛、関節痛、そして慢性関節リウマチの治療／29.再び、胃潰瘍、アトピー性皮膚炎、慢性関節リウマチについて／30.膠原病、自己免疫病に対するステロイド治療の検証

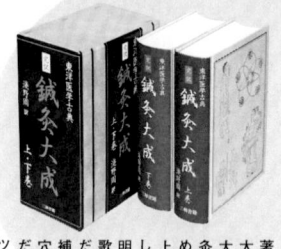

好評発売中

鍼灸学術の集大成、空前絶後の作品！

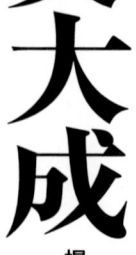

完訳 東洋医学古典 鍼灸大成 上・下巻

四六判・上製・約一四〇〇頁 上下巻セット定価一五,〇〇〇円（税込）

楊継洲 著
淺野周 訳

推薦　水嶋クリニック　水嶋丈雄

『鍼灸大成』は古典でありながら現代医療においてもまったく遜色がない内容です。鍼灸に携わる者として必ず目を通しておかなければいけないバイブルです。

本書は明代末期に完成した鍼灸書の集大成で、後にも先にも、これを上回る本はないといわれている空前絶後の作品です。明代末（一六〇一年）に刊行されて以来、清代に28回、民国時代に14回、現代中国や台湾になってから何回も刊行されており、六～八年に一度は新版が出されるという大ベストセラー本です。

著者の楊継洲（一五二二～一六一九）は浙江衢県人、祖父は太醫（皇帝の御殿医）であり、楊氏自身も長期にわたり太醫院で40年以上在職した。楊氏は、家伝の『鍼灸玄機秘要』を元にして、『鍼灸聚英』などの文献を集め、自身の臨床経験を加えて『鍼灸大成』が出来上がったら、趙文翻、靳賢、黄鎮齢らが整理・資金援助し、一六〇一年に刊行された。

明代以前の鍼灸学術をまとめた本書は、とりわけ鍼灸歌賦を多く収録し、経穴の名称や位置、図を加えているだけでなく、歴代の鍼操作手法をはっきりさせ、「楊氏補瀉十二法」などにまとめてあり、さらに各種疾患の配穴処方と治療過程を記している。『鍼灸大成』は、中国だけでなく、世界的に影響を与え、現在では英語、ドイツ語、フランス語、などの訳本がある。

好評発売中

三和書籍の好評図書

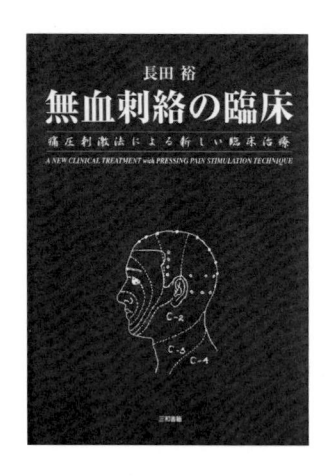

無血刺絡の臨床
＜痛圧刺激法による新しい臨床治療＞

長田　裕著
B5判　上製本　307頁　11,000円+税

本書は「白血球の自律神経支配の法則」を生み出した福田・安保理論から生まれた新しい治療法である「無血刺絡」の治療法を解説している。薬を使わず、鍼のかわりに刺抜きセッシを用いて皮膚を刺激する。鍼治療の本治法を元に、東洋医学の経絡経穴と西洋医学のデルマトームとを結びつけ融合させた新しい髄節刺激理論による新治療体系。

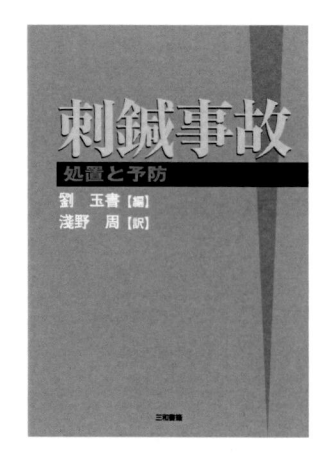

刺鍼事故
＜処置と予防＞

劉玉書[編]、淺野周[訳]
A5判　並製　406頁　3,400円+税

誤刺のさまざまな事例をあげながら、事故の予防や誤刺を起こしてしまったときの処置の仕方を図入りで詳しく説明。鍼灸医療関係者の必読本！　「事故を起こすと必ず後悔します。そして、どうしたら事故を起こさなくて効果を挙げられるか研究します。事故を起こさないことを願って、この本を翻訳しました」

（訳者あとがきより一部抜粋）

三和書籍の好評図書

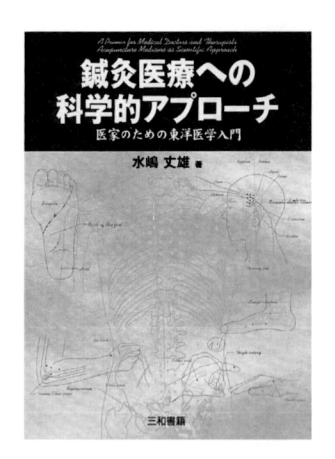

鍼灸医療への科学的アプローチ
＜医家のための東洋医学入門＞

水嶋丈雄著
B5判　上製本　120頁　3,800円＋税

本書は、これまで明らかにされてこなかった鍼灸治療の科学的な治療根拠を自律神経にもとめ、鍼灸の基礎的な理論や著者の豊富な臨床経験にもとづいた実際の治療方法を詳述している。現代医療と伝統医療、両者の融合によって開かれた新たな可能性を探る意欲作！

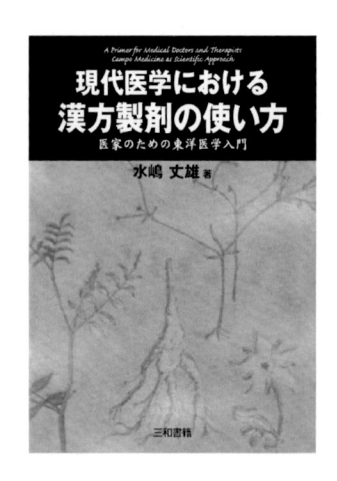

現代医学における漢方製剤の使い方
＜医家のための東洋医学入門＞

水嶋丈雄著
B5判　上製本　164頁　3,800円＋税

現代医学では治療がうまくいかない病態について、漢方製剤を使おうと漢方医学を志す医師が増えてきている。本書はそのような医家のために、科学的な考え方によって漢方製剤の使用法をまとめたものである。
漢方理論を学ぶ際には、是非とも手元に置いていただきたい必読書である。